간호과정 실무지침

Clinical Guide to Nursing Process

간호과정 실무지침

Clinical Guide to Nursing Process

초판 1쇄 발행 1994년 11월 10일
초판 19쇄 발행 2009년 3월 10일
개정판 1쇄 발행 2011년 10월 19일
개정판 14쇄 발행 2023년 8월 30일

엮은이 서울대학교병원 간호본부

펴낸곳 서울대학교출판문화원
주소 08826 서울 관악구 관악로 1
도서주문 02-889-4424, 02-880-7995
홈페이지 www.snupress.com
페이스북 @snupress1947
인스타그램 @snupress
이메일 snubook@snu.ac.kr
출판등록 제15-3호

ISBN 978-89-521-1242-2 93510

간호과정 실무지침

Clinical Guide to Nursing Process

서울대학교병원 간호본부 엮음

서울대학교출판문화원

편집위원장 | 김명애

편집위원 | 권은옥, 권희경, 김미형, 김보열, 김선례, 김영순, 남승남, 서경산, 서혜향, 설정옥, 심미선, 오윤희, 유정숙, 유주화, 이은준, 조연희

저자 | 강미정, 강현주, 곽인자, 권원경, 김대희, 김미연, 김보열, 김정아, 김호숙, 김희진, 남승남, 류혜란, 박명희, 박미옥, 박승현, 박승혜, 박현미, 손정숙, 오필주, 우경선, 유명숙, 유순애, 이숙경, 이순형, 이영희, 이은희, 이지애, 이호선, 정희정, 조연희, 주영희, 천명숙, 최미리, 최완희, 한순묘, 한혜정, 홍성은

차례

성인간호

Ⅰ 소화기계 질환과 수술관련 간호

Ⅱ 호흡기계 질환과 수술관련 간호

Ⅲ 심혈관계 질환과 수술관련 간호

Ⅳ 신경계 질환과 수술관련 간호

Ⅶ 비뇨기계 질환과 수술관련 간호

Ⅷ 이비인후계 질환과 수술관련 간호

XII 면역계 질환 간호

XIII 이식관련 간호

XIV 기타

모성간호

정신간호

부록

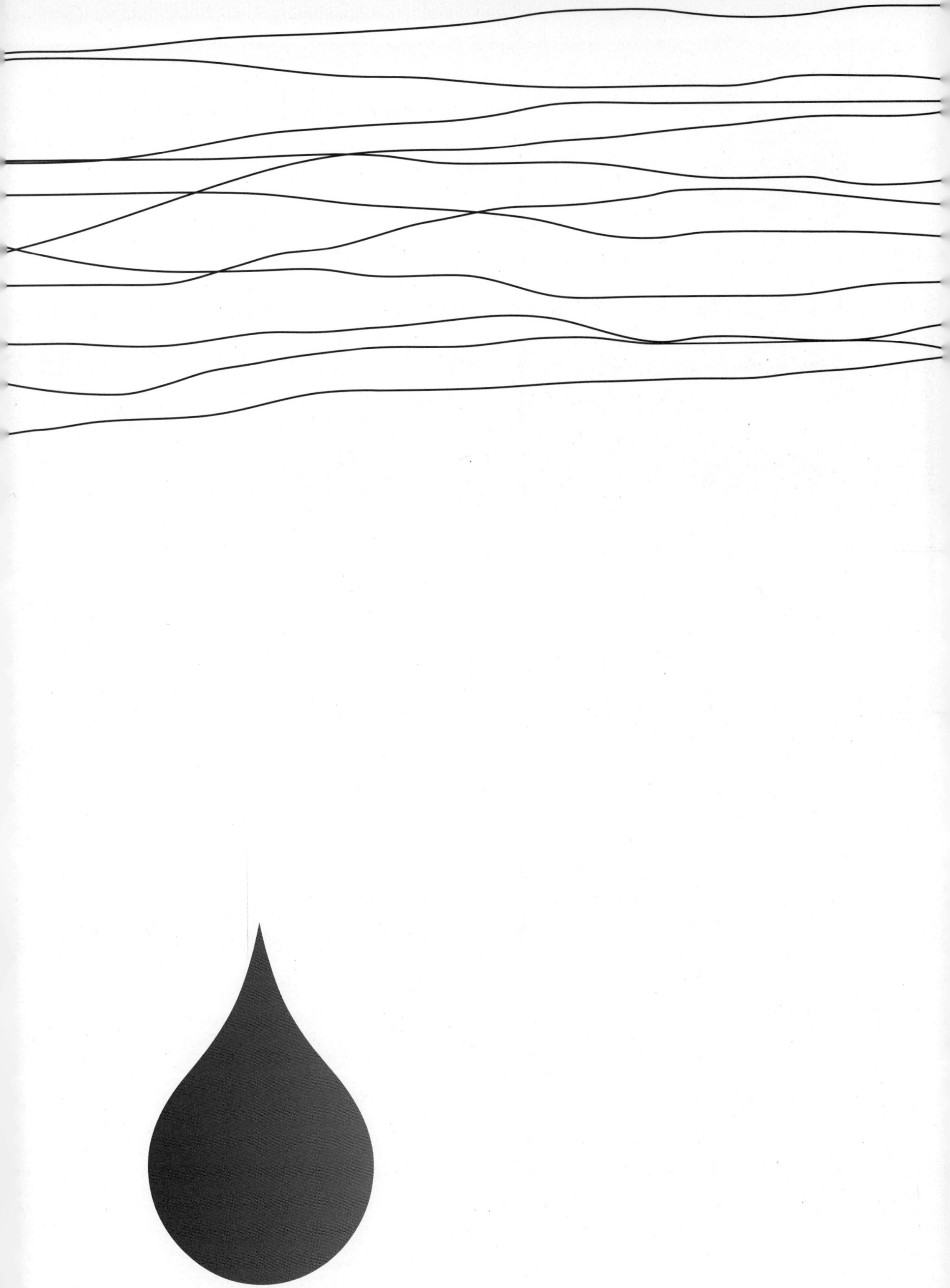

성인간호

I 소화기계 질환과 수술관련 간호

{ I 소화기계 질환과 수술관련 간호 }

[I-1 간염 Hepatitis]

간호진단과 목표	간호사정과 평가	간호계획과 중재	이론적 근거
1. 급성(만성) 질환과 관련한 피로 - 신체· 인지· 감성· 사회 영역을 자극하면서 균형을 이룰 수 있는 활동에 참여한다.	• 기운 없어 보임 • 전신허약감 있음 • 피로· 권태감 호소함	• 피로 정도를 확인한다. • 침상안정하도록 격려한다. • 충분한 휴식과 수면을 취하도록 격려한다. • 조용한 환경을 유지한다. • 소량의 음식을 자주 먹도록 한다. • 소화하기 쉬운 음식을 설명한다. • 피로하지 않도록 투약과 치료 계획을 조정한다.	• 피로감을 주는 신체 활동은 간의 혈류를 떨어뜨려 간세포의 적절한 순환을 방해한다. • 휴식과 안전을 증진하기 위해서다. • 소량씩 자주 먹어서 적절한 영양을 섭취하고 피로를 감소시킨다. • 잦은 간호업무 수행은 휴식을 방해한다.
2. 식욕부진과 관련한 영양 부족 - 활동 수준과 대사 요구에 맞는 일일 영양 요구량을 섭취하여 목표체중을 관리하고 유지하는 계획을 세운다.	• 체중 감소함 • 식욕부진 있음 • 오심· 구토 호소함	• 식사 습관과 영양 상태를 사정한다. • 매일 체중을 잰다. • 즐겁고 편안한 분위기에서 식사하도록 한다. • 식사 전 오심을 조절해준다. • 구강간호를 격려한다. • 영양의 중요성을 교육한다. • 필요하면 영양 상담을 의뢰한다.	• 영양 결핍 시 피부가 거칠어지고 피하 지방층이 얇아지며 근육의 긴장이 상실되고 체중감소 등이 나타난다. • 불쾌한 환경, 소리, 냄새 등과 통증· 피로는 식욕을 떨어뜨린다. • 구강위생은 미각을 증진한다.

간호진단과 목표	간호사정과 평가	간호계획과 중재	이론적 근거
3. 소양감과 관련한 피부 손상 위험 - 피부 손상이 없다.	• 가려움증 호소함 • 황달 있음	• 피부 상태를 관찰한다. • 피부 위생의 중요성을 교육한다. • 손톱을 깎아주고 자기 전에 장갑을 착용하게 한다. • 미온수나 전분목욕을 한다. • 저자극성 비누를 사용하도록 설명한다. • 접착성 테이프를 조심해서 제거한다. • 처방에 따라 소양증을 완화할 약물(cholestryramine resine)을 투여한다.	• 긴 손톱은 피부를 손상한다. • 미온수 또는 전분목욕은 가려움증을 완화한다. • cholestryramine resine은 장 내에서 담즙산염과 결합하여 배설을 증가시켜 소양증을 완화할 수 있다.
4. 불확실한 예후와 관련한 불안 - 대상자는 신체적 · 심리적으로 편안해진다.	• 두려움 있음 • agitation 있음 • 심계항진 있음 • 불면을 호소함	• 불안 상태를 사정한다. • 감정을 표현하도록 도와준다. • 환자의 말을 주의 깊게 경청하고 공감해준다. • 가족과 같이 있게 해주고, 가족들이 지지할 수 있도록 도와준다. • 치료와 검사 과정을 설명한다.	• 불안은 개인이 위협을 느끼는 정도나 대처 방식에 따라 다양하게 변화한다. • 불안은 인간 상호간에 전달될 수 있다.

[I-2 간경변증 Liver Cirrhosis]

간호진단과 목표	간호사정과 평가	간호계획과 중재	이론적 근거
1. 흡수 · 대사와 관련한 영양 부족 - 활동 수준과 대사 요구에 맞는 일일 영양 요구량을 섭취하여 목표체중을 관리하고 유지하는 계획을 세운다.	• 식사량 적음 • 소화불량 있음 • 속이 더부룩하다 고 함	• 영양 상태를 평가한다. • 체중을 측정한다. • 균형 잡힌 식사를 하도록 지도한다. • 소량의 식사를 자주 제공한다. • 즐겁고 편안한 분위기에서 식사하도록 한다. • 식사 전 오심을 조절해준다. • 구강간호를 격려한다. • 영양의 중요성을 교육한다.	• 영양 결핍 시 피부가 거칠어지고 피하 지방층이 얇아지며 근육의 긴장성이 상실되고 체중 감소 등이 나타난다. • 대사 요구량을 충족하지 못하면 체중이 감소한다. • 손상된 간세포의 회복을 돕기 위해서다. • 소량의 식사는 위의 부담을 줄인다. • 불쾌한 환경, 소리, 냄새 등과 통증이나 피로는 식욕을 떨어뜨린다. • 구강위생은 미각을 증진한다.
2. 간성복수와 관련한 체액 과다 - 부종이 감소한다. - 혈중 전해질 수치가 정상이다. - 활력 징후가 정상으로 유지된다.	• 복부둘레 증가함 • 복수 있음 • 소변량 감소함 • 하지부종 있음 • 체중 증가함 • 과다호흡 있음	• 수분섭취·배설량을 관찰한다. • 매일 체중을 잰다. • 말초부종을 확인한다. • 수분섭취를 제한한다. • 저염식이를 제공한다. • 처방에 따라 이뇨제를 투여한다. • 복수천자를 한다.	• 배설량보다 섭취량이 많을 때 과도한 수분이 조직에 남게 된다. • 부종은 조직의 혈류를 방해하므로 세포 영양이 나빠지고 조직이 쉽게 손상된다. • 나트륨은 물과 함께 저장된다. 저염식이와 수분 제한은 수분 축적을 막을 수 있다. • 이뇨제는 신장에서 염분의 재흡수를 억제한다. • 호흡 곤란 증상을 보이거나 이뇨제로 조절되지 않는 경우 천자를 시행할 수 있다.

간호진단과 목표	간호사정과 평가	간호계획과 중재	이론적 근거
3. 소양감과 관련한 피부 손상 위험 - 피부 손상이 없다.	• 가려움증 있음 • 황달 있음	• 피부 상태를 관찰한다. • 피부 위생의 중요성을 교육한다. • 손톱을 깎아주고 자기 전에 장갑을 착용하게 한다. • 미온수나 전분목욕을 한다. • 저자극성 비누를 사용하도록 설명한다. • 접착성 테이프를 조심스럽게 제거한다. • 처방에 따라 소양증을 완화할 약물(cholestyramine resine)을 투여한다.	• 긴 손톱은 피부를 손상한다. • 미온수 또는 전분목욕은 가려움증을 완화한다. • cholestyramine resine은 장 내에서 담즙산염과 결합하여 배설을 증가시켜 소양증을 완화할 수 있다.
4. 정맥류와 관련한 출혈 위험 혈액 손실의 위험이 없다.	• 토혈 있음 • 혈변 있음 • 혈압 저하됨	• 흑색변이 있는지 확인한다. • 혈변이 있는지 확인한다. • 토혈이 있는지 확인한다. • 토혈 시 금식한다. • 위장관을 생리식염수로 세척한다. • 대량출혈 시 수혈한다. • Sengstaken-Blakemore 튜브를 위 내로 삽입하고 식도와 위의 풍선을 부풀게 한다. • Beta-blocker를 사용한다.	• 조기발견이 출혈을 최소화할 수 있다. • 위장관 휴식을 위해서다. • 생리식염수로 세척해서 지혈할 수 있다. • 풍선의 압력은 정맥류로 인한 출혈을 멈추게 한다. • Beta-blocker는 문맥압을 감소시킨다.
5. 간성혼수와 관련한 급성 인지 장애 - 섬망이 보이지 않는다.	• 졸리다고 함 • 헛소리함 • 수면 장애 있음 • 잠자지 않고 소리 지름 • 수지진전(flapping tremor) 있음	• 지남력을 평가한다. • 사람, 시간, 장소에 대한 지남력을 준다. • 보호자와 같이 있게 한다. • 단백질 섭취를 제한한다.	• 간성혼수를 조기발견하기 위해서다. • 단백질 대사물인 암모니아가 간에서 요소로 변환되지 못하여 간성혼수를 유발하므로

간호진단과 목표	간호사정과 평가	간호계획과 중재	이론적 근거
		• 처방에 따라 약물(lactulose)을 투여하거나 필요하면 락툴로오스 관장을 시행한다. • 안정제· 수면제 등의 사용을 금한다. • 낙상 방지를 교육한다. • 침대 난간을 올려준다.	단백질 섭취를 제한한다. • 락툴로오스는 암모니아의 생산을 감소한다. • 안정제와 수면제는 간성혼수를 유발할 수 있다. • 흥분으로 인한 외상과 피부 손상을 방지한다.

[I-3 간암 Hepatoma]

간호진단과 목표	간호사정과 평가	간호계획과 중재	이론적 근거
1. 소화흡수 장애와 관련한 영양 부족 - 활동 수준과 대사 요구에 맞는 일일 영양 요구량을 섭취하여, 목표체중을 관리하고 유지하는 계획을 세운다.	• 식사량 적음 • 소화불량 있음 • 속이 더부룩하다고 함	• 영양 상태를 평가한다. • 체중을 측정한다. • 균형 잡힌 식사를 하도록 지도한다. • 소량의 식사를 자주 제공한다. • 구강간호를 격려한다. • 즐겁고 편안한 분위기에서 식사하도록 격려한다.	• 영양 결핍 시 피부가 거칠어지고 피하 지방층이 얇아지며 근육의 긴장성이 상실되고 체중 감소 등이 나타난다. • 대사 요구량을 채우지 못하면 체중이 감소한다. • 손상된 간세포의 회복을 돕기 위해서다. 환자의 소화와 대사에 문제가 있을 때 단백질과 지방을 줄인다. • 소량의 식사는 위의 부담을 줄여준다. • 구강위생은 미각을 증진한다. • 편안한 식사 분위기는 식욕을 높이고 소화를 돕는다.
2. 간성복수와 관련한 체액 과다 - 부종이 감소한다. - 혈중 전해질 수치가 정상 범위에 있다. - 활력 징후가 정상 범위로 유지된다.	• 복부둘레 증가함 • 복수 있음 • 소변량 감소함 • 하지부종 있음 • 체중 증가함 • 과다호흡 있음	• 수분섭취·배설량을 관찰한다. • 매일 체중을 잰다. • 말초부종을 확인한다. • 수분섭취를 제한한다. • 저염식이를 제공한다. • 처방에 따라 이뇨제를 투여한다. • 복수천자를 한다.	• 배설량보다 섭취량이 많을 때 과도한 수분이 조직에 남게 된다. • 부종은 조직으로의 혈류를 방해하므로 세포의 영양이 나빠지고 조직이 쉽게 손상된다. • 나트륨은 물과 함께 저장된다. 저염식이와 수분 제한은 수분 축적을 막을 수 있다. • 이뇨제는 신장에서 염분의 재흡수를 억제한다. • 호흡 곤란 증상을 보이거나 이뇨제로 조절되지 않는 경우 천자를 시행할 수 있다.

간호진단과 목표	간호사정과 평가	간호계획과 중재	이론적 근거
3. 급성 통증 - 통증이 줄거나 더 이상 통증을 호소하지 않는다.	• 통증 있음 • 불안 있음 • 신경질적임 • 호흡수 증가함 • 근육 긴장도 증가함 • 얼굴을 찡그리고 있음	• 통증의 양상을 사정한다. • 통증의 부위를 사정한다. • 신체적 안위를 증진하는 간호를 한다.(마사지, 체위 변경, 이완요법) • 통증에 대한 내성을 증가시키고 불안을 감소하기 위하여 환자에게 정보를 제공한다.(통증의 원인, 통증의 지속 시간) • 처방된 진통제를 투약한다. • 약물 효과와 부작용을 관찰하고 기록한다.	• 통증의 특성과 위치의 정확한 사정은 진단에 도움을 준다. • 마사지는 근육을 이완하고 진정시킨다. • 통증은 암 환자에게 흔한 증상이므로 통증의 상태를 평가하여 환자의 불필요한 고통을 덜어주어야 한다.
4. 황달과 관련한 신체상 장애(body image) - 새로운 적응 방식을 행하고 외모에 대해 수용한다.	• 건강 상태 변화를 수용하지 못함 • 말이 적음 • 눈 맞춤 없음 • 대화 회피함 • 낙담적인 말을 함 • 분노를 보임	• 감정 상태를 사정한다. • 감정을 말로 표현하도록 격려한다. • 개인적인 공간을 유지해준다. • 걱정과 두려움을 표현하도록 격려한다. • 긍정적으로 대응하도록 도와준다.	• 상황에 관한 감정을 이야기하는 것은 환자가 자신의 상황에 대해 어느 정도 통찰력을 갖게 한다. • 긍정적 강화는 자존감을 증가시킨다.
5. 불확실한 예후와 관련한 불안 - 대상자는 신체적 · 심리적으로 편안해진다.	• 두려움 있음 • 불면 있음 • 무력감 증가함 • 신경질적인 행동 • 안절부절못함 • 불면을 호소함	• 환자의 불안 정도를 사정한다. • 가족과 같이 있게 해준다. • 가족들이 지지할 수 있도록 도와준다. • 감정을 말로 표현하도록 격려한다. • 경청하고 공감해준다. • 스트레스 완화법을 알려준다.(예: 명상, 상상요법, 이완요법)	• 불안을 유발하는 요인을 확인하여 대처하기 위해서다. • 경청과 공감은 불안 정도를 감소해준다.

[I-4 간농양 Liver Abscess]

간호진단과 목표	간호사정과 평가	간호계획과 중재	이론적 근거
1. 소화흡수 장애와 관련한 영양 부족 - 활동 수준과 대사 요구에 맞는 일일 영양 요구량을 섭취하여, 목표체중을 관리하고 유지하는 계획을 세운다.	• 오심, 구토 있음 • 경구섭취 감소됨 • 식욕부진 증가함 • 체중 감소함	• 영양 상태를 평가한다.	• 영양 결핍 시 피부가 거칠어지고 피하 지방층이 얇아지며 근육의 긴장성이 상실되고 체중 감소 등이 나타난다.
		• 체중을 측정한다.	• 대사 요구량을 채우지 못하면 체중이 감소한다.
		• 균형 잡힌 식사를 하도록 지도한다.	• 손상된 간세포의 회복을 돕기 위해서다. 환자의 소화와 대사에 문제가 있을 때 단백질과 지방을 줄인다.
		• 소량의 식사를 자주 제공한다.	• 소량의 식사는 위의 부담을 줄인다.
		• 구강간호를 격려한다.	• 구강위생은 미각을 증진한다.
		• 즐겁고 편안한 분위기에서 식사하도록 격려한다.	• 편안한 식사 분위기는 식욕의 증가와 소화를 돕는다.
2. 질병과 관련한 통증 - 통증이 줄거나 더 이상 통증을 호소하지 않는다.	• 우측 상복부와 우측 어깨 통증을 호소함 • 호흡수 증가함 • 혈압, 맥박 변화 있음 • 발한 있음 • 찡그린 얼굴 표정 있음	• 통증의 부위, 정도와 특성을 사정한다. • 환자가 통증을 말로 표현하도록 격려한다. • 처방된 진통제를 투여한다.	• 통증의 특성과 위치의 사정은 진단에 도움을 준다.
		• 안위증진과 기분 전환을 위한 이완·전환요법을 한다.	• 숨을 깊게 들이쉬거나 이완되는 장면을 상상하는 것은 통증을 경감한다.(조용한 해변, 숲 속을 상상하게 하는 것 등)
3. 질병과 관련한 고체온 - 정상 체온을 유지한다.	• 발열 있음 • 빈맥 있음 • 빠른 호흡 있음 • 안면홍조 있음 • 발한 있음	• 자주 활력 징후, 의식 수준을 관찰한다. • 냉찜질을 적용한다. • 담요를 덮지 않도록 한다. • 필요하면 미온수로 닦아준다. • 수분섭취·배설량을 측정한다. • 경구 수분섭취를 격려한다.	• 고열로 인한 빈맥, 빈호흡이 나타날 수 있다.

간호진단과 목표	간호사정과 평가	간호계획과 중재	이론적 근거
		• 필요하면 정맥으로 수분을 공급한다.	
		• 조용하고 편안한 환경을 제공하여 휴식을 취하도록 한다.	• 고열로 인해 열량의 소모가 많아져 충분한 휴식이 필요하다.
		• 전해질 균형을 계속 관찰하여 불균형을 교정해준다.	• 산중독증, 저칼슘혈증, 저칼륨혈증, 경련을 예방하기 위해서다.

[I-5 간동맥색전술: TAE]
(Transcatheter Hepatic Arterial Embolization)

간호진단과 목표	간호사정과 평가	간호계획과 중재	이론적 근거
1. 대퇴동맥천자와 관련한 출혈 위험 - 혈액 손실의 위험이 없다.	• 시술 부위에 oozing 있음 • 시술 부위에 혈종 있음	• 시술 후 8시간 동안 천자한 부위에 모래주머니를 올려놓고, 고관절을 신전시키고 움직이지 않도록 한다.(지혈패드 사용 시 3시간 절대안정한다.)	• 출혈을 예방하기 위함이며, 앙와로 반듯이 누운 자세는 천자 부위의 압박을 쉽게 해 준다.
		• 환자가 안정될 때까지 활력 징후를 측정한다.	• 출혈 시 혈압이 하강하고 맥박이 증가하며 약해진다.
		• 활력 징후 측정 시마다 천자한 다리의 족배동맥 맥박을 잰다.	• 맥박이 약해지거나 소실되지는 않는지 확인하기 위해서다.
		• 출혈이 있으면 즉시 삽입 부위를 압박하고 출혈 증상이 있는지 자주 관찰한다.	• 천자 부위에 압력을 주어 출혈에 의한 합병증을 최소화하기 위해서다.
2. 시술과 관련한 고체온 - 정상 체온을 유지한다.	• 갈증 있음 • 발열 있음 • 빈맥 있음 • 빠른 호흡 있음 • 안면홍조 있음 • 발한 있음	• 활력 징후를 측정한다.	• 고열로 인한 빈맥, 빈호흡이 나타날 수 있다.
		• 오한이나 열감의 유무를 사정한다.	• 오한은 체온이 상승하기 전에 나타나며 발한은 고열을 떨어뜨릴 때 나타나는 증상이다.
		• 액와나 서혜부에 냉찜질을 해 준다. • 너무 두꺼운 담요를 덮지 않도록 한다.	• 열을 체외로 증발시키기 위해서다.
		• 구강 수분섭취를 격려한다. • 처방에 따라 정맥으로 수분을 공급한다.	• 상실한 수분을 보충하고 충분한 순환량을 유지하기 위해서다.
		• 섭취량과 배설량을 관찰한다. • 필요 시 처방된 해열제나 항생제를 투여한다.	• 신장과 순환 기능을 사정하기 위해서다.
3. 시술과 관련한 급성 통증	• 복부 통증 있음 • 시술 부위에 통증 있음	• 통증의 정도와 특성을 사정한다.	• 통증의 특성과 위치의 사정은 진단에 도움을 준다.

간호진단과 목표	간호사정과 평가	간호계획과 중재	이론적 근거
- 통증이 줄거나 더 이상 통증을 호소하지 않는다.		• 통증 부위를 지지하고 인정해 준다. • 통증 완화 방법을 설명한다.(체위 변경, 이완요법) • 통증의 원인을 설명한다.(통증의 원인, 통증의 지속 시간) • 처방에 따라 진통제를 투여한다.	• 통증의 양상에 따른 적절한 치료를 하기 위해서다. • 반듯이 누운 자세보다는 무릎과 등을 구부리고 한쪽으로 눕거나 앉아 있는 자세에서 통증이 적다. • 질병에 대한 지식은 통증에 대한 내성을 키운다.
4. 항암제와 관련한 오심 · 구토 - 오심이 감소하거나 없으며, 구토가 일어나지 않는다.	• 오심을 호소함 • 구토함	• 구토 양상을 확인한다. • 오심· 구토가 심하면 금식하도록 하고 처방된 수액을 주입한다. • 오심을 일으키는 활동이나 환경을 제한한다. • 구강간호를 시행한다. • 처방된 진토제를 투여한다.	• 항암제는 뇌의 구토조절부위와 위를 자극함으로써 오심, 구토를 일으킨다. • 불쾌한 환경, 소리, 냄새는 오심을 유발한다.
5. 시술과 관련한 불안 - 대상자는 신체적 · 심리적으로 편해진다.	• 걱정함 • 무기력 호소함 • 불면을 호소함 • 혈압, 맥박 상승됨 • 소화불량 호소함	• 대상자의 불안의 정도를 사정한다. • 생각과 느낌을 표현하도록 해 준다. • 시술 과정, 시술 후 주의사항에 대한 정보를 제공한다. • 환자와 신뢰감을 형성하고 친밀한 관계를 유지한다. • 환자의 말을 경청하고, 감정이입을 한다.	• 감정을 표현함으로써 불안이 감소할 수 있다. • 정보를 제공하면 조절 능력이 증가하고 불확실성이 감소한다. • 환자-간호사 간에 치료적인 신뢰 관계를 형성하기 때문이다.

[I-6 경피적 에탄올 주입술: PEIT]

(Percutaneous Ethanol Injection Therapy)

간호진단과 목표	간호사정과 평가	간호계획과 중재	이론적 근거
1. 침습적 행위와 관련한 출혈 위험 - 혈액 손실의 위험이 없다.	• 맥박수 증가함 • 시술부위에 oozing 있음	• 시술 후 3시간 동안 절대안정 하도록 한다. • 환자가 안정될 때까지 활력 징후를 측정한다.	• 앙와로 반듯이 누운 자세로 안정을 취하면 출혈을 예방할 수 있다.
		• 출혈이 있으면 삽입 부위를 즉시 압박하고 바늘 삽입 부위에 oozing이 있는지 자주 관찰한다.	• 출혈 시 혈압이 하강하고 맥박이 증가하며 약해진다.
2. 시술과 관련한 고체온 - 정상 체온을 유지한다.	• 발열 있음 • 빈맥 있음 • 빠른 호흡 있음 • 안면홍조 있음 • 발한 있음	• 활력 징후를 측정한다.	• 고열로 인한 빈맥, 빈호흡이 나타날 수 있다.
		• 오한이나 열감의 유무를 사정하도록 한다.	• 오한은 체온이 상승하기 전 나타나며, 발한은 고열을 떨어뜨릴 때 나타나는 증상이다.
		• 액와나 서혜부에 냉찜질을 해준다. • 너무 두꺼운 담요를 덮지 않도록 한다.	• 열을 체외로 증발시키기 위해서다.
		• 구강 수분섭취를 격려한다. • 처방에 따라 정맥으로 수분을 공급한다.	• 상실한 수분을 보충하고 충분한 순환량을 유지하기 위해서다.
		• 섭취량과 배설량을 관찰한다. • 필요하면 처방된 해열제나 항생제를 투여한다.	• 신장과 순환기능을 사정하기 위해서다.

간호진단과 목표	간호사정과 평가	간호계획과 중재	이론적 근거
3. 시술과 관련한 급성 통증 - 통증이 줄거나 더 이상 통증을 호소하지 않는다.	• 복부 통증 있음 • 시술 부위에 통증 있음	• 통증의 정도와 특성을 사정한다.	• 통증의 특성과 위치의 사정은 진단에 도움을 준다.
		• 통증 부위를 지지하고 인정해 준다. • 통증 완화 방법을 설명한다.(체위 변경, 이완요법)	• 통증의 양상에 따른 적절한 치료를 하기 위해서다. • 반듯이 누운 자세보다는 무릎과 등을 구부리고 한쪽으로 눕거나 앉아 있는 자세에서 통증이 적다.
		• 통증의 원인과 지속시간을 설명한다. • 처방에 따라 진통제를 투여한다.	• 질병에 대한 지식은 통증에 대한 내성을 키운다.
4. 시술과 관련한 불안 - 대상자는 신체적 · 심리적으로 편안해진다.	• 걱정함 • 무기력 호소함 • 불면을 호소함 • 혈압, 맥박 상승됨 • 소화불량 호소함	• 대상자의 불안 정도를 사정한다.	
		• 생각과 느낌을 표현하도록 도와준다.	• 감정을 표현함으로써 불안이 감소될 수 있다.
		• 시술 과정, 시술 후 주의사항에 대해 알려준다.	• 정보를 제공하면 조절 능력이 증가하고 불확실성이 감소한다.
		• 환자와 신뢰감을 형성하고 친밀한 관계를 유지한다. • 환자의 말을 경청하고, 감정이입을 한다.	• 환자-간호사 간에 치료적인 신뢰 관계를 형성하기 때문이다.

[I-7 고주파열치료: RFA]

(Radiofrequency Ablation)

간호진단과 목표	간호사정과 평가	간호계획과 중재	이론적 근거
1. 침습적 행위와 관련한 출혈 위험 - 혈액 손실의 위험이 없다.	• 맥박수 증가함 • 시술 부위에 oozing 있음	• 시술 후 3시간 동안 절대안정 하도록 한다. • 환자가 안정될 때까지 활력 징후를 측정한다. • 출혈이 있으면 삽입 부위를 즉시 압박하고 바늘 삽입 부위에 oozing이 있는지 자주 관찰한다.	• 앙와로 반듯이 누운 자세로 안정을 취하면 출혈을 예방할 수 있다. • 출혈 시 혈압이 하강하고 맥박이 증가하며 약해진다.
2. 시술과 관련한 고체온 - 정상 체온을 유지한다.	• 발열 있음 • 빈맥 있음 • 빠른 호흡 있음 • 안면홍조 있음 • 발한 있음	• 활력 징후를 측정한다. • 오한이나 열감의 유무를 사정하도록 한다. • 액와나 서혜부에 냉찜질을 해준다. • 너무 두꺼운 담요를 덮지 않도록 한다. •구강 수분섭취를 격려한다. • 처방에 따라 정맥으로 수분을 공급한다. • 섭취량과 배설량을 관찰한다. • 필요하면 처방된 해열제나 항생제를 투여한다.	• 고열로 인한 빈맥, 빈호흡이 나타날 수 있다. • 오한은 체온이 상승하기 전에 나타나며 발한은 고열을 떨어뜨릴 때 나타나는 증상이다. • 열을 체외로 증발시키기 위해서다. • 상실한 수분을 보충하고 충분한 순환량을 유지하기 위해서다. • 신장과 순환 기능을 사정하기 위해서다.
3. 시술과 관련한 급성 통증 -통증이 줄거나 더 이상 통증을 호소하지 않는다.	• 복부 통증 있음 • 시술 부위에 통증 있음	• 통증의 정도와 특성을 사정한다. • 통증 부위를 지지해주고 인정해준다. • 통증 완화 방법을 설명한다.(체위 변경, 이완요법)	• 통증의 특성과 위치의 사정은 진단에 도움을 준다. • 통증의 양상에 따른 적절한 치료를 하기 위해서다. • 반듯이 누운 자세보다는 무릎과 등을 구부리고 한쪽으로

간호진단과 목표	간호사정과 평가	간호계획과 중재	이론적 근거
			눕거나 앉아 있는 자세가 통증이 적다.
		• 통증의 원인을 설명한다.(통증의 원인, 통증의 지속시간) • 처방에 따른 진통제를 투여한다.	• 질병에 대한 지식은 통증에 대한 내성을 키운다.
4. 시술과 관련한 불안 - 대상자는 신체적 · 심리적으로 편안해진다.	• 걱정함 • 무기력 호소함 • 불면을 호소함 • 혈압, 맥박 상승됨 • 소화불량 호소함	• 대상자의 불안 정도를 사정한다.	
		• 생각과 느낌을 표현하도록 도와준다.	• 감정을 표현함으로써 불안이 감소될 수 있다.
		• 시술 과정, 시술 후 주의사항에 대한 정보를 제공한다.	• 정보를 제공하면 조절 능력이 증가하고 불확실성이 감소한다.
		• 환자와 신뢰감을 형성하고 친밀한 관계를 유지한다. • 환자의 말을 경청하고, 감정이입을 한다.	• 환자-간호사 간에 치료적인 신뢰 관계를 형성하기 때문이다.

[I-8 간절제술 Hepatectomy]

간호진단과 목표	간호사정과 평가	간호계획과 중재	이론적 근거
1. 수술과 관련한 출혈 위험 - 상처 부위의 출혈이 없다. -혈액검사 결과가 정상 범위를 유지한다.	• 수술 부위의 출혈 있음 • 혈압 저하됨 • 심박동수가 증가함 • 헤모글로빈 수치가 감소됨	• 수술 상처를 관찰한다. • 활력 징후를 측정한다. • 수술 상처를 복대로 지지한다. • 수술 상처를 만지거나 긁지 않도록 한다. • 수술 상처 부위를 건조하게 유지하도록 교육한다.	• 자극을 최소화한다.
	• 배액관으로 bloody하게 배액됨 • 어지러움을 호소함	• 배액관의 배액 양상을 확인한다.	• 배액관의 색깔 변화는 내부 출혈의 좋은 지표가 된다.
	• 전신허약감을 호소함	• CBC 검사 결과를 확인한다. • 출혈이 있으면 즉시 의사에게 알린다.	
2. 수술 상처와 관련한 감염 위험 - 감염의 증상이 없고 체온이 정상이다.	• 배액관을 통해 turbid하게 배액됨 • 배액관 삽입 부위에 oozing 있음	• 배액관 색깔 변화를 사정한다.	• 배액관으로 배액되는 체액과 삼출물(oozing)의 색깔 변화는 체내의 상태 변화를 의미한다.
	• 체온이 상승함 • 복통을 호소함 • ANC, CRP가 증가함 • WBC가 증가함	• 도관 삽입 부위를 사정한다. • 활력 징후를 측정한다. • ANC, CBC 검사 결과를 확인한다. • 항생제를 지시대로 투여한다.	
3. 수술 상처와 관련한 급성 통증	• 수술 상처의 통증을 호소함 • 똑바로 서 있기 어려움 • 백혈구 수가 증가함 • 촉진 시 압통 있음 • PCA(Patient Controlled Analgesia) 유지 중임	• 통증의 위치, 강도, 양상, 빈도를 사정한다. • 통증을 인정해준다. • PCA의 원리와 사용법을 교육한다. 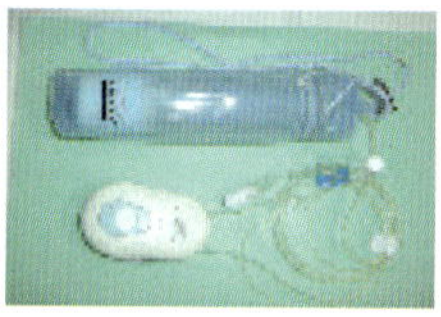 • PCA를 눌러준다.	

간호진단과 목표	간호사정과 평가	간호계획과 중재	이론적 근거
		• 통증 부위를 복대로 지지한다. • 진통제를 지시대로 투여하고 부작용의 유무를 관찰한다.	
4. 수술과 전신마취와 관련한 비효율적 기도 청결 - 스스로 가래를 뱉고, 보상호흡측정기(inspirometer)를 사용하여 심호흡을 한다.	• 심호흡 잘 못함 • 보상호흡측정기를 사용하지 않음 • 가래를 뱉지 못함 • 가래소리 남 • 체온 상승함	• 반좌위를 해준다. • 심호흡법을 교육한다. • 심호흡을 격려한다. • 보상호흡측정기로 심호흡하도록 교육한다. 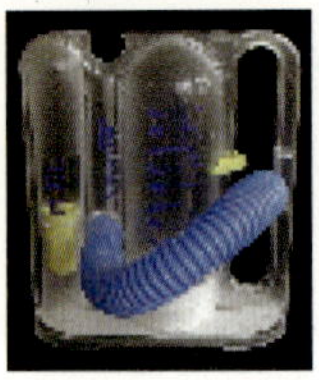 • 기침, 심호흡, 체위 변경의 중요성을 교육한다. • 활력 징후를 측정한다. • 침상 머리를 올려준다. • 필요하면 흡인을 시행한다. • 처방에 따라 가습된 산소를 제공한다. • 필요하면 흉부물리요법을 적용한다.	• 노력성 폐활량은 좌위나 반좌위에서 가장 높다. • 심호흡, 기침, 반자위 자세는 전신마취 합병증(폐렴, 무기폐)을 예방한다. • 충분한 환기 유지에 도움이 된다.
5. 장기 침상안정과 관련한 말초신경 혈관기능 장애 위험 - 말초부종이 없고 SMC가 양호하다.	• 하지부종 있음 • SMC(Sensory, Motor, Circulation)가 약함	• 말초부종을 확인한다. • 다리의 SMC를 확인한다. • AES를 착용해준다. • 부종이 있는 쪽 다리를 올려준다.	• AES(Anti Embolic Stocking) 착용은 다리의 혈액순환을 좋게 한다. • 중력에 의해 체액이 발 쪽으로 치우치는 것을 방지한다.
6. 오랜 금식과 관련한 안위 변화 - 인후불편감이 감소했다고 말한다.	• 인후불편감 있음 • 갈증을 호소함	• 인후불편감을 사정한다. • 입에 젖은 거즈를 대준다. • gargling을 하도록 교육한다. • 금식의 이유에 대해 설명한다.	• gargling은 인후불편감을 감소한다.

간호진단과 목표	간호사정과 평가	간호계획과 중재	이론적 근거
7. 수술과 관련한 장폐색증 위험 - 하복부 팽만이 없고 가스가 나온다. - gas passing이 잘 되고 식후 불편감이 없다.	• 수술 후 가스배출 안 됨	• gas passing 양상을 확인한다.	
	• gas passing 안 됨 • 복부팽만감 호소함	• ambulation을 격려한다. • Abdomen supine/erect 결과를 확인한다.	• ambulation은 장운동을 촉진한다.
	• 복부사진 결과 ileus 또는 dilatation 보임	• 처방에 따라 금식하도록 한다.	
	• 장음 들리지 않음	• 장음을 청진한다.	
8. 간 절제와 관련한 체액 과다 - 환자의 체중과 전해질 수준이 정상 범위 내에 있다.	• 전신부종 있음 • 복위 증가함	• 부종을 사정한다.	• 부종은 체액 정체의 지표가 된다.
	• 몸무게 증가함 • 수분섭취·배설량 불균형 • 호흡 곤란 있음 • 혈중나트륨 수치 증가함 • 쇠약감, 피로감 호소함	• 복위 변화를 사정한다. • 몸무세 변화를 사정한다. • 수분섭취·배설량을 측정한다. • 호흡음을 사정한다. • 전해질 검사 결과를 확인한다. • 수분섭취를 제한한다.	
	• 핍뇨 있음 • 안절부절못함과 불안감 있음	• 저염식이를 제공한다. • 처방에 따라 이뇨제를 투여한다. • 부종 부위에 피부 간호를 한다.	• 체내 염분 농도를 낮추어서 수분 정체를 줄인다.
		• 다리를 올린다. • 체액 과다의 원인과 재발을 방지하는 방법을 설명한다.	• 중력에 의해 체액이 발 쪽으로 치우치는 것을 막는다.

[I-9 담석증 Gall Bladder Stone]

간호진단과 목표	간호사정과 평가	간호계획과 중재	이론적 근거
1. 통증 - 통증이 줄거나 더 이상 통증을 호소하지 않는다.	• 상복부 통증을 호소함 • 방사통 있음 • 진통제 원함	• 통증 부위를 사정한다. • 통증을 인정해준다. • 통증 부위를 지지해준다. • 처방에 따라 약물을 투여한다.	• 우측 상복부에서 통증을 느끼며 통증은 우측 견갑골로 방사된다. 담낭에서 담관으로 결석이 이동할 때 담관의 경련이 발생하여 담즙성 산통의 원인이 된다.
2. 영양 불균형 : 영양 부족 - 체중이 정상이다.	• 섭취량 부족함 • 식욕부진 있음 • 소화불량 있음 • 체중 감소함	• 식사 전 통증을 조절해준다. • 체중을 측정한다. • 영양상담을 의뢰한다. • 저지방식이를 격려한다.	• 불쾌한 환경, 소리, 냄새는 식욕을 떨어뜨린다. • 통증이나 오심은 식욕을 떨어뜨린다. • 지방소화를 돕는 담즙배설이 충분하지 못하므로 불편을 줄이기 위해서다.

참고 문헌

서문자, 이향련, 이정희, 박춘자, 최철자, 박오장 외, 2004, 성인간호학, 서울: 수문사.
서울대학교병원 편저, 2008, 간호방법(제2개정판), 서울: 서울대학교출판문화원.

[I-10 담낭암 Gall Bladder Cancer]

간호진단과 목표	간호사정과 평가	간호계획과 중재	이론적 근거
1. 통증 - 통증이 줄거나 더 이상 통증을 호소하지 않는다.	• 상복부 통증을 호소함 • 진통제를 원함	• 통증 부위를 사정한다. • 통증을 인정해준다. • 통증 부위를 지지해준다. • 처방에 따라 약물을 투여한다.	• 우측 상복부에서 통증을 느낀다.
2. 영양 불균형 : 영양 부족 - 체중이 정상이다.	• 섭취량 부족함 • 식욕부진 있음 • 소화불량 있음 • 체중 감소함	• 식사 전 통증을 조절해준다. • 체중을 측정한다. • 영양 상담을 의뢰한다.	• 불쾌한 환경, 소리, 냄새는 식욕을 떨어뜨린다. • 통증은 식욕을 떨어뜨린다.
3. 안위 변화 - 소양증을 수용할 만큼 조절한다.	• 가려움을 호소함 • 긁힌 자국이 있음 • 투약 효과가 있음	• 찬물로 찜질해준다. • 피부가 마르기 전에 로션을 바르도록 격려한다. • 피부 병변을 만지거나 긁지 않도록 한다. • 처방에 따라 항히스타민제를 투여한다.	• 덥거나 건조하면 소양증이 증가한다 • 보습제는 피부 손상을 예방하는 데 도움이 된다.
4. 감염 위험 - PTBD(Percutaneous Transhepatic Biliary Drainage) 관리와 감염의 위험요인을 알고 필요한 예방조치를 할 수 있다.	• PTBD 유지 중임 • 배액관 삽입 부위 발적(redness) 있음 • 배액관 삽입 부위 종창(swelling) 있음 • 배액관 삽입 부위 통증 호소함 • 복부 불편감 있음	• 배액관의 개방성(patency)을 확인한다. • 배액관 삽입 부위에 거즈를 덧대준다. • PTBD의 위치를 삽입 부위보다 낮게 유지하도록 교육한다. • 드레싱 교환시기와 방법을 교육한다. • 배액량을 측정한다. • 감염의 원인, 위험, 경로 등을 교육한다. • 이상반응 시 즉시 연락하도록 설명한다.	• 배액이 체내로 역류하면 조직부종이 오거나 세균 감염의 위험이 있다. • 배액의 역류를 막고 중력에 의한 배출을 돕기 위해서다. • 담즙이 복부 내에서 새는 경우 환자는 복통과 발한, 오한이 있다. • 화농성 배액은 염증이 있음을 의미한다. 과다한 배액은 치유가 지연됨을 나타내며 불충분한 배액은 폐색을 나타낸다.

참고 문헌

서문자, 이향련, 이정희, 박춘자, 최철자, 박오장 외, 2004, 성인간호학, 서울: 수문사.

서울대학교병원 편저, 2008, 간호방법(제2개정판), 서울: 서울대학교출판문화원.

송경애, 김명자, 박형숙, 최순희, 김화순, 남정자 외, 2001, 기본간호의 실제, 서울: 현문사.

[I-11 복강경 담낭절제술 Laparoscopic Cholecystectomy]

간호진단과 목표	간호사정과 평가	간호계획과 중재	이론적 근거
1. 비효율적 기도 청결 - 기도개방성이 증가하여 충분한 환기를 유지한다.	• 심호흡 못함 • 가래 있음 • 기침 호소함 • 호흡수 증가함 • 산소포화도 떨어짐 • 산소 흡입 중임 • 체온 상승함 • 호흡 곤란 호소함 • 불안 있음 • 통증 있음	• 심호흡, 기침, 체위 변경의 중요성을 교육한다. • 30°로 머리를 올려준다. • 심호흡 방법을 교육한다. • 객담배출을 격려한다. • 적절한 습도를 유지한다. • 체온을 측정한다. • 1시간마다 기침을 하게 한다. • 흉부물리요법을 시행한다. • 산소 흡입을 시작한다. • 산소포화도를 모니터한다. • vibrator를 적용한다. • 호흡 양상을 관찰한다.	• 점액성 분비물의 축적은 폐렴, 기관지염, 호흡기 폐쇄, 무기폐 등을 불러온다.
2. 급성 통증 - 통증이 줄거나 더 이상 통증을 호소하지 않는다.	• 수술 상처 통증 있음 • 복부 통증 호소함 • 진통제 원함	• 통증 양상을 사정한다. • 통증을 인정해준다. • 통증 부위를 지지해준다. • 기침하는 동안 수술 부위를 지지하도록 격려한다. • 처방에 따라 약물을 투여한다.	• 환부를 지지해주면 조직의 움직임과 고통이 감소한다.
3. 지식 부족 - 수술 후 식이요법을 안다.	• 지식 부족이 있음 • 정보 요구함	• 이해할 수 있는 용어로 정보를 제공한다. • 행동 양상을 사정한다. • 이해했는지 확인한다. • 기름진 음식을 피하도록 교육한다. • 교육 자료를 제공한다.	• 담석제거술 후에는 지방 소화 능력이 떨어져 있으므로 수술 직후에는 지방섭취를 제한한다. 회복기에 접어들면서 지방을 장기간 제한하면 필수지방산이 부족하게 되며 지용성 비타민의 흡수 상태가 나빠지므로 지방섭취 제한을 서서히 완화한다.

» 담낭절제술

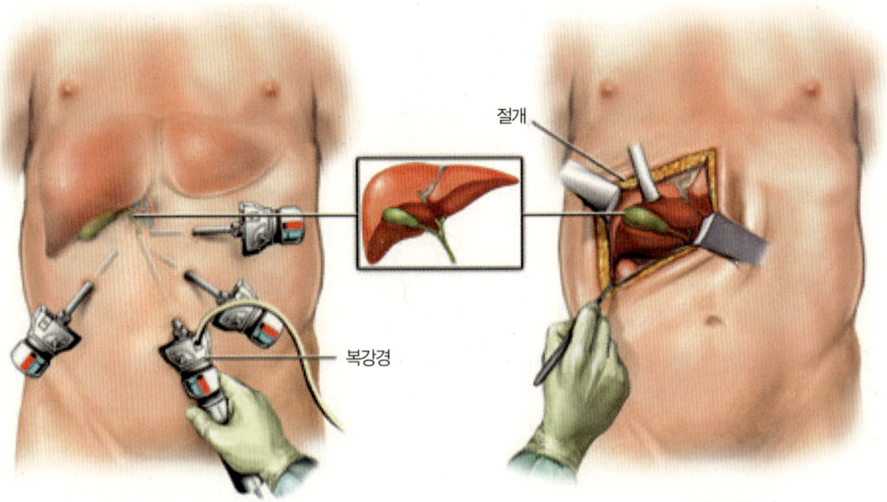

출처: Gallstone Busters (2011)

참고 문헌

서울대학교병원 편저. 2008. 간호방법(제2개정판). 서울: 서울대학교출판문화원.

이은옥, 최명애, 박상연, 이선옥, 송미순, 김달숙 외. 2002. 성인간호학. 서울: 신광출판사.

Surgery, Cholecystectomy. Retrieved October 7, 2011, Gallstone Busters, http://www.gallstonebusters.co.uk/Services.htm (확인 2011.10.10)

[I-12 급성 췌장염 Acute Pancreatitis]

간호진단과 목표	간호사정과 평가	간호계획과 중재	이론적 근거
1. 췌장과 주위 조직의 염증과 관련한 급성 통증 - 통증이 줄거나 더 이상 통증을 호소하지 않는다.	• 상복부 통증 있음	• 통증 양상을 사정한다.	
	• 복부 통증 호소함	• 통증 부위를 사정한다.	
	• 안면 찡그림 • 빠른 호흡 있음 • 발한 있음	• 통증의 원인을 설명한다.	• 질병에 대한 지식은 통증에 대한 내성을 키운다.
	• 진통제 원함	• 통증 완화 방법을 설명한다.	
	• 진통제 투여 후 부작용 없음 • 진통제 투여 후 통증 감소됨	• 처방에 따라 진통제를 투여한다.	• 모르핀은 oddi 괄약근의 경련을 일으키므로 투여하지 않고 Demerol이 적절하다. • 통증이 심해지기 전에 투여해야 통증 조절이 적절하다.
	• 통증 지속됨	• 진통제의 효과를 확인한다. • 진통제의 부작용이 있는지 확인한다.	
		• 편안하게 해준다.	• 반듯이 누운 자세보다는 무릎과 등을 구부리고 한쪽으로 눕거나 앉아 있는 자세일 때 통증이 적다.
		• 이완요법을 시행한다.	• 등 마사지, 이완요법은 환자의 안위와 휴식을 증진하는 데 도움을 준다.
		• 금식하도록 한다.	• 구강섭취는 췌장의 활동과 분비를 자극하여 통증을 유발한다. 얼음조각조차도 효소의 분비를 자극하여 통증을 증가시킬 수 있다는 것을 명심해야 한다.
2. 치료적 금식과 관련한 체액 부족 - 피부 탄력성이 정상이고 점막이 촉촉하다. - 활력 징후가 안정된다.	• 금식 중임 • 빈맥 있음 • 혈압 저하됨 • 체중 감소함	• 활력 징후를 측정한다.	• 체액 부족으로 인해 혈압 감소, 맥박의 증가, 맥박 세기의 약화, 체온 상승이 나타난다.
	• 수분전해질 불균형 상태임	• 수분섭취·배설량을 측정한다.	• 총체액량을 유지하고 손실로 인한 체액 부족 증상을 조

간호진단과 목표	간호사정과 평가	간호계획과 중재	이론적 근거
- 전해질 수치가 정상이다.			기에 관찰하여 이를 예방하기 위해서다.
	• 전신허약감 있음 • 갈증 있음 • 탈수 증상 있음	• 체중을 측정한다.	
	• 구강 건조 있음 • 피부가 건조함 • 소변량 측정함	• 혈중 전해질 검사 결과를 확인한다. • 전해질 불균형 증상이 있는지 확인한다. • 처방에 따라 수액을 mix하여 투여한다. • 처방에 따라 TPN(Total Parenteral Nutrition)을 투여한다.	• 저포타슘혈증이 있으면 통증이 증가하고 사지의 뻐근함을 호소하며 근력도 감소한다.
		• 구강간호를 시행한다. • 구강간호를 교육한다. • 피부 상태를 관찰한다. • 피부가 건조해지지 않도록 한다.	• 구강 건조는 불편감을 유발하고 삼키는 것을 방해한다. • 체액의 손실로 피부와 점막이 건조해지고 탄력이 떨어진다.
3. 구토 · 소화흡수 장애와 관련한 영양 부족 - 활동 수준과 대사 요구에 맞는 일일 영양 요구량을 섭취하여 목표 체중을 관리하고 유지하는 계획을 세운다.	• 체중 감소함 • 갈증 호소함 • 오심, 구토 있음 • 경구섭취 잘 못함	• 체중을 측정한다. • 수분섭취·배설량을 측정한다.	• 총체액량을 유지하고 손실로 인한 체액 부족 증상을 조기에 관찰하여 예방하기 위해서다.
	• 소화불량 있음 • 섭취량 부족함 • 전신허약감 있음 • 영양 불량 상태임 • 피부가 건조함	• 구토하는지 확인한다. • 구토 양상을 확인한다. • 냄새가 강한 음식을 피하도록 교육한다.	• 췌장의 자극을 줄이고 분비물을 감소하기 위해 자극적인 음식을 제한한다.
	• 피부 탄력성 저하함	• 고단백· 고열량식이를 격려한다.	• 고탄수화물, 고단백 음식은 췌장의 분비물을 낮은 수준으로 유지한다.
		• 과다한 카페인 섭취를 자제하도록 교육한다.	• 알코올, 카페인, 과식은 췌장의 분비물을 늘린다.
		• 처방에 따라 수액하여 투여한다. • 처방에 따라 TPN을 투여한다.	• 집중적인 공급(경관 영양, TPN)은 영양 상태를 증진하고 합병증을 예방한다.

간호진단과 목표	간호사정과 평가	간호계획과 중재	이론적 근거
		• 구강간호를 교육한다. • 구강간호를 시행한다. • 구강간호를 격려한다.	• 구강 건조는 불편감을 유발하고 삼키는 것을 방해한다.
4. 갑작스럽고 심한 통증과 관련한 불안 - 신체적, 심리적으로 편안해진다.	• 가슴이 답답하다고 함 • 과다호흡 있음 • 불안 있음 • 불안하다고 함 • 불면을 호소함 • 식욕부진 있음 • 통증 증가함 • 신경질적임	• 불안 상태를 사정한다. • 불안을 말로 표현하도록 한다. • 감정을 인정해준다. • 경청해준다. • 공감해준다. • 원인 요소에 대해 알려준다. • 자극이 적은 환경을 제공한다.(면회객 제한, TV, 라디오, 전화 등의 소음 제거) • 가족과 걱정을 나누도록 한다. • 정서적 지지를 제공한다.	• 설명과 격려, 경청은 불안 정도를 감소한다. • 불안의 원인을 확인시켜 불안감을 줄여준다. • 진통제는 통증이 시작될 때 투여함을 알려주어 안심하게 한다.

참고 문헌

이은옥, 최명애, 박상연, 이선옥, 송미순, 김달숙 외. 2002. 성인간호학. 서울: 신광출판사.
이향련, 최철자, 박오장, 김영숙, 최경옥, 김금순 외. 2007. 성인간호학. 서울: 수문사.

[I-13 휘플수술 Whipple's Operation]

간호진단과 목표	간호사정과 평가	간호계획과 중재	이론적 근거
1. 비효율적 기도 청결 - 기도개방성이 증가하여 충분한 환기를 유지한다.	• 심호흡 못함 • 가래 있음 • 기침 호소함 • 호흡수 증가함 • 산소포화도 떨어짐 • 산소 흡입 중임 • 체온 상승함 • 호흡 곤란 호소함 • 불안 있음 • 통증 있음	• 심호흡, 기침, 체위 변경의 중요성을 교육한다. • 30°로 머리를 올려준다. • 보상호흡측정기 사용법을 교육한다. • 심호흡 방법을 교육한다. • 객담배출을 격려한다. • 적절한 습도를 유지한다. • 체온을 측정한다. • 1시간마다 기침을 하게 한다. • 흉부물리요법을 시행한다. • vibrator 사용방법을 교육한다. • 산소 흡입을 시작한다. • 산소포화도를 모니터한다. • 호흡 양상을 관찰한다.	• 점액성 분비물의 축적은 폐렴, 기관지염, 호흡기 폐쇄, 무기폐 등을 불러온다. • 보상호흡측정기의 사용은 호흡을 시각적으로 보게 함으로서 심호흡을 유발한다.
2. 출혈 위험 - 혈액 손실의 위험이 없다. - 정상적인 활력 징후를 유지한다.	• 수술 상처에 출혈 있음 • J-P 드레인 통해 배액됨 • pancreatic tube 삽입 부위의 oozing 감소함 • 중심정맥관 제거 부위에 출혈 있음 • 현기증 호소함 • 명치부위에 쓰림 있음 • 혈압 감소함 • 맥박수 증가함 • 소변량 감소함 • 복부 통증 있음	• 출혈 증상이 있는지 확인한다. • 수술 상처를 관찰한다. • 배액 양상을 확인한다. • 활력 징후를 측정한다. • surgical pad를 덧대준다. • 출혈 부위를 압박한다. • 절대안정하도록 한다. • 정서적 지지를 제공한다. • 시간당 소변량을 측정한다. • 쇼크 position을 취해준다. • 헤모글로빈 검사 결과를 확인한다.	• 활력 징후의 심각한 변화와 sanguineous한 배액량의 증가는 출혈을 의미한다. • 활력 징후가 서서히 나빠지는 것은 문합 부위 안쪽으로 출혈이 있음을 의미한다. 대부분의 문합 장애는 7–10일 후에 있을 수 있다.

간호진단과 목표	간호사정과 평가	간호계획과 중재	이론적 근거
	• 피부가 축축함 • 청색증 있음 • 혈중 헤모글로빈 수치 정상 이하임	• 의사에게 알린다.	
3. 급성 통증 - 통증이 줄거나 더 이상 통증을 호소하지 않는다.	• 수술 부위에 복대 적용 중임 • 수술 상처에 통증 있음 • 중심정맥관 삽입 부위의 통증 호소함 • J-P 삽입 부위의 통증 증가함 • 배액관 삽입 부위에 통증 있음 • IV PCA 유지 중임 • IV PCA 부작용(오심, 어지러움, 구토, 수면 경향) 없음 • 복부 통증을 호소함 • 진통제 원함 • 인후통 있음	• 통증 양상을 사정한다. • 통증을 인정해준다. • 통증 부위를 지지해준다. • 복대를 적용한다. • 기침하는 동안 수술 부위를 지지하도록 격려한다. • 처방에 따라 약물을 투여한다. • 처방에 따라 Fentanyl patch를 적용한다. • PCA 사용법을 교육한다. • PCA 목적, 부작용, 효과에 대해 교육한다. • IV PCA를 눌러준다. • IV PCA를 보충해준다. • IV PCA 부작용이 있는지 관찰한다. • 통증을 완화하는 구강함수액을 적용한다.	• 환부를 지지해주면 조직의 움직임과 고통이 감소한다.
4. 감염 위험 - 감염 증상이 없다. - 감염의 위험요인을 알고 필요한 예방 조처를 할 수 있다.	• 가래 잘 뱉지 못함 • 기침 있음 • 거즈 젖어 있음 • 발한 있음 • 맥박수 증가함 • 백혈구 수 증가함 • 통증 있음(부위: RUQ)	• 감염 예방을 위한 주의사항을 교육한다. • 감염 증상이 있는지 확인한다. • 손씻기를 격려한다. • 기침을 하도록 한다. • 폐렴 증상이 있는지 확인한다. • 배액관 삽입 부위에 거즈를 덧대준다.	• 위, 장관에는 상주하는 균이 있으므로 감염 가능성이 높다. • 복강 내 농양이 생기면 압통이 증가한다.

간호진단과 목표	간호사정과 평가	간호계획과 중재	이론적 근거
	• 수술 상처에 oozing 있음	• 배액관을 관찰한다. • 배액관의 개방성(patency)을 확인한다. • 배액 양상을 확인한다. • 수술 상처에 oozing이 있는지 확인한다. • 수술 상처 oozing 부위에 거즈를 덧대준다. • 활력 징후를 측정한다. • 중심정맥관을 제거한다. • 중심정맥관 tip 배양검사를 한다. • 처방에 따라 항생제를 투여한다. • 처방에 따라 해열제를 투여한다. • 혈액 배양검사를 한다. • 혈액 배양검사 결과를 확인한다. • CBC 검사 결과를 확인한다.	
5. 장폐색증 위험 - 장폐색증이 오지 않고 정상적인 장운동을 유지한다.	• 금식 중임 • 장운동 없음 • 복부팽만 증가함	• ambulation하도록 격려한다. • 비위관(levin tube)을 유지 중이다. • 비장관(Miller Abott tube)을 삽입한다.	• ambulation은 장의 연동운동을 증가시킨다. • 일시적 마비성 장폐색증은 수술 후 발생될 수 있는 합병증으로 가스배출 여부를 확인해야 한다.
	• 오심, 구토 있음 • 복부 통증 있음 • 비위관 유지 중임 • ambulation 못함	• 간헐적 흡인기(Gomco suction)를 90mmHg로 적용한다. • 비위관 배액 양상을 관찰한다.	
	• 가스배출 안 됨 • SOW(sips of water) 후 불편감 있음	• 금식하도록 한다. • 장 마비 증상(복부 통증, 오심, 구토)이 있는지 확인한다. • 처방에 따라 약물을 투여한다. • X선 결과를 확인한다. • 하복부에 온찜질을 해준다.	• 장폐색으로 인한 역연동운동으로 오심, 구토가 발생한다.

간호진단과 목표	간호사정과 평가	간호계획과 중재	이론적 근거
6. 말초혈관 기능 장애 위험 - 정맥염과 색전증 증상이 없다. - 부동 기간에 정상적으로 근골격 기능을 유지한다.	• 양쪽 다리 올리고 있음 • 운동 제한 있음 • 통증 있음 • 하지부종 있음 • 근력 감소함 • 열감 있음 • 압통 있음	• 침상 내 운동을 격려한다. • 2시간마다 체위 변경을 격려한다. • 다리를 올려준다. • ambulation하도록 격려한다. • antiembolic stocking을 착용해 준다. • 부종의 정도를 사정한다.	• 색전(embolus)은 수술 후 3주까지 발생하며 뇌, 폐, 말초혈관 등을 막아 중요한 조직의 괴사를 일으킬 수 있다. 부종을 예방하고 정맥순환을 증진하기 위해서다.
7. 지식 부족 - 위절제식이에 대해 알고 있다.	• 지식 부족 있음 • 정보에 대해 부적절하게 이해함 • 정보 요구함 • 식사 후 불편감 있음 • 소화불량 호소함	• 위절제식이를 교육한다. • 식사 중 수분섭취를 제한한다. • 식시 시간을 계획한다. • 덤핑증후군(dumping syndrome)의 증상과 예방법을 교육한다.	• 위절제술 후 덤핑증후군이 올 수 있으며, 증상으로는 복통, 설사, 저혈당 증상 등이 있다.

참고 문헌

서울대학교병원 간호부. 2007. 표준 간호진술문을 적용한 임상간호과정. 서울: 현문사.
서울대학교병원 편저. 2003. 간호방법. 서울: 서울대학교출판문화원.
유해영. 2001. 최신 임상간호매뉴얼. 서울: 현문사.
전시자, 김강미자, 박정숙, 이미화, 조경순 외. 2005. 성인간호학. 서울: 현문사.

[I-14 소화성 궤양 Gastric Duodenal Ulcer]

간호진단과 목표	간호사정과 평가	간호계획과 중재	이론적 근거
1. 위산과다로 인한 위점막 손상과 관련한 급성 통증 - 통증이 줄거나 더 이상 통증을 호소하지 않는다.	• 명치부위 쓰림 • 명치부위에 통증 호소함	• 통증 양상을 사정한다. • 통증 부위를 사정한다. • 통증을 인정해준다.	
	• 상복부 통증 있음 • 진통제 원함	• 통증의 원인을 설명해준다.	• 질병에 대한 지식은 통증에 대한 내성을 증가시킨다.
	• 진통제 투여 후 진정됨	• 처방에 따른 약물을 투여한다.	• 제산제는 위산을 중화한다.
	• 진통제 투여 후 부작용 없음 • 안면 찡그림 • 신경 예민함	• 소량의 음식을 자주 먹도록 격려한다.	• 공복은 위산 분비를 자극하므로 소량의 식사를 유지해 산을 중화한다.
	• 빠른 호흡 있음 • 발한 있음	• 카페인이 함유된 커피, 차, 콜라 등의 음료, 자극이 강한 음식, 알코올 섭취를 제한한다.	• 카페인은 위산 분비를 자극하며, 알코올은 점막을 변화시켜 산의 역확산을 가능하게 하여 통증을 유발한다.
		• 흡연을 피하도록 한다.	• 흡연은 십이지장에서 위로 역류현상을 증가시킨다.
		• 야간에 통증을 경험하면 통증이 생기기 한 시간 전에 가벼운 음식을 먹도록 한다.	• 공복 상태를 피해 수면 중 통증을 예방한다.
		• 휴식을 격려한다.	• 육체적, 정신적인 스트레스는 위 분비를 증가시키므로 휴식을 통해 위 분비가 감소된다. • 격렬한 육체 활동을 피하면 위액분비와 연동운동을 감소시킬 수 있다.
		• 이완요법을 시행한다. • 편안하게 해준다. • 전환요법을 시행한다.	

간호진단과 목표	간호사정과 평가	간호계획과 중재	이론적 근거
2. 정보 부족과 관련한 지식 부족 - 환자가 질병 과정과 치료, 발생 가능한 합병증을 정확히 말하며 재발 예방법을 이해하고 수행한다.	• 질병의 원인, 유발요인, 치료, 추후 관리에 대해 설명하지 못함 • 질병에 대해 부정확하게 알고 있으며 증상을 악화시키는 음식을 먹음 • 처방된 약물을 꾸준히 복용하지 않음	• 질병에 대한 지식 정도를 사정한다.	• 질병에 대한 이해는 환자의 질병 이행을 높인다.
		• 질병에 대한 병태생리학적 특성을 설명해준다.	• 증상이 없는 환자들은 재발 예방을 잘 수행하지 않는데, 환자가 질병과 치료에 대한 이론적 근거를 이해하고 있어야 투약 시간과 생활 패턴에 잘 적응한다.
		• 발병 원인과 자극을 줄이는 요인을 인식시킨다. • 휴식을 격려한다. • 환자의 기호품 중에서 위액 분비를 자극하는 음식을 제한한다. • 통증이 없어도 치유될 때까지 내과적 치료가 계속되어야 하는 중요성을 이해시킨다. • 환자에게 처방된 약물의 효과와 부작용에 대해 교육한다.	• 약물 복용, 스트레스, 흡연, 알코올, 카페인 음료는 자극요인이 된다.
		• 궤양을 악화시키는 약물들을 가르쳐준다.	• 아스피린, 스테로이드제제 등은 궤양을 악화시킨다.
		• 환자의 가족, 친구 또는 의미 있는 다른 사람을 가능한 많이 교육에 참여시킨다.	• 가까운 사람들을 교육에 참여시켜 흥미와 집중도를 높인다.

참고 문헌

이은옥, 최명애, 박상연, 이선옥, 송미순, 김달숙 외. 2002. 성인간호학. 서울: 신광출판사.

이향련, 최철자, 박오장, 김영숙, 최경옥, 김금순 외. 2007. 성인간호학. 서울: 수문사.

[I-15 위장관 출혈 Gastro-Intestinal Bleeding]

간호진단과 목표	간호사정과 평가	간호계획과 중재	이론적 근거
1. 출혈과 관련한 체액 부족 - 전해질 수치가 정상 범위이다. - 피부 탄력성이 정상이고 점막이 촉촉하다. - 활력 징후가 안정된다. - 소변 비중이 정상 범위로 유지된다.	• 혈압 저하됨 • 빈맥 있음 • 소변량 감소함 • 수분전해질 불균형 상태임	• 중심정맥압을 측정한다. • 혈압을 측정한다. • 하지를 상승시킨다.	
	• 피부 탄력성 저하됨 • 갈증 있음 • 구강 건조 있음 • 체중 감소함	• 처방에 따라 혈압 상승제를 투여한다. • 맥박을 측정한다.	• 정맥귀환을 돕고 심박출량을 증가시키기 위해서다. • 줄어든 혈류량에 대한 순환계의 보상작용으로 심박동수가 증가한다.
	• 전신허약감 있음	• 혈중 전해질 검사 결과를 확인한다. • 전해질 불균형 증상이 있는지 확인한다. • 처방에 따라 수액하여 투여한다. • 시간당 소변량을 측정한다.	• 저포타슘혈증이 있으면 통증이 증가하고 사지의 뻐근함을 호소하며 근력도 감소한다.
		• 핍뇨가 있는지 확인한다.	• 저혈량증에 대한 신장 보상 반응 때문이다.
		• 피부 상태를 관찰한다. • 피부 건조를 예방해준다.	• 체액의 손실로 피부와 점막의 건조, 탄력이 저하된다.
		• 구강점막을 관찰한다. • 구강간호를 시행한다.	• 구강 건조는 불편감을 유발하고 삼키는 것을 방해한다.
		• 수분섭취·배설량을 측정한다. • 체중을 측정한다.	• 총체액량을 유지하고 손실로 인한 체액 부족 증상을 조기에 관찰하여 예방하기 위해서다.
2. 저혈량과 관련한 조직 관류 저하: 위장계	• 구토함 • 복부 통증 있음 • 복부팽만 있음 • 혈변 있음	• 구토하는지 확인한다. • 구토 양상을 확인한다. • 처방에 따라 진통제를 투여한다.	

간호진단과 목표	간호사정과 평가	간호계획과 중재	이론적 근거
- 위장계 조직의 산소 공급과 조직 관류가 적절히 유지된다.	• 흑색변 있음 • gas passing 안 됨 • L-tube를 통해 배액됨 • L-tube로 blood clot이 나옴	• 처방에 따라 총비경구적 영양(TPN)을 투여한다. • 복부팽만감이 있는지 확인한다. • 복부둘레를 측정한다. • 잠혈이 있는지 확인한다. • 혈변이 있는지 확인한다. • 흑색변이 있는지 확인한다. • 혈중 전해질 검사 결과를 확인한다. • L-tube 배액 양상을 관찰한다. • L-tube를 통해 세척한다.	• 위장관 질환은 신체 구조를 압박하거나 팽만시킬 수 있다. • 위장관 출혈은 토혈, 흑색변, 혈변, 잠혈 등의 증상을 수반한다. • 혈청 내 전해질 농도는 위장관 상태를 나타내는 중요한 자료이다. • 비위관을 삽입하여 축적된 혈액과 혈괴를 흡인하고 차가운 생리식염수로 세척한다. 찬 용액은 혈관 수축을 증진시켜 지혈을 도와준다.
3. 출혈과 관련한 불안 - 대상자는 신체적, 심리적으로 편안해진다.	• 가슴이 답답하다고 함 • 불안하다고 함 • 안절부절못함 • 긴장된 표정 보임 • 식은땀 있음 • 빈맥 있음 • 과다호흡 있음	• 불안 상태를 사정한다. • 불안을 표현하도록 격려한다. • 경청해준다. • 공감해준다. • 충분한 휴식을 취하도록 격려한다. • 원인 요소에 대해 알려준다.(출혈의 증상, 징후와 대처 방법에 대한 정보를 제공한다.) • 전환요법을 시행한다.	• 설명과 격려, 경청은 불안 정도를 감소한다. • 감정이입을 통한 이해는 환자의 대처 능력이 증진된다. • 적절한 정보는 불안을 감소시킨다. • 근육의 긴장을 풀어준다. 혼란스러운 생각을 통제하고, 신체 이완을 도모하며, 스트레스를 조절할 수 있다.

간호진단과 목표	간호사정과 평가	간호계획과 중재	이론적 근거
		• 가족과 같이 있게 해준다. • 가족들이 지지할 수 있도록 도와준다. • 활력 징후를 측정한다. • 호흡 곤란이 있는지 확인한다. • 심호흡 방법을 교육한다.	• 같이 있고, 안심시키고, 공감하는 경험을 통해 환자를 지지할 수 있다.
		• 심호흡을 하도록 격려한다.	• 신체의 이완을 도모하여 긴장을 풀어준다.

참고 문헌

서문자, 이정희, 김영숙, 이향련, 박춘자, 유성자 외, 1999, 성인간호학, 서울: 수문사.

이경순, 하양숙, 김명자, 노춘호, 양수, 이정섭 외, 2000, 정신건강간호학, 서울: 현문사.

[I-16 위암 Stomach Cancer]

간호진단과 목표	간호사정과 평가	간호계획과 중재	이론적 근거
1. 종양으로 인한 조직 손상과 관련한 통증 - 통증이 감소되어 편안함을 비언어적 · 언어적 방법으로 표현한다.	• 통증 있음 • 명치부위 쓰림 • 명치부위에 통증 있음	• 통증 부위를 사정한다. • 통증 양상을 사정한다. • 통증 경험을 사정한다. • 통증 부위를 지지해준다. • 통증을 인정해준다. • 통증을 조절해준다. • 통증의 원인을 설명해준다. • 처방에 따라 진통제를 투여한다. • 진통 지속 시간을 확인한다. • 진통제의 효과를 확인한다. • 진통제의 부작용이 있는지 확인한다. • 통증클리닉에 의뢰한다. • 통증관리법을 교육한다. • 통증 완화 방법을 설명한다. • 이완요법을 교육한다. • 점진적 이완요법을 교육한다. • 이완요법을 시행한다. • 전환요법을 시행한다. • 점진적 이완요법을 시행한다.	• 환자 스스로 통증을 어느 정도 조절할 수 있는 능력을 갖게 한다. • 투약된 진통제에 따라 오심, 구토, 호흡 억제, 동공 이완, 저혈압 등의 부작용을 초래한다. • 비약물적 요법을 통하여 약물의 효과를 증대시킬 수 있다.
2. 영양소 흡수 장애와 관련한 영양 불균형: 영양 부족 - 활동 수준과 대사 요구에 맞는 일일 영양 요구량을 섭취한다. - 목표체중을 관리하고 유지한다.	• 경구섭취 못함 • 오심, 구토 있음 • 소화불량 있음 • 속이 더부룩하다고 함 • 식사 후 불편감 있음 • 식욕부진 있음	• 경구섭취량을 측정한다. • 수분섭취·배설량을 측정한다. • 경구섭취를 격려한다. • 수분섭취를 격려한다. • 식이 습관을 사정한다. • 식욕 정도를 확인한다. • 식사 시간을 계획한다. • 식사 전 환자 상태를 사정한다.	• 섭취한 음식의 종류와 식사량, 식이 습관과 식욕 정도를 파악하여 치료 범위를 설정한다.

간호진단과 목표	간호사정과 평가	간호계획과 중재	이론적 근거
	• 입맛이 없다고 호소함	• 식사 전 오심을 조절해준다.	
	• 잘 먹지 못함 • 체중 감소함	• 식사 전 통증을 조절해준다.	
	• 저체중임 • 피부 긴장성 저하됨	• 식사 전 오심을 일으키는 요인을 감소시키는 방법을 교육한다.	
	• 피부 탄력성 저하됨	• 오심을 일으키는 활동을 제한한다.	
	• 피하 지방층이 부족함 • 잇몸 출혈 있음	• 식이섭취 상태를 관찰한다. • 식사 중 불편감이 있는지 확인한다.	
	• 잇몸 출혈 증가함 • 혀에 궤양(ulcer) 있음	• 즐겁고 편안한 분위기에서 식사하도록 격려한다.	
	• 혀에 궤양 증가함	• 조용한 분위기에서 식사하도록 격려한다.	• 안위를 증진시켜 식사를 돕는다.
		• 쾌적한 식사 공간을 제공한다. • 영양 상태를 평가한다.	
		• 혈중알부민 검사 결과를 확인한다.	• 혈청알부민은 영양 상태 평가의 객관적 기준이다.
		• 영양 상담을 의뢰한다. • 처방에 따라 총비경구적 영양(TPN)을 투여한다.	
		• 영양의 중요성을 교육한다. • 식사하도록 격려한다. • 균형 잡힌 식사를 하도록 격려한다.	• 영양 부족 시 피부가 거칠어지고 피하 지방층이 얇아지며 근육의 긴장성이 상실되어 잇몸이 붓고 균열이 온다.
		• 목표체중을 설정한다. • 체중을 측정한다.	

간호진단과 목표	간호사정과 평가	간호계획과 중재	이론적 근거
3. 건강 상태에 대한 위협이나 변화와 관련한 불안 - 불안 감소로 신체적, 심리적인 편안감이 증가하여 치료에 적극 참여한다.	• 걱정함 • 신경 예민함 • 신경질적임 • 근육 긴장 증가함 • 긴장된 표정 보임 • 불안함 • 불안으로 인한 신체 증상을 호소함 • 불안감을 행동으로 보임 • 밤새 잘 못 잤다고 함 • 밤새 깊은 수면 취하지 못함 • 수면 장애 있음	• 불안 상태를 사정한다. • 불안 정도를 점수화한다. • 불안 증상이 있는지 관찰한다. • 불안 증상에 대해 교육한다. • 불안의 감정이 해로운 것이 아님을 알려준다. • 불안을 감소시켜준다. • 불안을 낮추도록 도와준다. • 불안을 표현하도록 격려한다. • 긴장을 완화하도록 격려한다. • 불안을 조절하는 방법(심호흡)과 이완운동(사고 중단 기법)을 교육한다. • 신체적 반응이 있는지 확인한다. • 신체적 불편감을 완화시켜준다. • 신체적 안위를 유지시킨다. • 수면 양상을 확인한다. • 수면을 돕는 방법을 알려준다. • 수면을 취하도록 도와준다. • 치료과정을 설명한다. • 치료에 참여시킨다. • 치료적 관계를 유지한다.	• 치료과정 참여와 정보 전달은 자기 조절 능력을 증가시키고 건강 상태에 대한 위협을 감소한다. • 신체적 이완은 불안을 감소시킨다. • 충분한 수면은 불안을 감소시킨다.

참고 문헌

서울대학교병원 간호부, 2007, 표준 간호진술문을 적용한 임상간호과정, 서울: 현문사.

[I-17 위절제술 Gastrectomy]

간호진단과 목표	간호사정과 평가	간호계획과 중재	이론적 근거
1. 수술과 관련한 통증 - 통증이 줄거나 더 이상 통증을 호소하지 않는다.	• 수술 상처에 통증 있음 • 배액관 삽입 부위에 통증 있음 • PCA 유지 중임	• 통증 부위· 양상· 경험을 사정한다. • 통증 부위를 지지해준다. • 통증을 인정해준다. • 통증을 조절해준다. • 통증의 원인을 설명해준다. • 처방에 따라 진통제를 투여한다. • 처방에 따라 Fentanyl patch를 적용한다.	• 통증의 특성과 강도를 파악하여 적절한 통증 완화법을 적용할 수 있다.
		• PCA 사용법을 교육한다. • PCA의 목적, 부작용, 효과를 교육한다.	• 환자 스스로가 통증을 어느 정도 조절할 수 있는 능력을 갖게 한다.
		• IV PCA 부작용이 있는지 관찰한다.	• 마약성 진통제 투여는 오심, 구토, 어지러움, 호흡 억제, 동공이완, 저혈압 등의 부작용을 초래한다.
		• 복대를 적용한다.	• 복대 사용은 외과적 절개 부위를 지지하여 움직일 때의 통증을 완화시켜준다.
		• 통증관리법을 교육한다. • 통증 완화 방법을 설명한다. • 이완요법을 교육한다. • 점진적 이완요법을 교육한다. • 이완요법을 시행한다. • 전환요법을 시행한다. • 점진적 이완요법을 시행한다.	• 비약물적 요법을 통하여 약물의 효과를 높일 수 있다.
2. 수술과 관련한 감염 위험 - 감염의 위험요인을 알고 필요한 예방 조처를 할 수 있다.	• 수술 상처에 oozing 있음 • 수술 상처에 pus 있음 • 수술 상처에 종창(swelling) 있음	• 수술 부위에 감염 증상이 있는지 확인한다. • 감염의 원인, 위험, 경로 등을 교육한다. • 염증 반응을 교육한다.	• 상처 부위의 발적, 부종, 배액 등은 육안으로 관찰할 수 있는 감염 증상이다.

간호진단과 목표	간호사정과 평가	간호계획과 중재	이론적 근거
	• 수술 상처 벌어진 상태임	• 수술 상처를 관찰한다. • 수술 상처를 드레싱한다.	
	• 수술 상처 부분 발사된 상태임	• 수술 상처에 oozing이 있는지 확인한다.	
	• 수술 상처 발사된 상태임	• 수술 상처의 oozing 부위에 거즈를 덧댄다.	
	• 중심정맥관 유지 중임	• surgical pad를 교환한다. • surgical pad를 덧대준다.	
	• 중심정맥관 삽입 부위에 oozing 있음	• 중심정맥관 삽입부위를 드레싱한다.	
	• 중심정맥관 삽입 부위에 통증 있음	• 중심정맥관을 제거한다. • 중심정맥관 tip을 배양검사한다.	
	• 정맥관 삽입부위에 발적 있음	• 정맥관 삽입부위에 통증/발적/종창이 있는지 관찰한다. • 정맥관 삽입부위를 변경한다.	
	• 유치도뇨관(foley catheter)을 유지 중임 • J-P 유지 중임 • J-P 삽입 부위에 oozing 있음	• 유치도뇨관을 통한 소변을 관찰한다. • 유치도뇨관 삽입부위를 소독한다. • 유치도뇨관을 교환한다. • 요로감염 증상을 교육한다. • 요로감염 증상을 확인한다.	
	• J-P 통해 배액됨	• J-P 배액 양상을 관찰한다. • 배액관 삽입부위를 소독한다. • 배액관 삽입부위에 거즈를 덧댄다.	
	• 열감 있음 • 체온 상승함	• 체온을 측정한다. • 활력 징후를 측정한다. • 의사에게 알린다. • 혈액 배양검사를 한다. • 상처 배양검사를 한다. • 혈액 배양검사 결과를 확인한다.	

간호진단과 목표	간호사정과 평가	간호계획과 중재	이론적 근거
		• Complete Blood Count 검사 결과를 확인한다. • 항생제 피내반응검사를 시행한다. • 처방에 따라 항생제를 투여한다.	• WBC, CRP 수치 증가는 감염의 혈액학적 지표이다. • 적절한 항생제 사용은 세균의 발생과 증식을 억제한다.
3. 전신마취와 관련한 비효율적 기도 청결 - 기도개방성이 증가되어 충분한 환기를 유지한다.	• 가래 있음 • 가래 잘 뱉지 못함 • semi Fowler's position 유지 중임 • 산소 흡입 중임 • 산소포화도 모니터 중임 • 심호흡 못함 • 체온 상승함 • chilling 있음 • shivering 있음 • 호흡 곤란 있음 • vibrator 적용 중임 • 보행기(walker) 사용하여 ambulation 중임	• 객담 양상을 확인한다. • 객담배출을 격려한다. • 산소를 흡입한다. • 산소 흡입량을 변경한다. • 산소포화도를 모니터한다. • 적절한 습도를 유지한다. • 심호흡, 기침, 체위 변경의 중요성을 교육한다. • 심호흡 방법을 교육한다. • 심호흡하도록 격려한다. • 보상호흡측정기 사용법을 교육한다. • 보상호흡측정기를 이용하여 심호흡을 하게 한다. • 1시간마다 보상호흡측정기를 이용하여 호흡 운동을 하게 한다. • 기침을 하도록 한다. • 기침하는 방법을 시범 보인다. • 기침하는 동안 수술 부위를 지지하도록 격려한다. • 체위 변경을 자주 하도록 격려한다. • 체위를 변경해준다. • 흉부물리요법에 대해 교육한다. • 흉부물리요법을 격려한다.	• 증가된 분비물은 공기의 흐름을 방해한다. • 점막작용을 증가시켜 분비물 배출을 용이하게 한다. • 폐확장을 도모한다. • 흉곽타진, 진동법, 체위 변화는 분비물의 이동을 돕는다.

간호진단과 목표	간호사정과 평가	간호계획과 중재	이론적 근거
		• 흉부물리요법을 시행한다. • 흉부타진법을 교육한다. • 흉부타진을 시행하도록 격려한다. • 흉부타진을 시행한다. • 흉부 X선 영상을 확인한다. • ABGA 검사 결과를 확인한다.	
4. 위절제식이와 관련한 지식 부족 - 위절제식이를 알고 시행한다.	• 위절제술 받음 • 먹는 것을 겁냄 • 식이에 대한 궁금증 호소함	• 위절제식이에 대한 지식 정도를 사정한다.	
		• 덤핑 신드롬의 증상과 예방법을 교육한다.	• 위절제술 후에 올 수 있는 덤핑 신드롬을 예방하기 위해서다. 증상은 허약감, 오심, 구토, 어지럼증, 식후 더부룩함, 빈맥 등이다.
		• 고섬유질식이를 금한다. • 음식을 먹는 중간에 물을 마시지 않는다. • 천천히 먹고, 식후 앉아서 쉬게 한다.	• 고섬유질식이는 위 손실로 완전 분해를 어렵게 한다.
		• 종합비타민제를 복용하도록 한다.	• 위 손실로 비타민 B 흡수 장애가 있다.

참고 문헌

서울대학교병원 간호부. 2007. 표준 간호진술문을 적용한 임상간호과정. 서울: 현문사.

[I–18 위루 Gastrostomy]

간호진단과 목표	간호사정과 평가	간호계획과 중재	이론적 근거
1. 위루영양과 관련한 체액 부족 위험성 - 전해질 수치가 정상 범위이다. - 피부 탄력성이 정상이고 점막이 촉촉하다. - 소변 비중이 정상 범위로 유지된다.	• 위루관(gastrostomy tube) 유지 중임 • 갈증 있음 • 오심, 구토 있음 • 설사 있음 • 수분전해질 불균형 상태임 • 탈수 증상 있음 • 피부 탄력성 저하됨 • 피부가 건조함 • 유치도뇨관(foley catheter) 통한 소변 감소함 • 유치도뇨관 통한 소변배출 거의 없음 • 요 비중(구체적 수치)	• 수분섭취·배설량을 측정한다. • 수분섭취를 격려한다. • 탈수 증상이 있는지 확인한다. • 영양 상태를 평가한다. • 체중을 측정한다. • 활력 징후를 측정한다. • 체온을 측정한다. • 피부 상태를 관찰한다. • 전해질 불균형 증상이 있는지 확인한다. • 혈중 전해질 검사 결과를 확인한다. • BUN/Cr 검사 결과를 확인한다. • 혈중 헤마토크릿(hematocrit) 검사 결과를 확인한다. • 의식 상태를 사정한다. • 소변 양상을 확인한다. • 시간당 소변량을 측정한다. • 소변 전해질 검사 결과를 확인한다. • 소변 삼투질농도(osmolality) 검사 결과를 확인한다. • 요 비중을 측정한다. • 저혈량 증상이 있는지 확인한다. • 처방에 따라 수액을 정맥으로 투여한다. • 처방에 따라 TPN을 투여한다.	• 탈수의 초기 증상을 알 수 있다. • 탈수 증상으로 혈압 하강, 빈맥, 열, 피부 탄력성 감소, 갈증 호소, 농축뇨, sunken eyes, BUN 상승, 헤마토크릿 상승, 중심정맥압 감소, 의식 변화 등이 있다.
2. 위루영양과 관련한 영양 불균형: 영양 부족	• 위루관(gastrostomy tube) 유지 중임 • 위루관으로 feeding 중임	• 수분섭취·배설량을 측정한다. • 수분섭취를 격려한다. • 식이 습관을 사정한다. • 식사 시간을 계획한다.	• 섭취한 위루영양의 종류와 식사량, 농도와 식사 간격을 파악하여 치료 범위를 설정한다. 한 번에 많은 양을 섭취하면

간호진단과 목표	간호사정과 평가	간호계획과 중재	이론적 근거
- 활동 수준과 대사 요구에 맞는 일일 영양 요구량을 섭취한다. - 목표체중을 관리하고 유지한다.	• 갈증 있음 • 오심, 구토 있음 • 소화불량 있음 • 속이 더부룩하다고 함 • 식사 후 불편감 있음 • 식욕부진 있음 • 체중 감소함 • 저체중임 • 피부 긴장성 저하됨 • 피부 탄력성 저하됨 • 피하 지방층이 부족함 • 잇몸 출혈 있음 • 혀에 궤양(ulcer) 있음 • 구강 궤양(ulcer) 있음	• 위루관을 통해 물을 소량씩 자주 주입한다. • 위루관을 통해 유동식을 소량씩 자주 주입한다.	덤핑증후군을 일으킬 수 있다.
		• 식사 전 환자 상태를 사정한다. • 식사 전 오심을 조절해준다. • 식사 전 통증을 조절해준다. • 식사 전 오심을 일으키는 요인을 줄이는 방법을 교육한다. • 오심을 일으키는 활동을 제한한다. • 식이 섭취 상태를 관찰한다. • 식사 중 불편감이 있는지 확인한다. • 즐겁고 편안한 분위기에서 식사하도록 격려한다. • 조용한 분위기에서 식사하도록 격려한다. • 쾌적한 식사 공간을 제공한다. • 영양 상태를 평가한다.	• 안위를 증진시켜 식사를 돕는다.
		• 혈중알부민 검사 결과를 확인한다. • 영양 상담을 의뢰한다. • 정맥주입경로(IV route) 확보하여 수액을 주입한다. • 처방에 따라 비경구적 영양(TPN)을 한다. • 영양의 중요성을 교육한다. • 목표체중을 설정한다. • 체중을 측정한다.	• 혈청알부민은 영양 상태 평가의 객관적 기준이다.
		• 피부 상태를 관찰한다. • 피부 건조를 예방해준다. • 구강간호를 교육한다. • 구강간호를 시행한다. • 구강간호를 격려한다.	• 영양 부족 시 피부가 거칠어지고 피하 지방층이 얇아지며 근육의 긴장성이 상실되어 잇몸이 붓고 균열이 온다.

간호진단과 목표	간호사정과 평가	간호계획과 중재	이론적 근거
3. 위루영양과 관련한 기도흡인 위험 - 기도흡인을 경험하지 않는다. - 폐음이 정상이다. - 흉부 X선이 정상이다.	• 위루관 유지 중임 • 위루관으로 feeding 중임 • 위루관으로 배액됨 • tube feeding 시 흡인됨 • 자극과민성 (irritability) 있음	• 위루관을 통한 배액 양상을 확인한다. • gastrostomy feeding 후 30분 이상 앉아 있는다. • 위 잔여물을 흡인하여 확인한다. • 흡인 시 위 잔여물이 많으면 경관 영양을 중지한다. • 흡인 예방법을 교육한다. • 흡인되지 않도록 한다.	• 다량의 위액이 있으면 구토의 위험과 기도흡인율을 높이기 때문에 위액의 잔여량이 75cc 이상이면 간헐적인 위루영양을 중단하여 음식의 역류를 예방한다. 위를 청진하여 장관의 개방성과 위치를 확인한다.
	• 의식 흐려짐 • 의식 변화 있음	• 구강 상태를 관찰한다. • 구강 내 분비물을 제거한다. • 구강 내 이물질을 제거한다. • 구강 내 잔여물이 있는지 확인한다. • tube feeding을 중단한다. • 흡인(suction)기를 준비해 둔다. • 흡인을 시행한다. • secretion 양상을 관찰한다. • 폐음을 청진한다. • 흉부 X선 영상을 확인한다.	• 음식물 흡인을 빨리 제거한다.
4. 위루와 관련한 피부 손상 위험 - 피부 손상이 없다.	• 위루관 유지 중임 • 위루관 삽입 부위에 통증/분비물 (discharge)/oozing/ 발적(redness)/종창 (swelling) 있음	• 위루 주위 피부 상태를 관찰한다. • 상처 감염 증상이 있는지 확인한다. • 피부를 깨끗하게 해준다. • 피부가 습하지 않도록 교육한다. • 피부를 건조시킨다. • 드레싱한다.	• 피부에 남은 위액과 습기는 쉽게 피부를 손상시킨다. 위액은 강산성이므로 조심한다.

간호진단과 목표	간호사정과 평가	간호계획과 중재	이론적 근거
5. 위루영양과 관련한 지식 부족 - 환자와 가족이 음식 준비 방법을 설명할 수 있다. - 환자와 가족이 위루를 통한 영양 공급을 시행할 수 있다.	• 위루관(gastrostomy tube) 유지 중임 • 위루영양을 겁냄 • 위루에 대한 궁금증을 호소함	• 위루영양에 대한 지식 정도를 사정한다. • 위루영양을 수행하는 모든 절차를 설명한다. • 음식물을 준비하는 방법을 설명한다. • 위루관의 관리방법을 설명한다. • 위루관을 통해 직접 음식물을 주입해보고 익숙해지게 한다. • 필요한 물품을 구하는 방법을 알려준다. • 위루와 관련한 합병증과 대처 방법을 알려준다. • 퇴원 전에 영양사와 상담하여 식이계획을 세운다.	• 무지 상태에서 느낄 수 있는 불안을 감소하고 적절한 위루 영양을 제공할 수 있다.

» 위루

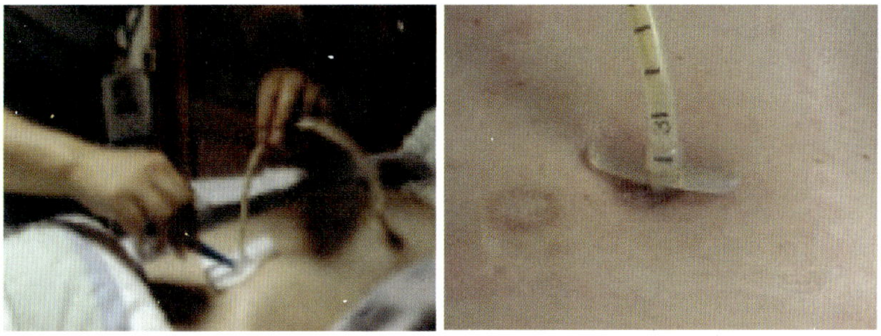

[I-19 복막염 Peritonitis]

간호진단과 목표	간호사정과 평가	간호계획과 중재	이론적 근거
1. 장천공과 관련한 감염 - 감염과 관련한 병원체를 통제하고 합병증을 예방하거나 치료한다.	• 복부 통증 있음 • 식은땀 있음 • 체온 증가함 • 열감 있음 • 오한 있음 • 전신 불편감 호소함 • 백혈구 수 증가함 • 혈액 배양검사 결과 균 동정됨	• 통증 부위를 사정한다. • 통증 양상을 사정한다. • 통증을 인정해준다. • 복막염 증상(국소적 통증, 미열, 오심, 구토, 장음 감소)이 있는지 확인한다.	
		• 감염원을 확인한다.	• 복부 CT 또는 초음파 결과에서 복부 내의 덩어리, 농양, 복수 등을 볼 수 있다.
		• 활력 징후를 측정한다.	• 체온 상승, 맥박과 혈압의 변화가 있다.
		• 발한 증상이 있는지 확인한다.	
		• CBC 검사 결과를 확인한다.	• 전체 백혈구 수가 상승한다.
		• 처방에 따라 항생제를 투여한다. • 혈액 배양검사 결과를 확인한다.	• 처음에는 혐기성과 호기성 균에 대한 광범위항생제를 투여하고 배양검사를 실시한 후에 특정한 항생제를 투여한다.
2. 금식과 관련한 잠재적 영양 불균형: 영양 부족 - 활동 수준과 대사 요구에 맞는 일일 영양 요구량을 섭취하여 목표체중을 관리하고 유지하는 계획을 세운다.	• 경구섭취 못함 • 금식 중임 • 구강점막 변화 있음 • 체중 감소함	• 체중을 측정한다. • 영양 상태를 평가한다.	• 체중 측정과 BUN, creatinine, 전해질, 미네랄과 같은 생화학 혈액검사로 영양 상태를 측정한다.
	• 전신허약감 있음 • 피부 탄력성 저하됨	• 구강간호를 격려한다. • 구강간호를 시행한다.	• 구강 건조는 불편감을 유발한다.
	• 피부 긴장성 저하됨 • 혈중알부민 수치가 정상 이하임	• 수분섭취·배설량을 측정한다.	• 총체액량을 유지하고 손실로 인한 체액 부족 증상을 조기에 관찰하여 예방하기 위해서다.
		• 탈수 증상이 있는지 확인한다.	

간호진단과 목표	간호사정과 평가	간호계획과 중재	이론적 근거
		• 활력 징후를 측정한다.	• 영양 부족은 면역 반응에 영향을 미쳐 감염을 악화시키는데 감염이나 염증 증상이 있는지 사정하기 위해 활력 징후 중 체온의 변화가 있는지 관찰한다.
		• 혈중알부민 검사 결과를 확인한다.	• 위장관 장애와 연관되어 나타나는 영양 결핍은 단백질의 저장을 고갈시키고 음성 질소 균형을 초래한다. 체내 단백질 상태를 알아보는 검사로 전체 단백질의 대부분을 차지하는 혈청알부민 결과를 확인하다.
		• 처방에 따라 TPN을 투여한다. • 정맥주입경로(IV route)를 확보하여 수액을 주입한다.	• 집중적인 공급(경관 영양, TPN)은 영양 상태를 증진시키고 합병증을 예방한다.
3. 복강 내 수부 축적과 관련한 체액 부족 - 소변 비중이 정상 범위로 유지된다. - 피부 탄력이 정상이고 점막이 촉촉하다. - 활력 징후가 안정된다. - 전해질 수치가 정상 범위이다.	• 갈증 있음 • 구강 건조 호소함 • 피부탄력 저하됨 • 피부가 건조함 • 체온 상승함 • 빈맥 있음 • 혈압 저하됨 • 수분전해질 불균형 상태임 • 탈수 증상 있음 • 전신허약감 있음 • 소변량 측정함 • 농축된 수변봄	• 경구섭취량을 측정한다.	• 세포가 수축되면서 시상하부의 '갈증' 삼투수용체를 자극한다. 등장체액 손실 시에는 갈증이 나타나지 않는다.
		• 구강 상태를 관찰한다. • 구강점막을 관찰한다. • 구강간호를 시행한다. • 구강간호를 격려한다.	• 구강 건조는 불편감을 유발한다.
		• 피부 상태를 관찰한다. • 피부 건조를 예방해준다. • 피부가 건조해지지 않도록 격려한다.	• 체액의 손실로 피부와 점막이 건조하고 탄력이 떨어진다.
		• 활력 징후를 측정한다.	• 줄어든 혈류량에 대한 순환계의 보상작용으로 심장이 빨리 뛴다. • 저혈량증으로 인해 혈장량이 부족하여 수축기압이 떨어지기 시작한다.

간호진단과 목표	간호사정과 평가	간호계획과 중재	이론적 근거
		• 전해질 불균형 증상이 있는지 확인한다. • 수분섭취·배설량을 측정한다. • 탈수 증상이 있는지 확인한다. • 소변 양상을 확인한다. • 소변전해질 검사 결과를 확인한다.	• 체액 불균형이 전해질, 특히 나트륨 수준을 변화시킨다. • 총체액량을 유지하고 손실로 인한 체액 부족 증상을 조기에 관찰하여 체액 부족을 예방하기 위해서다. • 위장관 문제로 수분을 심하게 상실하면 신장은 수분의 항상성을 유지하기 위하여 소변을 농축시켜 보완한다.
4. 복막 염증과 관련한 급성 통증 - 통증이 줄거나 더 이상 통증을 호소하지 않는다.	• 근육 긴장 증가함 • 안면 찡그림 있음 • 복부 압통 있음 • 복부 통증 있음 • 진통제 원함 • 진통제 투여했으나 통증 지속됨 • 호흡수 증가함 • 발한 있음 • 체온 상승함 • 혈압 상승함	• 압통이 있는지 확인한다. • 이완요법을 교육한다. • 통증 부위를 사정한다. • 통증 양상을 사정한다. • 통증을 인정해준다. • 통증의 원인을 설명한다. • 처방에 따라 진통제를 투여한다. • 진통제의 부작용이 있는지 확인한다. • 활력 징후를 측정한다.	• 이완요법은 환자가 근육에 힘을 주었다 빼는 과정을 반복하는 것으로 불안이 완화되고 수면을 취하게 해준다. • 통증의 특성과 위치의 정확한 사정은 진단에 도움을 준다. • 질병에 대한 지식은 통증에 대한 내성을 증가시킨다 • 진통제 사용상의 부작용으로 변비, 오심과 구토, 감각 이상, 중독증, 순환 억제, 호흡 억제, 쇼크 등의 문제점이 나타날 수 있다.

참고 문헌

고일선, 김수지, 박현애, 송경애, 신경림, 오가실 외. 2004. 최신 임상간호매뉴얼. 서울: 현문사.

서문자, 이향련, 최철자, 박오장, 김영숙, 최경옥 외. 2004. 성인간호학. 서울: 수문사.

서울대학교병원 간호부. 2007. 표준 간호진술문을 적용한 임상간호과정. 서울: 현문사.

[I-20 대장염 Colitis]

간호진단과 목표	간호사정과 평가	간호계획과 중재	이론적 근거
1. 염증과 대사율 증가로 인해 항진된 장운동과 관련한 설사 - 설사가 감소한다.	• 경구섭취 감소됨	• 경구섭취량을 측정한다.	
	• 갈증 호소함 • 기운 없어 보임 • 전신허약감 있음 • 복부 불편감 있음	• 탈수 증상이 있는지 확인한다.	• 세포가 수축되면서 시상하부의 '갈증' 삼투수용체를 자극한다. 등장체액 손실 시에는 갈증이 나타나지 않는다.
	• 불수의적 배변 있음	• 구강점막을 관찰한다.	
	• 설사 있음	• 구강간호를 시행한다. • 구강간호를 격려한다.	• 구강 건조는 불편감을 유발한다.
	• 설사 증가함 • 장음 증가함 • 밤 동안 깊은 수면 취하지 못함 • 소변량 감소함	• 배변 양상을 확인한다. • 설사 양상을 확인한다.	• 치료의 효과와 체액량 손실 평가를 위해 대변의 빈도와 밀도를 사정한다.
	• 수분전해질 불균형 상태임	• 변기를 손이 닿는 곳에 놓아준다.	
	• 체중 감소함	• 장음을 청진한다.	
	• 항문 주위 피부 손상 있음	• 복부팽만감이 있는지 확인한다.	• 위장관 질환은 신체구조를 압박하거나 팽만시킬 수 있다.
		• 수분섭취·배설량을 측정한다.	• 총체액량을 유지하고 손실로 인한 체액 부족 증상을 조기에 관찰하여 예방하기 위해서다.
		• 전해질 불균형이 있는지 확인한다.	• 체액 불균형이 전해질, 특히 나트륨 수준을 변화시킨다. • 심한 설사와 구토로 대사성 산독증을 초래한다.
		• 처방에 따라 수액하여 투여한다.	
		• 체중을 측정한다. • 영양 상태를 평가한다.	• 체중 측정과 BUN, creatinine, 전해질, 미네랄과 같은 생화학 혈액검사로 영양 상태를 측정한다.
		• 항문 주위의 피부 간호를 시행한다.	• 잦은 산성변으로 항문 주위가 손상되어 통증이 있을 수 있다.

간호진단과 목표	간호사정과 평가	간호계획과 중재	이론적 근거
2. 설사와 관련한 체액 부족 - 피부 탄력이 정상이고 점막이 촉촉하다. - 활력 징후가 안정된다. - 전해질 수치가 정상 범위이다.	• 갈증 있음 • 체중 감소함 • 전신허약감 있음 • 피부가 건조함 • 피부 탄력성 저하됨 • 소변량 측정함 • 탈수 증상(혈압 하강, 빈맥, 체온 상승, 농축뇨, sunken eyes, BUN 상승, 헤마토크릿 상승, 혈청나트륨 상승, 중심정맥압 감소, 의식 변화) 있음	• 구강점막을 관찰한다. • 구강간호를 시행한다. • 구강간호를 격려한다.	• 2시간마다 구강간호를 해준다. 이때 알코올이 포함되어 있는 구강 세척제는 사용하지 않도록 한다.
		• 체중을 측정한다.	• 매일 같은 시간에 체중을 측정하고 비교한다. 1kg의 체중 감소는 약 1L의 수분 소실과 대응된다.
		• 수분섭취·배설량을 측정한다.	• 총체액량을 유지하고 손실로 인한 체액 부족 증상을 조기에 관찰하여 체액 부족을 예방하기 위해서다.
		• 피부 상태를 관찰한다. • 피부가 건조해지지 않도록 격려한다.	• 체액의 손실로 피부와 점막이 건조해지고 탄력성이 떨어진다. • 체액 균형 상태가 손상을 입으면 조직 파괴의 위험에 처한다. 또한 피부를 소변과 대변의 자극, 효소, 미생물로부터 보호하려면 피부 보호제를 발라주는 것이 중요하다. 피부 통합성 장애를 예방하려면 체위를 2시간마다 바꿔준다.
		• 전해질 불균형 증상이 있는지 확인한다.	• 혈청나트륨, BUN, 포도당, 헤마토크릿 수치를 모니터한다. 혈액 농축으로 헤마토크릿 수치가 상승하고 수분소실이 나트륨소실보다 많아서 혈청 내 나트륨이 증가한다. 신장의 기능 변화로 용매에 비해 용질의 비가 증가하여 요비중이 증가(>1.030)한다.
		• 탈수 증상이 있는지 확인한다.	

간호진단과 목표	간호사정과 평가	간호계획과 중재	이론적 근거
3. 소화흡수 장애와 관련한 영양 부족 - 활동 수준과 대사 요구에 맞는 일일 영양 요구량을 섭취하여 목표체중을 관리하고 유지하는 계획을 세운다.	• 경구섭취 잘 못함 • 섭취량 부족함 • 오심, 구토 있음 • 설사 있음 • 소화불량 있음 • 식욕부진 있음 • 피부탄력 저하됨 • 체중 감소함 • 전신허약감 있음	• 경구섭취량을 측정한다. • 경구섭취를 격려한다. • 수분섭취·배설량을 측정한다.	• 총체액량을 유지하고 손실로 인한 체액 부족 증상을 조기에 관찰하여 체액 부족을 예방하기 위해서다.
		• 오심의 원인과 기간을 설명한다. • 식사 전 오심을 조절해준다. • 식사 전 오심을 일으키는 요인을 감소하는 방법을 교육한다. • 오심을 일으키는 활동을 제한한다.	• 부분적인 장폐색으로 역연동운동이 일어나 오심, 구토가 발생한다.
		• 체중을 측정한다.	• 체중의 변화로 영양 상태를 측정할 수 있다.
		• 영양 상태를 평가한다. • 영양 상담을 의뢰한다. • 기호식품 섭취를 격려한다.	• 체중 측정과 BUN, creatinine, 전해질, 미네랄과 같은 생화학 혈액검사로 영양 상태를 측정한다.
		• 고열량, 고비타민 C, 고단백식이 섭취를 격려한다.	• 고열량·고단백식이는 잔유물이 적고 저지방이며 공장의 위쪽에서 소화된다. • 대장염 치료제의 사용은 엽산결핍을 초래할 수 있으므로 보충적으로 비타민제를 투여한다.
		• 과다한 카페인 섭취를 자제하도록 한다.	

간호진단과 목표	간호사정과 평가	간호계획과 중재	이론적 근거
4. 설사와 관련한 피부 손상 - 피부 손상이 점진적으로 치유된다.	• 설사 있음 • 설사 증가함 • 항문 부위 자극 있음 • 항문 주위 피부 손상 있음 • 피부 병변 있음	• 피부 상태를 관찰한다. • 피부 병변을 만지거나 긁지 않도록 한다.	• 지속적인 사정과 관찰은 간호 후의 결과를 평가하는 근거가 되며 피부 손상의 악화를 막는다.
	• 피부 병변에 oozing 없음 • 피부 병변에 통증 있음 • 발적(redness) 있음	• 피부 위생의 중요성을 교육한다. • 멸균식염수로 상처를 세척한다. • 피부를 깨끗하게 해준다. • 피부를 건조시킨다. • 항문 주위 피부간호를 한다. • 연고를 발라준다. • Zinc oil을 발라준다. • 상처 감염 증상이 있는지 확인한다. • 압박 부위를 확인한다. • 압력의 요인을 감소시켜준다.	• 교육을 통해 중요성의 인식을 높을수록 실천 의지가 강해진다.
		• 30° 이상 머리를 올리지 않도록 교육한다.	• 반좌위를 취했을 때 체중이 발치 쪽으로 쏠려 통증이 심해지고 천골 부위의 피부는 움직이지 않으면서도 침요와 피부 사이의 마찰에 의해서 혈관이나 조직이 손상을 입는다.
		• 시트를 이용하여 환자를 들어 옮겨준다. • 시트의 주름을 펴준다.	• 마찰에 의해 피부각질층이 벗겨지면 진피에 감염, 부종이 생기고 습기가 많아지므로 욕창으로 진행될 위험이 크다.

간호진단과 목표	간호사정과 평가	간호계획과 중재	이론적 근거
5. 질환의 경과와 관련한 만성통증 - 통증이 감소하고 일상 활동이 증가한다.	• 신경 예민함 • 안면 찡그림 • 만성 통증 있음 • 통증 지속됨 • 통증에 집착함	• 통증 경험을 사정한다. • 통증 양상을 사정한다. • 통증 부위를 사정한다.	• 통증의 특성과 위치의 정확한 사정은 진단에 도움을 준다.
	• 진통제 원함	• 통증을 인정해준다. • 통증을 조절해준다. • 통증 완화 방법을 설명한다.	
	• 진통제 투여 후 부작용 없음	• 환자가 사용하던 통증 완화방법이 있는지 확인한다.	
	• 진통제 투여 후 통증 감소됨	• 만성 통증의 영향을 설명한다. • 신체적 안위를 유지시킨다. • 편안함을 제공한다.	
		• 이완요법에 대해 교육한다.	• 신체적 긴장을 풀고 편안하게 하여 불안을 줄인다.
		• 전환요법을 시행한다.	• 통증의 정도는 사람의 의식이 어느 정도 집중되어 있는가에 달려 있는 것으로 작업, 놀이, 대화, 독서 등의 전환요법을 시행하여 통증에 대한 인지를 저하시킬 수 있다.
		• 처방에 따라 진통제를 투여한다. • 진통제의 효과를 확인한다.	
		• 진통제의 부작용이 있는지 확인한다.	• 진통제 사용상의 부작용으로 변비, 오심과 구토, 감각 이상, 중독증, 순환 억제, 호흡억제, 쇼크 등이 나타날 수 있다.

참고 문헌

고일선, 김수지, 박현애, 송경애, 신경림, 오가실 외. 2004. 최신 임상간호매뉴얼. 서울: 현문사.

서문자, 이향련, 최철자, 박오장, 김영숙, 최경옥 외. 2004. 성인간호학. 서울: 수문사.

[I-21 장폐색 Intestinal Obstruction]

간호진단과 목표	간호사정과 평가	간호계획과 중재	이론적 근거
1. 오심 · 구토 - 오심이 감소하거나 없으며 구토가 일어나지 않는다.	• 금식 중임 • 비위관 유지 중임 • 비장관 유지 중임	• 오심 정도를 확인한다. • 구토 양상을 확인한다.(양, 색깔, 냄새)	• 장폐색으로 인한 역연동운동으로 오심과 구토가 발생한다.
	• 구토함 • 가스 배출 안됨 • 장음 안 들림 • 복부둘레 증가함	• 금식한다. • 비위관을 삽입한다.	• 감압을 위해 삽입한다. • 감압은 폐색 때문에 위장 내의 내용물이나 가스로 인해 생긴 압력을 완화하는 것이다.
		• 비장관을 삽입한다. • 비위관 배액 양상을 관찰한다. • 비장관 배액 양상을 관찰한다. • 비위관 개방성을 확인한다. • 비장관 개방성을 확인한다. • 비위관을 흡인한다. • 비장관을 흡인한다.	• 장관 내 수분이나 가스 축적을 예방하기 위해 작은창자까지 삽입한다. (비장관은 이중관강(double lumen)으로 길이가 3m이며 한쪽 관강은 생리식염수를 넣어 풍선을 부풀게 하여 작은창자에 삽입하고 다른 쪽 관강은 흡인하는 데 사용한다.)
		• 간헐적 흡인기를 적용한다. • 복부둘레를 측정한다. • simple abdomen을 촬영한다.	• 축적된 가스와 액체를 제거하기 위해 관에 흡인기를 부착하는데 위장점막에 외상이 가해지지 않도록 하는 것이 중요하다.
2. 구토 · 비위장관 배액과 관련한 체액 부족 - 섭취량과 배설량의 균형이 유지된다. - 혈중 전해질과 혈액검사 결과는 정상 범위에 있다.	• 소변량 감소와 농축된 소변을 봄 • 섭취량보다 배설량이 많음 • 혈중나트륨 상승함 • 맥박수 증가됨	• 활력 징후를 측정한다. • 섭취량과 배설량을 측정한다. • 매일 체중을 같은 시간에 측정한다.	• 체내의 수분 상실로 혈압 강하, 맥박 증가, 체온 상승이 나타난다.

간호진단과 목표	간호사정과 평가	간호계획과 중재	이론적 근거
	• 체온 상승함 • 갈증 호소함 • 갈증 있음 • 체중 감소함 • 점막과 피부 건조해짐 • 혈액의 농축 • 허약감	• 비위장관을 통한 배액량이 많은 경우 의사처방에 따라 수액을 정맥으로 주입한다.	
		• 처방된 전해질이 포함된 수액을 정맥으로 투여한다.	• 장관 폐색으로 인하여 수분과 전해질의 흡수가 되지 않고 팽창된 장 내부로 기존의 수분과 전해질이 빠져 나가므로 초기 치료에 가장 중요한 건 적절한 수액과 전해질 공급이다.
		• 탈수 증상을 사정한다.(피부의 탄력성, 점막피부의 습한 정도, 갈증, 허약감 등)	• 체액의 손실로 피부와 점막이 건조하고 탄력이 저하된다.
		• 구강간호를 시행한다.	
		• 일반혈액과 혈중 전해질 검사 결과를 확인한다.	• 근위장의 폐쇄일 때 복부팽만보다 다량의 위액 소실로 나트륨, 칼륨, 수소 이온의 소실이 심해 탈수, 저칼륨증, 대사성 알칼리증이 온다. 원위장의 폐쇄는 소실된 수액이 장 내에 고여 팽만이 주증상이고 염산의 소실은 적으므로 전해질 이상은 덜 심하다. 탈수증의 결과로 혈액 농축, 고질소혈증을 보일 수 있다.

간호진단과 목표	간호사정과 평가	간호계획과 중재	이론적 근거
3. 복부팽만과 통증 - 편안함과 통증 완화를 표현한다.	• 통증 호소함 • 복부팽만 증가 • 가스배출 안 됨 • rectal tube 삽입함 • rectal tube 유지 중 • 안절부절못함 • 찡그린 얼굴 표정 • 호흡수의 증가 • 혈압, 맥박의 변화	• 통증의 정도와 양상을 사정한다.	• 기계적 폐색은 발작적 경련성 통증이 주기적(4–5분)으로 오며 원위부(대장)로 갈수록 통증 간격이 길어진다. 감돈(strangulation)되면 부위가 국소화되며 강도가 심해지고 계속된다. 마비성 장폐색인 경우 심한 통증은 아니고 복부팽만으로 불편감만 있다.
	• 발한 있음	• 복부둘레를 측정한다. • 가스배출 여부를 확인한다. • 직장관(rectal tube)을 삽입한다. • ambulation을 격려한다. • 체위 변경을 자주 한다. • 처방된 진통제를 투여한다. • 약물 효과와 부작용을 관찰하고 기록한다. • 통증 완화를 위해 지시된 온요법을 시행한다.	
4. 튜브 삽입과 관련한 안위 변화 - 불편감이 감소했음을 말한다.	• 인후불편감을 호소함	• 구강간호를 시행한다. • 구강간호 시 자극이나 건조한 증상이 있는지 점막을 사정한다. • 구강이 건조한 경우 물로 자주 헹구거나 얼음 조각을 물고 있도록 한다. • 인후불편감이 심할 경우 진통제가 섞인 구강함수제를 사용한다.	• 구강간호는 구강 내 질병 여부를 사정하고 구강과 입술 점막에 습기를 제공하여 청결을 유지하도록 한다.

간호진단과 목표	간호사정과 평가	간호계획과 중재	이론적 근거
5. 장천공과 관련한 잠재성 감염 - 감염 증상이 없다.	• 통증 있음 • 체온 상승함 • 권태, 기민 있음 • 오한과 발한 있음 • 백혈구 수 증가함 • 균 배양검사 양성	• 활력 징후를 측정한다. • 감염의 증상과 징후를 사정하고 기록한다. • 감염의 지표가 되는 임상검사 결과를 확인한다. • 처방된 수액을 정맥으로 투여한다. • 필요하면 항생제를 투여한다.	• 감염 시 혈압, 맥박, 체온, 호흡수가 증가한다. • 백혈구 수와 CRP가 증가하고 균 배양검사가 양성을 보인다.
6. 치료적 금식과 관련한 영양 결핍 - 더 이상 체중이 감소하지 않는다. - 혈색소, 혈중알부민 등이 정상이다.	• 금식 중임 • 오심, 구토 있음 • 설사함 • 체중 감소함	• 영양 상태를 사정한다. • 수분섭취·배설량을 측정한다. • 매일 같은 시간에 체중을 측정한다. • 영양 상담을 의뢰한다. • 금식 기간이 길어지면 처방에 따라 총비경구적영양(TPN)을 시작한다.	• 체중의 증감, 혈중알부민은 영양 상태를 반영한다. • 수액으로 필요한 열량과 전해질, 영양소를 체계적으로 공급하고 관리한다.

참고 문헌

고금자, 고자경, 김명희, 김선화, 김성혁, 김옥순 외. 1999. 성인간호학. 서울: 도서출판 정담.

김조자, 김남조, 김매자, 김소선 외. 2002. 성인간호학(제2판). 서울: 현문사.

박재갑 편저. 2005. 대장항문학(제3판). 서울: 일조각.

서울대학교병원 편저. 1999. 간호진단과 계획. 서울: 서울대학교출판문화원.

이은옥, 최명애, 박상연, 이선옥, 송미순, 김달숙 외. 2002. 성인간호학. 서울: 신광출판사.

이향련, 최철자, 박오장, 김영숙, 최경옥, 김금순 외. 2007. 성인간호학. 서울: 수문사.

최정신 외 공저. 2003. 성인 내 · 외과 간호학. 서울: 형설출판사.

[I-22 결장직장암 Colorectal Cancer]

간호진단과 목표	간호사정과 평가	간호계획과 중재	이론적 근거
1. 불확실한 예후와 수술과 관련한 불안 - 불안이 감소되어 치료에 적극적으로 참여한다.	• 불안을 호소함 • 발한 있음 • 수면 장애 호소함 • 부정적 반응 있음 • 심계항진 있음	• 불안의 정도를 사정한다. • 환자의 말을 경청한다. • 일관성 있고 신뢰감을 주는 행동으로 신뢰 관계를 형성한다. • 검사와 수술 전후 준비에 대해 설명한다.	• 적절한 정보 제공은 불안 감소에 도움된다.
2. 종양과 관련한 급 · 만성 통증 - 통증이 완화되었다고 말한다.	• 복부 통증을 호소함 • 안절부절못함 • 안면 찡그림 • 신음 소리를 냄	• 통증을 사정한다.(부위, 양상, 강도, 빈도) • 통증을 인정해준다. • 통증을 표현하도록 한다.	• 통증 사정은 환자가 보고한 내용을 신뢰하는 것으로부터 시작되며 환자가 통증이라고 표현하면 그것이 통증이고 개인마다 역치, 내성이 다르다. 통증 관리는 통증의 사정과 중재 평가의 일련의 과정으로 이루어져야 한다. 통증의 초기 평가는 통증평가도구를 이용하여 통증의 유무, 위치, 양상, 빈도와 기간 등을 포함하며 통증이 사라질 때까지 정기적 재평가를 한다.
		• 통증 원인을 설명해준다.	• 대변은 횡행결장과 하행결장으로 들어가면서 단단해진다. 따라서 이곳에서 발생하는 대장암의 대변통과 장애로 경련성 복통과 장폐색이나 천공 증상이 나타날 수 있다.
		• 처방에 따라 진통제를 투여한다. • 진통제의 작용, 부작용에 대하여 설명한다.	• 약물요법은 통증을 관리하는 가장 효과적인 방법이다. 환자들은 진통제의 효과와 부작용을 알고 두려움 없이 통증을 관리하도록 한다.

간호진단과 목표	간호사정과 평가	간호계획과 중재	이론적 근거
3. 출혈과 관련한 체액 부족 - 피부 탄력이 정상이고 점막이 촉촉하다. - 활력 징후가 안정된다. - 헤모글로빈, 전해질 수치가 정상 범위이다.	• 혈압 저하됨 • 맥박수 증가함 • 혈중헤모글로빈 수치 정상 이하임 • 혈중 헤마토크릿 수치 정상 이하임 • 혈중나트륨 수치 정상 이하임 • 피로 호소함 • 체중 감소함 • 탈수 증상 있음	• 활력 징후를 측정한다. • 체중을 측정한다. • 탈수 증상이 있는지 확인한다. • 수분섭취·배설량을 측정한다. • 처방된 수분을 정맥 투여한다. • 경구 수분섭취를 격려한다. • 혈액검사 결과를 확인한다.	• 혈압 저하, 맥박 증가, 체온 상승이 나타난다. • 체액의 손실로 피부와 점막이 건조하고 탄력이 떨어진다. • 우측대장암은 변 색깔의 변화 없이 만성적인 소량의 출혈이 지속되어 빈혈의 양상으로 발현될 수 있다. 혈중헤모글로빈 수치는 정상 이하이다.(원인을 알 수 없는 철 결핍성 빈혈일 경우 대장검사를 해야 한다.) 직장암은 혈변이나 출혈이 있으므로 치질로 오인할 수 있다.
4. 설사 - 설사가 감소한다.	• 갈증 있음 • 배변 횟수가 잦아짐 • 묽은 변을 봄 • 전해질 불균형 있음 • 항문 주위 피부 손상 있음 • 복부 불편감 있음	• 경구 수분섭취를 격려한다. • 처방된 수액을 정맥으로 투여한다. • 수분섭취·배설량을 측정한다. • 혈중 전해질 검사 결과를 확인한다. • 배변 양상을 사정한다. • 탈수 증상을 사정한다. • 순한 비누와 따뜻한 물로 항문 주위 피부를 닦는다. • 항문 주위에 로션을 바른다.	• 설사가 심한 경우 탈수, 부정맥, 저혈량성 쇼크의 위험이 있으므로 수분과 전해질의 균형 유지를 위해 적절한 수분섭취를 격려한다.

간호진단과 목표	간호사정과 평가	간호계획과 중재	이론적 근거
5. 변비 - 적어도 3일에 한 번 배변한다.	• 배변 못하고 있음 • 배변 횟수 감소함 • 복부팽만 있음 • 상복부 불편감 있음 • 하복부 불편감 있음	• 수분섭취를 격려한다. • 배변 양상을 확인한다. • 대변 양상을 확인한다. • ambulation을 격려한다. • 처방에 따라 변 완하제를 투여한다. • 처방에 따라 관장을 한다.	

참고 문헌

병원간호사회 (번역)편찬, 2009, (최신) 임상간호매뉴얼 1, (Sigma Theta Tau International, Lambda Alpha Cahpter-At-Large, 2004, The Lippincott, Manual of Nursing practice(8th ed)), 서울: 현문사.

서울대학교병원 간호부, 2007, 표준 간호진술문을 적용한 임상간호과정, 서울: 현문사.

이애주, 서춘원, 김경남, 김영순, 이홍자, 조정숙 외, 1994, 간호진단과 계획, 서울: 서울대학교출판문화원.

전시자, 김강미자, 박정숙, 이미화, 조경순, 김희경 외, 2005, 성인간호학, 서울: 현문사.

[I-23 결장직장수술 Colorectal Surgery]

간호진단과 목표	간호사정과 평가	간호계획과 중재	이론적 근거
1. 수술 부위 통증 · 전신 마취와 관련한 비효율적 기도 청결 - 기도개방이 증가하여 충분한 환기를 유지한다.	• 호흡 곤란 있음 • 심호흡 못함 • 가래소리 들림	• 반좌위를 취해준다.	• 반좌위는 호흡을 용이하게 하고 환기를 증가시킨다.
	• 가래 있다고 호소함 • 가래 잘 뱉지 못함 • grunting sound 들림 • 호흡수 증가함 • PaO_2 감소함	• 호흡 양상을 사정한다. • 체온을 측정한다. • 산소포화도를 측정한다. • 필요하면 오더에 의해 산소를 흡입한다. • 자세 변경, 심호흡, 기침의 중요성을 교육한다. 교육에 가족을 포함한다	
	• 체온 상승함	• 심호흡 후 효과적인 기침을 유도하여 가래를 뱉어낸다.(필요하면 진통제를 투여하여 통증을 완화한 후 기침하도록 한다.)	• 심호흡, 기침은 폐의 허탈을 방지하고 호흡기 분비물을 큰 기도로 이동시켜 객담배출을 쉽게 한다. 그럼으로써 전신 마취 후에 발생할 수 있는 폐합병증(무기폐, 폐렴)을 예방한다.
		• 1시간마다 심호흡하도록 한다.(보상호흡측정기를 이용) • 체위 변경을 해준다. • 보행기를 이용하여 ambulation 하도록 한다. • 흉부타진을 시행한다. • 흉부타진법을 교육한다. • vibrator를 적용한다. • 구강, 비강, 인두흡인을 한다. • 흉부 X선 영상을 확인한다. • 폐렴 증상이 있는지 확인한다.	• 보상호흡측정기 사용은 호흡을 시각적으로 보게 함으로써 심호흡을 유발한다.

간호진단과 목표	간호사정과 평가	간호계획과 중재	이론적 근거
2. 수술과 관련한 출혈 위험 - 혈액 손실의 위험이 없다. - 출혈 위험 징후를 조기에 발견한다.	• 호흡이 빠름 • 혈압이 저하됨 • 맥박이 빠름 • 소변량 감소함 • 헤모글로빈 수치 감소함 • 헤마토크릿 수치 감소함 • 수술 상처에 출혈 있음 • 수술 상처에 혈종 있음 • J-P 유지 중임 • J-P 삽입 부위 출혈 있음 • 복부팽만됨 • 피부가 차고 축축함 • 피부 탄력이 저하됨	• 활력 징후를 측정한다. • 수분섭취·배설량을 측정한다. • 수술 부위의 출혈유무를 확인한다. • J-P 기능을 점검한다. • J-P 양상을 관찰한다.(배액량, 색깔) • J-P 삽입 부위의 출혈 여부를 확인한다. • 혈액검사를 확인한다.	• 혈압강하와 더불어 빠른 맥박은 출혈을 의미한다. • J-P로 혈액이 배액되면 출혈을 의미한다.
3. 수술과 관련한 통증 - 통증이 줄거나 더 이상 통증을 호소하지 않는다.	• 통증을 호소함 • 통증 있음 • 얼굴을 찡그림 • 신음 소리를 냄 • 안절부절함 • 발한 있음 • IV PCA 유지 중임 • IV PCA 하고 있으나 통증을 호소함	• 통증을 인정해준다. • 통증을 표현하도록 한다. • 통증을 정기적으로 사정한다.(부위, 양상, 강도, 빈도) • 처방에 따라 진통제를 투여한다.	• 통증사정은 환자가 보고한 내용을 신뢰하는 것으로부터 시작되며 개인마다 역치, 내성이 다르므로 비슷한 대상자라도 통증 정도가 다르다. • 통증관리는 통증의 사정과 중재, 평가로 이루어져야 한다. • 통증의 초기평가는 통증평가도구를 이용하여 통증의 유무, 위치, 양상, 빈도와 기간 등을 포함하며, 통증이 사라질 때까지 정기적 재평가를 한다.

간호진단과 목표	간호사정과 평가	간호계획과 중재	이론적 근거
		• 진통제의 작용, 부작용에 대하여 설명한다.	
		• 수술 후 IV PCA를 가지고 있는 경우 목적, 효과, 작동법과 부작용을 설명한다.	• 자가통증치료법은 특정한 기구(IV PCA)를 통해 일정한 양의 진통제가 정맥으로 지속적으로 주입하는 것이다. 부작용으로 오심, 구토, 졸음, 호흡 억제, 가슴이 답답하고 얼굴이 화끈거림, 가려움증이 있다.
		• IV PCA를 눌러준다.	• 통증이 심해져서 추가로 진통제가 필요한 경우 기구에 부착된 버튼을 누르면 정해진 양의 진통제가 추가주입된다. 과량이 주입되지 않도록 버튼을 1회 누른 뒤 다시 사용하기까지 차단시간이 정해져 있다.
4. 장폐색증 위험	• 가스배출 안 됨 • 오심, 구토 있음 • 하복부 통증 있음 • 장음 안 들림	• 복부 통증 양상을 사정한다. • 복부팽만 정도를 확인한다. • 가스배출 여부를 확인한다. • 장음을 청진한다. • 구토, 오심 있는지 확인한다. • 금식하도록 한다. • ambulation하도록 한다.	• 일시적 마비성 장폐색증은 수술 후 예상되는 합병증으로서 직장에 가스가 통과하면 연동운동이 회복된 것이므로 가스배출 여부를 확인한다. • 장폐색으로 인한 역연동운동으로 오심, 구토가 발생한다. • ambulation은 장의 연동운동을 증가시킨다.
5. 감염 위험 - 감염의 위험요인을 알고 필요한 예방 조처를 할 수 있다. - 체온이 정상이고 감염 증상이 없다.	• 체온 상승함 • 백혈구 상승함 • CRP 상승함 • 수술 상처는 드레싱 상태임 • 상처 부위에 통증 있음	• 활력 징후를 측정한다. • 감염 징후가 있는지 확인한다. • 수술 상처를 관찰한다. (통증, 발적, 종창, oozing 있는지 확인한다.)	• 체온 상승, 맥박수 증가 • 위장관에는 상주하는 균이 있으므로 감염 가능성이 높다.

간호진단과 목표	간호사정과 평가	간호계획과 중재	이론적 근거
	•수술 상처 부위에 발적 있음	•수술 상처를 드레싱한다.	
	•수술 상처 부위에 부종 있음	•수술 상처 oozing 부위에 거즈를 교환해준다.	
	•수술 상처에 oozing 있음 •배액관 유지 중임	•J-P 배액 양상을 관찰한다.	•배액의 색깔이 혼탁하고 악취가 나는 경우 감염을 의미한다.
	•배액관 통해 배액됨 •배액관 삽입 부위에 발적 있음	•J-P 삽입 부위를 관찰한다.(통증, 발적, 종창, oozing 있는지 확인한다.)	
	•배액관 삽입 부위에 통증 있음 •배액관 삽입 부위에 부종 있음 •혈액· 배액배양검사 결과 균 동정됨	•J-P 기능을 확인한다.	•배액관으로 Closed suction drain인 수류탄 모양의 J-P을 사용한다. J-P가 음압을 유지하도록 배액이 차면 비우고 눌러준다. 복강 내 수술 부위 상처에 체액이 고이면 감염을 유발하고 상처의 재생을 저해한다.
	•소변줄 유지 중임	•J-P 삽입 부위를 드레싱한다. •유치도뇨관 개방성을 확인한다.	
		•요로감염 증상이 있는지 확인한다.	•빈뇨, 작열감, 열, 오한, 옆구리 통증, 혼탁뇨.
		•소변 양상을 확인한다.(색깔, 양, 냄새) •도뇨관을 무균하게 관리한다.	
		•수집주머니가 방광보다 아래 놓이도록 한다.	•상행 감염을 예방하기 위해서다.
		•혈액검사와 소변검사를 확인한다.	
6. 유치도뇨 제거 후 배뇨 장애 - 배뇨 장애가 없다.	•유치도뇨관 제거 후 배뇨 못함 •배뇨 곤란 호소함 •빈뇨 있음	•유치도뇨관 제거 후 배뇨 여부와 양상을 사정한다. •하복부팽만 있는지 확인한다. •정상 체위로 자연 배뇨하도록	•특히 직장암 수술 시 골반 내 인접 장기인 방광, 요관의 손상으로 인한 배뇨 장애를 우려해 유치도뇨를 삽입하며

간호진단과 목표	간호사정과 평가	간호계획과 중재	이론적 근거
	• 잔뇨감 있음 • 잔뇨량이 많음 • 방광팽만 있음	돕는다. • 4시간마다 소변보게 한다. • 배뇨 장애를 사정한다. • 배뇨일지(voiding diary)를 기록하도록 한다. • uroflowmetry를 시행한다. • 잔뇨 측정 목적을 설명한다. • 잔뇨량을 측정한다. • 소변줄을 재삽입한다. • 간헐적 단순도뇨를 시행한다. • 간헐적 자가도뇨를 교육한다. • 회음부를 간호한다.	5일 정도 유지한다. • 정상 잔뇨량은 50cc 미만이다. • 잔뇨량이 100cc 이상이면 요정체를 의심한다. 방광이 과도팽만될 때 소변이 요관을 통하여 신장으로 역류하여 감염될 수 있다.
7. 항문배액관으로 인한 불편감	• 심한 통증 정도는 아니나 불편감 있음 • 항문배액관으로 분비물이 나와 거즈패드가 젖어 있음	• 불편감을 인정해준다. • 배액 양상을 확인한다. • 분비물로 젖은 거즈패드를 교환해준다. • 좌욕을 시행한다.(4회/일, 10–15분/회)	• 직장암수술 중 저위전방절제술을 받은 경우 대부분 항문배액관(실리콘 드레인)이 삽입되어 불편감을 호소하며 식이가 진행되면 배변 시 밀려 나와 제거된다. • 온찜질 효과로 부종이 완화되어 통증과 불편감이 줄어든다.

» 결장직장암 수술

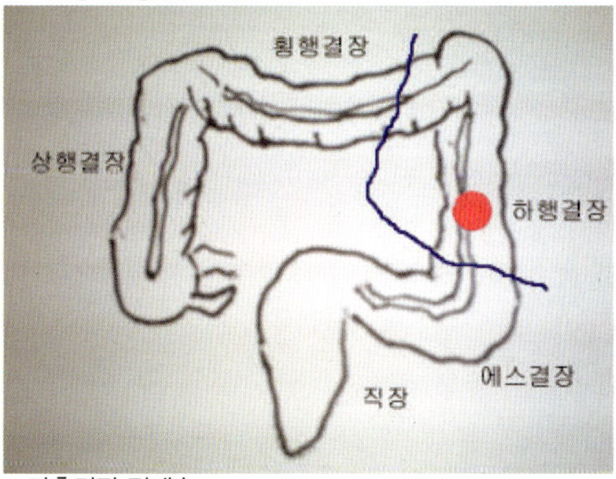

» 좌측결장 절제술

우반(우측)결장 절제술(Rt hemicolectomy)

: 맹장(cecum), 상행결장(ascending colon), 간만곡(hepatic flexure) 부위 등 우측결장에 발생한 결장암.

좌반(좌측)결장 절제술(Lt hemicolectomy)

: 비장만곡(splenic flexure) 하행결장(descending colon), 에스상결장(sigmoid colon) 등 좌측에 발생한 결장암.

하트만 수술(Hartman's OP)

: 직장 또는 에스상결장에 발생한 암을 절제한 후 결장

루를 만드는 수술로, 수개월 후 간단한 수술로 인공항문을 없애고 결장과 직장 끝을 서로 이어줄 수 있다.

전방 절제술(Anterior resection)

: 항문연(anal verge) 12cm 이상의 직장암.

저위전방 절제술(Low anterior resection)

: 항문연 5–12cm 직장암.(경우에 따라 일시적 회장루를 만들기도 함)

복회음 절제술(Abdominoperineal resection)

: 암이 항문에 너무 가까이 있어 항문을 보존할 수 없다고 판단되면 시행하며 항문까지 절제한 후 영구적 인공 항문(colostomy)을 만듦.

» 복강경을 이용한 결장직장 절제술

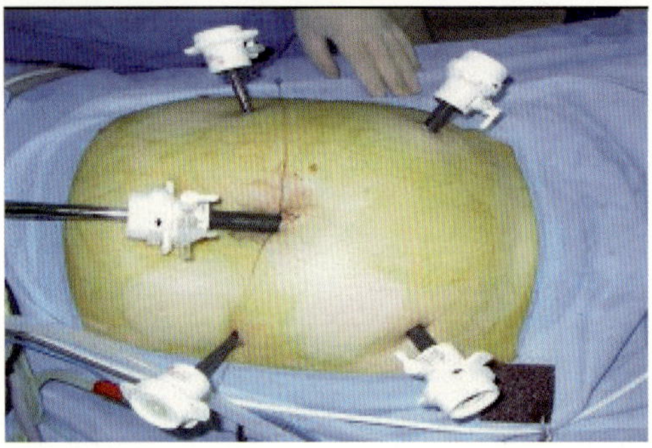

» 복강경 수술

적응증: 대장내시경 절제가 어려운 큰 용종이나 조기 결장, 직장암.

장점: 수술 상처가 작고, 통증이 적으며 수술 시 주위 장기 손상이 적어 수술 후 회복이 빠르다.

단점: 수술 시간이 길다. 시간 차로 인한 눈과 손의 협동 조절이 어렵다.

참고 문헌

김조자, 김남조, 김매자, 김소선, 2002, 성인간호학(제2판), 서울: 현문사.

박재갑 편저, 2005, 대장항문학(제3판), 서울: 일조각.

병원간호사회 (번역)편찬, 2009, (최신)임상간호매뉴얼, (Sigma Theta Tau International, Lambda Alpha Cahpter–At–Large, 2004. The Lippincott, *Manual of Nursing practice* (8th ed)), 서울: 현문사.

서울대학교병원 간호부, 2007, 표준 간호진술문을 적용한 임상간호과정, 서울: 현문사.

이애주, 서춘원, 김경남, 김영순, 이홍자, 조정숙, 최영애 외, 1994, 간호진단과 계획, 서울: 서울대학교출판문화원.

이은옥, 최명애, 박상열, 이선옥, 2002, 성인간호학, 서울: 신광출판사.

전시자, 김강미자, 박정숙, 이미화, 조경순, 김희경 외, 2005, 성인간호학, 서울: 현문사.

[I-24 충수염 Appendicitis]

간호진단과 목표	간호사정과 평가	간호계획과 중재	이론적 근거
1. 급성 통증 - 통증이 줄어 편하다고 말한다.	• 우측하복부 통증을 호소함 • 똑바로 서 있기 어려워함 • 백혈구 수 증가함 • 촉진 시 압통을 호소함	• 통증의 위치, 강도, 양상, 빈도를 사정한다. • 반좌위로 휴식시킨다. • 음식 섭취 시간을 기록하고 금식시킨다. • 통증 부위를 복대로 지지해준다. • 통증을 인정해준다. • 진통제를 지시대로 투여하고 부작용의 유무를 관찰한다.	• 복부의 긴장이 감소되고 염증성 삼출물이 하복부나 골반에 국한한다. • 금식은 장운동을 감소시키며 수술에 따른 흡입 위험성을 줄여준다.
2. 장천공과 관련한 감염 위험 - 감염의 증상이 없고 체온이 정상이다.	• 오심, 구토 있음 • 격심한 복통을 호소함 • ANC, CRP가 증가함 • WBC가 증가함 • 배액관을 통해 turbid하게 배액됨	• 활력 징후를 측정한다. • 진단이 내려질 때까지 진통제를 주지 않는다. • ANC, CBC 검사 결과를 확인한다. • 항생제를 지시대로 투여한다. • 배액관 색깔 변화를 사정한다.	• 진통제를 투여하면 통증의 원인을 확인하기 어렵다. • 배액관으로 배액되는 체액과 삼출물의 색깔 변화는 체내의 상태 변화를 의미한다.
3. 수술과 관련한 불안 - 불안의 느낌을 말로 표현한다.	• 걱정된다고 호소함 • 안절부절못함 • 긴장감 호소함 • 호흡수 증가함	• 불안의 정도를 사정한다. • 수술 전후 처치와 간호사항에 대하여 설명한다. • 의미 있는 사람과 같이 있도록 격려한다. • 편안한 환경을 조성한다. • 불안한 감정을 표현하도록 하며 경청한다.	• 적절한 정보는 불안을 줄인다.

간호진단과 목표	간호사정과 평가	간호계획과 중재	이론적 근거
4. 오랜 금식과 관련한 안위 변화 - 불편감이 줄었다고 말한다.	• 입 마름 호소함 • 속 쓰림 호소함	• 인후불편감을 사정한다. • 불편감을 인정해준다. • 젖은 거즈를 입에 적용해준다.	• gargling과 젖은 거즈를 입에 적용해서 불편감을 줄인다.

[I-25 탈장 봉합술 Herniorrhaphy]

간호진단과 목표	간호사정과 평가	간호계획과 중재	이론적 근거
1. 수술과 관련한 불안 - 불안의 느낌을 말로 표현한다. - 불안이 줄고 수술 전 처치를 적극적으로 이해한다.	• 걱정된다고 말함 • 안절부절못함 • 긴장감을 호소함 • 불면 있음 • 혈압 상승함 • 호흡수 상승함 • 빈맥 발현	• 감정의 변화를 사정하고 같이 있는다. • 일관성 있는 행동으로 신뢰감을 형성한다. • 수술 전 처치의 필요성, 수술 절차, 마취방법을 설명한다. • 환자의 대처능력을 증가시키고 호흡법, 이완요법 등을 교육한다. • 치료과정에 동참시키고, 긍정적 보상을 제공한다.	• 적절한 정보는 불안을 줄인다. • 불안해하는 환자의 경우 주의를 분산시키고(전환요법) 이완시키며(심호흡) 인지를 변화시키는 방법으로 불안을 줄일 수 있다.
2. 수술 · 척추 마취와 관련한 배뇨 장애 - 수술 후 배뇨 곤란이 없고 잔뇨량이 100cc 이하이다.	• 하복부의 압통, 불편감 있음 • 방광팽만 있음 • 소량씩 자주 배뇨함 • 안절부절못함 • 배뇨 후 잔뇨량이 100cc 이상임	• 배뇨 양상을 사정한다. • 환자에게 편안한 배뇨 환경을 조성해준다. • 물소리 들려주기, 환자의 손을 물에 담그기 등의 중재를 시도한다. • 배뇨일지를 작성하도록 교육한다. • 배뇨를 격려한다. • 빈뇨와 잔뇨량 측정 시 100cc 이상이면 의사에게 알린다. • 6시간 이상 self voiding하지 못하면 의사에게 알린다. • 수분섭취를 격려한다.	• 조용한 환경, 정상 배뇨 자세는 배뇨를 촉진한다. • 배뇨 반사를 유발하여 배뇨를 촉진할 수 있다. • 계속적인 요정체는 요로감염의 원인이 되므로 조기치료가 필요하다.
3. 음낭의 부종과 관련한 급성 통증 - 부종이 감소되어 편안하다고 말한다.	• 음낭 부종 있음 • 불편감 호소함 • 음낭 주위 피부 변화 있음	• 통증의 양상과 정도를 사정한다. • 안정을 취하여 부종을 예방한다. • 음낭 주위를 건조하게 유지한다.	

간호진단과 목표	간호사정과 평가	간호계획과 중재	이론적 근거
		• champion belt를 적용한다.	• champion belt는 음낭을 높게 지지해주므로 부종을 감소하게 한다.
		• 얼음주머니를 대준다.	• 부종을 완화하여 불편감을 해소한다.

[I-26 치질 · 치루 제거술 Hemorrhoidectomy · Fistulectomy]

간호진단과 목표	간호사정과 평가	간호계획과 중재	이론적 근거
1. 수술과 관련한 급성 통증 - 통증이 감소되었다고 말한다.	• 수술 부위의 통증을 호소함 • 수술 부위에 부종 있음 • 찡그린 표정 지음 • 근긴장도 증가함	• 통증의 정도와 양상을 사정한다. • 통증을 인정해준다. • 수술 후 1일부터 따뜻한 물로 하루 3회 10분씩 좌욕한다. 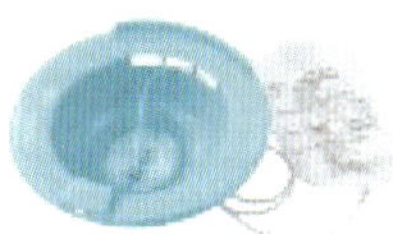	• 온찜질 효과로 부종이 완화되어 통증이 줄어든다.
		• 좌욕 시 비누는 사용하지 않는다.	• 비누는 자극이 될 수 있다.
		• 장시간 앉아 있거나 서 있는 것은 피한다.	• 수술 부위를 울혈시켜 통증을 일으킨다.
		• 처방에 따라 진통제를 투여한다.	
2. 수술과 관련한 변비 - 정상적인 장운동을 유지한다. - 배변 횟수가 정상이다.	• 배변 횟수가 감소함 • 불완전한 배변 느낌을 호소함 • 변이 단단함 • 배변에 대한 두려움을 호소함	• 배변 양상을 사정한다. • 변의가 있을 때 곧 배변하도록 한다.	
		• 섬유질이 많은 음식, 수분의 섭취를 권장한다.	• 섬유질이 많은 음식은 장 내에서 부피를 많이 차지하여, 장 지나는 시간을 줄이는 데 효과적이며, 수분은 대변을 묽게 하여 용변을 용이하게 한다.
		• 적당한 운동을 권장한다. • 처방에 따라 대변 완하제를 투여한다.	• 운동은 위장관을 자극해 배변 반사를 촉진한다.

간호진단과 목표	간호사정과 평가	간호계획과 중재	이론적 근거
3. 수술 후 출혈과 관련한 체액 부족 위험 - 출혈의 가능성을 알고 출혈이 있을 때 적절히 조치할 수 있다.	• 수술 상처에 출혈 있음 • 혈압 저하됨 • 맥박수 증가함 • 피부 탄력성 감소함 • 헤모글로빈 수치가 정상 이하임 • 항문 분비물 (discharge) 증가함	• 활력 징후를 측정한다. • 출혈유무와 양을 사정한다. • 섭취량과 배설량을 관찰한다. • 피부 상태를 사정한다. • 처방된 수분을 정맥으로 투여한다. • 혈중 전해질과 혈액검사 결과를 확인한다. • 몸무게 변화를 확인한다.	• 탈수 시 피부 탄력성이 저하되고, 점막이 건조해진다. • 체액 부족 시 헤마토크릿과 혈중나트륨 농도가 증가한다.
4. 척추 마취와 관련한 배뇨 장애 - 수술 후 배뇨 곤란이 없고 잔뇨량이 100cc 이하이다.	• SMC가 약함 • 하복부의 압통, 불편감 있음 • 방광팽만 있음 • 6시간 내 배뇨 못 함 • 배뇨 후 잔뇨량이 100cc 이상임	• SMC를 사정한다. • 배뇨 양상을 사정한다. • 환자에게 편안한 배뇨 환경을 조성해준다. • 물소리 들려주기, 환자의 손을 물에 담그기 등의 중재를 시도한다. • 배뇨일지를 작성하도록 교육한다. • 배뇨를 격려한다. • 빈뇨와 잔뇨량 측정 시 100cc 이상이면 의사에게 알린다. • 6시간 이상 self voiding하지 못하면 의사에게 알린다. • 수분섭취를 격려한다. • 의사 지시에 따라 단순도뇨를 수행한다.	• 척추 마취 후 마취가 완전히 풀리지 않아 배뇨 장애가 생길 수 있다. • 조용한 환경, 정상 배뇨 자세는 배뇨를 촉진한다. • 배뇨 반사를 유발하여 배뇨를 촉진할 수 있다. • 계속적인 요정체는 요로감염의 원인이 되므로 조기 치료가 필요하다.

참고 문헌

박미옥, 2009, 위암 환자 수술 전 · 후 간호실무 가이드라인 개발, 서울대학교 석사학위논문.

서울대학교병원간호부, 2007, 표준 간호진술문을 적용한 임상간호과정, 서울: 현문사.

이은옥, 서문자, 김매자, 김채숙, 한경자, 박영숙, 전명희, 2005, 간호진단과 중재. 서울: 서울대학교출판문화원.

전시자, 김강미자, 박정숙, 이미화, 조경순, 김희경 외, 2005, 성인간호학, 서울: 현문사.

[I-27 인공항문설치술 Colostomy]

간호진단과 목표	간호사정과 평가	간호계획과 중재	이론적 근거
1. 장루와 관련한 배변 양상 변화 - 변비, 설사 없이 정상적인 배변 습관을 유지한다. - 가스나 냄새를 조절하는 여러 방법을 말한다. - 배변 횟수가 감소하고 정상 굳기의 변을 본다.	• 장루 가지고 있음 • 장루 통해 배액되는 것 없음/있음 • 장루 통해 가스배출 안됨/됨	• 장루를 관찰한다. • 대변 양상을 확인한다. • 배변 습관을 확인한다. • 배변 양상을 확인한다. • 식이 습관을 사정한다.	• 문제적인 배변 양상을 차단하기 위해 문제 발생 음식을 자제한다.
	• 장루 maturation 안 됨/됨 • 복부팽만 있음 • 복부불편감 있음	• 변비유발식품을 피하도록 교육한다. • 변비유발약물을 복용하는지 확인한다.	• 변비유발음식으로 저지방 육류, 토란, 감, 바나나 등이 있다.
	• 장운동 없다고 함/있다고 함	• 수분섭취를 격려한다.	• 설사로 인한 수분전해질 불균형을 예방하기 위해서다.
	• 장음 없음/있음 • 장음 안 들림/약함/잘 들림/증가함 • gas passing 안 됨/됨 • 대변 양상 변화함 • 대변 냄새 변함	• 전해질 불균형 증상이 있는지 확인한다. • 설사유발식품을 피하도록 교육한다.	• 설사유발음식으로 생채류, 종자류, 튀김류, 지방함유식품, 주류, 아이스크림, 라면 등이 있다.
	• 변비 있음 • 설사 있음	• 혈중 전해질 검사 결과를 확인한다.	
	• 소화불량 호소함 • 식사 후 불편감 있음 • 전신허약감 호소함	• 가스생성음식을 피하게 한다. • 장음을 청진한다. • 장 마비 증상(복부 통증, 오심, 구토)이 있는지 확인한다. • 복부 X선 영상을 확인한다.	• 가스다발음식으로 우엉, 토란, 콩류, 육류, 간, 라면, 양파, 껌, 탄산음료, 맥주, 막걸리, 양배추, 콩, 무 등이 있다.
		• 악취유발음식을 피하도록 한다. • 저잔사식이를 하도록 교육한다.	• 악취유발음식으로 파, 마늘, 어류, 비타민제, 새우, 볶은 콩, 계란 등이 있다.
		• ambulation하도록 격려한다.	• 운동은 위장관을 자극해 배변 반사를 촉진한다.

간호진단과 목표	간호사정과 평가	간호계획과 중재	이론적 근거
		• 규칙적인 운동을 하도록 격려한다. • 운동과 식이 조절에 대해 교육한다. • 체중을 측정한다.	• 급격한 체중 변화는 배변 기능의 문제를 알려준다.
2. 신체 기능 상실 · 외모 변화와 관련한 신체상 장애 - 새로운 적응 방식을 행하고 외모를 수용한다.	• 장루 가지고 있음 • 걱정함 • 분노함 • 비협조적임 • 신경 예민함 • 신경질적임 • 스트레스 호소함 • 절망감을 표현함 • 외모의 변화 있음 • 신체 변화에 대해 호소함 • 신체 부위를 가림 • 신체 부위를 만지려 하지 않음 • 신체 부위를 쳐다보지 않음 • 신체 상실 부위에 집착함 • 장루 관리를 스스로 못함 • 신체상 장애 있음 • 실제적인 변화를 인정하지 않음	• 감정을 인정해준다. • 감정을 표현하도록 격려한다. • 걱정과 두려움을 표현하도록 격려한다. • 절망감을 표현하도록 한다. • 분노, 울음 등의 표현을 막지 않고 경청한다. • 분노를 적절하게 표현하도록 격려한다. • 경청해준다. • 공감해준다. • 긍정적 강화를 제공해준다. • 긍정적인 생각을 하도록 격려한다. • 긍정적 태도를 유지한다. • 긍정적 피드백을 제공한다. • 극복할 수 있는 힘과 자원을 확인하도록 도와준다. • 정서적 지지를 제공한다. • 가족들이 지지할 수 있도록 도와준다. • 정신과 의사와 상담한다. • 현실적인 목표를 세우도록 도와준다. • 효과적인 대응 방법을 배우도록 도와준다. • 자조모임에 참여하도록 격려한다.	• 지지와 상담의 첫 단계는 환자와 가족의 감정을 찾아내어 해소(ventilation)하는 것이다. • 지지, 격려, 긍정적 태도는 외모와 기능상 변화를 수용하여 신체 변화를 긍정적으로 받아들이게 한다. • 지지와 상담으로 중요한 문제를 확인하고 해결하는 과정을 돕는다. • 변화된 신체 부위를 점차 인식하게 한다. • 효율적인 대처는 스트레스를 감소하게 하고 환자와 가족이 문제를 잘 다루도록 한다.

간호진단과 목표	간호사정과 평가	간호계획과 중재	이론적 근거
		• 장루관리법에 대해 교육한다. • 교육프로그램에 참여하도록 격려한다. • 노력의 성과를 인정하고 격려한다.	
3. 신체 구조 · 외모 변화와 관련한 성기능 장애 - 자신이 경험하고 있는 기능 장애에 대한 지식과 이해가 증진되어 만족한 성생활을 한다.	• 장루 가지고 있음 • 장루 통해 배액되는 것 있음	• 성생활 양상에 대해 사정한다.	• 신경 손상이 없는 이상 장루 환자의 성생활은 제약을 받지 않는다.
	• 외모의 변화 있음 • 신체 변화에 대해 호소함 • 신체 변화를 받아들이지 못함 • 거부감 있음 • 두려움 있음 • 불안 있음 • 부정적 반응 있음 • 수치스러워함 • 신경 예민함	• 성기능 장애 양상을 확인한다. • 성교불쾌감을 사정한다. • 성생활에 대해 상담한다. • 감정 상태를 사정한다. • 문제를 이야기하도록 격려한다. • 걱정과 두려움을 표현하도록 격려한다. • 가족 구성원이 서로 감정을 나누도록 한다. • 공감해준다.	
	• 신경질적임 • 거절의 느낌을 표현함 • 발기부전 있음	• 장루를 가릴 수 있는 특수 내의를 착용하도록 한다.	• 장루주머니를 가리는 주머니 커버, 장루 환자를 위한 속옷, 간단하고 작은 장루주머니 등을 이용한다.
	• 성기능 장애 있음 • 성기능 장애를 호소함 • 성욕감퇴 있다고 함	• 긍정적인 대응으로 도와준다.	
	• 성적 불만족 호소함 • 성생활 제한됨	• 성생활을 증진할 수 있는 방법을 교육한다.	• 성행위 시 장루 마찰과 피부자극을 감소하기 위해 다양한 체위를 권유한다.
	• 성행위 시 어려움 호소함	• 효과적인 대응 방법을 배우도록 도와준다.	

간호진단과 목표	간호사정과 평가	간호계획과 중재	이론적 근거
	• 성행위 시 장애가 나타날 것에 대한 두려움 있음 • 성행위의 변화 있음 • 보호자가 지지를 잘 못함	• 효과적인 대응을 하도록 가족을 격려한다.	
4. 장루와 관련한 피부 손상 위험 - 장루 주위 피부 손상이 없이 깨끗하다. - 환자와 가족이 피부 손상을 예방하고 관리하는 적절한 방법을 안다.	• 장루를 가지고 있음 • 장루 통해 배액 되는 것 있음 • 장루 괴사 있음 • 장루 색깔 변함 • 장루 주위의 피부 벗겨짐 • 장루 주위의 피부 젖어 있음 • 장루 출혈 있음 • 장루 종창(swelling) 되어 있음	• 장루를 관찰한다. • 장루 주위의 피부 상태를 관찰한다. • 장루 주위의 피부를 간호한다. • 장루 합병증이 있는지 확인한다. • 장루 부착물을 교환한다. • 장루 관리법에 대해 교육한다. • 상처 감염 증상이 있는지 확인한다. • 피부를 깨끗하게 해준다. • 피부가 습하지 않도록 교육한다. • 피부를 건조시킨다. • 드레싱한다. • 분비물을 닦아준다. • 교육프로그램에 참여하도록 격려한다.	• 장루 주위 피부의 동통, 소양감, 색의 변화, 궤양, 농양 등은 장루의 허혈, 협착, 점막 손상을 의미하는 지표이다. • 장루주머니가 차서 봉합되지 않는 것을 방지하기 위해 1/3-1/2이 차면 비우도록 한다. 장루주머니가 터지는 경우 피부를 자극할 수 있다.

간호진단과 목표	간호사정과 평가	간호계획과 중재	이론적 근거
5. 장루와 관련한 지식 부족 - 환자와 가족이 환자의 장루 종류와 일상적인 관리방법을 말할 수 있다. - 환자와 가족이 장루부착물을 교환할 수 있고, 배변주머니를 비울 수 있다.	• 장루 가지고 있음 • 장루 통해 배액되는 것 있음 • 장루 관리를 겁냄 • 장루에 대한 궁금증을 호소함 • 장루에 대한 지식 부족 있음	• 장루와 장루 관리에 대한 지식 정도를 사정한다. • 장루 관리를 수행하는 모든 절차를 설명한다. • 장루 부착물을 교환한다. • 장루 관리법에 대해 교육한다. • 장루를 통해 직접 배변주머니를 비우는 데 익숙해지도록 한다.	• 무지 상태에서 느낄 수 있는 불안을 감소하는 것과 적절한 장루 관리법을 알려준다.
		• 장루의 종류, 크기, 위치, 복부 윤곽을 사정하여 적절한 물품을 구하는 방법을 알려준다. • 장루와 관련한 합병증과 대처방법을 알려준다.	• 부착물의 효율성은 장루의 종류, 크기, 위치, 복부 윤곽과 관계 있다.
		• 퇴원 전에 장루 전문 간호사와 상담하여 장루 관리 계획을 세운다.	• 환자가 이해하고 참여하도록 격려한다.

» 장루의 종류

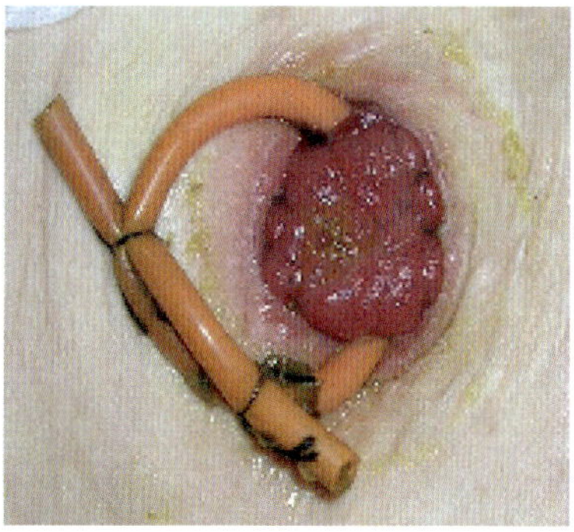

» 루프회장루

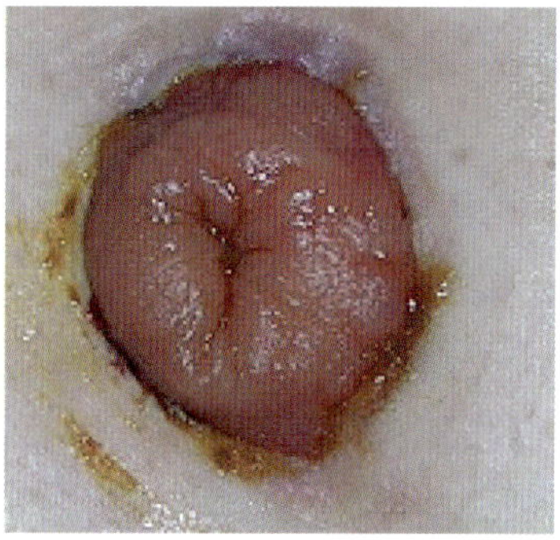

» 대장루

[I-28 장티푸스 Typhoid Fever]

간호진단과 목표	간호사정과 평가	간호계획과 중재	이론적 근거
1. 고체온 - 체온이 정상 범위이다.	• 체온 상승함 • 두통 있음 • 기면 있음 • 안절부절못함 • 혼란 보임 • 안면홍조 있음 • 호흡수 증가함 • 맥박수 증가함 • 따뜻한 피부임	• 활력 징후를 측정한다. • 몸을 노출시키고 미온수로 닦아준다. • 처방에 따라 정맥으로 수분을 공급한다. • 섭취량과 배설량을 관찰한다. • 수분섭취를 격려한다. • 조용하고 편안한 환경을 제공하여 최대의 휴식을 도모한다. • 필요하면 항생제를 투여한다.	• 수분 균형을 유지하기 위해서다. • 신장과 순환기능을 사정하기 위해서다. • 고열 환자는 강한 불빛이나 소음에 의해 자극받을 수 있으므로 되도록 조용하고 편안한 환경을 유지한다.
2. 설사 - 설사가 감소한다. - 탈수 증상이 없다.	• 복부 통증 있음 • 복부팽만 있음 • 불수의적 배변함 • 항문 불편감 있음 • 갈증 있음 • 구강 건조함 • 기력 회복 부진함 • 영양 불량 보임 • 혈변 있음	• 배변 양상을 확인한다. • 복부 통증 양상을 확인한다 • 필요하면 식사를 중지한다. • 수분 공급을 충분히 한다. • 매일 체중을 측정한다. • 구강간호로 식욕을 증진한다. • 영양 상태를 사정한다.	• 갈증을 호소하므로 하루에 3,000–4,000cc의 수분을 공급한다.
3. 복부팽만과 관련한 급성 통증 - 통증이 경감된다. - 통증을 호소하지 않는다.	• 비장 비대함 • 복부팽만 있음 • 복부 통증 있음 • 항문 주위에 통증 있음	• 통증 양상을 사정한다. • 통증 강도를 사정한다. • 고열량식, 저잔사식을 제공한다. • 휴식을 취할 수 있는 환경을 제공한다.	• 복부팽만의 위험이 항상 있으므로 가스가 생기지 않는 음식을 주어 이를 예방한다.

간호진단과 목표	간호사정과 평가	간호계획과 중재	이론적 근거
4. 체액 부족 - 설사가 멎고 섭취량과 배설량의 균형이 유지된다. - 소변 비중이 정상 범위이다. - 혈중 전해질이 정상 범위이다.	• 설사함 • 갈증 있음 • 심계항진 보임 • 심박동수 증가함 • 체중 감소함 • 혈압 강하함 • 피부 탄력성 감소함 • 전해질 장애 있음	• 매일 체중을 측정한다. • 활력 징후를 측정한다. • 섭취량과 배설량을 관찰한다. • 피부 상태를 관찰한다. • 혈중 전해질, 일반혈액검사와 요검사 결과를 확인한다. • 처방된 수액을 정맥으로 투여한다.	• 빈맥, 발한, 혈압 하강을 관찰하기 위해서다. • 설사는 전해질, 특히 칼륨의 소실과 대사성 산독증을 일으킬 수 있다.
5. 전염 위험 - 질병의 전염 방식을 안다. - 세심한 손씻기를 실행한다.	• 설사함 • 미생물 검사 결과 균 농성됨 • 격리됨	• 감염의 원인, 위험, 경로 등을 교육한다. • 개인 위생 관리를 교육한다. • 격리의 필요성을 교육한다. • 격리지침을 준수하도록 격려한다. • 면회객을 제한한다. • 낯선 환경에 친숙해지도록 돕는다. • 손씻기를 격려한다. • 치료과정을 설명한다.	

[I-29 이질 Dysentery, Shigellosis]

간호진단과 목표	간호사정과 평가	간호계획과 중재	이론적 근거
1. 감염 · 증가된 연동운동과 관련한 설사 - 배변 양상이 정상이다. - 탈수 증상이 없다.	• 복부 통증 있음 • 복부 경련 있음 • 불수의적 배변함 • 변의 색과 냄새 변화됨 • 묽은 액체 같은 대변봄 • 장음 증가함 • 배변 긴박감 있음 • 갈증 있음 • 구강 건조 보임 • 기력회복 부진함 • 영양 불량임	• 배변 양상을 확인한다. • 복부 통증의 양상을 확인한다. • 필요하면 식사를 중지한다. • 구강섭취가 허락되면 미온수를 준 후 1일 1L 이상의 수분을 섭취하도록 한다. • 자극이 없고 섬유소가 적은 음식을 제공한다. • 수분 공급을 충분히 한다. • 매일 체중을 측정한다. • 구강간호로 식욕을 증진한다. • 영양 상태를 사정한다. • 필요하면 처방된 지사제와 항생제를 투약한다.	• 갈증을 호소하므로 하루에 3,000-4,000cc의 수분을 공급한다. 극단적인 온도는 장을 자극하므로 음식이나 물은 미온으로 제공한다. • 연동운동을 줄이고 장 휴식을 취하기 위해서다. • 지사제는 연동운동, 복통, 설사를 감소한다.
2. 체액 부족 - 설사가 멎고 섭취량과 배설량의 균형이 유지된다. - 소변 비중이 정상이다. - 혈중 전해질 수치가 정상이다.	• 설사함 • 갈증 있음 • 심계항진 보임 • 심박동수 증가함 • 체중 감소함 • 혈압 강하됨 • 피부 탄력성 감소함 • 전해질 장애 있음	• 매일 체중을 측정한다. • 활력 징후를 측정한다. • 섭취량과 배설량을 관찰한다. • 피부 상태를 관찰한다. • 혈중 전해질, 일반혈액검사와 요검사 결과를 확인한다. • 처방된 수액을 정맥으로 투여한다.	• 빈맥, 발한, 혈압 하강을 관찰하기 위해서다. • 설사는 전해질, 특히 칼륨의 소실과 대사성 산독증을 일으킬 수 있다.

간호진단과 목표	간호사정과 평가	간호계획과 중재	이론적 근거
3. 설사와 관련한 피부 손상 - 피부 손상이 점진적으로 치유된다.	• 잦은 설사 보임 • 발적 있음 • 피부층 파괴됨 • 출혈 있음	• 발적, 수포, 부종 등 피부 상태를 사정한다. • 배변 후 항문 주위를 물로 깨끗이 닦고 건조하게 유지한다. • 항문 주위 피부에 보호용 크림이나 바셀린을 발라준다.	• 대변의 독소가 피부에 자극을 주며 습기로 인한 세균 번식을 막기 위해서다. • 항문 주위 피부를 보호하기 위해서다.
4. 전염 위험 - 질병의 전염 방식을 안다. - 세심한 손씻기를 실행한다.	• 설사 있음 • 미생물 검사 결과 균 동정됨 • 격리됨	• 감염의 원인, 위험, 경로 등을 교육한다. • 개인 위생관리에 대해 교육한다. • 격리의 필요성에 대해 교육한다. • 격리지침을 준수하도록 격려한다. • 면회객을 제한한다. • 낯선 환경에 친숙해지도록 돕는다. • 손씻기를 격려한다. • 치료과정을 설명한다.	

[I-30 식도 협착 Esophageal Stricture]

간호진단과 목표	간호사정과 평가	간호계획과 중재	이론적 근거
1. 연하곤란과 관련한 영양 부족 - 비경구적 방법으로 필요 열량을 섭취한다. - 체중이 더 이상 감소되지 않는다.	• 연하곤란 있음 • 체중 감소됨 • 오심 있음 • 피부두겹 두께와 상완근육 둘레가 감소됨 • 거친 피부, 건조하고 균열 있는 점막 상태임	• 영양 결핍의 신체적·생리적 징후를 사정한다. - 피부두겹 두께와 상완근육 둘레를 측정한다. - 피부·점막 상태를 사정한다.	• 상완삼두박근 피부두겹 두께는 피하지방의 축적이나 지방분포 양상을 산출하는 데 이용된다. 상완위근육 둘레는 골격근의 양을 나타내며 영양 결핍 시 단백질의 분해가 근육에서 나타나기 때문에 이 둘레 측정을 통해 영양 결핍의 정도를 파악할 수 있다. 영양 결핍 시 피부가 거칠어지고 피하 지방층이 얇아지고 근육의 긴장성이 상실되며 구강점막이 붓거나 균열이 생긴다.
	• 정상 범위를 벗어난 검사 수치임	• 동일조건(시각, 체중계, 배뇨 상태, 옷)에서 매일 체중을 측정한다.	• 체중과 섭취·배설량 측정은 환자의 현재 체액 상태를 나타내며, 대사 요구량을 충족하지 못하면 체중이 감소하고 회복 능력이 떨어진다.
		• 생화학적 검사 결과를 통해 영양 결핍 상태를 사정한다. - 혈청알부민과 글로불린의 수치를 파악하고, A/G비가 1–2.5 사이인지 확인한다.	• 혈청알부민은 내장단백질 상태를 나타내며 3.5–5.5g/dl 사이를 유지해야 한다. - 총단백(total protein) – 알부민 = 글로불린으로 이를 통해 얻을 수 있는 A/G의 비율은 혈청단백질의 상태를 나타내며 역전될 경우 단백질 영양 결핍 상태를 의미한다.
		- BUN이 정상 범위인지 확인한다.	- BUN은 혈액 내 요소질소량으로 요소는 단백질 대사의 분해산물로 이 수치가 참고치보다 낮을 경우 단백질이 부족함을 의미할 수 있다.

간호진단과 목표	간호사정과 평가	간호계획과 중재	이론적 근거
		- 트랜스페린(transferrin)의 혈청치를 파악한다.	- 트랜스페린은 철분과 결합한 형태로 존재하며, 반감기가 8일 정도로 체내저장량 또한 적어 단백질 영양 상태를 빠르게 반영한다.
		• 개인 위생과 구강간호를 한다.	• 구강간호는 미각을 증진한다.
		• 식사 시 편안한 환경을 유지한다.	• 편안한 환경은 식사에 집중할 수 있도록 하며 식욕을 촉진한다.
		• 통증, 오심이 경감되는 투약을 한다.	• 적절한 투약으로 식이 섭취를 원활히 하도록 도와준다.
		• 소량의 유동식을 자주 먹도록 한다.	• 소량씩 자주 먹는 것이 좋으며(5–6회) 최소한 하루에 3번은 규칙적으로 식사해야 배변 양상이 규칙적으로 된다.

[I-31 식도암 Esophageal Cancer]

간호진단과 목표	간호사정과 평가	간호계획과 중재	이론적 근거
1. 연하곤란과 관련한 영양 부족 - 영양 결핍의 위험요인을 규명한다. - 대사 요구에 맞는 영양 섭취를 유지한다. - 위험요인을 감소하거나 제거하는 활동에 참여한다.	• 1일 음식 섭취량이 권장량보다 부족함 • 체중이 표준체중보다 10~20% 이상 감소됨 • 음식 섭취량이 적음 • 미각의 변화 있음 • 통증 있음 • 구강의 염증 있음 • 식도암 있음 • 오심, 구토 있음	• 신체 검진, 간호력, 식사력을 통해 영양 상태를 사정한다. • 매일 체중을 측정한다. • 임상검사 결과를 확인한다. • 통증이나 오심을 경감하는 투약을 시행한다. • 자극이 적은 음식을 연식이나 유동식의 형태로 준다. • 식사 전후에 구강간호를 한다. • 소량의 음식을 자주 섭취하도록 한다. • 아침 식사는 풍부히, 저녁 식사는 소량만 섭취해야 함을 인식시킨다. • 열량섭취 증가의 중요성을 교육하고 격려한다. • 음식을 잘 씹어야 함을 교육한다.	• 영양 결핍일 때 혈중알부민, 트랜스페린(transferrin), 총림프구 수가 저하된다. • 적절한 투약으로 식사 시 불편감을 감소한다. • 식사 시 편안함을 제공하여 식사량이 증가한다. • 연하작용이 쉽게 이루어진다. • 구강간호는 식욕을 증가한다. • 소량의 식사는 위의 부담을 덜어주며 규칙적인 식사는 배변 양상을 규칙적으로 만들어 준다 • 식욕부진은 낮에 더 악화되기 때문에 아침에 영양이 풍부한 식사를 제공해야 한다. • 충분한 열량섭취는 정상 체중을 유지하게 한다. • 음식을 잘 씹는 것은 소화를 돕고 장폐쇄의 위험을 감소시킨다.
2. 질병과 관련한 통증 - 환자는 통증을 유발하거나 심하게 하는 요인을 규명할 수 있다. - 통증이 완화되었다고 말한다.	• 통증 호소함 • 긴장도 증가함 • 안절부절못함 • 얕고 잦은 호흡 있음 • 발한 있음	• 통증의 정도와 양상을 사정한다. • 통증 유발 요인이나 악화 요인을 환자와 함께 확인한다. • 이전에 통증에 효과가 있었던 방법을 조사한다.	• 통증을 조절하거나 제거하기 위한 방법을 찾는다. • 환자에게 맞는 통증 조절법을 선택한다.

간호진단과 목표	간호사정과 평가	간호계획과 중재	이론적 근거
		• 진통제 이외의 통증 조절법에 대한 환자의 수용태도를 사정한다.	
		• 지시에 따라 진통제를 투약하며, 효과를 자주 관찰하고, 약제 변경이 필요하면 의사에게 근거 자료를 제공하고, 규칙적인 복용의 중요성을 알려준다.	• 진통제의 사용량은 환자의 상태에 따라 변경될 수 있다.
		• 환자의 상태나 통증의 정도에 따라 안락한 체위를 해주거나, 이완요법이나 심상요법에 대해 설명하고 시범을 보이거나, 지지적인 환경을 조성한다.	• 비약물요법으로 천천히 깊게 숨을 쉬거나, 조용한 해변가 또는 숲 속을 상상하게 하면 통증이 경감될 수 있다.
		• 자기 자신의 감정을 표현하도록 기회를 준다.	
3. 장시간 금식과 장운동 감소에 따른 변비	• 대변을 스스로 보지 못함 • 가스가 차고 더부룩함을 호소함 • 장음이 감소함 • 복부 통증 있음	• 원활한 장운동을 돕는 활동을 한다. - 걷기 운동을 규칙적으로 한다. - 복식호흡을 유도한다.	• 복식호흡을 하면 배의 근육이 단련되고 복압이 커지게 된다. 복압은 대장에 자극을 주어 연동운동을 활발하게 해주고, 소화 흡수와 배설 작용, 소화액을 비롯한 호르몬 분비를 원활하게 해준다.
		• 장 내 가스가 많이 생기는 음식을 줄이도록 교육한다. - 보리, 콩, 밀, 귀리, 땅콩 같은 곡류는 주의한다.	• 보리, 콩, 밀, 귀리, 땅콩 같은 곡류는 가스를 많이 만드는 것으로 알려져 있다. 쌀에 비해 위의 잡곡들은 완전히 흡수되지 않고 섬유소도 많이 함유하고 있어 세균에 의한 발효과정이 왕성해지기 때문이다.
		- 우유의 섭취를 금한다. 유당분해효소를 같이 먹이거나 우유 대신 발효유(요구르트)를 주는 것이 도움된다.	- 우유 속 유당이 흡수되지 않아 대장에서 막대한 가스가 생길 수 있다.

간호진단과 목표	간호사정과 평가	간호계획과 중재	이론적 근거
4. 불확실한 예후와 관련한 불안 - 불안이 완화되었다고 말한다. - 현재의 질병 상황에 대처한다.	• 안절부절못함 • 걱정, 신경과민함 • 심박동수 증가함 • 호흡수 증가함 • 근육 긴장도 증가함 • 집중력 장애 있음	• 환자의 병력을 기준으로 질병에 대한 경험 정도를 사정한다. • 환자의 불안 행동을 사정한다. • 치료와 검사과정에 대한 정확하고 간결한 정보를 제공한다. • 환자의 말을 주의 깊게 경청하고 감정을 표현하도록 도와준다. • 치료적인 의사소통법을 사용한다. • 환자의 불안행동을 접하는 가족과 친지들을 지지한다.	• 환자의 질병 경험 정도를 파악하여 환자의 수준에 맞게 간호 중재를 하기 위해서다. • 불안하게 되면 무력감이 증가하며 두려워하고 안절부절못하거나 심박동수가 증가하며 불면증 등을 호소한다. • 적절한 정보는 환자의 조절력을 증가하고 불안을 감소한다. • 각 개인은 자신의 불안 감소를 위해 자율적인 대처기전을 사용한다.
5. 종양으로 인한 식도 폐색과 관련한 기도흡인 위험성 - 질식 현상이 없고 폐음이 정상이다.	• 목소리 변화됨 • 성대 마비 증상 보임	• 활력 징후를 사정한다. • 호흡 상태를 사정한다. • 구강간호를 시행한다. • 기침과 심호흡을 자주 하도록 하며 기도흡인의 필요성을 사정한다. • 수면 시 머리를 조금 높게 유지하도록 한다.	• 기도흡인이 되면 활력 징후와 호흡 상태에 변화가 생긴다. • 구강 내 분비물 제거로 흡인 가능성을 줄인다. • 기침을 유도하여 기도를 깨끗이 한다.
6. jejunostomy와 관련한 피부 손상 위험성 - jejunostomy 삽입 주변의 피부가 정상이다.	• jejunostomy를 갖고 있음 • jejunostomy 주변의 피부 발적함	• 피부 상태를 사정한다. • jejunostomy를 고정시켜 주변 조직을 자극하지 않도록 한다. • 젖은 드레싱은 즉시 교체한다.	• jejunostomy가 고정되지 않으면 jejunostomy가 움직이며 삽입구 부위가 넓어지며 소화액의 역류가 심해진다. • 소화액이 섞인 음식물은 쉽게 피부를 손상하게 한다.

간호진단과 목표	간호사정과 평가	간호계획과 중재	이론적 근거
		• jejunostomy 주변에 음식물 역류가 있으면 jejunostomy 주위 피부에 피부보호막을 붙인다.	• 소화액과 피부가 닿는 것을 차단한다.
7. jejunostomy 영양 공급과 관련한 지식 부족 - 환자와 가족이 jejunostomy를 통한 영양 공급을 시행한다.	• 지식 알려주기를 요구함 • 지시사항을 제대로 이행하지 못함 • jejunostomy feeding을 제대로 수행하지 못함	• jejunostomy 영양 공급에 대한 지식 정도를 사정한다. • jejunostomy 영양 공급을 수행하는 절차에 대해 설명한다. • 음식물 공급은 환자 상태에 따라 양과 농도, 간격을 정하여 시행한다. • jejunostomy 영양 공급 시 필요한 물품을 구입하는 방법을 알려준다. • jejunostomy를 통해 공급하는 음식물 준비에 대해 영양사와 상담할 수 있게 주선한다. • jejunostomy와 관련한 합병증과 대처 방법을 알려준다.	• 환자와 가족의 지식 수준에 맞게 교육하기 위해서다. • 한 번에 많은 양의 음식을 주입하게 되면 덤핑 증상을 일으킬 수 있다. • 정확한 음식 준비로 jejunostomy 영양 공급의 불편감을 감소하기 위해서다.

II 호흡기계 질환과 수술관련 간호

1. 폐렴
2. 폐결핵
3. 폐농양
4. 폐암
5. 기흉
6. 흉선절제술
7. 만성기관지염
8. 기관지 확장증
9. 기관지천식
10. 기관절개술
11. 만성폐쇄성 폐질환

Ⅱ 호흡기계 질환과 수술관련 간호

[II-1 폐렴 Pneumonia]

간호진단과 목표	간호사정과 평가	간호계획과 중재	이론적 근거
1. 다량의 기관지 분비물로 인한 비효율적 기도 청결 - 기도개방성이 증가되어 충분한 환기를 유지한다.	• 빠른 호흡 있음 • 기침 있음(지속됨/감소함) • 호흡 곤란 있음(감소함/호소함/증가함) • 비정상적인 호흡음 들림 • grunting sound 들림(증가함/감소함/안 들림)	• 산소포화도를 모니터한다. • 호흡수를 측정한다. • 호흡 양상 관찰한다. • 호흡음을 청진한다. • Fowler's position을 취해준다.	• 횡격막이 제 위치에 자리하게 하고 분비물의 쉬운 배출과 폐의 환기를 돕는다. • 기침을 쉽게 하고 흡인을 예방한다.
	• purulent sputum 있음 • 불안 있음(증가함) • 발한 증가함	• 환자가 호흡을 조절할 수 있도록 도와준다.	• 의식적으로 호흡을 조절하는 방법은 폐포의 가스교환을 증진하고, 폐 내에 공기가 축적되는 것을 방지하여 더욱 효과적으로 호흡할 수 있다.
		• 객담배출을 격려한다.	• 기도개방성 유지를 위해 객담배출을 격려해야 한다. • 기침과 객담배출이 부적절할 때 기도 분비물의 정체로 발생할 수 있는 무기폐를 예방할 수 있다.
		• 객담 양상을 확인한다.	• 객담의 양이나 색깔, 냄새의 변화로 감염 여부를 판단한다.
		• 수분섭취를 격려한다.	• 객담을 묽게 하여 배출을 쉽게 한다.
		• 적절한 습도를 유지시킨다.	

간호진단과 목표	간호사정과 평가	간호계획과 중재	이론적 근거
		• 흡인(suction)을 시행한다. • 처방에 따른 약물을 투여한다.	• 비정상적인 호흡음이 나타날 때만 수행한다. 약한 기침, 허약한 폐근육으로 객담을 효과적으로 배출하지 못하는 환자에게 시행한다. • 점액 용해제와 기관지 확장제가 처방된다.
2. 급성 통증 - 통증이 줄거나 더 이상 통증을 호소하지 않는다.	• 전신 통증 있음 • 통증 있음	• 통증 양상을 사정한다. • 통증 부위를 지지해준다. • 통증을 인정해준다. • 처방에 따른 진통제를 투여한다.	• 통증의 기본 상태(baseline status)를 확인하기 위해서다. • 기침 시 가슴 부위나 등을 지지해주면 통증이 덜하다.
3. 식욕부진과 관련한 영양 부족 - 활동 수준과 대사 요구에 맞는 일일 영양 요구량을 섭취하여, 목표체중을 관리하고 유지하는 계획을 세운다.	• 경구섭취 잘 못함 • 식사량 적음 • 전신허약감 있음	• 영양 상태를 평가한다. • 삼키기 쉬운 음식을 섭취하도록 교육한다. • 고단백· 고열량식이 섭취를 격려한다. • 구강간호를 시행한다. • 체중을 측정한다.	• 청결한 구강은 입맛을 향상시킨다. • 체중 변화는 영양 정도와 영양 결핍을 반영한다.
4. 체온 상승 · 호흡곤란과 관련한 체액 부족 - 소변 비중이 정상 범위로 유지된다. - 피부 탄력성이 정상이고 점막이 촉촉하다. - 활력 징후가 안정된다. - 전해질 수치가 정상 범위이다.	• 갈증 있음 • 발한 있음 • 체온 상승함 • 탈수 증상 있음	• 수분섭취를 격려한다. • 처방에 따라 수액을 mix하여 투여한다. • 탈수 증상이 있는지 확인한다.	• 심한 발한과 불충분한 수분 섭취는 체액 손실을 일으킨다. • 성인에게 하루 필요한 최소 수분량은 2–2.5 L이며 체온 1℃ 상승마다 수분 요구량은 15% 이상 증가한다. • 탈수 증상으로 혈압 하강, 빈맥, 피부 탄력성 감소, 갈증 호소, 농축뇨, BUN 상승, 헤마토크릿 상승, 의식 변화 등이 있을 수 있다.

간호진단과 목표	간호사정과 평가	간호계획과 중재	이론적 근거
5. 폐포 모세혈관의 점막 변화와 관련한 가스교환 장애 - ABGA(Arterial Blood Gas Analysis, 동맥혈 가스 분석)가 정상 범위이다.	• 기좌호흡 있음 • 비정상적인 호흡음 들림 • 호흡 곤란 있음 • 산소포화도 떨어짐 • 산소 흡입 중임 • 청색증 있음	• 호흡 양상을 관찰한다. • 호흡 곤란이 있는지 확인한다.	• 호흡의 양상도 다양한 질병 과정과 관련되므로 관찰이 필요하다. 깊고 빠른 호흡은 산증을 보상하기 위한 징후이므로 빠른 대처가 필요하다.
	• 수면 경향 있음 • 불안 있음 • SaO_2 감소함	• 폐음을 청진한다.	• 미세한 초기 악설음 또는 기관지 호흡음을 들을 수 있다.
	• 폐음 감소함 • accessory muscle을 사용하여 호흡함	• 호흡음을 청진한다.	• 감소된 호흡음을 들을 수 있다.
	• chest retraction 있음	• 산소포화도를 모니터한다.	• 저산소혈증이 나타나는지 감시한다.
	• crackle 청진됨	• 산소를 흡입한다.	• 저산소혈증을 교정한다.
	• dyspnea on exertion 있음 • grunting sound 들림 • productive cough 있음 • purulent sputum 있음	• ABGA 검사 결과를 확인한다.	• 동맥혈가스분압이 산소화와 가스교환 장애를 가장 정확하게 나타낸다. 호흡수, 심박동수, 부정맥 등은 간접적으로 가스교환 상태를 나타낸다.
	• 천명음(wheezing) 청진됨	• high Fowler's position을 취해준다.	• 이 자세는 충분한 환기와 관류의 조화로 산소를 늘린다.
		• 활동 중 휴식 시간을 갖도록 격려한다.	• 휴식은 산소 요구량을 줄일 수 있다.
		• respiratory acidosis 증상이 있는지 확인한다.(정신 상태의 변화, 빈맥, 불안, 비정상적인 호흡)	• 뇌 조직에 산소 운반이 감소하면 불안, 혼돈과 같은 증상이 나타난다.

간호진단과 목표	간호사정과 평가	간호계획과 중재	이론적 근거
		• nebulizer 사용법을 교육한다. • nebulizer를 적용한다.	• 기관지확장제, 거담제 분무요법으로 공기의 흐름을 증진한다.
		• 1시간마다 보상호흡측정기를 이용하여 호흡 운동을 하게 한다.	• 호흡 근육의 활동 향상과 무기폐를 예방하기 위해 사용한다.

[II-2 폐결핵 Pulmonary Tuberculosis]

간호진단과 목표	간호사정과 평가	간호계획과 중재	이론적 근거
1. 감염으로 인한 칼로리 요구량 증가와 관련한 영양 부족 - 활동 수준과 대사 요구에 맞는 영양요구량을 섭취한다. - 목표체중을 관리하고 유지한다. - 더이상 체중이 감소하지 않는다.	• 체중 감소됨 • 피로 있음 • 미각의 변화 있음 • 신체 요구량보다 적게 섭취함 • 배가 고프지 않음	• 영양 상태를 평가한다. • 영양가 있는 음식을 소량씩 자주 먹도록 한다. • 매일 체중을 측정한다. • 식이 섭취 상태를 관찰한다. • 식욕 정도를 확인한다. • 고단백· 고열량식이를 교육한다. • 기호식품 섭취를 격려한다. • 필요하면 처방에 따라 수액을 주입한다. • 필요하면 처방에 따라 총비경구적 영양(TPN)을 투여한다.	• 식욕부진은 신체·사회·정신적 요소를 포함하는 다원적 문제이다. • 식사 습관은 개인의 기호식품, 문화와 종교, 경제적 요인, 가족의 식사 양상, 영양 지식에 영향을 받는다.
2. 감염으로 인한 산소 공급 변화와 관련한 가스교환 장애 - 호흡 곤란이 완화되고 편안하다고 말한다. - ABGA가 정상 범위이다.	• 가래 있음 • 가래 잘 뱉지 못함 • 객혈 있음 • 과다호흡 보임 • 호흡 곤란 있음 • 청색증 있음 • 산소증 있음 • 폐활량 감소함 • 기침함 • 고탄산혈증임 • 불안 있음 • 의식 변화 있음	• 호흡 양상을 관찰한다. • 활력 징후를 측정한다. • 필요하면 산소를 투여하고 동맥혈가스분압 결과를 관찰한다. • 객담배출을 격려한다. • 수분섭취를 격려한다. • 심호흡 방법을 교육한다. • 필요하면 흉부물리요법을 격려한다. • 의식 상태를 관찰한다. • 안정과 휴식을 격려한다.	• 저산소증이 있을 때 심박동수와 호흡수가 증가한다. • 저산소증은 혼수와 쇼크를 일으킨다. • 산소요구량을 감소하기 위해서다.

간호진단과 목표	간호사정과 평가	간호계획과 중재	이론적 근거
3. 객혈과 관련한 불안 - 신체적, 심리적 편안감이 증진된다.	• 긴장된 표정 보임 • 불안 호소함 • 호흡수 증가함 • 불면증 있음 • 혼돈 보임 • 발한 증가함 • 심계항진 있음	• 불안 상태를 사정한다. • 불안 행동을 감소할 수 있는 활동을 논의한다.(이완요법, 심상요법, 음악요법 등) • 정서적 안정을 도모한다. • 함께 있어준다.	• 불안은 개인이 위협을 인지하는 정도 또는 대처 방식의 성패에 따라 다양하게 변화한다. • 천천히 깊게 숨 쉬는 것, 조용한 바닷가를 생각하는 것, 또한 음악 청취를 통해서 불안이 완화될 수 있다.
4. 지식 부족과 관련한 치료 요법의 비효율적 대응 - 장기적인 약물 치료의 중요성을 이해한다. - 약물 부작용을 이해하고 대처할 수 있다.	• 의욕 상실 보임 • 거부감 있음 • 질병에 대해 심각하게 생각하지 않음 • 치료 지시를 따르지 않음 • 좌절감 있음 • 정보를 요구함	• 걱정과 두려움을 표현하도록 도와준다. • 건강 문제에 대한 이해 정도를 사정한다. • 건강 관리법을 교육한다. • 교육프로그램에 참여하도록 격려한다. • 긍정적 강화를 준다. • 자신감을 갖도록 도와준다. • 정서적 지지를 제공한다.	• 아프거나 건강할 때 어떤 행동을 하느냐에 따라 그 결과로 건강의 정도를 결정한다. - '준수(adherence)'란 환자가 치료 방침을 잘 따르는 것이며 자기 결정을 통해 건강행동으로 변화되는 데 적극적인 역할을 한다.
5. 전염 위험 - 질병의 전염 방식을 안다. - 세심한 손씻기를 실행한다.	• 기침함 • 가래 있음 • 객담검사 결과 결핵균 양성임 • 격리됨	• 감염의 원인 위험, 경로 등을 교육한다. • 개인 위생 관리를 교육한다. • 격리의 필요성을 교육한다. • 격리 지침을 준수하도록 격려한다. • 면회객을 제한한다. • 낯선 환경에 친숙해지도록 돕는다. • 손씻기를 격려한다. • 치료과정을 설명한다.	

[II-3 폐농양 Lung Abscess]

간호진단과 목표	간호사정과 평가	간호계획과 중재	이론적 근거
1. 고체온 - 체온이 정상 범위이다.	• 체온 상승함 • 두통 있음 • 기면 있음 • 안절부절못함 • 혼란 있음 • 안면 홍조 • 호흡수 증가함 • 맥박수 증가함 • 피부가 따뜻함	• 활력 징후를 측정한다. • 몸을 노출시키고 미온수로 닦아준다. • 처방에 따라 정맥으로 수분을 공급한다. • 섭취량과 배설량을 관찰한다. • 수분섭취를 격려한다. • 조용하고 편안한 환경을 제공하여 최대의 휴식을 도모한다. • 필요하면 항생제를 투여한다.	• 상실한 수분을 보충하고 충분한 순환량을 유지하기 위하여 정맥을 통해 수분을 공급한다. • 신장과 순환기능을 사정하기 위해서다. • 고열 환자는 강한 불빛이나 소음에 자극받을 수 있으므로 되도록 조용하고 편안한 환경을 유지한다.
2. 감염으로 인한 산소 공급 변화와 관련한 가스교환 장애 - 호흡 곤란이 완화되고 편안하다고 말한다. - ABGA가 정상 범위이다.	• 가래 있음 • 가래 잘 뱉지 못함 • 객혈 있음 • 과다호흡 있음 • 호흡 곤란 보임 • 청색증 있음 • 저산소증 있음 • 폐활량 감소함 • 기침함 • 고탄산혈증임 • 불안 있음 • 의식 변화 있음	• 호흡 양상을 관찰한다. • 활력 징후를 측정한다. • 필요하면 산소를 투여하고 동맥혈가스분압 결과를 관찰한다. • 객담배출을 격려한다. • 수분섭취를 격려한다. • 심호흡 방법을 교육한다. • 필요하면 흉부물리요법을 격려한다 • 의식 상태를 관찰한다. • 안정과 휴식을 격려한다.	• 저산소증이 있을 때 심박동수와 호흡수가 증가한다. • 저산소증은 혼수와 쇼크를 일으킨다. • 산소 요구량을 감소하기 위해서다.
3. 다량의 분비물과 관련한 비효율적 기도 청결	• 빈호흡 보임 • 청색증 있음 • 기침함	• 호흡 양상을 사정한다. • 좌위를 취해준다.	• 폐를 확장시켜 호흡을 용이하게 하기 위해서다.

간호진단과 목표	간호사정과 평가	간호계획과 중재	이론적 근거
- 효율적인 객담배출로 편안하게 호흡한다. - 호흡수와 호흡음이 정상이다.	• 호흡 곤란 있음 • 불안, 걱정함 • 발열, 발한 있음 • 비정상적 호흡음 (잡음, 수포음) 보임	• 2-4시간마다 체위를 변경해 주고 기침, 심호흡을 하도록 도와준다. • 기침을 자극하고 상하기도의 청결을 위해 필요한 경우 흡인한다. • 적정한 습도를 제공한다. • 적절한 수분섭취를 권유한다. • 4시간마다 체위배액, 타진진동법을 실시하고 객담 상태를 관찰한다. • 최대의 운동 상태를 유지하도록 한다. • 필요하면 처방된 기관지확장제, 거담제를 투여한다.	• 부분적 기도폐쇄가 있을 경우 기침을 유도하여 기도를 깨끗이 한다. 만일 기침이 비효과적이거나 나음 또는 비정상적 호흡음이 폐 전역에서 들리면 흡인이 필요하다. • 가습과 적절한 수분섭취는 객담배출을 용이하게 한다. • 흉부물리요법과 체위배액법은 분비물 배출을 증가시킨다.
4. 장기적인 항생제 요법과 관련한 구강점막 손상 - 구강점막 손상이 보이지 않는다.	• 구강 건조 있음 • 구강 통증 있음 • 무감각함 • 타액이 끈끈함 • 균열 있음 • 혀의 변색 있음 • 혀의 홍반 있음 • 궤양 있음 • 구강반점 있음 • 출혈 있음 • 구취 있음	• 구강점막을 관찰한다. • 구강간호를 격려한다. • 부드럽고 찬 음식을 섭취하도록 한다. • 신 음식, 맵고 짠 음식, 너무 차거나 뜨거운 음식, 단단한 음식을 피한다. • 생리식염수로 가글하도록 한다. • 베타딘 용액으로 가글하도록 한다. • 입술에 윤활제를 발라준다. • 필요하면 처방된 진통제를 투여한다. • 필요하면 영양사와 상담한다.	• 식사 전의 구강 세척은 식욕을 자극하고 입안을 상쾌하게 하며 식후나 자기 전 양치질과 구강 세척은 치아에 남은 찌꺼기와 치석을 제거한다. • 너무 시거나 맛이 강한 음식은 통증을 유발한다.

[II-4 폐암 Lung Cancer]

간호진단과 목표	간호사정과 평가	간호계획과 중재	이론적 근거
1. 산소 공급 변화와 관련한 가스교환 장애 - 호흡수가 정상이다. - 동맥혈가스분압이 정상이다.	• 빈호흡 있음 • 빈맥 있음 • 불안 있음 • 숨소리 비정상적임 • 청색증 있음 • 과잉탄소증 있음 • 저산소증 있음 • 비정상적 동맥혈가스분압	• 호흡 양상을 사정한다. • 활력 징후를 측정한다. • 반좌위를 취해준다. • 호흡기 분비물이 잘 배출되도록 2시간마다 체위를 변경한다. • 심호흡과 기침을 하도록 한다. • 체위배액법을 시행한다. • 필요하면 기관지확장제, 거담제, 흡입제를 투여하고 효과와 부작용을 관찰한다. • 필요하면 산소요법을 시행한다. • 안정을 취하고 되도록 말하는 것을 줄이도록 한다. • 동맥혈가스분압 결과를 확인한다.	• 저산소증일 때 말초화학수용체를 자극하여 감소된 산소를 보충하기 위하여 심박동수와 호흡수가 증가된다. • 부분적인 폐쇄가 있는 경우 기침과 분비물 배출을 돕는다. • 에너지를 보존하고 산소요구량을 줄이기 위해서다. • 저산소증의 정도를 확인하기 위해서다.
2. 수술 상처와 질병의 진행과정과 관련한 통증 - 통증이 감소되어 편안함을 표현한다. - 통증을 견딜 만하다고 말한다. - 스스로 적절하게 통증을 통제할 수 있는 방법을 알고 이를 수행한다.	• 통증을 호소함 • 찡그린 얼굴을 함 • 신체 일부를 보호하거나 방어하는 행동을 함 • 자기 집중 • 신음 소리를 냄 • 사회 접촉의 퇴행 보임	• 통증사정도구와 통증기록일지를 매일 작성하도록 격려한다. - 통증의 위치, 강도, 특성, 시간, 유발 요인, 사용한 완화 방법을 기록하게 한다.	• 통증을 잘 표현하며 구체적으로 파악하여 더욱 효과적으로 조절할 수 있다. 자신의 통증방법의 적절성을 판단하고 동기화하여 적극적으로 통증조절방법을 사용하게 된다.

간호진단과 목표	간호사정과 평가	간호계획과 중재	이론적 근거
	• 안절부절못함 • 불안정함 • 얼굴에 나타나는 통증이 표현됨 • 발한 있음 • 근육 긴장도 증가함	• 하루에 한 번 이상 통증 부위에 마사지를 해준다. - 환자의 통증 부위를 중심으로 쓰다듬기, 주무르기, 원을 그리며 율동적으로 말초에서 중심으로 문지르기를 한다. - 환자가 선호하는 동작을 선택하여 반복한다. - 마찰을 감소하기 위해 알코올을 포함하지 않은 로션을 사용한다.	• 부동화와 관련한 통증을 완화하고, 주위전환 또는 이완을 유도하는 안위 증진방법으로 말초순환을 촉진하면 특정 부위의 통증이 감소된다.
		• 하루에 한 번 이상 냉찜질을 해준다. - 수건이나 베갯잇으로 잘 싸서 15분 이하로 적용한다.	• 혈관 수축과 국소감각 이상증을 유발하여 염증, 손상 후 발생하는 부종, 근육 경축을 감소하게 한다.
		• 체위를 자주 변경한다. 또한 바른 자세를 유지하도록 보호자를 교육한다.	• 환자의 86%가 체위 변경 후 통증 감소를 보고하였다. 체위 변경은 통증을 예방, 완화하고 안위를 증진할 수 있는 간단한 방법이다.
		• 이완훈련을 시킨다. - 심호흡법, 점진적인 근육 이완훈련을 교육한다.	• 이완훈련은 신체적·정신적 이완을 가져온다. 신체적인 이완은 골격근의 긴장을 감소하게 하여 각성 상태를 낮추게 하여 통증의 지각을 변화시키고, 정신적인 이완은 불안감을 줄인다.
		• 상상요법을 통증 시 적용토록 중재한다.	• 이완요법과 같은 효과를 가져온다.
		• 통증이 느껴지면 음악 청취나 TV 시청을 이용하여 기분을 전환한다.	• 주위전환 방법은 통증이나 통증에 수반되는 부정적인 느낌에서 새로운 자극으로 주위를 전환하여 통증을 완화하는 방법이다.

간호진단과 목표	간호사정과 평가	간호계획과 중재	이론적 근거
		• 진통제 사용에 대한 내성이나 중독과 같은 잘못된 개념을 교정한다. - 통증 조절의 원칙을 교육한다. - 통증의 원인과 조절 방법을 설명한다.	• 통증 조절의 원리와 관련 오해를 교정하기 위한 교육이 필요하다.
		• 통증이나 두려움, 불안을 표현할 기회를 주고 환자의 이야기를 적극적으로 경청한다. - 환자가 힘들어하면 옆에서 최선을 다해 돌보아줄 것이라는 사실을 알려 안심하게 한다.	• 통증은 주관적인 경험이므로 환자가 자신의 통증을 의료진에게 정확히 표현하고 통증 치료에 적극적으로 참여할 때 효과적으로 조절할 수 있다. 환자의 생각이나 정서, 사회적인 관계가 변화되면 통증에 대한 민감성이 낮아지고 통증 반응도 경감된다.
		• 통증은 조절될 수 있음을 설명한다.	• 자기통제감, 자기효능성이 증진되고 치료에 적극적으로 참여하게 된다.
		• 필요하면 처방된 진통제를 투여한다. • 통증이 심해지기 전에 진통제를 요청하도록 교육한다.	• 예방적으로 진통제를 사용하면 더욱 일정하게 편안함을 느끼며 불안도 감소한다.
		• 운동이나 기침 전에 PCA (Patient Controlled Analgesia)를 사용하도록 한다.	• 급성 통증인 경우 마약성 진통제를 투여하나 만성 통증인 경우 장기적이므로 과도하게 투약하지 않아야 한다.
		• 사용된 약물의 부작용을 관찰한다.	• 적절한 통증 완화가 이루어져야 하며 약물 과다는 호흡과 기침 반사를 억압할 수 있다.

간호진단과 목표	간호사정과 평가	간호계획과 중재	이론적 근거
3. 분비물 정체와 관련한 비효율적 기도 청결 - 가래배출이 용이하여 편안하다고 말한다. - 충분한 환기를 유지한다.	• 빈호흡, 청색증 있음 • 발열, 기침 보임 • 호흡 곤란 있음 • 비정상적 호흡음 들림 • 창백함 • 발한 있음 • 걱정함	• 호흡 양상과 호흡음을 사정한다. • 감염 증상을 8시간마다 확인한다. • 적절한 수분섭취를 하도록 한다. • 적절한 습도를 유지한다. • 기침과 심호흡을 하도록 격려한다. • 심호흡과 기침을 하는 동안 통증 부위를 지지하는 방법을 교육한다. • 체위 변경을 2시간마다 시행한다. • 타진법과 진동법을 2시간마다 시행힌다. • 환자의 능력 안에서 최대의 운동 상태를 유지하게 한다. • 처방된 기관지확장제, 거담제, 진통제를 투여한다. • 대상자와 가족에게 활동, 심호흡과 기침, 영양 섭취의 중요성을 교육한다.	• 분비물 정체를 확인한다. • 분비물 정체로 폐감염이 발생한다. • 가습과 수분섭취는 점막작용을 증강시킨다. • 기침을 유도하여 기도를 깨끗이 한다. • 흉부물리요법과 체액배액은 환자의 분비물 배출을 증가한다.
4. 식욕부진과 관련한 영양 부족 - 섭취량이 증가한다. - 디 이상 체중이 감소하지 않는다.	• 반복된 부적절한 음식 섭취 있음 • 미각 변화됨 • 체중 감소함 • 허약함	• 영양 상태를 사정한다. • 매일 같은 시간에 체중을 측정한다. • 수분섭취량과 배설량을 관찰한다. • 필요하면 비경구적 영양 투여를 시행한다. • 기호식품을 파악하여 제공한다.	

간호진단과 목표	간호사정과 평가	간호계획과 중재	이론적 근거
		• 혈중 전해질 검사 결과를 확인한다.	• 음식물의 섭취가 신체 요구량에 못 미칠 경우 전해질 불균형과 질소 불균형이 나타난다.
		• 식사 시간과 겹치지 않도록 검사와 치료 시간을 계획한다. • 필요하면 영양사와 상담한다. • 식욕을 증진하는 환경을 제공한다. • 구강위생을 시행한다.	• 구강위생은 미각을 증진하고 염증을 예방한다.
5. 상황적 위기와 관련한 불안 - 격심한 불안의 증상 없이 현재의 질병 상황에 대처한다.	• 긴장 증가됨 • 두려움 있음 • 부산한 행동 보임 • 안절부절못함 • 불면 있음 • 스트레스와 관련한 신체적 증상(심계항진, 한숨, 오심, 식욕부진, 변비, 설사, 흉통, 빈맥) 있음	• 불안의 정도를 사정한다. • 필요하면 환자와 함께 있어주고, 기꺼이 들어줄 수 있다는 의사를 표명하며 환자가 말하도록 강요하지 않는다.	
		• 정확하고 간결하게 필요한 정보를 제공한다.	• 불안한 상태의 환자에게 너무 많은 정보를 주면 이해하지 못하고 더욱 불안해 한다.
		• 환자의 말을 주의 깊게 경청하고 감정을 말로 표현하도록 도와준다. • 환자 간호를 결정할 때 가능하면 환자를 참여시킨다. • 환자의 불안행동을 접하는 가족, 의미 있는 사람들을 지지한다. • 환자에게 적어도 4시간 간격으로 이완요법을 실시하도록 지도한다.(상상요법, 근육 이완요법, 명상요법)	• 언어적 의사소통은 조용하고 편안한 목소리로 할 때 가장 효과적이며 간단명료하고 직접적이어야 한다.

간호진단과 목표	간호사정과 평가	간호계획과 중재	이론적 근거
6. 불안과 관련한 수면 장애 - 수면 부족의 신체적 징후가 나타나지 않는다.	• 눈이 충혈됨 • 계속적인 하품 • 불안정함 • 안절부절못함 • 기면 있음 • 지남력 장애 보임	• 수면 장애 요인을 사정한다. • 환자가 수면 장애 요인이 되는 걱정거리에 대해 의뢰할 수 있게 한다. • 일반적인 수면 보조물을 제공한다.(베개, 취침 전 목욕, 음식, 음료, 책 등) • 수면을 유도하는 조용한 환경을 만든다.(커튼을 친다, 조명을 조절한다, 문을 닫는다.)	
		• 정상적인 수면을 증진하기 위해 처방된 약물을 투여하고, 약물의 효과와 부작용을 관찰, 기록한다.	• 환자가 먹는 약물이 수면에 미치는 영향을 평가한다. 많은 진정제와 최면제가 깊은 수면을 방해하기 때문이다.
		• 낮 동안에는 여가 활동에 참여하게 하고 과다한 낮잠은 피하도록 한다. • 매일 아침 지난밤에 수면을 어떻게 취했는지 표현하도록 한다. • 환자에게 이완요법을 가르친다.	• 휴식과 활동이 적절한 균형을 이루도록 생활 방식의 변화를 권장한다.
7. 산소 공급 장애와 관련한 활동 지속성 장애 - 최적의 안녕을 증진하는 활동에 참여한다. - 견딜 수 있는 만큼 일상 활동을 하면서 에너지를 보존한다.	• 쇠약감, 피로감 있음 • 빈호흡 있음 • 빈맥 있음 • 혈압 상승함 • 활동 감소함 • 활동 회피함	• 활동에 대한 반응을 관찰한다. - 기동 시 호흡 곤란이 있는지 관찰한다. - 맥박수, 리듬, 강도를 측정한다.	• 내성의 정도를 결정하기 위함이며, 호흡 곤란과 맥박수, 리듬, 강도의 변화를 통해 재빠르게 환자의 상태에 대처할 수 있다.
		• 서두르지 않고 서서히 접근하여 적당한 휴식과 활동을 격려한다. 활동 사이에 휴식 시간을 계획한다. 가능한 활동하도록 하며 견딜 수 있으면 활동을 점차 늘린다. - 40분 휠체어 ambulation을 하고 10분 휴식 시간을 갖도록 한다.	• 부가적인 휴식을 제공하여 피로를 감소하기 위해서다. 가능하다면 독립적인 내성을 기르기 위해 활동의 횟수와 지구력을 점차 늘린다.

간호진단과 목표	간호사정과 평가	간호계획과 중재	이론적 근거
		• 피곤의 특성을 설명하고 지나친 피곤과 호흡 곤란 현상이 발생하면 즉각 의료진에게 알리도록 교육한다.	• 피곤을 조절하려고 적극적으로 노력하는 태도를 갖게 된다. 또한 즉각적으로 의료진에게 알림으로써 혹시 발생하고 있는 감염이나 기타 합병증을 조기발견할 수 있다.
		• 에너지 보존 방법을 결정하기 위해 환자와 함께 문제를 해결한다.(예: 목욕 후 수건으로 피부를 말리는 대신 보풀 코가 있는 옷으로 몸을 감싸는 방법으로 피부를 말린다.)	• 에너지를 보존하는 방법을 확인하기 위함이며, 그럼으로써 산소를 덜 사용하고 이산화탄소를 덜 생성하도록 한다.
		• 환자에게 요구를 줄이고 불필요한 과정을 삼간다. 자주 사용하는 물건을 가까운 곳에 둔다. • 적당한 휴식을 돕기 위해 투약과 치료계획을 조정한다.	• 환자가 편리하게 사용할 수 있도록 하는 것으로 산소 요구량을 줄여준다.
		• 환자의 활동 요구 충족을 위해 가족과 친구를 참여시켜 지지하게 한다. • 필요하면 산소를 공급한다.	• 가족원은 치료적 활동과 휴식계획을 도와주기 위해 일상활동을 변형하거나 수정할 필요가 있다.
8. 수술과 관련한 불안 - 불안이 감소되었다고 말한다.	• 걱정, 신경과민 보임 • 도피나 회피 행동 보임 • 불면증 있음 • 변비, 빈뇨 있음 • 지나친 주의력 보임 • 근육 긴장도 증가함	• 불안의 정도를 사정한다. • 환자와 신뢰감을 형성하며 조용하고 일관성 있게 행동한다. • 적절한 정보를 제공한다. • 치료적인 의사소통 방법을 사용한다. • 불안의 정도가 심하면 환자와 함께 있도록 한다. • 관심 있는 태도로 환자를 대한다.	• 환자-간호사 간에 치료적인 신뢰 관계를 형성하기 때문이다. • 적절한 정보는 불안을 예견할 수 있고 예방할 수 있으므로 효과적이다.

간호진단과 목표	간호사정과 평가	간호계획과 중재	이론적 근거
9. 흉곽수술에 대한 지식 부족 - 흉곽수술에 대한 이해 정도를 표현한다.	• 부정확한 지식을 가지고 있거나 잘못 기억해 냄 • 오해나 잘못된 개념을 표현함	• 환자의 지식 정도를 사정한다. • 수술 전후 처치에 대하여 설명한다. • 궁금한 것을 묻도록 유도한다. • 퇴원 후 추후 관리에 대하여 설명한다.	
	• 지식 전달을 요구함 • 지시사항을 제대로 이행하지 못함 • 기술을 제대로 수행하지 못함	• 교육한 내용에 대하여 이해 정도를 확인한다. • 서면화된 교육 자료를 제공한다. • 환자의 반응을 비판하지 않고 반복적으로 설명한다.	• 이해 정도에 따라 재교육과 더 효과적인 교육방법을 개발하기 위해서다.
10. 분비물 증가 · 수술 통증과 관련한 기도개방 유지 불능 - 기도개방성이 유지된다. - 호흡음이 깨끗하다. - 효과적인 기침을 한다. - 적절한 가스교환이 이루어진다.	• 빈호흡 있음 • 청색증 있음 • 발열 있음 • 기침함 • 호흡 곤란 있음 • 비정상적 호흡음(잡음, 천명음) 들림 • 비대칭적 폐확장 • 발한 있음	• 호흡 양상을 사정한다. • 객담의 양과 색을 관찰한다. • 활력 징후가 안정되면 반좌위로 앉는다.	• 똑바로 앉은 자세는 폐의 확장을 돕고 효과적으로 환기를 촉진한다.
		• 수술 후 24–48시간 동안 최소한 1–2시간마다 기침과 심호흡을 하도록 돕는다. • 보상호흡측정기를 1시간에 10회 이상 하도록 한다.	• 심호흡은 기도를 팽창시켜 계면활성제 생산을 자극하고 폐 조직을 확장한다.
		• 심호흡을 서서히 한 다음 3–5초 숨을 참았다가 내쉬도록 교육한다. 두 번째 날숨에서 두 번 강하게 기침하도록 한다.	• 기침은 기관과 기관지 분비물이 폐 밖으로 이동하도록 돕는다.
		• 기침과 심호흡을 하는 동안 절개 부위를 손으로 지지한다.	• 절개선을 지지해주면 편안하고 안심이 된다.
		• 진통제의 효과가 가장 클 때 기침과 심호흡을 하도록 한다.	• 통증이 감소할수록 기침과 심호흡을 더욱 효과적으로 시행할 수 있다.
		• 흉부물리요법과 체위배액법을 시행한다. • 기침 전후의 호흡음을 사정한다.	

간호진단과 목표	간호사정과 평가	간호계획과 중재	이론적 근거
		• 호흡운동으로 폐 또는 봉합선이 손상되지 않음을 설명한다. • 적절한 수분을 공급한다. • 필요하면 산소를 공급한다. • 기관지확장제, 거담제, 스테로이드, 항생제 등을 투약한다. • 흉부 X선 결과를 감시한다. • 필요하면 기도흡인을 한다.	• 봉합 부위가 벌어질 것이라는 공포로 인해 기침 노력이 방해된다. • 수분과 습기는 분비물을 묽게 하여 쉽게 배출되도록 한다. • 흉부 촬영을 자주 하여 무기폐 또는 감염을 확인하도록 한다. • 기침이 효과적이지 않다면 흡인을 통해 폐 분비물을 제거해야 한다.
11. 폐절제술 후 종격동 변위와 관련한 심박출량 감소 - 종격동 변위의 징후가 없다. - 심박출량이 정상이다.	• 경정맥 팽대됨 • 흉부 X선상 종격동의 변위 있음 • 말초부종 있음 • 폐음의 변화 있음 • 호흡 곤란, 기좌호흡 보임 • 빈맥 있음 • 저혈압임 • 소변량 감소함	• 활력 징후를 측정한다. • 심전도를 모니터한다. • 호흡음을 사정한다. • 섭취량과 배설량을 관찰한다. • 흉부 X선 결과를 확인한다. • 기도 편위나 종격동 변위의 징후가 있는지 관찰한다. • 필요한 경우 흉강천자를 하여 공기 흡입을 돕는다.	• 시술된 부분으로 종격동이 변위된 경우 부정맥, 저혈압, cardiac herniation, 폐부종이 나타날 수 있다. • 종격동이 정상폐 쪽으로 변위된 경우 폐 기능을 감소시키고, 정맥 귀환에 장애를 초래한다.
12. 폐 절제술과 관련한 체액 과다 - 환자는 적절한 체액 상태를 유지한다. - 폐부종이나, 급성 호흡부전이 나타나지 않는다.	• 맥박수 증가함 • 호흡수 증가함 • 호흡 곤란 있음 • 지속적인 기침 • 거품 있는 객담 있음 • 청색증 있음 • 산소포화도 감소함 • 의식 변화 있음	• 활력 징후를 측정한다. • 심전도를 모니터한다. • 호흡음을 사정한다. • 흉부 X선 결과를 확인한다. • 필요하면 산소를 흡입하도록 한다.	• 폐 조직의 외과적 제거로 인해 남아 있는 한쪽 폐가 전체 심박출량에 적응하는 데는 2-4일이 걸린다. • 증가된 폐 혈류량은 모세혈관압을 상승시켜 폐부종과 급성 호흡부전을 일으킨다.

간호진단과 목표	간호사정과 평가	간호계획과 중재	이론적 근거
		• 매일 체중을 측정한다. • 섭취량과 배설량을 관찰한다. • 처방된 수분섭취량을 유지하도록 한다. • 수분 제한을 환자에게 설명한다. • 혈압이 낮고 소변량이 감소한 경우에는 수액을 보충하기보다 승압제(inotropic agents)를 투여한다.	• 체액 과다인 경우 폐저부에서 나음이 청진되고, 흉부 X선상에 혈관이 뚜렷하게 나타날 수 있다.
13. 배액관 삽입과 관련한 감염 위험성 - 감염 증상이 없다.	• 통증, 근육통 있음 • 전신허약, 나른함 보임 • 백혈구 수, 적혈구 침강 속도 증가됨 • 따뜻하고 홍조된 피부임 • 양성배양검사 결과 • 체온 상승함	• 활력 징후를 측정한다. • 임상검사 결과를 확인한다. • 흉부배액관을 통한 배액의 양과 색을 관찰한다. • 필요하면 항생제를 투여하고 효과와 부작용을 관찰한다. • 배액관 관리 때 철저한 무균법을 지킨다. • 피부간호를 시행한다.	• 감염 발생 시 혈압, 호흡수, 맥박, 체온이 상승된다. • 백혈구 수와 적혈구 침강 속도가 증가한다.
14. 통증 · 근육 절개 · 제한된 체위 · 흉관 삽입과 관련한 신체 기동력 장애 - 수술 후 팔과 어깨의 기능이 회복된다.	• 어깨 통증 있음 • 활동 회피함	• 활력 징후가 안정되면 반좌위(30–45° 세움)를 한다. • 의식이 회복될 때까지 수술하지 않은 쪽으로 측위를 취해 준다. • 설절제술 또는 분절절제술을 시행한 경우는 수술한 쪽으로 눕는 것을 피한다. • 폐절제술 후 안전한 측위는 피한다.	• 앉은 자세는 폐확장을 증가시키고 흉곽 배액을 촉진한다. • 환측으로 누우면 남아 있는 폐 조직의 확장을 방해하고 환기가 저하된 조직의 관류가 두드러져 정상적인 가스교환을 더욱 방해한다. • 폐절제술 후에는 종격동이 더 이상 양쪽 폐에 의해 지탱되지 않기 때문에 과도한 체위 변경은 종격동 변위와 남아 있는 폐의 억압을 유발한다.

간호진단과 목표	간호사정과 평가	간호계획과 중재	이론적 근거
		• 금기가 아니면 1–2시간마다 체위 변경을 시행한다. • 체위 변경 시 흉관을 잡아당기지 않도록 한다. 관이 꼬이거나 눌리지 않았는지 확인한다. • 상태가 안정되면 규칙적인 보행을 권장한다. 처방에 따라 산소 공급을 한다.	• 체위 변경은 움직임을 촉진하며 흉막강 내의 공기와 액체가 배액되도록 한다. 돌아누우면 순환이 증진되고, 폐의 환기가 촉진된다.
		• 마취에서 회복된 4시간 후부터 환측 팔과 어깨의 수동적인 ROM(Range of Motion)운동을 시작한다. 수술 후 첫 24시간 동안은 4–6시간마다 2회씩 시행하며 점차 2시간마다 10–20회로 증가시킨다. • 능동적 ROM운동은 대상자의 상태가 가능할 때 시작한다. • 일상 활동에서 환측 팔을 사용하도록 권장한다. 퇴원 후에도 지속적으로 팔을 사용하는 것이 중요함을 교육한다. • 활동 후 환자의 반응을 주의 깊게 사정한다. • 활동 사이에 적절한 휴식을 취하도록 한다.	• ROM운동은 수술 부위의 frozen shoulder를 예방한다. • 폐절제술 후 폐활량 감소에 적응해야 하므로 환자의 활동 지속성이 증가하는 데 시간이 걸린다.
15. 퇴원 후 자가간호와 관련한 건강 유지 행위 변화 - 퇴원 후 건강 관리 계획을 설명한다. - 퇴원 후 건강을 유지한다.	• 퇴원 후 활동 정도를 궁금해함 • 퇴원 후 상처 관리에 대해 걱정함	• 흉부 절개 상태와 대상자에 따라 상처관리를 교육한다. • 운동프로그램을 지속하도록 한다. • 무거운 것을 들지 않도록 한다. • 감염이나 호흡기 상태 악화 또는 기타 합병증이 발생하면 신속히 보고하도록 한다.	• 철저한 퇴원 교육은 자가간호 능력을 증진한다.

간호진단과 목표	간호사정과 평가	간호계획과 중재	이론적 근거
		• 규칙적인 추후관리의 중요성을 알려준다. • 필요한 자원을 제공해줄 수 있는 지역사회기관을 이용한다.	• 지속적인 운동은 활동지속성을 증가하고 합병증을 예방한다.

[II-5 기흉 Pneumothorax]

간호진단과 목표	간호사정과 평가	간호계획과 중재	이론적 근거
1. 흉막강 내 공기 유출과 관련한 통증 - 흉곽 내 압력이 회복되어 통증이 완화된다.	• 호흡수 증가함 • 맥박수 증가함 • 호흡 시 통증 호소함 • 호흡 곤란 보임 • 찡그린 얼굴 표정임	• 통증의 양상과 정도를 사정한다. • 활력 징후를 측정한다. • 반좌위를 취해준다. • 처방된 진통제를 투여한다.	• 스트레스나 통증으로 맥박과 호흡이 증가하고 혈압이 하강할 수 있다. • 좌위는 폐확장을 돕고 횡경막에 대한 복부 장기의 압력을 줄이므로 자신을 지지하는 데 힘이 적게 든다.
2. 흉막강 내 공기 유출과 관련한 비효율적 호흡 양상 - 호흡이 편안하다고 말한다. - ABGA가 정상 범위이다.	• 호흡 곤란 보임 • 호흡수 증가함 • 맥박수 증가함	• 호흡 양상을 사정한다. • 양측 흉곽의 움직임을 관찰한다. • 필요하면 산소를 공급한다. • 필요하면 흉곽천자를 한다. • 흉부밀봉배액법을 시행한다.	• 무기폐 부위는 호흡음이 없고 부분적으로 허탈된 부위는 호흡음이 감소한다. • 늑막강으로 공기가 유입되면 늑막강의 압력이 음압에서 양압으로 바뀌어 폐가 확장되지 못하고 허탈된다. • 공기를 빼내 늑막강을 음압으로 만들고 폐를 재확장하기 위해서다.
3. 흉부밀봉배액법 관리에 대한 지식 부족 - 튜브 삽관으로 인한 합병증 없이 배액이 유지된다.	• 지나친 두려움을 표현함 • 자신의 활동 범위에 대하여 잘 모름	• 흉부밀봉배액법의 원리를 설명한다. • 측면 자세를 할 때 모래주머니나 베개를 괴어 놓는다. • 자세 변화 시 흉관의 꼬임이나 눌림이 있는지 관찰한다. • 심호흡과 기침의 중요성을 설명한다.	• 튜브 삽관에 대한 불안을 감소하고 부작용을 예방하기 위해서다. • 배액관 쪽으로 누우면 통증이 유발된다. 모래주머니는 배액관 쪽의 긴장을 줄이고 손상 부위의 팔을 지지한다. • 흉관이 개방되어야 공기 유통이 원활하다. • 배액을 증진하고 위축을 예방하기 위해서다.

간호진단과 목표	간호사정과 평가	간호계획과 중재	이론적 근거
		• 환부가 있는 부위의 팔은 규칙적으로 ROM운동을 하도록 교육한다.	
4. 질병 발생과 관련한 불안 - 현재의 질병 상황을 알고 대처한다. - 불안이 감소되었다고 말한다.	• 수면 곤란 있음 • 호흡 곤란 있음 • 안절부절못함 • 걱정, 근심 있음	• 불안의 정도를 사정한다. • 치료 방향에 대하여 설명한다. • 환자의 말을 경청하고 감정을 표현하도록 돕는다. • 환자 간호를 결정할 때 가능하면 환자를 참여시킨다. • 근육 이완요법이나 상상요법을 시행한다.	• 불안은 막연하고 확실치 않은 위협에 대해 놀란 감정이며 인간 상호 간에 전달될 수 있다. • 개인은 기대와 욕구를 지니고, 자율적인 대처기전을 사용하기 때문이다.

[II-6 흉선절제술 Thymectomy]

간호진단과 목표	간호사정과 평가	간호계획과 중재	이론적 근거
1. 수술과 관련한 통증 - 환자는 통증을 줄이거나 없애는 방법을 말한다. - 통증이 감소되었다고 말한다.	• 통증을 말로 표현함 • 통증 부위를 타인이 만지지 못하게 방어함 • 안절부절못함 • 불안정됨 • 얼굴에 통증 표현이 나타남 • 발한 있음 • 근육 긴장도 증가함	• 통증의 정도와 특성을 사정한다. • 통증을 말로 표현하도록 한다. • 필요하면 처방된 진통제를 투여한다. • 안위 증진과 기분전환을 위한 간호를 수행한다.(이완요법, 심상요법)	• 통증유발 요인으로 생리 기전, 감각 영역, 동기 유발, 정의 영역이 있다. • 급성 통증인 경우는 마약성 진통제를 투여하나 만성 통증인 경우는 과도하게 투약하지 않아야 한다.
2. 근육 쇠약과 관련한 활동 지속성 장애 - 적절한 도움을 받아 활동이 가능하다.	• 활동 후의 피로감 있음 • 일상생활 동작 수행의 어려움 느낌 • 활동 회피함 • 활동 감소됨 • 근육 쇠약 있음	• 근육의 강도를 사정한다. • 언어 구사 능력을 사정한다.	• 흉선종 환자의 50%는 증상이 없으며, 30%는 중증근무력증과 관련이 있다.
		• 안검하수, 복시, 외안근 운동, 안면 근육의 쇠약, 씹고 삼키는 능력, 기침 반사와 최토 반사의 정도를 사정한다.	
		• 항콜린에스테라제 투여 시 투여 전 30분과 투여 후 1시간의 근육 상태를 사정한 후 변화를 기록한다.	• 근육 쇠약은 항콜린에스테라제의 투여 후 3–4시간에 나타나며, 약물의 최대 효과는 투여 후 1시간에 나타난다.
		• 환경 자극을 최소화한다.	
		• 근육 강도 증가의 주기적 양상을 확인하기 위하여 휴식 후의 근육 강도를 사정한다.	• 휴식 후의 근육 강도의 호전 정도를 정립하기 위해서다.
		• 휴식 후 또는 이른 아침에 일상생활 동작을 계획하여 시행한다.	• 환자의 근육 강도는 이 시간에 가장 강하다.

간호진단과 목표	간호사정과 평가	간호계획과 중재	이론적 근거
3. 호흡근의 쇠약과 관련한 비효율적 호흡 양상 - 호흡곤란이 없고 숨쉬기 편안하다. - ABGA가 정상 범위이다.	• 호흡수 감소됨 • 청색증 있음 • 폐활량과 1회 호흡량 감소됨 • 의식 수준 변화됨 • 산소분압 감소, 이산화탄소 분압은 증가함	• 언어 구사 능력을 사정한다. • 안검하수, 복시, 외안근 운동, 안면 근육의 쇠약, 씹고 삼키는 능력, 기침 반사와 최토 반사의 정도를 사정한다.	
		• 항콜린에스테라제 투여 시 투여 전 30분과 투여 후 1시간의 근육 상태를 사정한 후 변화를 기록한다.	• 근육 쇠약은 항콜린에스테라제의 투여 후 3~4시간에 나타나며, 약물의 최대 효과는 투여 후 1시간에 나타난다.
		• 환경 자극을 최소화한다.	
		• 근육 강도 증가의 주기적 양상을 확인하기 위하여 휴식 후의 근육 강도를 사정한다.	• 휴식 후의 근육 강도의 호전 정도를 정립하기 위해서다.
		• 휴식 후 또는 이른 아침에 일상생활 동작을 계획하여 시행한다.	• 환자의 근육 강도는 이 시간에 가장 강하다.
		• 2시간마다 호흡 양상을 사정한다	• 호흡 양상의 변화는 호흡근 쇠약을 예측할 수 있다.
		• 2시간마다 호흡음을 사정한다.	• 호흡음의 감소는 비효율적 환기의 신호가 된다.
		• 피부색과 의식 수준을 2시간마다 사정한다.	• 피부색과 의식 수준은 산소포화의 지표가 된다.
		• 동맥혈가스분압 결과를 확인한다. • 필요하면 산소를 공급한다. • 필요하면 기도흡인을 한다. • 30~40° 정도의 반좌위를 취해준다.	• 산소분압 15mmHg, 이산화탄소분압 10mmHg의 감소는 갑작스런 호흡 부전의 지표가 된다.
		• 기침과 심호흡을 유도한다. • 필요하면 흉부물리요법을 시행한다.	• 분비물의 정체를 예방하기 위해서다.

간호진단과 목표	간호사정과 평가	간호계획과 중재	이론적 근거
4. 저작 · 연하곤란과 관련한 영양 결핍 - 적절한 체중이 유지된다. - 대사 요구에 맞는 식이를 섭취한다.	• 연하와 저작 능력이 감소됨 • 체중 감소됨 • 근육 강도 약화됨 • 저작과 연하근육 쇠약함 • 음식 섭취량 감소됨	• 환자의 영양 상태를 사정한다. • 매일 체중을 측정한다. • 저작과 연하능력을 사정한다. • 식사 30~60분 전에 항콜린에스테라제를 투여한다. • 적은 양을 자주 제공한다. • 고단백· 고에너지식을 먹이도록 한다. • 식사 시 충분한 시간을 제공하고 환자의 곁에 머물면서 보조한다. • 임상검사 결과를 관찰한다.(혈액요소질소, 혈당, 전해질, 혈중알부민) • 필요하면 영양사에게 의뢰한다.	• 저작과 연하근육이 영향을 받으므로 기도흡인을 예방하기 위해서다. • 저작하는 데 필요한 근육의 힘을 최대로 하기 위해서다. • 적절한 칼로리를 제공하고 항콜린에스테라제의 위장관에 대한 부작용을 최소화하기 위해서다. • 영양 상태의 지표가 되기 때문이다.
5. 배액관 삽입과 관련한 감염 위험성 - 감염 증상이 없다.	• 통증, 근육통 있음 • 전신허약, 나른함 있음 • 백혈구 수, 적혈구 침강 속도 증가함 • 따뜻하고 홍조된 피부임 • 발진 있음 • 발한 있음 • 양성배양검사 결과 • 체온 상승함	• 활력 징후를 측정한다. • 임상검사 결과를 확인한다. • 흉부배액관을 통한 배액의 양과 색을 관찰한다. • 필요하면 항생제를 투여하고 효과와 부작용을 관찰한다. • 배액관 관리 시 철저한 무균법을 지킨다. • 피부간호를 시행한다.	• 감염 발생 시 혈압, 호흡수, 맥박, 체온이 상승된다. • 백혈구 수와 적혈구 침강 속도가 증가한다.

[II-7 만성기관지염 Chronic Bronchitis]

간호진단과 목표	간호사정과 평가	간호계획과 중재	이론적 근거
1. 다량의 기관지 분비물로 인한 비효율적 기도 청결 - 기도개방성이 증가되어 충분한 환기를 유지한다.	• 가래소리 들림 • 기관지 분비물 증가함 • 빠른 호흡 있음 • 기침 있음 • 호흡 곤란 있음 • 비정상적인 호흡음 들림 • grunting sound 들림	• 산소포화도를 모니터한다. • 호흡수를 측정한다. • 호흡 양상을 관찰한다.	• 저산소혈증을 감시한다. • 호흡수를 포함한 호흡의 양상도 다양한 질병 과정과 관련되므로 관찰이 필요하다. 깊고 빠른 호흡은 산증을 보상하기 위한 징후이므로 빠른 대처가 필요하다.
	• purulent sputum 있음	• 호흡음을 청진한다.	• 감소된 호흡음과 천명음을 들을 수 있다.
	• 객혈 있음 • 불안 있음 • 발한 증가함	• Fowler's position을 취해준다.	• 횡격막을 제 위치에 자리하게 하고 분비물을 쉽게 배출시켜 폐의 환기를 돕는다. • 기침을 쉽게 하고 흡인을 예방한다.
		• 환자가 호흡을 조절할 수 있도록 돕는다.	• 의식적으로 호흡을 조절하는 방법은 폐포의 가스교환을 증진하고, 폐 내에 공기가 축적되는 것을 방지하므로 더욱 효과적으로 호흡할 수 있다.
		• 심호흡하도록 한다. • 기침하도록 한다.	• 심호흡과 기침의 목적은 폐 확장, 분비물 이동, 축적된 분비물로 인한 부작용(무기폐, 폐렴)의 예방이다.
		• 객담배출을 격려한다.	• 기도개방성 유지를 위해 객담배출을 격려한다. • 기침과 객담배출이 부적절하면 기도 분비물의 정체로 무기폐가 발생할 수 있다.

간호진단과 목표	간호사정과 평가	간호계획과 중재	이론적 근거
		• 객담 양상을 확인한다.	• 백색에서 황색이나 녹색으로 객담의 색이 변화하거나 양이 증가하면 기관 내 감염을 의심할 수 있다.
		• 수분섭취를 격려한다. • 적절한 습도를 유지한다.	• 객담을 묽게 하여 배출이 쉽게 한다.
		• 체위배액을 시행한다. • vibrator 사용법을 교육한다. • vibrator를 적용한다.	• 체위배액과 흉부물리요법으로 말초기도에서 중심기도로 분비물을 이동시키고, 폐조직을 재팽창시키며, 호흡근을 효율적으로 이용하도록 도와준다.
		• 흡인(suction)을 시행한다.	• 비정상적인 호흡음이 나타날 때만 수행한다. 약한 기침, 허약한 폐근육으로 객담을 효과적으로 배출하지 못하는 환자에게 시행한다.
		• 처방에 따라 약물을 투여한다.	• 공기 흐름의 폐색이 있는 만성기관지염은 약물 치료가 필요하다. 약물 치료의 주요 목적은 기도폐색과 점막부종의 진행을 중지시키고, 분비물 양을 감소시키며, 기관지 평활근 경련을 완화시키는 것이다. 점액 용해제와 기관지확장제가 처방된다.
2. 과다 점액과 기관지벽 비후로 인한 가스교환 장애 - ABGA가 정상 범위이다.	• 기침 있음 • 가래 있음 • 기좌호흡 있음 • 비정상적인 호흡음 들림 • 호흡 곤란 있음	• 객담배출을 격려한다.	• 피로, 근육 쇠약, 흉부불편감, 과도한 분비물 등으로 인해 종종 분비물 제거에 어려움을 겪는다. • 분비물이 증가하면 기도가 좁아지게 된다.

간호진단과 목표	간호사정과 평가	간호계획과 중재	이론적 근거
	• 산소포화도 떨어짐 • 산소 흡입 중임 • 청색증 있음	• 경구 수분섭취를 격려한다.	• 객담을 묽게 하여 배출이 쉬워진다.
	• 수면 경향 있음 • 불안 있음 • SaO_2 감소함 • $PaCO_2$ 증가함	• 호흡 양상을 관찰한다. • 호흡 곤란이 있는지 확인한다.	• 호흡수를 포함한 호흡의 양상도 다양한 질병 과정과 관련되므로 관찰이 필요하다. 깊고 빠른 호흡은 산증을 보상하기 위한 징후이므로 빠른 대처가 필요하다.
	• 기관지 spasm 있음 • 폐음 감소함 • accessory muscle을 사용하여 호흡함 • chest retraction 있음 • crackle 들림	• 폐음을 청진한다.	• 악설음과 수포음을 청진하여 흡인이 필요한지 결정한다.
	• dyspnea on exertion 있음	• 산소를 흡입한다.	• 급성 호흡 곤란을 완화한다.
	• grunting sound 들림 • productive cough 있음 • purulent sputum 있음	• 산소포화도를 모니터한다. • ABGA 검사 결과를 확인한다.	• 저산소혈증을 감시한다. • 동맥혈가스분압이 산소화와 가스교환 장애를 가장 정확하게 나타낸다. 호흡수, 심박동수, 부정맥 등은 간접적으로 가스교환 상태를 나타낸다.
	• 천명음(wheezing) 청진됨	• high Fowler's position을 취해준다.	• 이 자세는 충분한 환기와 관류의 조화로 산소를 증가시킨다.
		• 활동 중 휴식 시간을 갖도록 격려한다.	• 휴식은 산소 요구량을 줄일 수 있다.
		• respiratory acidosis 증상이 있는지 확인한다.(정신 상태의 변화, 빈맥, 불안, 비정상적인 호흡)	• 뇌조직에 산소 운반이 감소하면 불안, 혼돈과 같은 증상이 나타난다.
		• nebulizer 사용법을 교육한다. • nebulizer를 적용한다.	• 기관지확장제, 거담제 분무요법으로 공기의 흐름이 증진된다.

간호진단과 목표	간호사정과 평가	간호계획과 중재	이론적 근거
3. 부적절한 산화 · 호흡 곤란과 관련한 활동지속성 장애 - 원하는 활동 수준으로 호전된다.	• 가슴 답답하다 함 • 권태감 있음 • 고탄산혈증 있음 • 기좌호흡 있음 • 빈맥 있음 • 산소포화도 모니터 중임 • 스스로 이동하지 못함 • 심하게 피로하다고 함 • 움직이려 하지 않음 • 전신허약감 있음 • 호흡 곤란 있음 • dyspnea on exertion 증가함 • 휴식 요구 증가함 • 천명음(wheezing) 청진됨	• 활동 수준을 평가한다.	• 환자에게 필수로 간주되는 활동에 대한 계획을 세우기 위해서다.
		• 서서히 움직이도록 교육한다.	• 신체 활동을 점진적으로 늘리는 것은 호흡기와 심장 기능을 증진하여 활동지속성을 높여준다.
		• 앉은 자세에서 천천히 심호흡하도록 격려한다.	• 흉부 팽창을 증가시키고 흉부 근육을 이완시키며, 횡격막이 수축할 수 있는 자세로 호흡의 에너지 요구량이 적어진다.
		• pursed lip 호흡법으로 호흡하도록 격려한다.	• 호흡 유지를 통해 이용 가능한 호흡 기능을 최대로 사용한다. 입을 오므리는 호흡은 폐에 호기말 양압을 주어 기도가 열리도록 한다.
		• 점진적 운동프로그램을 계획한다. • 운동방법을 교육한다.	• 폐 재활프로그램의 일부로 큰 근육군의 운동 조절이나 호흡근의 재훈련으로 호흡근 강도와 내구성을 증가시킨다.
		• 활동방법을 환자와 보호자에게 교육한다.	• 활동을 계획하고 조율하여 에너지를 보존하고 최대한의 내성을 키워 불편을 최소화한다.

간호진단과 목표	간호사정과 평가	간호계획과 중재	이론적 근거
4. 호흡 곤란 발작과 관련한 불안 - 신체적, 심리적 편안감이 증진된다.	• 호흡수 증가함 • restlessness 있음 • 기관지 분비물 증가함 • 기도폐쇄 증상 있음 • 가슴 답답하다고 함	• 불안 상태를 사정한다. • 불안 증상이 있는지 관찰한다. • 불안을 증가시키는 원인을 확인한다.	• 불안은 호흡 곤란을 악화시키고 활동 기능 상태에 영향을 미친다.
	• 과다호흡 있음 • 공황 수준의 불안이 관찰됨 • 긴장된 표정 보임 • 대화 회피함 • 말이 많음 • 무기력 호소함 • 불면증 있음 • 불안 호소함 • 성격 변화 있음 • 수면 장애 호소함 • 숙면 취하지 못함 • 식욕부진 있음 • 신경 예민함 • 위축됨	• 불안을 표현하도록 격려한다.	• 감정을 표현함으로써 불안이 감소될 수 있다.
		• 불안 증가의 징후를 인식하고 반응을 중단시키는 기법을 사용할 수 있도록 한다.	• 환자가 스스로 증상을 완화시킬 수 있는 중재법을 알게 하여 자신감과 통제력을 갖도록 한다.
		• 심호흡 방법을 교육한다. • 호흡 조절을 격려한다.	• 불안이나 공황을 느낄 때 입술을 오므린 호흡과 횡격막 호흡을 하도록 교육한다.
		• 불안이 전달되지 않도록 한다.	• 필요하면 능숙하게 도움을 주어 대상자를 안심시킬 수 있다. 불안은 전염성이 있으므로 차분하게 대처한다.
		• 환경을 변화시켜준다.	• 환경적인 변화는 대상자의 질식할 것 같은 느낌을 감소시켜준다.
		• 이완요법을 시행한다.(상상요법, 근육이완법, 명상요법)	• 궁극적으로 환자가 편히 쉬는 방법을 배우고 자극을 조절하여 증상이 악화되는 것을 피할 수 있다.

간호진단과 목표	간호사정과 평가	간호계획과 중재	이론적 근거
5. 식욕부진과 관련한 영양 부족 - 활동 수준과 대사 요구에 맞는 일일 영양 요구량을 섭취하여, 목표체중을 관리하고 유지하는 계획을 세운다.	• 경구섭취 못함 • 소화불량 있음 • 식사량이 적음 • 오심, 구토 있음 • 전신허약감 있음 • 금식 중임 • 저체중임 • 체중 감소함 • 혈청알부민 수치 정상 이하임	• 영양 상태를 평가한다.	• 환자의 영양 상태를 최대화하는 전략을 찾기 위해 완전한 영양 상태 평가가 이루어져야 한다.
		• 경구섭취량을 측정한다. • 식이 습관을 사정한다.	
		• 고단백· 고열량식이 섭취를 격려한다.	• 영양 불량은 체중, 호흡근 질량, 호흡근 강도, 폐 탄력성, 폐포-모세혈관을 약화시켜 비효율적인 호흡 양상을 초래한다.
		• 식사 중 수분섭취를 제한한다.	• 환자는 복부의 팽창과 가득 찬 느낌 때문에 식사를 제대로 할 수 없으므로 식사 전과 식사 동안에 액체를 마시지 않도록 한다.
		• 식사 전 휴식하도록 격려한다.	• 식사하는 동안의 호흡 곤란을 감소할 수 있다.
		• 식이 거부의 원인을 사정한다.	• 기관지 경련이나 분비물로 인한 호흡 곤란이 식이 거부의 원인이라면 식사 30분 전에 충분히 객담을 뱉어 내고 기관지 확장제를 분무하면 도움이 될 수 있다.
		• 구강간호를 시행한다.	• 청결한 구강은 입맛을 향상시킨다.
		• 혈중알부민 검사 결과를 확인한다.	• 영양 상태 사정의 지표가 된다.
		• 체중을 측정한다.	• 체중 변화는 영양 상태의 지표가 된다.
		• 정보를 제공한다.	• 호흡 곤란을 관리하면서 적절한 영양 섭취를 할 수 있는 방법과 관련한 정보를 제공한다. • 하루 중 가장 중요한 식사는 환자가 가장 배가 고프고 휴식을 충분히 취했을 때 제공한다.

[II-8 기관지 확장증 Bronchiectasis]

간호진단과 목표	간호사정과 평가	간호계획과 중재	이론적 근거
1. 분비물로 인한 기관지 폐쇄와 관련한 비효율적 기도 청결 - 기도개방성이 증가되어 충분한 환기를 유지한다.	• 가래소리 들림 • 기관지 분비물 증가함	• 호흡수를 측정한다. • 호흡 양상을 관찰한다.	• 호흡수를 포함한 호흡의 양상도 다양한 질병 과정과 관련되므로 관찰이 필요하다.
	• 빠른 호흡 있음 • 기침 있음	• Fowler's position을 취해준다.	• 횡격막이 제 위치에 자리하게 하고 분비물을 쉽게 배출시키고 폐의 환기를 돕는다.
	• 호흡 곤란 있음 • 비정상적인 호흡음 들림 • 객혈 있음 • grunting sound 들림	• 기침을 하도록 한다.	• 기침을 쉽게 하고 흡인을 예방한다. • 심호흡과 기침의 목적은 폐 확장, 분비물 이동, 축적된 분비물로 인한 부작용(무기폐, 폐렴)의 예방이다.
	• purulent sputum 있음	• 객담배출을 격려한다.	• 기도개방성 유지를 위해 객담배출을 격려해야 한다.
	• 불안 있음 • 발한 증가함	• 객담 양상을 확인한다.	• 백색에서 황색이나 녹색으로 객담의 색이 변화하거나 양이 증가하면 기관 내 감염을 의심할 수 있다.
		• 수분섭취를 격려한다. • 적절한 습도를 유지시킨다.	• 객담을 묽게 하여 배출이 쉽게 된다.
		• 체위배액을 시행한다. • vibrator 사용법을 교육한다. • vibrator를 적용한다.	• 체위배액과 흉부물리요법으로 말초기도에서 중심기도로 분비물을 이동시키고, 폐조직을 재팽창시키며, 호흡근을 효율적으로 이용하도록 도와준다.
		• 흡인(suction)을 시행한다.	• 비정상적인 호흡음이 나타날 때만 수행한다. 약한 기침, 허약한 폐근육으로 객담을 효과적으로 배출하지 못하는 환자에게 시행한다.

간호진단과 목표	간호사정과 평가	간호계획과 중재	이론적 근거
2. 식욕 감퇴 · 호흡 곤란과 관련한 영양 부족 - 활동 수준과 대사 요구에 맞는 일일 영양 요구량을 섭취하여, 목표체중을 관리하고 유지하는 계획을 세운다.	• 경구섭취 못함 • 소화불량 있음 • 식사량 적음 • 오심, 구토 있음 • 전신허약감 있음 • 저체중임 • 체중 감소함 • 혈청알부민 수치 정상 이하임	• 영양 상태를 평가한다.	• 환자의 영양 상태를 최대화하는 전략을 찾기 위해 완전한 영양상태평가가 이루어져야 한다.
		• 고단백·고열량식이 섭취를 격려한다.	• 영양 불량은 체중, 호흡근 질량, 호흡근 강도, 폐 탄력성, 폐포-모세혈관을 약화시켜 비효율적인 호흡 양상을 초래한다.
		• 식사 중 수분섭취를 제한한다.	• 환자는 복부의 팽창과 가득 찬 느낌 때문에 식사를 제대로 할 수 없으므로 식사 전과 식사 동안에 액체를 마시지 않도록 한다.
		• 식사 전 휴식하도록 격려한다.	• 식사 동안의 호흡 곤란을 감소시킬 수 있다.
		• 식이 거부의 원인을 사정한다.	• 기관지 경련이나 분비물로 인한 호흡 곤란이 식이 거부의 원인이라면 식사 30분 전에 충분히 객담을 뱉어 내고 기관지확장제를 분무하면 도움이 될 수 있다.
		• 객담배출을 격려한다.	• 식사 시간 전에 객담을 배출하여 편안히 식사하게 한다.
		• 산소 흡입을 한다.	• 적절한 산소화는 식사를 위한 에너지를 증가시킨다.
		• 구강간호를 시행한다.	• 청결한 구강은 입맛을 향상시킨다.
		• 혈중알부민 검사 결과를 확인한다.	• 영양상태 사정의 지표가 된다.
		• 체중을 측정한다.	• 영양 상태의 변화를 반영한다.

간호진단과 목표	간호사정과 평가	간호계획과 중재	이론적 근거
3. 만성 질병과 관련한 자긍심 저하 - 긍정적인 자아를 가지고 있음을 표현할 수 있고, 우울 증상이 없다.	• 다량의 객담 있음 • 수동적임 • 위축됨 • 자존감 저하됨 • 적극성 결여됨	• 감정을 말로 표현하도록 한다. • 감정을 인정해준다. • 개방적인 대화를 격려한다. • 걱정과 두려움을 표현하도록 격려한다.	
	• 부적절한 정서 보임 • 무력감 있음	• 긍정적 강화를 제공한다.	• 인정과 긍정적 강화는 자존감을 증진한다.
	• 상호작용 결여됨 • 사회적 고립 있음 • 우울해함	• 자존감을 갖도록 도와준다. • 지지해준다.	• 자존감이 낮은 사람은 보통 자신의 긍정적인 속성을 인식하기 어렵다.
		• 자가간호를 독립적으로 수행할 때 칭찬해준다.	• 스스로 자가간호 활동을 수행하는 능력은 자존감 증진에 도움된다.
		• 부정적 반응(negative feedback)을 가능한 한 삼간다.	• 부정적 반응은 자존감이 낮은 사람을 위협할 수 있다. 성공은 자존감을 높여준다.

[II–9 기관지천식 Bronchial Asthma]

간호진단과 목표	간호사정과 평가	간호계획과 중재	이론적 근거
1. 기도폐쇄와 관련한 가스교환 장애 - ABGA가 정상 범위이다.	• 기침 있음 • 가래 있음 • 비정상적인 호흡음 들림 • 호흡 곤란 있음 • 산소포화도 떨어짐	• 호흡 양상을 관찰한다. • 호흡 곤란이 있는지 확인한다.	• 극심한 호흡 곤란과 천명음은 심정지나 호흡 정지 등을 일으킬 수 있다. 급성 상태 호전을 위해 정확한 사정이 필요하다.
	• 불안 있음 • SaO_2 감소함 • 기관지 spasm 있음 • 폐음 감소함 • accessory muscle을 사용하여 호흡함	• 호흡음을 청진한다.	• 경증이나 중등도의 천식에서는 호기 시 중등도의 천명음(wheezing)이 들리고 임박한 호흡부전에서는 천명음이 없고 공기 흐름도 거의 없다.
	• chest retraction 있음 • productive cough 있음	• 심호흡 방법을 교육한다.	• 효과적인 호흡 양상의 흡기·호기비는 5:10이다.
	• 천명음(wheezing) 청진됨	• 산소 흡입을 한다.	• 급성호흡 곤란을 감소시킨다.
	• 심호흡 못함 • 기도폐쇄 증상 있음	• 산소포화도를 모니터한다.	• 저산소혈증을 감시한다.
	• 공황 상태 있음 • 입술 청색증 있음 • 코 벌름거림 있음	• ABGA 검사 결과를 확인한다.	• 동맥혈가스분압이 산소화와 가스교환 장애를 가장 정확하게 나타낸다. 호흡수, 심박동수, 부정맥 등은 간접적으로 가스교환 상태를 나타낸다.
		• high Fowler's position을 취해 준다.	• 이 자세는 충분한 환기와 관류의 조화로 산소량을 늘린다.
		• respiratory acidosis 증상이 있는지 확인한다.(정신 상태의 변화, 빈맥, 불안, 비정상적인 호흡)	• 뇌 조직에 산소 운반이 감소하면 불안, 혼돈과 같은 증상이 나타난다.

간호진단과 목표	간호사정과 평가	간호계획과 중재	이론적 근거
		• nebulizer 사용법을 교육한다. • nebulizer를 적용한다.	• 기관지확장제, 거담제 분무요법으로 공기의 흐름을 증진한다.
2. 분비물로 인한 기관지 폐쇄와 관련한 비효율적 기도 청결 - 기도개방성이 증가하여 충분한 환기를 유지한다.	• 가래소리 들림 • 기관지 분비물 증가함 • 빠른 호흡 있음 • 기침 있음 • 호흡 곤란 있음 • 비정상적인 호흡음 들림 • grunting sound 들림 • purulent sputum 있음 • 불안 있음 • 발한 증가함	• 기침을 하도록 한다. • 객담배출을 격려한다. • 처방에 따라 약물을 투여한다.	• 기침은 기도의 자연적 자가 청결기전이고 기도개방을 유지하기 위한 기도섬모를 도와주는 가장 좋은 방법이다. • 기도개방성 유지를 위해 객담배출을 격려해야 한다. • 점액 용해제와 기관지확장제가 처방된다.
3. 천식 발작과 관련한 불안 - 신체적, 심리적 편안감이 증진된다.	• 대처방법을 모름 • 호흡수 증가함 • restlessness 있음 • 공황 수준의 불안이 관찰됨 • 긴장된 표정 보임	• 천식의 발생 원인을 설명한다. • 처방된 약을 정확하게 투여하도록 교육한다. • 불안 상태를 사정한다. • 불안 증상이 있는지 관찰한다. • 불안을 증가시키는 원인을 확인한다. • 불안을 표현하도록 격려한다. • 불안 증가의 징후를 인식하고 반응을 중단시키는 기법을 사용할 수 있도록 한다.	• 의료인들의 완전한 설명은 환자들의 불안 감소에 도움이 된다. • 천식이 잘 조절되지 않는 이유 중 하나는 잘못된 투약방법에 있다. • 불안은 호흡 곤란을 악화시키고 기능 상태에 영향을 미친다. • 감정을 표현하면 불안이 감소할 수 있다. • 환자가 스스로 증상을 완화시킬 수 있는 중재법을 알게 하여 자신감과 통제력을 갖도록 한다.

간호진단과 목표	간호사정과 평가	간호계획과 중재	이론적 근거
		• 심호흡 방법을 교육한다. • 호흡 조절을 격려한다.	• 불안이나 공황을 느낄 때 입술을 오므린 호흡과 횡격막 호흡을 하도록 교육한다.
		• 불안이 전달되지 않도록 한다.	• 필요하면 능숙하게 도움을 주는 것이 대상자를 안심시킬 수 있다. 불안은 전염성이 있으므로 차분하게 대처한다.
		• 환경을 변화시켜준다.	• 환경적인 변화는 대상자의 질식할 것 같은 느낌을 줄여준다.
		• 이완요법을 시행한다.(상상요법, 근육이완법, 명상요법)	• 궁극적으로 환자가 편히 쉬는 방법을 배우고 자극을 조절하여 증상이 악화되는 것을 피할 수 있다.
		• 지지적인 방문을 격려한다.	• 불안과 두려움을 나누도록 한다.

[II-10 기관절개술 Tracheostomy]

간호진단과 목표	간호사정과 평가	간호계획과 중재	이론적 근거
1. 분비물과 관련한 비효율적 기도 청결 - 기도개방성이 증가되어 충분한 환기를 유지한다.	• 가래소리 들림 • 기관지 분비물 증가함 • 빠른 호흡 있음 • 기침 있음 • 호흡 곤란 있음 • 비정상적인 호흡음 들림 • grunting sound 들림 • purulent sputum 있음 • 불안 있음 • 발한 증가함	• Fowler's position을 취해준다.	• 횡격막이 제 위치에 자리하게 하고 분비물을 쉽게 배출시키며 폐의 환기를 돕는다.
		• 흡인(suction)을 시행한다.	• 기침을 쉽게 하고 흡인을 예방한다. • 기도개방성 유지를 위해 흡인이 필요하다. • 기침과 객담배출이 부적절할 때 기도 분비물의 정체로 발생할 수 있는 무기폐를 예방할 수 있다. • 기도가 분비물에 의해 좁아지지 않도록 한다. 가능하면 짧게 하고 흡입 전후로 100% 산소를 공급해준다.
		• 처방에 따라 약물을 투여한다.	• 점액 용해제와 기관지확장제가 처방된다.
		• nebulizer 사용법을 교육한다. • nebulizer를 적용한다.	• 가습과 객담 용해제는 분비물을 제거하기 쉬운 액체 형태로 유지해주고 점막전색을 방지해준다.
2. 기관절개수술과 관련한 기도흡인 위험 - 기도흡인을 경험하지 않는다.	• 기관절개관 유지 중임 • feeding 시 기관절개관 주위로 음식물 누출(leakage) 있음 • 기침 반사 없음 • 구토함	• 경관 영양에 대해 설명한다.	• 기관절개관은 후두를 고정시켜 효율적인 연하작용을 방해하므로 연하곤란이 초래될 수 있다. 또한, 기관절개관 커프의 팽창이 식도를 압박하여 음식의 통로를 방해한다.
	• 식사 시 흡인 있음	• 위잔여물을 흡인하여 확인한다.	• 과식으로 인한 구토를 예방한다

간호진단과 목표	간호사정과 평가	간호계획과 중재	이론적 근거
	• 연하곤란 연습식이 먹고 있음 • 삼킬 때 chin tuck 잘 못함	• 앉은 자세로 식사하도록 격려한다. • 식후 30분 이상 앉아 있도록 한다.	• 구토나 역류 시 음식물 흡인을 예방할 수 있다.
		• 삼키는 동안 숨을 멈추도록 교육한다.	• 음식을 삼킬 때, 후두는 이물질이 기도로 들어가지 않도록 위로 상승하면서 전방으로 이동하여 윤상인두근육과 상부 식도괄약근의 개방을 돕는다.
		• 삼킬 때 chin tuck 하도록 교육한다.	• 턱을 가슴에 붙여 기도를 좁게 하면 식도로 음식이 잘 넘어갈 수 있다.
		• 연하곤란식이를 제공한다.	• 반고형의 음식이나 음료가 삼키기 수월하다. 기구의 기능불량으로 인한 흡인을 예방하기 위해서다. 적절한 기도개방을 유지하고 분비물을 제거하기 위해서다.
3. 분비물의 자극과 관련한 피부 손상 위험 - 피부 손상이 없다.	• 상처 주위 피부 젖어 있음	• 피부 상태를 관찰한다.	• 피부통합성에 손상이 있는지, 감염이 있는지 확인하기 위해서다.
	• 상처 주위에 발적(redness)있음 • 수술 상처 주위 피부 젖어 있음	• 드레싱한다.	• 혈액이나 점액이 축축하게 젖은 드레싱은 미생물이 자라기에 적합한 배지이며 이는 조직을 자극하여 파괴한다.
	• 가려움증 있음	• 분비물을 닦아준다.	• 절개부를 깨끗하게 유지하는 것은 치유를 촉진한다.
		• 적절한 습도와 충분한 영양을 공급한다.	• 기관지염과 가피형성을 예방하기 위해서다.

간호진단과 목표	간호사정과 평가	간호계획과 중재	이론적 근거
4. 기관절개와 관련한 감염 위험 - 감염의 위험요인을 알고 필요한 예방 조처를 할 수 있다.	• 거즈 젖어 있음 • 기관절개관 주위 통증 있음 • 냄새 남 • 분비물 있음	• 감염 증상이 있는지 확인한다.	• 기관절개는 상부기도의 정상적인 방어 기전을 차단한다. • 감염 발생 시 체온과 맥박이 상승된다.
	• 맥박수 증가함 • 열감 있음 • C-Reactive Protein 수치 증가함 • chilling 있음 • 가래 증가함	• 기관절개부위 거즈를 교환한다.	• 혈액이나 점액이 축축하게 젖은 드레싱은 미생물이 자라기에 적합한 배지이며 이는 조직을 자극하여 파괴한다.
	• 가래 배양검사 결과 균 동정됨	• 기관절개부위를 드레싱한다. • 무균술을 시행한다.	• 누공의 청결과 건조를 유지하고 감염을 막기 위해 무균술을 이용한 드레싱이 필요하며, 흡인에 사용하는 카테터, 장갑, 식염수 등 모든 흡인용 장비는 무균술을 적용한다.
		• C-Reactive Protein 검사 결과를 확인한다.	• 감염의 지표가 되는 임상검사 결과이다.
		• 구강간호를 격려한다. • 처방에 따라 항생제를 투여한다.	• 입안 세균으로 발생하는 기도 감염을 예방한다.
5. 기관절개와 관련한 의사소통 장애 - 의사소통에서 만족도가 증진된다.	• 기관절개관 유지 중임	• 간결하게 의사소통한다. • 간단하게 대답할 수 있도록 격려한다.	• 말을 할 수 없는 것은 대상자에게 중요한 스트레스 요인이 되므로 의사소통을 하기 위해 노력해야 한다.
		• 그림이나 글자 카드를 이용한다.	• 기관절개관을 가진 대상자들과의 편리한 대화를 통해 의사소통을 촉진하여 무력감, 우울감을 감소하기 위해서다.
		• 대안적 의사소통 방법(연필, 제스처, 눈 깜빡임, 종 신호)을 제공한다.	• 자신의 상태를 받아들이도록 하고 제한된 조건 속에서 의사소통이 가능하도록 환자를 격려하고 여러 보조 기구를 준비한다.

[II-11 만성폐쇄성 폐질환 Chronic Obstructive Pulmonary Disease]

간호진단과 목표	간호사정과 평가	간호계획과 중재	이론적 근거
1. 환기-관류 불균형으로 인한 가스교환 장애 - ABGA가 정상 범위이다.	• 기침 있음 • 가래 있음 • 기좌호흡 있음 • 비정상적인 호흡음 들림 • 호흡 곤란 있음 • 산소포화도 떨어짐 • 산소 흡입 중임 • 수면 경향 있음	• 기침을 하도록 한다. • 심호흡을 하도록 격려한다. • 객담배출을 격려한다.	• 기도개방을 유지시키고 객담배출을 돕는다 • 피로, 근육 쇠약, 흉부불편감, 과도한 분비물 등으로 인해 종종 분비물 제거에 어려움을 겪는다. • 분비물이 증가하면 기도가 좁아지게 된다.
	• 불안 있음 • SaO_2 감소함	• 경구 수분섭취를 격려한다.	• 객담을 묽게 하여 배출이 쉽게 한다.
	• $PaCO_2$ 증가함 • 기관지 spasm 있음 • 폐음 감소함 • accessory muscle을 사용하여 호흡함	• 호흡 양상을 관찰한다. • 호흡 곤란이 있는지 확인한다.	• 극심한 호흡 곤란과 천명음은 심정지나 호흡 정지 등을 일으킬 수 있다. 급성 상태 호전을 위해 정확한 사정이 필요하다.
	• chest retraction 있음 • crackle 청진됨 • dyspnea on exertion 있음 • grunting sound 들림 • productive cough 있음	• ABGA 검사 결과를 확인한다.	• 동맥혈가스분압이 산소화와 가스교환 장애를 가장 정확하게 나타내준다. 호흡수, 심박동수, 부정맥 등은 간접적으로 가스교환 상태를 나타낸다.
	• purulent sputum 있음 • 천명음(wheezing) 청진됨	• high Fowler's position을 취해준다.	• 이 자세는 충분한 환기와 관류의 조화로 산소를 증강시킨다.
		• 활동 중 휴식 시간을 갖도록 격려한다.	• 휴식은 산소요구량을 줄일 수 있다.

간호진단과 목표	간호사정과 평가	간호계획과 중재	이론적 근거
		• respiratory acidosis 증상이 있는지 확인한다.	• 뇌 조직에 산소 운반이 감소되면 불안, 혼돈과 같은 증상이 나타난다.
		• 기침을 자극시키고 필요하면 흡인한다.	
		• nebulizer 사용법을 교육한다. • nebulizer를 적용한다.	• 기관지확장제, 거담제 분무요법으로 공기의 흐름을 증진한다.
		• CO_2 narcosis 증상이 있는지 확인한다.	• 마약 진정제, 신경안정제 투여는 호흡을 억제하므로 환기를 더욱 악화시킬 수 있다.
2. 숨가쁨, 기관지 점액, 기관지 경련과 관련한 비효율적 호흡 양상 - 호흡수가 분당 8~24회의 정상 범위이며 숨찬 느낌이 감소한다.	• 기관지 spasm 있음 • 빠른 호흡 있음 • 호흡 곤란 있음 • 청색증 있음 • 불안 있음 • 기침 있음 • 공황 상태 있음	• 호흡수를 측정한다. • 호흡 양상을 관찰한다.	
		• 호흡 조절을 격려한다.	• 입술을 오므리고 하는 호흡은 호기 시 폐포 내 압력을 높여서 기도의 허탈을 줄이고, 호기를 늘려준다.
		• ABGA 검사 결과를 확인한다.	• COPD 환자에서는 저산소혈증과 고탄산혈증이 흔하게 발생한다.
		• 청색증이 있는지 확인한다.	• COPD 환자에서 폐에 유입되는 공기 움직임의 방해로 산소포화도가 감소하는 청색증이 발생할 수 있다.
		• 호흡근 피로를 줄이는 방법을 알려준다.	• 환자들이 횡격막보다 보조근육에 더 많이 의존하는데 이는 효율적이지 못하다.
		• 경구섭취를 격려한다.	• 충분한 영양은 호흡근육을 지지하고, 호흡에 필요한 에너지를 공급해준다.
		• 분무요법과 기관지확장제 사용법을 설명한다.	• 기관지확장제는 공기의 흐름을 증진한다.
		• 흡인 예방법을 교육한다.	• 호흡 곤란으로 인해 식사 시 흡인이 생기기 쉽다.

간호진단과 목표	간호사정과 평가	간호계획과 중재	이론적 근거
3. 과다한 분비물, 비효율적인 기침과 관련한 비효율적 기도청결 - 기도개방성이 증가되어 충분한 환기를 유지한다.	• 가래소리 들림 • 기관지 분비물 증가함 • 빠른 호흡 있음 • 기침 있음 • 호흡 곤란 있음 • 비정상적인 호흡음 들림 • grunting sound 들림 • purulent sputum 있음 • 기관절개관 유지 중임 • 불안 있음 • 발한 증가함	• Fowler's position을 취해준다.	• 횡격막이 제 위치에 자리하게 하고 분비물을 쉽게 배출하고 폐의 환기를 돕는다. • 기침을 쉽게 하고 흡인을 예방한다.
		• 기침을 하도록 한다.	• 기침은 기도의 자연적 자가 청결기전이고 기도개방을 유지하는 기도섬모를 도와주는 가장 좋은 방법이다. • COPD 환자는 다량의 점액을 생산하기 때문에 하루 중 일정한 시간에 효율적인 기침을 하는 것이 도움이 된다. 환자에게 밤에 괸 점액을 제거하기 위해 아침에 일어나면서 기침하도록 가르친다.
		• 호흡음을 청진한다.	• 기침 전후의 호흡음 사정을 통해 기침의 효과를 평가할 수 있다.
		• 객담배출을 격려한다. • 심호흡 방법을 교육한다.	• 어깨를 안으로 모으고, 머리를 약간 아래쪽으로 숙이며 복부에 베개를 끌어안는다.
		• 흡인(suction)을 시행한다.	• 기침과 객담배출이 부적절할 때 기도 분비물의 정체로 발생할 수 있는 무기폐를 예방할 수 있다. • 기도가 분비물에 의해 좁아지지 않도록 시간은 가능하면 짧게 하고 흡입전후로 100% 산소를 공급해준다.
		• 처방에 따라 약물을 투여한다.	• 점액 용해제와 기관지확장제가 처방된다.

간호진단과 목표	간호사정과 평가	간호계획과 중재	이론적 근거
		• nebulizer 사용법을 교육한다. • nebulizer를 적용한다.	• 가습과 객담 용해제는 분비물을 제거하기 쉬운 액체 형태로 유지하고 점막전색을 방지한다.
		• 하루 2,000mL 이상의 수분을 섭취하도록 격려한다.	• 수분은 분비물을 액화시킨다.
		• 흡인이 필요한지 사정한다. (예: 시끄럽고 가래가 있는 호흡, 불안정, 맥박과 호흡 상승, 기관 내 관으로 점액 거품이 보임, 수포음, peak airway pressure 상승)	• 흡인이 필요한지를 신속히 감지해야 탈포화(desaturation)를 막을 수 있다.
		• 기관 내 흡인을 한다.	• 비정상적인 호흡음이 나타날 때 수행한다.
		• 흉부물리요법을 시행한다.	• 체위배액과 흉부물리요법으로 말초기도에서 중심기도로 분비물을 이동하고, 폐조직을 재팽창시키며, 호흡근을 효율적으로 이용하도록 도와준다.
		• 체위배액을 시행한다.	• 기관지의 분비물 제거를 돕기 위해 특정 자세와 중력을 이용한다. • 호흡 곤란으로 인해 식사 시 흡인이 잘 생길 수 있다.
		• 흡인 예방법을 교육한다.	
4. 폐기능 저하와 관련한 호흡 기능 장애 위험 - 평소 호흡수와 비교했을 때 호흡수가 정상 범위이다.	• 호흡 곤란 있음 • 고탄산혈증 있음 • 과다호흡 있음 • 기관절개관 유지 중임 • 기관지 분비물 증가함 • 기관지 spasm 있음 • accessary muscle을 사용하여 호흡함	• 활력 징후를 측정한다. • 폐음을 청진한다. • ABGA 검사 결과를 확인한다.	• COPD 환자에서는 천명음이나 중등도 나음 등을 들을 수 있다. • 동맥혈가스분압이 산소화와 가스교환 장애를 가장 정확하게 나타내준다. BiPAP를 적용하는 환자는 전후의 검사 수치를 비교하여 적정 setting값을

간호진단과 목표	간호사정과 평가	간호계획과 중재	이론적 근거
	• Bilevel Positive Airway Pressure(BiPAP) 적용 중임 • BiPAP mask 착용 • 불안 있음 • 산소포화도 떨어짐 • 수면 경향 있음		결정한다. 추후 지속적인 동맥혈가스분압의 확인을 통해 효과적인 환기가 이루어지고 있는지 관찰한다.
		• 산소포화도를 모니터한다.	• 혈색소에 의해 운반되는 산소의 농도를 보여준다.
		• 산소 흡입을 한다.	• 폐로 들어가는 공기량이 제한되고 과소환기가 일어나면 폐포에서 이용할 수 있는 산소량이 불충분하게 되어 저산소증이 일어날 수 있다.
		• 안절부절 정도를 확인한다.	• 저산소증의 증상이다.
		• BiPAP를 적용한다.	• 기도삽관을 하지 않고 폐포를 개방시켜 가스교환을 향상하는 방법이다.
		• BiPAP mode를 변경한다. • BiPAP Parameter를 변경한다.	• ABGA 검사결과를 확인하면서 환자에게 적절한 mode를 적용하고 Parameter로 변경한다.
		• 호기 시 tidal volume을 확인한다.	• BiPAP를 통해 전달되는 압력은 일정할지라도 저항이나 유순도의 변화로 용적이 변하게 되므로 주의하여 감시해야 할 변수이다.
5. 식욕 감퇴 · 에너지 감소 · 호흡 곤란과 관련한 영양 부족	• 경구섭취 못함 • 소화불량 있음 • 식사량이 적음 • 오심, 구토 있음 • 전신허약감 있음	• 경구섭취량을 측정한다. • 식이 습관을 사정한다.	• 식사 습관은 개인의 기호식품, 문화와 종교, 경제적 요인, 가족의 식사 양상, 영양 지식에 영향받는다.

간호진단과 목표	간호사정과 평가	간호계획과 중재	이론적 근거
- 활동 수준과 대사 요구에 맞는 일일 영양 요구량을 섭취하여, 목표체중을 관리하고 유지하는 계획을 세운다.	• 저체중임 • 체중 감소함 • 혈청알부민 수치 정상 이하임	• 고단백· 고열량식이 섭취를 격려한다.	• 영양 불량은 체중, 호흡근 질량, 호흡근 강도, 폐 탄력성, 폐포-모세혈관을 약화시켜 비효율적인 호흡 양상을 초래한다.
		• 식사 중 수분섭취를 제한한다.	• 환자는 복부의 팽창과 가득 찬 느낌 때문에 식사를 제대로 할 수 없으므로 식사 전과 식사 동안에 액체를 마시지 않도록 한다.
		• 식사 전 휴식하도록 격려한다.	• 식사하는 동안의 호흡 곤란을 감소시킬 수 있다.
		• 식이 거부의 원인을 사정한다.	• 기관지 경련이나 분비물로 인한 호흡 곤란이 식이 거부의 원인이라면 식사 30분 전에 충분히 객담을 뱉어 내고 기관지 확장제를 분무하면 도움이 될 수 있다.
		• 객담배출을 격려한다.	• 식사 시간 전에 객담을 배출하여 편안히 식사를 하게 한다.
		• 구강간호를 시행한다.	• 청결한 구강은 입맛을 향상시킨다.
		• 혈중알부민 검사 결과를 확인한다.	• 단백질 섭취를 반영한다.
		• 체중을 측정한다.	• 체중 변화는 영양 정도와 영양 결핍을 반영한다.
		• 정보를 제공한다.	• 호흡 곤란을 관리하면서 적절한 영양 섭취를 할 수 있는 방법과 관련 정보를 제공한다. • 하루 중 가장 중요한 식사는 환자가 가장 배가 고프고 휴식을 충분히 취했을 때 제공한다.

간호진단과 목표	간호사정과 평가	간호계획과 중재	이론적 근거
6. 호흡 곤란 · 질식에 대한 공포와 관련한 불안 - 신체적, 심리적 편안감이 증진된다.	• 대처 방법을 모름 • 호흡수 증가함 • restlessness 있음 • 공황 수준의 불안이 관찰됨 • 긴장된 표정 보임	• 불안 상태를 사정한다. • 불안 증상이 있는지 관찰한다. • 불안을 증가시키는 원인을 확인한다. • 불안을 표현하도록 격려한다.	• 불안은 호흡 곤란을 악화시키고 기능 상태에 영향을 미친다. • 감정을 표현함으로써 불안이 감소될 수 있다.
		• 불안 증가의 징후를 인식하고 반응을 중단시키는 기법을 사용할 수 있도록 한다.	• 환자가 스스로 증상을 완화시킬 수 있는 중재법을 알게 하여 자신감과 통제력을 갖도록 한다.
		• 심호흡 방법을 교육한다.	• 불안이나 공황을 느낄 때 입술을 오므린 호흡과 횡격막 호흡을 하도록 교육한다.
		• 호흡 조절을 격려한다.	• 호흡을 스스로 조절하고 촉진시킬 수 있다는 느낌이 불안 감소에 도움이 된다.
		• 불안이 전달되지 않도록 한다.	• 필요할 때 능숙하게 도움을 주는 것이 대상자를 안심시킬 수 있다. 불안은 전염성이 있으므로 차분하게 대처한다.
		• 환경을 변화시켜준다.	• 환경적인 변화는 대상자의 질식할 것 같은 느낌을 감소시킨다.
		• 이완요법을 시행한다.(상상요법, 근육이완법, 명상요법)	• 궁극적으로 환자가 편히 쉬는 방법을 배우고 자극을 조절하여 증상이 악화되는 것을 피하게 할 수 있다.
		• 조용하고 어두운 환경을 유지한다.	• 외적인 자극을 감소하여 이완을 촉진한다.

간호진단과 목표	간호사정과 평가	간호계획과 중재	이론적 근거
7. 호흡 곤란 · 외적 자극과 관련한 수면 장애 - 휴식과 활동을 최적의 균형 상태로 유지한다.	• 호흡 곤란 있음 • 기좌호흡 있음 • 산소포화도 모니터링 중임 • restlessness 있음 • 수면 부족 호소함 • 수면 장애 있음 • 수면제 원함 • 신경 예민함 • 밤새 깊이 잠들지 못함 • 혼돈 상태 보임	• 수면 방해 요인을 줄여준다. • 호흡 곤란이 있는지 확인한다. • 원인 요인을 줄여준다. • 취침 전 고단백 식품을 먹도록 한다. • 신체 활동을 하도록 격려한다.	• 어둡고 조용한 환경 제공, 적절한 환기 등으로 이완과 수면을 촉진할 수 있는 환경을 만들어준다. • 호흡 곤란이 심해지면 등받이 의자나 병원 침대에서 평소보다 편안한 체위를 취함으로써 호흡을 촉진한다. • 단백질을 섭취하면 진정 효과가 있는 아미노산인 트립토판(tryptophan)을 생산한다. • 활동은 수면 요구를 증가시키고 피로감을 유발한다.
8. 만성 질병의 영향, 신체기능 조절의 상실과 관련한 비효율적 대응 - 개인이 처한 환경에서 자극적인 상황을 바꾸기 위해 적절한 행동을 취하고 의사 결정을 한다.	• 가족 구성원의 질병이 있음 • 거부감 있음 • 건강 상태 변화를 수용하지 못함 • 신경질적임 • 불신감을 보임 • 불안 있음 • 비협조적임 • 사고과정 장애 있음 • 수면 장애 있음	• 감정을 표현하도록 격려한다. • 긍정적 강화를 제공한다. • 신체적 불편감을 완화시켜 준다. • 자가간호 방법을 교육한다.	• 정상적인 신체 기능과 자가 간호 능력의 상실은 무력감, 분노, 슬픔을 느끼게 한다. 이러한 느낌의 개방적 표현은 대상자가 대응을 시작하도록 도울 수 있다. • 정서적인 지지와 격려는 대상자가 독립성을 얻도록 동기를 부여한다.

III 심혈관계 질환과 수술관련 간호

{ Ⅲ 심혈관계 질환과 수술관련 간호 }

[Ⅲ-1 급성 심혈관 질환 Acute Coronary Syndrome]

간호진단과 목표	간호사정과 평가	간호계획과 중재	이론적 근거
1. 심근허혈과 관련한 급성 통증 - 통증이 줄거나 더 이상 통증을 호소하지 않는다.	• 흉부 통증 있음 • 흉부불편감 있음 • chest tightness 있음	• 활력 징후를 측정한다. • 통증 양상을 확인한다.	• 24시간 이상 지속되는 통증은 심근경색증, 심낭염을 의미한다.
	• exertional chest pain 있음	• 심전도를 관찰한다.	• 심근허혈이면 특징적인 심전도 리듬을 확인할 수 있다.
	• substernal chest pain 있음 • 휴식 시 통증 있음	• 처방에 따라 산소 흡입을 시작한다.	• 산소 공급은 손상된 심장의 산소화를 도와 조직 관류를 증가시킨다.
	• agitation 있음 • 심계항진 있음 • 혈압 저하됨 • 맥박수 증가함 • 호흡수 증가함	• 흉통이 가라앉을 때까지 침상 안정을 취한다.	• 침상안정은 심박동수를 감소시켜 심장의 이완기가 연장되며 심근수축이 효과적으로 이루어진다.
	• 체온 상승함 • 식은땀 있음	• 처방에 따라 진통제(모르핀)를 투여하고 약물의 작용을 평가, 기록한다.	• 통증은 자율신경계를 자극하고 후부하를 높여 심근의 산소 요구를 늘린다. 모르핀은 경색으로 인한 통증에 효과적이나 호흡이 분당 12회 미만일 경우는 모르핀의 중독 증상을 암시한다.
		• 환자와 가족에게 조용한 환경을 제공하고 안심시킨다.	• 불안은 심근의 부담을 가중한다.

간호진단과 목표	간호사정과 평가	간호계획과 중재	이론적 근거
2. 심근수축력 감소와 관련한 심박출량 감소 - 안정된 맥박과 혈압을 유지하며 심박출량 감소의 증상과 징후가 없다.	• 혈압 저하됨 • 맥박수 증가함 • 부정맥 있음 • 호흡 곤란 있음 • 산소포화도 떨어짐 • 소변량 감소함 • 불안 호소함	• 자주 활력 징후를 측정한다. • 호흡음, 호흡수, 호흡 양상을 확인한다. • 쇼크 증상(차고 축축한 피부, 혈압 하강, 빈맥, 호흡수 증가, 혼수, 소변량 감소)이 있는지 확인한다. • ABGA 검사 결과를 확인한다.	• 활력 징후는 환자 상태의 기본적인 정보를 제공한다. 저혈압과 맥박수의 증가는 쇼크를 의미하며 급성 심근경색 발작 24시간 후에는 염증 반응으로 체온이 상승한다.
		• 처방에 따라 산소 흡입을 시작한다.	• 산소 공급은 손상된 심장의 산소화를 도와 조직 관류를 증가시킨다.
		• 수분섭취·배설량을 측정한다. • 다리를 심장보다 높이 올려준다. • 처방에 따라 이뇨제, volume expander를 투여한다.	• 소량의 수분섭취는 탈수의 원인이 될 수 있으며 과잉 수분섭취는 폐수종을 유발할 수 있다. 핍뇨는 부적절한 신장 관류와 쇼크를 암시하며 농축된 소변은 탈수를 암시한다.
		• 절대안정하도록 한다.	• 침상안정은 심근의 산소 요구량을 줄여준다.
		• 환자와 가족에게 조용한 환경을 제공하고 안심시킨다.	• 불안은 심근에 부담을 가중시킨다.
3. 부적절한 산소 공급과 관련한 활동의 지속성 장애 - 원하는 활동 수준으로 호전된다.	• 호흡 곤란 있음 • dyspnea on exertion을 호소함 • 피로를 호소함 • 전신허약감 있음 • 활동 감소함	• 활력 징후를 측정한다. • 처방에 따라 산소 흡입을 시작한다. • 활동 수준을 평가한다.	• 산소 공급은 호흡 곤란을 경감시킨다.
		• 서서히 움직이도록 교육한다.	• 안정된 후 의자에 앉는 자세는 정맥정체를 막고, 장과 방광과 호흡 기능을 증진한다.
		• 활동 중 휴식 시간을 갖도록 격려한다.	• 안정은 손상된 심장의 산소화를 돕고 스트레스를 줄인다.

간호진단과 목표	간호사정과 평가	간호계획과 중재	이론적 근거
		• 심전도의 변화, 심박수와 혈압의 변화, 흉통, 호흡 곤란, 피로감 등이 있으면 활동을 중단한다.	
		• 운동방법을 교육한다.	• 환자의 심폐 기능에 맞는 적당한 운동을 실시하여 병의 재발을 막을 수 있다.
		• 현실적인 운동프로그램을 세우도록 도와준다. • 일상 활동을 구체적으로 계획하게 한다. • 여가 활동을 격려한다.	• 절대안정 상태는 환자에게 정신적 침체를 유발할 수 있으므로 경색의 정도, 합병증의 유무에 따라 활동 범위를 넓혀준다.
4. 심근경색으로 인한 전기적 불안정과 관련한 부정맥 - 심박동수와 리듬이 정상이다.	• 심계항진을 호소함 • 불규칙 맥박 촉지됨 • 비정상적 심전도 보임 - ST 분절하강 보임 - T wave inversion 보임 - wide QRS tachycardia 있음	• 활력 징후를 측정한다. • 부정맥이 있는지 확인한다.	
		• EKG 모니터를 적용하고 심전도 변화를 확인한다.	• 심근경색의 경과 시간에 따라 특징적인 심전도가 나타난다.
		• 부정맥으로 인한 증상이 있는지 확인한다.	• 경색 수시간 내지 수일 사이 경색 범위가 증가하여 잦은 조기심실수축이나 심실세동과 같은 부정맥으로 인해 사망이 초래될 수도 있다.
		• 처방에 따라 항부정맥제를 투여한다.	• 항부정맥제는 심장을 최적의 리듬으로 회복시켜 기능을 최대화한다.
		• 환자와 가족에게 조용한 환경을 제공하고 안심시킨다.	• 불안은 부정맥을 악화시킨다.
5. 죽음의 공포와 관련한 불안 - 대상자는 신체적·심리적으로 편안해진다.	• 두려움 있음 • 긴장된 표정 보임 • 불안으로 인한 신체 증상 있음	• 불안 증상을 관찰한다. • 불안을 표현하도록 격려한다.	
		• 자극이 적은 환경을 유지한다. • 불안을 조절하는 방법(심호흡/이완 운동/사고중단기법)을 교육한다.	• 편안한 분위기를 제공하여 불안이 감소되도록 한다.

간호진단과 목표	간호사정과 평가	간호계획과 중재	이론적 근거
	• 질병 과정과 예후에 대해 걱정함 • 수면 장애 호소함	• 처방에 따라 항불안제를 투여한다. • 가족과 두려움을 나누도록 한다. • 질병이나 시술에 대한 정보를 제공한다.	• 항불안제는 불안을 경감시킨다.
6. 자가간호와 관련한 지식 부족 - 위험요인을 인식한다. - 복용하는 약물의 이름, 용량, 용법, 부작용 등을 이해한다. - 허용된 활동 범위를 이해한다.	• 정보를 요구함 • 궁금해함 • 잘못된 개념을 가지고 있음 • 정보 제공을 받을 자원을 요구함	• 질병에 대한 지식 수준을 사정한다. • 흉통을 유발하는 요인을 확인한다. • 재발 위험요인을 설명한다. • 금연을 교육한다. • 고혈압은 계속 치료받도록 한다. • 칼로리, 포화지방, 콜레스테롤이 낮은 식이를 섭취하게 하고 체중을 조절한다. • 투약의 목적, 복용 방법, 작용, 부작용, 관리방법을 교육한다. • 의사의 지시에 따라 활동 범위를 교육한다.(일상생활, 직장, 성생활 등)	• 흉통을 유발하는 요인을 알게 하여 흉통의 원인이 되는 활동을 피할 수 있다. • 치료에 대한 환자의 지식, 태도, 믿음에 변화를 주기 위해서다.

[Ⅲ-2 울혈성 심부전 Congestive Heart Failure]

간호진단과 목표	간호사정과 평가	간호계획과 중재	이론적 근거
1. 전부하 · 후부하 · 심근수축력 변화와 관련한 심박출량 감소 - 안정된 맥박과 혈압을 유지하며 심박출량 감소의 증상과 징후가 없다.	• 혈압 저하됨 • 맥박수 증가함 • 맥박 강도 감소함 • 흉부불편감 있음 • 부정맥 있음 • 현기증 있음 • 경정맥 팽대 있음 • 청색증 있음 • 피로 호소함 • 피부 탄력성 저하됨 • 호흡 곤란 있음 • 기침 있음 • rale 들림	• 활력 징후를 측정한다. • 4시간마다 심부전의 증상과 징후를 사정한다.	• 심박출량 감소와 증상을 조기에 발견하기 위해서다.
		• 쇼크 증상(차고 축축한 피부, 혈압 하강, 빈맥, 호흡수 증가, 혼수, 소변량 감소)이 있는지 확인한다.	
		• 활동을 제한한다. • 자주 휴식하도록 계획을 세운다.	• 안정은 신체활동에 필요한 조직의 산소 요구를 줄여 심장의 부담을 줄이기 위해서다.
		• 기좌호흡이 있는 경우 반좌위를 취해준다. • 수분섭취·배설량을 측정한다. • 산소포화도를 모니터한다. • 처방에 따라 산소를 공급한다. • 치료식이, 활동을 설명한다.	• 반좌위는 신체 하부에 울혈을 유도하여 정맥귀환량 즉, 전부하를 감소하여 폐울혈을 완화한다.
		• 처방에 따라 positive inotropic agents를 투여한다.	• 수액요법만으로 심박출량이 효과적으로 증가하지 않을 때는 처방에 따라 심근수축력을 높이는 약물을 투여한다.
2. 심부전으로 인한 심박출량 감소와 관련한 체액 과다 - 부종이 감소한다. - 혈중 전해질 수치가 정상이다.	• 심계항진 있음 • 부정맥 있음 • DOE 있음 • tachypnea 있음 • 기좌호흡 있음 • rale 들림 • 경정맥 팽대 있음	• 활력 징후를 측정한다. • 호흡음을 청진한다.	• 좌심부전으로 인해 폐정맥에서 들어오는 혈액을 전신동맥으로 적절히 펌프해 내지 못하여 폐울혈이 초래되며 호흡곤란이 유발된다.

간호진단과 목표	간호사정과 평가	간호계획과 중재	이론적 근거
- 활력 징후가 정상 범위로 유지된다.	• 중심정맥압 상승함 • 체중 증가함 • 안면부종 있음 • 전신부종 있음 • 복수 있음 • 요혼성 부종(Pitting edema) 있음 • 복부둘레 증가함	• 체액 과다의 징후를 사정한다. • 중심정맥압을 측정한다.	• 우심부전으로 인해 상대정맥과 하대정맥을 거쳐 심장으로 돌아온 혈액을 폐로 적절히 펌프하지 못하여 상대정맥과 하대정맥의 울혈을 초래하고 중심정맥압을 상승시킨다.
	• 농축된 소변봄 • 소변량 감소함	• 처방에 따라 이뇨제를 투여한다.	
	• 수분전해질 불균형 상태임 • 피부 탄력성 저하됨	• 기좌호흡이 있는 경우 반좌위를 취해준다. • 수분섭취·배설량을 정확히 측정한다.	• 반좌위는 신체 하부에 울혈을 유도하여 정맥귀환량 즉, 전부하를 감소하여 폐울혈을 완화한다.
	• 불안 있음	• 매일 체중을 측정한다. • 환자의 기호식품을 파악하여 처방된 식이 제한의 범위에서 식단을 작성한다.	• 체액이 축적되면 체중이 증가한다.
		• 수분과 염분 제한이 필요한 이유를 설명한다. 심부전 정도에 따라 구강과 정맥 내 수분섭취를 제한한다. • 혈중 전해질 검사 결과를 확인한다. • 요비중을 측정한다.	• 다량의 수분과 염분 섭취는 수분 정체를 가중시킨다.
		• 4시간마다 피부간호를 시행하고, 2시간마다 체위를 변경한다. • 피부 손상 방지를 교육한다.	• 부종이 있는 경우 계속적인 압력을 받으면 피부가 손상된다.
3. 폐포 모세혈관막의 변화와 관련한 가스 교환 장애 - ABGA가 정상이다.	• 호흡 곤란 있음 • tachypnea 있음 • 기좌호흡 있음	• 활력 징후를 측정한다. • 호흡 양상을 사정한다.	• 저산소증이 있으면 심박동수와 호흡수가 증가한다.
	• 산소포화도 떨어짐	• ABGA 검사 결과를 확인한다.	
	• rale 들림	• 반좌위를 취해준다.	• 반좌위는 폐확장을 도모하

간호진단과 목표	간호사정과 평가	간호계획과 중재	이론적 근거
	• 기침 있음 • 가래 있음 • 청색증 있음 • $PaCO_2$ 증가함 • 의식 변화 있음 • 의식 수준 저하됨	• 심호흡, 기침, 체위 변경의 중요성을 교육한다. • 흉부물리요법을 교육한다. • 처방에 따라 산소를 공급한다. • 침상안정에 대해 교육한다. • 환경 자극을 줄인다. • 편안함을 제공한다.	여 호흡을 용이하게 한다. • 저산소증과 과탄산증을 예방하기 위해서다. • 호흡 곤란과 관련한 스트레스와 심장 기능이 좋지 않다는 인식이 불안을 낳고 불안은 호흡 곤란을 가중하는 악순환이 초래된다.
4. 심박출량 감소와 관련한 조직 관류 저하: 말초계 - 말초순환을 저해하는 요인을 알고 예방하며 원활한 조직 관류가 유지되어 통증이 완화된다.	• 혈압 저하됨 • 결손맥박 있음 • 족배동맥 맥박 약함 • 피부가 차가움 • 피부가 창백함 • 하지부종 있음 • circulation 약함	• 활력 징후를 측정한다. • 족배동맥 맥박을 확인한다. • SMC를 확인한다. • 피부 상태를 관찰하고 피부 손상 방지에 대해 교육한다. • 수분섭취·배설량을 정확히 측정한다. • 혈중 전해질 검사 결과를 확인한다. • 적절한 운동을 격려한다.	• 말초순환혈류의 감소로 피부가 차가워지고 창백해진다. • 심부전으로 인한 혈관 내 수분정체는 심박출량 감소, 정수압 증가로 나타나며, 감소된 교질삼투압은 조직부종을 유발한다. • 매일 적당한 운동을 하여 말초조직의 혈류를 증진한다.
5. 말초조직 관류 저하, 부동과 관련한 피부 손상 위험 - 피부 손상이 없다.	• 족배동맥 맥박 약함 • 피부가 차가움 • 피부가 창백함 • circulation 약함 • 감각기능 저하됨 • 요흔성 부종(Pitting edema) 있음	• 족배동맥 맥박을 확인한다. • SMC를 확인한다. • 피부 상태를 관찰하고 피부 손상 방지에 대해 교육한다.	• 순환이나 감각 저하, 부동으로 인한 욕창 발생을 예방하고 적절한 운동으로 말초조직의 혈류를 증진하여 피부 손상을 예방한다.

간호진단과 목표	간호사정과 평가	간호계획과 중재	이론적 근거
	• 하지부종 증가함 • 하지 피부색 변화 있음 • 부동 상태임	• 압박 부위를 확인한다. • 욕창 호발 부위를 관찰한다. • 뼈 돌출 부위에 패드를 적용한다. • 부종 부위의 압력을 감소시킨다. • 부종 부위에 상처가 생기지 않도록 교육한다. • 시트의 주름을 펴준다. • 피부를 건조하게 한다. • 욕창 예방법을 교육한다. • 침상 내 운동 능력을 평가한다. • 침상 내 운동을 격려한다. • 2시간마다 체위 변경을 격려한다. • 필요하면 air mattress를 적용한다.	• 신체의 압박 시 순환장애로 인한 피부 손상이 일어난다. • 습기는 표피를 파괴하여 피부저항력을 떨어뜨린다. • 1–2시간 지속되는 압력은 조직을 괴사시키는 병리적 변화를 일으킨다.
6. 심박출량 감소와 관련한 활동의 지속성 장애 - 원하는 활동 수준으로 호전된다.	• 혈압 저하됨 • 맥박수 증가함 • 활동 감소함 • 운동 제한 있음 • 운동 시 호흡 곤란 있음 • 피로감 호소함	• 활동 양상과 활동 장애 정도를 사정한다. • 활동 제한에 대한 감정을 표현할 수 있도록 한다. • 2시간 간격으로 체위 변경을 하고 수동·능동적 운동을 한다. • 활동 계획을 세우고 환자가 견딜 수 있는 범위에서 활동량을 점차 늘린다.	• 활동 수준을 정하기 위해서다. • 불용으로 인한 합병증을 예방하기 위해서다.
7. 심박출량 감소, 저산소증으로 인한 죽음의 공포 등과 관련한 불안 - 대상자는 신체적·심리적으로 편안해진다.	• agitation 있음 • 두려움이 있음 • 긴장된 표정 보임 • 불안하다고 함 • 긴박감 있음 • 무력감 호소함 • 사회적 고립 있음 • 성격 변화 있음	• 불안의 정도를 사정한다. • 치료나 간호 중재 시 이유를 설명한다. • 대상자와 신뢰 관계를 형성한다. • 환자나 보호자가 질문하도록 한다. • 편안한 환경을 제공한다.	

간호진단과 목표	간호사정과 평가	간호계획과 중재	이론적 근거
	• 적대감 보임 • 식은땀 있음 • 경구섭취 감소 • 수면 장애 호소함	• 이완요법을 시행한다. • 수면을 돕는 방법을 제공한다. • 현실적인 목표를 세울 수 있도록 돕는다. • 필요하면 처방에 따라 안정제를 투여한다.	• 대상자의 요구를 충족할 수 있도록 호흡 곤란과 같은 증상을 완화하고 동시에 심리적 불안을 감소하는 다양한 이완요법을 시행한다. • 급성기가 지난 후에는 사회심리적인 불안을 고려하고 가족의 협조를 구하여 생활 환경을 조절할 수 있도록 도와야 한다.
8. 질병과 치료과정에 대한 지식 부족 - 환자와 보호자는 울혈성 심부전의 원인· 과정과 증상, 투여되는 약의 부작용, 식이 제한에 대해 설명할 수 있다.	• 잘못된 개념으로 표현함 • 교육받은 내용을 부정확하게 수행함	• 지식 정도를 사정한다. • 환자 교육에 보호자를 포함하고 이해하기 쉬운 용어로 설명한다. • 울혈성 심부전의 원인· 증상과 징후를 설명한다. • 염분 제한, 수분 제한, 활동 제한과 투여되는 약의 부작용을 설명한다. • 심한 호흡 곤란, 부종의 증가, 계속되는 기침, 흉통, 심계항진 등을 관찰할 수 있도록 교육한다.	• 치료를 계속하기 위해서는 대상자와 가족의 적극적인 참여와 협조가 필요하다. • 심부전은 치료 지시를 잘 지킨다면 조절될 수 있는 질환이다. 정기적인 병원 방문, 적절한 체중 유지, 나트륨 제한, 감염 예방, 커피나 담배와 같은 심장을 자극하는 식품 제한, 적절한 운동 등을 지키는 것이 재발 예방에 중요하다.

[Ⅲ-3 고혈압 Hypertension]

간호진단과 목표	간호사정과 평가	간호계획과 중재	이론적 근거
1. 신경 · 혈관 압박과 관련한 급성 통증: 두통 - 통증이 줄거나 더 이상 통증을 호소하지 않는다.	• 두통 호소함 • 두통 있음 • 불안정함 • 발한 있음 • 안면 찡그림 • 근육 긴장 증가함	• 활력 징후를 측정한다. • 통증 부위를 사정한다. • 두통 양상을 확인한다. • 통증 증가 요인을 줄여주거나 제거한다. • 통증 완화 방법을 설명한다. • 환자가 사용하던 통증 완화 방법이 있는지 확인한다.	
		• 자극원을 피하도록 교육한다. • 휴식을 격려한다. • 처방에 따라 진통제를 투여한다. • 처방에 따라 항고혈압제를 투여한다.	• 흡연, 스트레스는 혈관을 수축시켜 혈압을 상승시킨다.
2. 바람직하지 못한 식사 습관과 관련한 영양 불균형: 영양 과다 - 체중과다 위험요인을 설명하고, 목표체중을 관리하고 유지하는 계획을 세운다.	• 과체중임(표준 체중의 10–20%) • 비만임(표준 체중의 20% 초과) • 콜레스테롤 수치가 비정상임 • 섭취량 과다임	• 경구섭취량을 측정한다. • 식이 습관을 사정한다. • 식이일지 기록 방법을 교육한다. • 식이일지를 적도록 설명한다. • 제한 식이에 대한 지식을 평가한다.	
		• 식이 제한을 교육한다. • 고섬유질식이를 교육하고 섭취를 격려한다.	• 과도한 염분 섭취는 수분을 정체시켜 혈압을 높인다는 것을 설명한다.
		• 과다한 카페인 섭취를 자제하도록 교육한다.	• 알코올은 혈압을 높일 뿐 아니라 특정 종류의 혈압강하제의 효과를 더욱 강화한다.
		• 균형 잡힌 식사를 하도록 격려한다. • 저염식이에 대한 지식 정도를 평가한다.	• 적절한 식이 조절을 하면 수축기 혈압이 8–14mmHg 정도 감소한다.

간호진단과 목표	간호사정과 평가	간호계획과 중재	이론적 근거
		• 저염식이를 교육하고 섭취하도록 격려한다.	• 식염 섭취 6g/d으로 제한한 경우 수축기 혈압이 2–8mmHg 정도 감소한다.
		• 저콜레스테롤식이를 교육하고 섭취를 격려한다.	
		• 비만에 대해 인식하도록 도와주고 비만의 원인을 교육한다. • 비만관리 교육을 시행한다. • 체중 감소 방법을 설명한다.	• 체중 10kg 감량 시 수축기 혈압이 5–20mmHg 정도 감소한다.
		• 체중 관리를 위한 일상 계획표를 환자와 함께 계획한다. • 현실적인 체중 감소 프로그램을 세우도록 돕는다. • 목표체중을 설정한다. • 정기적으로 체중을 측정한다.	• 거의 매일 30분 이상 규칙적으로 운동하면 수축기 혈압이 4–9mmHg 정도 감소한다.
		• 금주하도록 한다. • 교육 시 가족을 포함한다. • 영양사와 연결해준다.	• 2단위 이하로 절주(100% ethanol 30mL)하면 수축기 혈압이 2–4mmHg 정도 감소한다.
3. 고혈압에 대한 이해 부족과 관련한 건강유지 능력 변화 - 환자나 간호제공자는 건강유지 행위를 할 의사가 있음을 표현한다.	• 건강 상태에 대한 이해가 부족함 • 건강 상태 변화를 수용하지 못함 • 불규칙적인 운동 • 과체중임(표준 체중의 10–20%)	• 건강추구 행위를 격려한다. • 건강관리법을 교육한다. • 운동의 목표를 설명한다. • 운동요법 프로그램에 참여하도록 격려한다.	• 운동요법은 환자의 안녕 상태를 증진하며 정서적 긴장감을 낮추고 총콜레스테롤 중 HDL 수치를 높인다. HDL 수치의 증가는 심맥관계 질환의 이환율과 사망률을 낮춘다.
	• 비만임(표준 체중의 20% 초과)	• 개인의 요구에 맞는 프로그램을 계획한다.	• 격렬한 운동은 피하고 걷기, 조깅, 수영과 같은 유산소운동 프로그램을 점차 늘리도록 교육한다.
		• 운동이 될 수 있는 활동을 하도록 격려한다.	

간호진단과 목표	간호사정과 평가	간호계획과 중재	이론적 근거
		• 운동방법을 교육한다.	• 일주일에 3회, 20–30분 정도로 최고 심박동수의 70–80%를 유지하는 유산소운동이 혈압 강하에 효과적임을 교육한다.
4. 지식 부족과 관련한 치료의 불이행 - 변화에 대한 욕구를 보여주거나 변화를 시도한다.	• 염분 섭취 과다함 • 체중 증가함 • 흡연함 • 음주함 • 불규칙적인 약물 복용 • 약물 복용 거부 • 추후관리 약속 불이행	• 건강 문제에 대한 이해 정도를 사정한다. • 질병에 대한 지식 정도를 확인한다. • 고혈압, 위험요인, 관련 질환, 치료방법을 교육한다. • 혈압 관리방법을 교육한다. • 규칙적인 약물 복용의 중요성을 교육한다. • 금연을 위해 행동 수정, 집단 치료, 최면요법을 이용하도록 제안한다. • 지속적이고 규칙적인 추후관리의 필요성을 설명하고 추후관리 약속을 지키도록 한다.	• 최소한 일주일에 한 번씩 혈압을 측정하고 기록하도록 교육한다. • 갑자기 약물을 중단하면 반동성 고혈압이 발생할 수 있다.
5. 항고혈압제 복용과 관련한 약물 부작용 - 약물 치료와 관련하여 가능한 효과와 부작용을 경험하지 않는다.	• 체위성 저혈압 있음 • 성기능 장애 있음 • 수분전해질 불균형 상태임	• 복용 중인 약물을 확인한다. • 약물 부작용이 있는지 확인한다. • 활력 징후를 측정한다. • 약물에 대한 지식 정도를 평가한다. • 약물 복용법, 약물 부작용을 교육한다. • 투약 시 주의사항을 교육한다.	• 이뇨제 복용 시 혈중 K 감소로 근육 경련, 근쇠약, 무력감이 나타날 수 있다. 또한 매일 체중을 확인하여 급속한 체중 감소가 있으면 알리도록 한다.

간호진단과 목표	간호사정과 평가	간호계획과 중재	이론적 근거
		• 체위성 저혈압 증상이 있는지 확인한다. • orthostatic blood pressure를 측정한다. • 천천히 일어나도록 교육한다.	• 체위성 저혈압은 항고혈압제의 주요 부작용 중 하나로 어지러움이나 실신을 유발하는 원인이 된다. 갑자기 머리를 들어 올리거나 이른 아침에 일어나서 활동하는 것, 더운 환경에서 활동하는 것, 갑작스런 자세 변경 등은 피하는 것이 좋다.
		• 혈중 전해질 검사 결과를 확인한다. • 부작용이 심한 경우 의사와 상의하여 약물을 변경한다. • 가족에게 약물요법을 교육한다.	

[Ⅲ-4 폐색증 Pulmonary Embolism]

간호진단과 목표	간호사정과 평가	간호계획과 중재	이론적 근거
1. 급성 폐고혈압과 관련한 심박출량 감소 - 안정된 맥박과 혈압을 유지하며 심박출량 감소의 증상과 징후가 없다.	• 혈압 저하됨 • 맥박수 증가함 • 호흡 곤란 있음 • 산소포화도 떨어짐 • 경정맥 팽대 있음 • 소변량 감소함 • 불안 호소함	• 자주 활력 징후를 측정한다. • 호흡음, 호흡수, 호흡 양상을 확인한다. • 쇼크 증상(차고 축축한 피부, 혈압 하강, 빈맥, 호흡수 증가, 혼수, 소변량 감소)이 있는지 확인한다. • ABGA 검사 결과를 확인한다.	• 활력 징후는 환자 상태의 기본적인 정보를 제공한다. 저혈압과 맥박수의 증가는 쇼크를 의미한다.
		• 처방에 따라 산소 흡입을 시작한다. • 수분섭취·배설량을 측정한다. • 다리를 심장보다 높이 올려 준다. • 처방에 따라 volume expander를 투여한다. • 처방에 따라 positive inotropic agents를 투여한다.	• 산소 공급은 손상된 심장의 산소화를 도와 조직 관류를 증가시킨다.
		• 절대 안정한다. • 환자와 가족에게 조용한 환경을 제공하고 안심시킨다.	• 수액요법만으로 심박출량이 효과적으로 증가하지 않을 때는 처방에 따라 심근수축력을 증가시키는 약물을 투여한다. Nitroprusside와 같은 혈관 확장제는 폐동맥압을 낮추기 위해 필요하면 사용한다.
2. 폐관류 장애와 관련한 가스교환 장애 - ABGA가 정상이다.	• 호흡 곤란 있음 • $PaCO_2$ 증가함 • PaO_2 감소함 • 청색증 있음 • 산소포화도 떨어짐 • 의식 변화 있음	• 활력 징후를 측정한다. • 호흡 양상을 사정한다. • 저산소증의 증상, 징후를 관찰한다. • ABGA 검사 결과를 확인한다. • 처방에 따라 산소 흡입을 시작한다.	
	• 의식 수준 저하됨 • 불안 있음	• 절대 안정하도록 한다.	• 침상안정을 취하면 산소요구량이 준다.

간호진단과 목표	간호사정과 평가	간호계획과 중재	이론적 근거
	• 수면 경향 있음	• 반좌위를 취해준다. • 불안 상태를 사정한다. • 환경 자극을 줄인다. • 편안함을 제공한다. • 피로 정도를 확인한다. • 약물투여 후 효과를 관찰한다. • 약물투여 후 부작용이 있는지 관찰한다.	• 반좌위는 폐확장을 도모하여 호흡을 쉽게 한다. • 호흡 곤란은 불안을 만들고 불안은 호흡 곤란을 가중시키는 악순환이 초래된다.
3. 폐경색과 관련한 급성 통증 - 통증이 줄거나 더 이상 통증을 호소하지 않는다.	• 흉부 통증 호소함 • 빈맥 있음 • 호흡 곤란 있음 • tachypnea 있음 • 발한 있음 • agitation 있음 • 하지 통증 있음	• 통증 양상을 확인한다. • 통증 부위를 지지해준다. • 휴식 시간을 제공한다. • 전환요법을 시행한다. • 처방에 따라 진통제를 투여한다. • 진통제의 효과를 확인한다. • 진통제의 부작용이 있는지 확인한다. • 통증의 원인을 설명한다. • 통증관리법을 교육한다. • 하지정맥염이 있는지 확인한다. • antiembolic stocking을 착용해준다. • 다리 근육을 마사지하거나 압박하지 않도록 한다. • 다리를 꼬지 않도록 교육한다. • 금연한다.	• 전환요법은 통증에 대한 내성을 높인다. • 정맥으로 소량의 모르핀을 투여함으로써 환자의 불안을 없애고 흉통을 줄일 수 있다. • antiembolic stocking은 순환을 증진하게 하고 심부혈관에 정체를 감소하게 한다. • 다리를 문지르는 행동으로 인해 혈전이 분리되어 다른 혈관에 색전증을 유발할 수 있다. • 하지는 혈전성 정맥염이 형성되는 가장 흔한 부위이며 폐색전화를 유발한다. • 흡연은 혈관을 수축시켜 혈압을 높인다.

간호진단과 목표	간호사정과 평가	간호계획과 중재	이론적 근거
4. 항응고제 투여와 관련한 출혈 위험 - 혈액 손실의 위험이 없다.	• 항응고제 복용 중임 • 혈액응고 검사 결과 응고시간 지연 있음 • bruise 있음 • ecchymosis 있음 • petechia 있음	• 활력 징후를 측정한다. • 출혈 증상이 있는지 확인한다. • 혈액응고 검사 결과를 확인한다. • 안전한 환경을 제공한다. • 출혈 예방법을 교육한다. • 약물투여 후 부작용이 있는지 관찰한다. • 약물 부작용을 교육한다. • 처방에 따라 약물 용량을 조절한다.	• 출혈 증상을 조기에 발견하기 위해서다. • 안전한 환경을 제공하고 자극으로 인한 출혈을 예방한다.

[Ⅲ-5 부정맥 Arrhythmia]

간호진단과 목표	간호사정과 평가	간호계획과 중재	이론적 근거
1. 심장전도체계 이상과 관련한 심박출량 감소 - 안정된 맥박과 혈압을 유지하며 심박출량 감소의 증상과 징후가 없다.	• 혈압 저하됨 • 현기증 있음 • 빈맥 있음 • 심계항진 있음 • 흉부불편감 있음 • 호흡 곤란 있음 • 청색증 있음 • 산소포화도 떨어짐 • 수분전해질 불균형 상태임 • 소변량 감소함 • 피로 호소함 • 불안 있음	• 활력 징후를 측정한다.	
		• 맥박을 측정한다.	• 심실 기능이 약하고 심실의 수축력이 떨어져 동맥압이 하강하고 요골의 맥박이 약해진다.
		• 맥박결손의 유무를 관찰한다.	• 맥박이 약하면 말초에 도달하지 못하므로 심첨부 맥박과 요골 맥박이 같지 않다.
		• 부정맥이 있는지 확인한다. • 부정맥으로 인한 증상이 있는지 확인한다.	
		• 흉부 통증이 있는지 확인한다.	• 흉통은 부정맥으로 인해 산소요구량은 증가하나 심근의 관류는 저하됨을 나타낸다.
		• 쇼크 증상(차고 축축한 피부, 혈압 하강, 빈맥, 호흡수 증가, 혼수, 소변량 감소)이 있는지 확인한다.	• 혈액순환 감소 시 피부는 차고 축축해지며, 혈압은 떨어지고, 소변량이 줄어 의식 수준에 변화가 온다.
		• EKG 모니터를 적용한다. • ABGA 검사 결과를 확인한다. • 수분섭취·배설량을 측정한다.	
		• 혈중 전해질 검사 결과를 확인한다. • 오심, 구토 등 전해질 불균형 증상이 있는지 확인한다. • 다리를 심장보다 높이 올려준다. • seizure 증상이 있는지 확인한다. • 처방에 따라 산소를 흡입한다.	• 전해질 검사에서 칼륨의 상승과 감소, 칼슘의 감소는 심장 불안정의 원인이 된다.
		• 처방에 따라 약물(항부정맥 제제)을 투여한다.	• 항부정맥제제는 심장을 최적의 리듬으로 회복시켜 기능을 최대화한다.

간호진단과 목표	간호사정과 평가	간호계획과 중재	이론적 근거
		• 처방에 따라 진정제를 투약한다.	
		• 불안 증상이 있는지 관찰한다. • 불안을 표현하도록 격려한다.	• 불안에 따른 신체적 반응으로 부정맥이나 흉통이 재발하며 이는 환자의 심장 상태를 더욱 악화되게 할 수 있다.
		• 조용한 환경을 유지한다.	• 조용하고 이완된 환경은 교감신경계를 자극하고 혈관을 수축하며 심근의 부담을 늘리는 catecholamines 방출을 증가하도록 한다.
2. 심박출량 감소와 관련한 조직 관류 저하: 심폐계 - 심폐조직계 조직의 산소 공급과 조직 관류를 적절하게 유지한다.	• 호흡 곤란 있음 • 혈압 저하됨 • 맥박수 증가함 • 심계항진 있음 • 산소포화도 떨어짐 • 현기증 있음 • 피로 호소함 • 전신부종 있음 • 말단 청색증 있음	• 활력 징후를 측정한다. • 호흡 양상을 사정한다.	• 말초순환혈류의 감소로 산소 공급이 줄어 빈호흡, 빈백이 오며 피부가 창백해지고 차가워진다.
		• ABGA 검사 결과를 확인한다.	• 감소된 관류는 $PaCO_2$를 증가시키며 속발성 결과로 대사성 산독증을 유발한다.
		• 처방에 따라 산소를 흡입한다. • 수분섭취·배설량을 측정한다.	
		• 체중을 측정한다. • 혈중 전해질 검사 결과를 확인한다.	• 일주일에 1.8kg 이상의 체중 증가는 수분 축적으로 인한 갑작스러운 증가를 의미한다.
		• BUN/Cr 검사 결과를 확인한다.	• BUN/Cr 증가, 요량 감소는 신장관류가 줄었다는 뜻이다.
		• 처방에 따라 이뇨제를 투약한다.	• 이뇨제는 나트륨과 수분 정체를 감소시킨다.
		• 처방에 따라 dobutamine을 지속적으로 투여한다. • 처방에 따라 dopamine을 지속적으로 투여한다.	• dopamine/dobutamine은 수축력과 심박출량, 말초저항력과 혈압을 증가시킨다.

간호진단과 목표	간호사정과 평가	간호계획과 중재	이론적 근거
		• 말초부종을 확인한다.	• 혈관 내 수분 증가는 심박출량 감소, 정수압 증가로 나타나며 감소된 교질삼투압은 조직부종을 나타난다.
		• 조용한 환경을 유지한다.	• 조용한 환경은 심리적 안정을 준다.
3. 불확실한 예후와 관련한 불안 - 대상자는 신체적, 심리적으로 편안해진다.	• restlessness 있음 • 불안 호소함 • 긴장된 표정 보임 • 불면 호소함	• 불안 상태를 사정한다.	
		• 불안을 증가시키는 원인을 표현하도록 격려한다.	• 불안한 마음의 표현으로 불안을 감소한다.
		• 맥박측정법을 교육한다.	• 자가맥박측정으로 조절 감각과 독립성을 증진한다.
		• 현실적인 목표를 세우도록 돕는다.	
		• 점진적으로 활동을 증가시킨다.	• 활동을 서서히 늘려 증가하는 요구량에 심장이 적응하도록 하며 심장 스트레스를 빨리 인지하도록 한다.
		• 활동의 목적을 설명한다. • 수면 양상을 확인한다. • 수면을 돕는 방법을 알려준다. • 자극이 없는 환경을 제공한다. • 원인 요소를 확인한다. • 원인 요소를 제거한다.	

[Ⅲ-6 인공 심박조율기 Pacemaker]

간호진단과 목표	간호사정과 평가	간호계획과 중재	이론적 근거
1. 인공 심박동기 삽입과 관련한 불안 - 대상자는 신체적·심리적으로 편안해진다.	• 불안하다고 함 • 진료 과정과 예후에 대해 불안해하며 걱정함 • 불안감을 행동으로 보임	• 불안 상태를 사정한다. • 불안 증상을 관찰한다. • 불안을 증가시키는 원인을 확인한다. • 불안을 증가시키는 원인을 표현하도록 격려한다.	
	• 무조건 부정적인 태도를 보임 • 불안으로 인한 신체 증상 있음	• 불안을 표현하도록 격려한다.	• 감정을 표현하게 하여 불안의 원인을 찾아냄으로써 불안은 감소할 수 있다.
	• 표정이 경직되어 보임 • 근육 긴장 증가함 • restlessness 있음 • 두려움 있음 • 심계항진 있음	• 시술 과정을 설명한다.	• 적절한 정보는 불안 감소에 도움이 된다. 부정맥으로 인해 나타날 수 있는 증상과 인공심박동기의 효과, 필요성을 설명한다.
	• 두통 있음	• 처방에 따라 항불안제를 투여한다. • 불안을 조절하는 방법(심호흡운동/이완운동/사고중단 기법)을 교육한다.	
2. 인공 심박동기의 기능부전과 관련한 심박출량 감소 - 안정된 맥박과 혈압을 유지하며 심박출량 감소의 증상과 징후가 없다.	• 혈압 저하됨 • syncope 있음 • 현훈 있음 • 부정맥 있음 • 인공 심박조율기 (pacemaker) 작동 안됨 • 맥박 강도 감소함	• 활력 징후를 측정한다. • 심첨부 박동과 요골동맥의 박동수를 1분간 정확히 측정하여 맥박결손 유무를 사정한다.	• 맥박이 아주 약하면 말초까지 도달할 수 없기 때문에 불규칙한 맥박은 심첨부와 요골동맥 양쪽에서 정확하게 측정하며 맥박결손이 크면 클수록 심실 기능은 좋지 않다.
	• 결손맥박 있음 • 심전도 변화 있음(과민 감지 oversensing, 과둔 감지	• EKG 모니터를 적용한다. • 심전도 변화를 확인한다. ① 설정된 박동수가 유지되는지 관찰한다.	

간호진단과 목표	간호사정과 평가	간호계획과 중재	이론적 근거
	undersensing, 포획실패 pacemaker capture failure 보임, QRS 모양의 변화) • 딸꾹질함	② 감지 기능이 적절히 일어나는지 사정한다. ③ 포획박동이 적절히 일어나는지 사정한다. ④ 포획된 QRS 모양의 변화가 있는지 관찰한다. ⑤ 심실성 부정맥과 같은 비정상적 소견이 있는지 관찰한다.	• 유도에 의한 중격천공 시 QRS 모양의 변화가 관찰된다.
		• 쇼크 증상(차고 축축한 피부, 혈압 하강, 빈맥, 호흡수 증가, 혼수, 소변량 감소)이 있는지 확인한다.	• 심박출량 감소 시 쇼크 증상이 나타날 수 있다.
		• 혈중 전해질 검사 결과를 확인한다.	• 전해질의 변화는 심근의 흥분이나 전도의 장애를 일으킬 수 있다.
		• 율동적인 흉벽의 움직임이나 지속적인 딸꾹질이 유발되는지 관찰한다.	• 유도전극의 이동이 발생하여 횡격막을 자극하면 딸꾹질을 한다.
		• 삽입 후 24시간 동안은 팔을 어깨 위로 올리지 말고 침상안정하도록 한다.	• 침상안정은 전극도관의 위치 이탈을 방지하기 위해서다.
		• 심박동기 삽입 부위로 눕지 않도록 한다.	
3. 인공 심박동기 삽입 부위의 출혈 위험 - 혈액 손실의 위험이 없다.	• 혈압 저하됨 • 맥박수 증가함 • 현기증 있음 • 인공 심박동기 삽입 부위 oozing 있음 • 인공 심박동기 삽입 부위 통증 있음	• 활력 징후를 측정한다. • 시술 부위의 출혈이 있는지 확인한다. • 혈액응고 검사 결과를 확인한다.	• 출혈 시 맥박수 증가, 맥박의 강도 감소, 혈압저하, 맥압감소 등의 변화가 관찰된다. • 출혈이 의심되면 혈액응고 검사를 하여 출혈 위험성을 사정할 수 있다.
	• 혈액응고 검사 결과 응고시간 지연 있음	• aspirin, warfarin, heparin 등 항혈소판제, 항응고제의 투여를 금한다.	
	• 항응고제 복용력 있음	• 출혈 예방법을 교육한다.	

간호진단과 목표	간호사정과 평가	간호계획과 중재	이론적 근거
		• 시술 후 3시간 동안 모래주머니를 대고 누워 있도록 교육한다. • 출혈 증상과 출혈에 대한 대처 방법을 교육한다.	• 침상안정과 모래주머니 적용으로 시술 부위의 재출혈을 예방한다. • 교육을 통해 출혈 시 효과적으로 대처할 수 있도록 한다.
4. 인공 심박동기 삽입과 관련한 감염 위험 - 감염의 위험요인을 알고 필요한 예방 조치를 할 수 있다.	• 체온 상승함 • 삽입 부위에 발적(redness) 있음 • 열감 있음 • 부종 있음 • 시술 부위 통증 있음	• 체온을 측정한다. • 삽입 부위의 감염 증상이 있는지 확인한다. • 삽입 부위를 매일 드레싱한다. • 처방에 따른 항생제를 투여한다. • 감염 예방을 위한 주의사항을 교육한다. • 감염의 원인, 위험, 경로 등을 교육한다.	• 감염 증상으로 절개 부위의 삼출액, 발적, 부종, 열감, 압통, 체온 상승 등이 나타날 수 있다.
5. 퇴원 후 자가간호 수행에 대한 지식 부족 - 퇴원 후 간호와 주의사항을 정확히 설명할 수 있다.	• 인공 심박동기 시술 경험이 없음 • 자가간호 수행 방법을 정확히 설명하지 못함 • 자가간호에 대해 알기 원함 • 주의사항을 정확히 이해하지 못함 • 오해 또는 잘못된 개념을 가지고 있음	• 지식 정도를 평가한다. • 인공 심박조율기(pacemaker) 시술 후의 일상생활을 설명한다. ① 전원매몰 부위 간-호 - 인공심박동기가 고정될 때까지 삽입 부위 쪽 팔의 큰 움직임을 피한다. - 삽입 부위 감염 증상이나 맥박수 감소, 부정맥, 현기증 등이 있으면 보고하도록 한다. ② 일상 생활의 활동 정도 - 시술 후 6주간 무거운 물건(2.3~4.5kg)을 들어 올리거나 과격한 신체 운동은 피한다. ③ 강한 전기장, 고압전류 피하기 ④ 심박동기 장애 증상 ⑤ 배터리 교환 시기 ⑥ 심박동기 ID 카드 소지	

간호진단과 목표	간호사정과 평가	간호계획과 중재	이론적 근거
		• 요골동맥 측정방법을 교육하고 매일 1분 동안 측정하도록 한다. • 약물 복용 방법, 작용, 부작용, 관리방법을 교육한다. • 정기 검진 날짜를 알려주고 지키도록 한다.	

[Ⅲ-7 정맥류 Varicos Vein]

간호진단과 목표	간호사정과 평가	간호계획과 중재	이론적 근거
1. 수술과 관련한 출혈 위험 - 상처 부위에 출혈이 없다. - 혈액검사 결과가 정상 범위를 유지한다.	• 수술 부위에 출혈 있음 • 혈압 저하됨 • 심박동수가 증가함 • 헤모글로빈 수치가 감소됨 • 어지러움을 호소함 • 전신허약감 호소함	• 수술 상처를 관찰한다. • 활력 징후를 측정한다. • 수술 상처를 탄력붕대로 지지한다. • 수술 상처를 만지거나 긁지 않도록 한다. • 수술 상처 부위를 건조하게 유지하도록 교육한다. • CBC 검사 결과를 확인한다. • 출혈이 있으면 즉시 의사에게 알린다.	 • 자극을 최소화한다.
2. 수술 상처와 관련한 감염 위험 - 감염의 증상이 없고 체온이 정상이다.	• 체온이 상승함 • ANC, CRP가 증가함 • WBC가 증가함	• 활력 징후를 측정한다. • ANC, CBC 검사 결과를 확인한다. • 항생제를 지시대로 투여한다.	
3. 수술과 관련한 급성 통증	• 수술 상처 통증 호소함 • 똑바로 서 있기 어려움 • 촉진 시 압통 있음	• 통증 양상을 사정한다. • 통증을 인정해준다. • 통증 부위를 탄력붕대로 지지해준다. • 진통제를 지시대로 투여한다.	
4. 수술과 관련한 말초신경혈관 기능 장애 위험 - 족배동맥이 촉지되고 SMC가 양호하다.	• SMC가 약함 • 족배동맥 약함 • 하지부종 있음	• 다리의 SMC를 확인한다. • 다리 사이즈에 맞는 정맥류 스타킹을 신겨준다. • 족배동맥을 촉진한다. • 말초부종을 확인한다. • 장기간 앉아 있거나 서 있지 않도록 하고 보행을 장려한다. • 누워 있는 동안 다리를 심장 높이 이상으로 올린다.	 • 스타킹을 착용하여 다리의 혈액순환을 증진한다. • 걷기는 표재성 정맥에서 심부정맥으로 혈류가 증가하도록 도와 정맥압을 감소하게 한다.

[Ⅲ-8 관상동맥우회술 Coronary Artery Bypass Graft]

간호진단과 목표	간호사정과 평가	간호계획과 중재	이론적 근거
1. 심근산소 수요공급 불균형과 관련한 통증 - 흉부 통증은 발생 즉시 보고한다. 그에 따른 혈역학적 반응이 빨리 사정된다. - 흉부 통증이 감소한다. - 흉부 통증을 경험하지 않는다.	• 흉부 통증을 호소함 • 팔, 목, 등, 턱으로의 방사통 있음 • 심박수, 혈압, 호흡수 증가함 • 피부가 차고 축축함	• 흉부 통증이 생기면 즉시 보고하도록 환자에게 교육한다.	• 통증을 증가시키는 생리적·정신적 요인을 제거하거나 감소하게 한다.
		• 통증이 시작되면 통증의 위치, 방사 부위, 지속 시간, 영향을 주는 요인 등을 사정하고, 기록한다. • 혈압, 심박수와 리듬, 호흡수를 사정한다. • 피부 온도와 습도를 사정한다. • 흉부 통증이 있을 때 12유도 심전도를 찍는다. • 처방에 따라 CK, CK-MB, troponin I 수치를 검사한다. • 활동 수준을 통증 발생 전의 수준으로 낮춘다. • 산소를 투여하고 니트로글리세린을 투여한다.	• 흉부불편감이 어떻게 해소되었는지 환자에게 묘사하게 하면 확실하게 진단할 수 있다.
		• 편안한 환경을 조성해준다.	• 불안과 스트레스도 통증을 증가시키므로 조용한 환경을 조성한다.
		• 소화가 잘 되는 음식을 소량씩 먹도록 한다. • 카페인이 함유된 음식과 음료를 피하도록 한다. • 통증을 유발하는 요인을 환자가 밝히도록 교육하고 그에 따라 생활 형태를 바꿀 수 있도록 한다. • 이완요법을 실행한다.	• 식사 중간이나 후에는 위장관계의 산소 소모가 증가하여 흉부 통증을 유발하기도 한다.

간호진단과 목표	간호사정과 평가	간호계획과 중재	이론적 근거
2. 수술과 관련한 불안 - 불안이 감소되었다고 말한다. - 자신의 불안감을 표현한다.	• 공포 있음 • 안절부절못함 • 심장수술에 대한 지식 부족 • 두려움 있음 • 신경과민 • 걱정, 근심 있음	• 불안의 정도를 사정한다. • 수술 전 처치와 간호에 대하여 설명한다. • 수술 후 중환자실에 있어야 하는 이유와 가족 면회시간과 방법을 설명한다. • 모니터, 인공호흡기, 흉부배액관, 유치도뇨관, 중심정맥관 등에 대하여 설명한다. • 불안감을 표현할 수 있도록 도와준다.	• 환자가 충분한 지식을 제공받음으로써 준비 과정과 치료 과정을 예측할 수 있으므로 불안이 감소된다. • 표현하면 불안감이 감소될 수 있다.
3. 수술 후 저체온, 카테콜라민, 레닌 분비 증가로 인한 전신혈관 저항 증가와 관련한 심박출량 감소 - 활력 징후와 중심정맥압이 정상이다.	• 소변량 감소함 • 불안정한 활력 징후 있음 • 피부가 차고 창백하며 얼룩져 보임	• 활력 징후를 15분마다 4회, 안정되면 30분마다 측정한다. • 중심정맥압, 좌심방압, 폐동맥압 등을 1시간마다 측정한다. • 시간당 소변량을 측정하고 필요하면 요비중을 측정한다. • 말초혈관의 순환 상태, 피부 온도 등을 관찰한다. • 가열담요를 이용하여 환자의 체온을 올려준다. • 필요하면 혈액과 체액대체수액 등을 주입하며 주입 전후의 혈압, 중심정맥압, 요량 등을 측정하여 비교한다. • 심근수축력 증가, 후부하 감소 등을 위해 투여하는 각종 약이 정확한 주입 속도를 유지하도록 한다.	• 평균 혈압이 86mmHg 이하거나 심박수가 빠른 경우에도 심박출량은 저하된다. • 1회 심박출량은 전부하, 심근수축력, 후부하에 의해 결정된다.

간호진단과 목표	간호사정과 평가	간호계획과 중재	이론적 근거
4. 심장압전과 관련한 심박출량 감소 - 증상과 징후가 나타나자마자 심장압전을 발견한다. - 흉관배액이 잘된다. - 심장압전 증상이 없다. - 심장압전이 즉시 치료된다.	• 혈압 저하됨 • 심박수 증가함 • 기이맥박 있음 • 중심정맥압 상승함 • 심음 감소함 • 심전도 크기 감소함 • 흉관배액이 갑자기 멈춤	• 흉관을 통한 배액량을 매시간 관찰, 기록한다. • 흉관배액량이 많다가 갑자기 줄어드는지 관찰한다. 이런 경우 즉시 혈압, 맥박, 기이맥박, 충만압, 경정맥, 심음, 심박출량, 심전도의 크기를 사정한다. • 흉관은 15–20cm의 물기둥을 이용한 흡인을 계속한다. • 1시간 간격으로 흉관을 부드럽게 짠다. • 중환자실에서 심장을 여는 것을 돕거나 수술장으로 옮기는 것을 돕는다.	• 출혈이 과한 경우 혈전이 형성되고 이 혈전이 흉관을 막게 된다. 이로 인해 혈액이 심장 주변에 축적되어 심장을 누르게 되면서 결국 심실의 충만이 제한된다. 그래서 심장의 1회 박동량과 심박출량이 줄어든다.
5. 흉골 절개 부위 통증과 관련한 비효율적 기도 청결 - 호흡음이 깨끗하다.	• 호흡이 약하고 비효과적임 • 과잉탄소증 • 분비물 배출 능력 감소	• 활력 징후를 측정한다. • 호흡 양상을 사정한다. • 분비물 배출을 돕기 위해 흉곽타진, 진동법 등을 시행한다. • 흉부 X선, 동맥혈가스분압을 관찰한다. • 산소포화도를 측정한다. • 심호흡과 기침을 격려한다. • 필요하면 진통제를 투여한다. • 가습된 산소를 공급한다. • 2시간마다 체위를 변경한다. • 조기이상과 운동을 권장한다.	• 흉곽타진, 진동법, 체위 변화는 분비물의 이동을 돕는다. • 무기폐, 폐렴, 폐부종 등 각종 폐합병증을 예방하기 위해서다. • 통증은 심호흡을 억제한다. • 조기이상과 반복적인 운동은 무기폐와 폐렴을 방지한다.

간호진단과 목표	간호사정과 평가	간호계획과 중재	이론적 근거
6. 외적 요인과 관련한 잠재성 감염 - 감염 증상이 없다.	• 발열, 오한 있음 • 발적, 부종 있음 • 백혈구 수치 상승 • 중심정맥관, 동맥내삽관, 흉부배액관, 유치도뇨관, 기도내삽관을 가지고 있음	• 감염 증상을 사정한다. • 봉합선과 흉관 삽입 부위의 발적, 화농성 분비물이 나타나는지 매일 사정한다.	• 상처 감염은 정중흉골절개 부위, 다리절개 부위, 흉관이 삽입된 부위에 나타날 수 있다.
		• 환자 간호 전후 손을 깨끗이 씻는다.	• 병원 내 교차감염을 예방하기 위해서다.
		• 드레싱을 깨끗하게 유지한다.	• 드레싱이 젖을 경우 세균 감염의 원인이 된다.
		• 각종 연결선(line)을 정해진 시기에 정확히 교환한다. • 각종 연결선은 가능한 한 빨리 제거한다. • 필요하면 항생제를 투여한다.	• 각종 연결선은 세균 번식의 장소가 될 수 있다.

[Ⅲ-9 심장판막 질환 Cardiac Valve Disease]

간호진단과 목표	간호사정과 평가	간호계획과 중재	이론적 근거
1. 심장의 구조적, 기능적 변화와 관련한 심박출량 감소 - 활력 징후와 중심 정맥압이 정상이다.	• 청색증 있음 • 호흡 곤란 있음 • 불안정한 활력 징후 있음 • 실신함 • 차고 축축한 피부임	• 심박출량 감소에 따른 증상을 모니터한다. • 급성기 동안 침상안정을 권한다.	• 심박출량 감소를 조기에 발견하면 치료 효과가 증진된다. • 휴식 시에는 심근의 산소 요구량과 산소 소모량이 감소한다.
	• 소변량 감소함 • 심전도상 변화됨	• 4~8시간마다 부정맥이 있는지 관찰한다.	• 부정맥은 심박출량을 더 감소시킨다.
		• 섭취량과 배설량을 관찰한다. • 처방에 따라 정맥주입량과 구강 수분섭취량을 제한한다. • 말초혈관의 순환 상태, 피부 온도 등을 관찰한다. • 심근수축력 증가, 후부하 감소 등을 위해 투여하는 각종 약이 정확한 주입 속도를 유지하도록 한다.	• 심박출량 감소와 울혈성 심부전으로 인해 수분 정체가 생긴다.
2. 수술절차 · 체내 튜브 삽관과 관련한 지식 부족 - 심장의 구조와 판막수술에 대해 설명한다. - 수술과 관련하여 경험하게 될 사항들을 설명한다.	• 심장판막수술에 대해 궁금해함 • 수술 후 중환자실에 머물게 될 것을 걱정함	• 심장의 구조와 판막수술에 대해 단순한 용어로 설명한다.	
		• 수술 전 교육을 시행한다.(수술 전 피부 준비, 수술 전 투약, 수술 소요 시간, 중환자실에 머무는 시간) • 각종 선들의 목적을 설명한다.(IV line, Central cath, arterial line, epicardial pacing wires)	• 예상 가능한 지식의 습득은 수술 전 불안 감소에 도움이 된다.
		• 호흡기 튜브와 관련한 설명을 한다.(기도 내의 튜브가 인공호흡기에 연결됨, 환자가 말을 할 수 없음, 튜브가 제거되기 전에 음식이나 음료수를 섭취하지 못함, 환자	• 호흡기 튜브에 대한 사전 지식이 없다면 의식이 회복되어 호흡기 튜브를 발견하고 놀랄 수 있다.

간호진단과 목표	간호사정과 평가	간호계획과 중재	이론적 근거
		의 의식이 완전히 회복되었을 때 튜브를 제거함, 흡인 카테터를 이용하여 분비물을 제거함) • 배액 튜브에 대해 설명한다.(유치도뇨관, 흉관)	
3. 체외순환기 사용과 관련한 체액과량 - 수분과 전해질의 균형이 유지된다. - 체중이 정상 범위에 있다.	• 부종 있음 • 체중 증가함 • 심실기외수축	• 섭취량과 배설량을 관찰한다. • 시간당 소변량을 측정한다. • 매일 체중을 측정한다. • 전해질 검사 결과를 확인한다. • 필요하면 이뇨제를 투여한다. • 수분, 염분 섭취를 제한한다. • 심전도를 감시한다.	• 소변량의 증감에 따라 혈청 내 칼륨의 양이 변화한다. • 심장수술 후 정상적인 대사 과정상 염분은 축적되고 칼륨은 다량 배설된다. • 수분축적은 심부전증이 악화되게 한다.
4. 부정맥과 관련한 심박출량 감소 위험성 - 부정맥과 그에 따른 혈역학적 영향이 즉시 발견된다. - 부정맥을 줄이거나 없앤다.	• 심박수 증가함 • 부정맥 발생함	• 부정맥이 발생하는지 계속해서 모니터한다. • 부정맥이 발생하면 즉시 심전도를 찍거나 4~8시간마다 심전도를 기록한다. • 부정맥이 환자의 혈압과 조직 관류에 미치는 영향을 관찰, 기록한다. • 환자가 혈역학적으로 안정되면 심실상성 빈맥의 종류를 밝히고 심방에 있는 전선을 통해 심방의 심전도를 찍어서 심실성 기외수축과 심실상성 이탈 박동을 구분 진단한다. • 혈청 내 칼륨 수치를 측정하며 4.0mEq/l 이하면 정맥이나 구강으로 칼륨을 투여한다.	• 부정맥을 빨리 발견하여 보고함으로써 즉각적인 치료를 가능하게 하고 치명적인 부정맥을 방지할 수 있다. • 부정맥으로 인하여 심박출량, 혈압, 주요기관의 조직 관류가 떨어질 수 있다. • 심방에 있는 전선으로 심전도를 찍으면 심실상성 리듬과 심실성 리듬을 구별할 수 있고 심방세동과 심방조동을 구별할 수 있다. • 저칼륨혈증, 저산소증, 산혈증, 알칼리혈증은 부정맥과 전도장애를 일으킬 수 있다.

간호진단과 목표	간호사정과 평가	간호계획과 중재	이론적 근거
		• 혈액가스검사를 보고 의사의 처방에 따라 저산소증과 pH를 교정한다.	
		• 중심정맥압을 측정하고 의사의 처방에 따라 수액요법을 한다.	• 충만압이 감소하면 심근으로의 산소 공급이 줄어들어 심근허혈로 인한 부정맥이 생길 수 있다.
		• 폐동맥관의 파형을 사정하고 흉부방사선 사진으로 위치를 확인한다.	• 카테터가 심장 내에 잘못 들어가 있는 경우, 기계적인 자극으로 인해 부정맥이 생길 수 있다.
		• 환자가 불안해 하거나 통증을 호소하면 의사의 처방에 따라 진정제를 투여한다.	• 불안과 통증은 스트레스 반응을 유발하여 인체 내의 카테콜라민 분비를 촉진해 부정맥을 유발한다.
		• 동성서맥이 발생한 경우 인공심방박동을 시작한다.	
		• 동성 또는 심방성 빈맥인 경우 저혈압, 후부하 상승, 불안, 통증 등의 원인을 치료한다.	
		• 심방조동, 심방세동인 경우 처방된 약을 투여한다.	
		• 심실조기수축인 경우 칼륨 수치를 확인하고 4.0mEq/l 이하인 경우에는 칼륨을 보충한다.	
		• 심실성 빈맥인 경우 리도카인을 투여한다. 맥박이 있는 심실 빈맥인 경우 동시성 심율동 전환을 시행한다. • 심실세동이 발생하면 즉시 200J로 세동제거를 실시하고, 심장 마사지를 시작한다. • 3도 심실차단인 경우 인공심실박동을 시작한다.	• 부정맥과 전도 장애는 심박출을 감소하여 주요 기관의 관류를 줄이므로, 이를 즉시 교정하여 영구적인 손상이나 사망을 방지해야 한다.

간호진단과 목표	간호사정과 평가	간호계획과 중재	이론적 근거
5. 흉골 절개 부위 통증과 관련한 비효율적 기도 청결 - 호흡음이 깨끗하다.	• 약하고 비효과적 호흡을 함 • 과잉탄소증 있음 • 분비물 배출 능력 감소함	• 활력 징후를 측정한다. • 호흡 양상을 사정한다. • 분비물 배출을 돕기 위해 흉곽타진, 진동법 등을 시행한다. • 흉부 X선, 동맥혈가스분압을 관찰한다. • 산소포화도를 측정한다. • 심호흡과 기침을 격려한다. • 필요하면 진통제를 투여한다. • 가습된 산소를 공급한다. • 2시간마다 체위를 변경한다. • 조기이상과 운동을 권장한다.	• 흉곽타진, 진동법, 체위 변화는 분비물의 이동을 도와준다. • 무기폐, 폐렴, 폐부종 등 각종 폐합병증을 예방하기 위해서다. • 통증은 심호흡을 억제시킨다. • 조기이상과 반복적인 운동은 무기폐와 폐렴을 방지한다.
6. 수술과 관련한 활동지속성 장애 - 활동하는 동안 활력 징후는 안정을 유지한다. - 환자는 활동하는 동안 심한 피로나 어지러움을 느끼지 않는다. - 환자는 매일 활동량과 시간을 늘린다. - 환자는 계단 한 층을 올라갈 수 있고 퇴원 전에 불편 없이 걸을 수 있다.	• 신체허약감 있음 • 피로 호소함 • 활동 시 심계항진, 숨가쁨을 호소함	• 활동 전·중·후 혈압과 맥박, 심전도, 산소포화도를 모니터한다. • 호흡 곤란, 빈맥, 부정맥, 어지럼증, 피로가 나타나면 활동을 중지한다. • 침상에서 ROM운동을 권장한다. • 환자가 혈액역동적으로 안정되면 활동을 매일 점차적으로 늘린다. • 환자가 장거리 이동 시 피로감을 느끼면 짧은 거리를 자주 걷도록 격려한다. • 퇴원 후 6주 동안 밀거나 당기는 행동을 제한하고 물건 들어 올리는 것을 피하도록 한다. • 퇴원 후에도 지속적이고 점진적인 활동을 하도록 권장한다.	• 운동 후 수축기 혈압이 20mmHg 이상 증가하거나, 10–15mmHg 이상 감소하지 않도록 한다. 활동 시의 심박동수는 휴식 때보다 20회/분 이상 증가하지 않도록 하고, 부정맥이 나타나지 않아야 한다. • 근육통을 줄이고 유연성을 회복하는 데 ROM운동이 필요하다. • 점차 걷는 활동을 늘려 활동을 증진한다. • 흉골 절개부위 봉합선이 손상되는 것을 예방한다.

[Ⅲ-10 대동맥 박리 Aortic Dissection]

간호진단과 목표	간호사정과 평가	간호계획과 중재	이론적 근거
1. 대동맥 통합성의 변화와 관련한 조직 관류 변화 - 적절한 조직 관류를 유지한다. - BUN과 Cr 수치가 정상이다. - 소변배설량이 25–30mL/hr이다. - 후경골과 전경골에서 말초박동이 촉지된다. - 복부팽만감이나 수술 후 장폐색이 없다.	• 소변량 감소함 • 혈중 BUN, Cr, 칼륨 상승함 • 맥박의 감소, 소실함 • 사지혈압의 차이 있음 • 복통, 장음 소실됨 • 흉통 있음 • 빈맥, 부정맥 있음 • 의식 수준 변화됨	• 활력 징후와 혈류역학 변수를 감시한다.	• 활력 징후의 급격한 변화는 대동맥의 파열을 의미하며 응급수술이 필요하다.
		• 소변배설량을 측정하고 혈뇨를 모니터한다. BUN과 Cr 수치를 검사한다.	• 신장 혈류가 감소되면 소변량이 줄며, 혈중 칼륨, BUN, Cr 수치가 상승한다.
		• 말초맥박 유무와 강도를 확인한다. • 매 shift마다 사지의 색, 온도, 감각을 사정한다. • 매 shift마다 사지의 혈압을 측정 비교한다.	• 말초맥박과 사지혈압, 사지의 색, 온도, 감각을 모니터하여 말초조직 관류 변화를 파악할 수 있다.
		• 장음과 가스배출을 사정한다. • 복부의 불편감 유무와 특성을 사정한다.	• 위장관 허혈 증상을 사정한다.
		• 복부둘레를 매일 같은 시간에 측정한다.	• 대동맥이 파열되거나 이식 부위에 누출이 생기면 복강 내로 혈액이 서서히 차기 때문에 복부둘레가 증가한다.
		• 흉통의 존재와 특성을 사정한다. • 심전도를 계속 감시한다.	• 원위부 상행 대동맥궁에서 분리가 일어나면 심근 혈류가 줄어들게 되고 심근허혈로 인한 통증이 생긴다.
		• 의식 수준을 사정한다.	• 뇌 혈류량의 감소로 인하여 실신이나 의식 소실이 생길 수 있다.
		• 처방된 혈압강하제나 베타차단제를 투여한다.	• 혈압강하제와 베타차단제는 혈관벽의 혈류역학적 긴장을 줄이고 문합 부위를 보존하는

간호진단과 목표	간호사정과 평가	간호계획과 중재	이론적 근거
			데 도움이 된다.
2. 출혈로 인한 체액 상실과 관련한 체액 부족 - 적절한 체액량을 유지한다. - 활력 징후와 혈류역학 변수가 정상이다. - 상처배액량이 최소화된다. - 복통이나 요통이 없다. - 헤모글로빈과 헤마토크릿 수치가 정상이다.	• 저혈압임 • 중심정맥압 감소함 • 폐동맥압 감소함 • 심박수 증가함 • 소변량 감소함 • 흉관배액 증가함 • 복부둘레 증가함 • 허리 통증 있음 • 헤모글로빈과 헤마토크릿 수치 감소함	• 활력 징후를 15분마다 4회, 안정되면 30분마다 측정한다. • 중심정맥압, 좌심방압, 폐동맥압 등을 1시간마다 측정한다. • 심전도를 계속 감시한다. • 시간당 소변량을 측정하고 필요하면 요비중을 측정한다.	• 혈압과 중심정맥압, 폐동맥압, 소변량의 감소는 체액 부족을 나타낸다.
		• 흉부배액량을 수술 후 1, 2, 4, 8시간마다 측정한다. • 배액의 양상을 관찰하고 자주 squeezing한다.	• 흉부배액량의 측정으로 출혈 정도를 알 수 있으며, 수술 후 1시간 동안 500mL/hr, 2시간 동안 400mL/hr, 3시간 동안 300mL/hr로 출혈하면 지혈을 위한 재수술이 필요하다.
		• 흉부방사선 촬영을 한다. • 복부둘레를 주기적으로 측정한다.	• 흉부방사선 촬영상의 종격동의 넓이로 종격동 출혈유무를 확인할 수 있다.
		• 후복막 출혈과 관련한 복통이나 요통을 사정한다. • 헤모글로빈과 헤마토크릿 수치를 검사한다.	• 후복막 출혈인 경우 허리 통증이 발생한다.
		• 필요하면 혈액과 체액 대체수액 등을 주입하며 주입 전후의 혈압, 중심정맥압, 요량 등을 측정하여 비교한다. • 말초혈관의 순환 상태, 피부의 온도 등을 관찰한다.	• 혈액이나 체액 대체수액의 주입으로 적절한 순환량을 유지한다.
3. 통증으로 인한 비효율적인 기침과 관련한 가스교환 장애 - 동맥혈가스분압이 정상 범위이다.	• 약하고 비효과적 호흡 있음 • 비정상적인 폐음 들림 • 과잉탄소증임	• 활력 징후를 측정한다. • 호흡 양상을 사정한다. • 폐음을 청진한다. • 산소포화도를 측정한다.	

간호진단과 목표	간호사정과 평가	간호계획과 중재	이론적 근거
- 산소포화도가 95% 이상으로 유지된다.	• 산소포화도 감소함 • 비효율적인 기침 있음	• 분비물 배출을 도와주기 위해 흉곽타진, 진동법 등을 시행하고 기계환기를 하는 경우 분비물을 흡인한다.	• 흉곽타진, 진동법, 체위 변화는 분비물의 이동을 도와준다.
		• 흡인 전후 100% 산소를 공급한다. • 흉부 X선, 동맥혈가스분압을 관찰한다. • 심호흡과 기침을 격려한다.	• 무기폐, 폐렴, 폐부종 등 각종 폐합병증을 예방하기 위해서다.
		• 필요하면 진통제를 투여한다.	• 통증은 심호흡을 억제하므로 충분한 양의 진통제를 사용한다.
		• 기침 시 베개로 수술 부위를 지지하도록 한다. • 필요하면 가습된 산소를 공급한다.	• 수술 부위를 베개로 지지하면 환자의 불편감이 줄어든다.
		• 2시간마다 체위를 변경한다. • 운동을 격려한다.	• 수술 후 폐합병증 예방을 위해서 체위 변경과 운동이 중요하다.
4. 외적요인과 관련한 감염 위험성 - 감염 증상이 없다.	• 발열, 오한 있음 • 발적, 부종 있음 • 백혈구 수치 상승함	• 감염 증상을 사정한다.	• 발열, 빈맥, 백혈구 수 증가, 절개 부위 압통과 발적, 화농성 배액은 상처 감염의 초기 증상이다.
	• 중심정맥관, 동맥내삽관, 흉부배액관, 유치도뇨관, 기도 내 삽관을 가지고 있음	• 환자 간호 전후에 손씻기를 철저히 한다.	• 병원 내 교차감염을 예방하기 위해서다.
		• 수술 부위 드레싱을 깨끗하게 유지한다. • 상처배액의 특성, 치유의 정도를 항상 주의 깊게 관찰한다.	• 드레싱이 젖을 경우 세균 감염의 원인이 된다.
		• 필요하면 항생제를 투여한다.	• 예방적 항생제를 투약하는 것은 수술과 관련한 감염을 줄이는 데 도움이 된다.

간호진단과 목표	간호사정과 평가	간호계획과 중재	이론적 근거
		• 각종 연결선(line)은 가능한 빨리 제거한다. • 각종 연결선을 정해진 시기에 정확히 교환한다.	• 각종 연결선은 세균 번식의 장소가 될 수 있다.
5. 혈액 공급 부족과 관련한 장의 허혈 위험성 - 장에서는 허혈이 발생하지 않는다.	• 복부팽만 있음 • 설사함 • 심한 복통 있음 • 갑작스런 백혈구 상승함	• 섭취량과 배설량을 관찰한다. • 시간당 소변량을 측정한다. • 매일 체중을 측정한다. • BUN와 Cr 수치를 관찰한다. • 장음을 청진한다. • 복부의 불편감 유무와 특성을 사정한다. • 출혈이 의심되면 비위관에서 출혈 증상을 4시간마다 점검한다. • 장의 허혈이 의심되면 금식을 유지한다.	• 소변량의 감소는 조직 관류 저하를 나타낸다. • 복통, 장폐색, 위장관 출혈, 설사는 장 허혈의 증상이다.

참고 문헌

김분한 외 번역. 2007. 성인간호학. (Joyce M. Black, Jane Hokanson Hawks, Annabelle M. Keene, *Medical-Surgical Nursing*). 서울: 정담미디어.

김조자, 김남조, 김매자, 김소선, 김옥수, 김용순 외. 2002. 성인간호학(제2판). 서울: 현문사.

서문자, 이향련, 이정희, 박춘자, 최철자, 박오장 외. 2004. 성인간호학. 서울: 수문사.

서울대학교병원 간호부. 2007. 표준 간호진술문을 적용한 임상간호과정. 서울: 현문사.

이은옥, 최명애, 박상연, 이선옥, 송미순, 김달숙 외. 2002. 성인간호학. 서울: 신광출판사.

Ⅳ 신경계 질환과 수술관련 간호

1. 뇌출혈
2. 뇌경색
3. 뇌막염
4. 뇌종양
5. 뇌동맥류
6. 지주막하 출혈
7. 추간판 탈출증
8. 척추 종양
9. 척추관 협착증
10. 파킨슨병
11. 근무력증
12. 길리안-바레 증후군
13. 다발성 경화증
14. 진행성 근위축증
15. 간질
16. 척추 손상
17. 척추 수술
18. 경추 손상
19. 크로이츠펠트-야콥병

{ Ⅳ 신경계 질환과 수술관련 간호 }

[Ⅳ-1 뇌출혈 Intra Cerebral Hemorrhage]

간호진단과 목표	간호사정과 평가	간호계획과 중재	이론적 근거
1. 뇌압 상승 · 뇌부종과 관련한 조직 관류 저하 위험: 뇌 - 뇌압 상승의 징후가 없으며, 뇌 관류압이 60–150mmHg를 유지한다.	• 경련 있음 • 운동실어증 · 감각실어증 있음 • 오심·구토 있음 • 동공이 확대됨 • 빛반사 확인 결과 sluggish함 • 말 더듬증 있음 • 의식 수준 저하됨 • 현기증 있음 • 현훈(vertigo) 있음 • hemiplegia 있음 • 각막반사 없음	• 정신 상태와 의식 수준을 사정한다. • 활력 징후를 측정한다. • 처방된 약물을 투여한다.(혈압강하제, 이뇨제, 진정제) • 두개내압 상승의 증상을 관찰한다.(의식 저하, 두통, 구토, 경련, 고혈압, 서맥, 유두부종, 동공의 변화, 운동·감각기능 손실, 불규칙한 호흡) • 자극을 최소화하여 경련 발생을 예방하고 필요하면 항경련제를 투약한다. • 동맥혈가스분압 결과를 확인하고 산소분압 80mmHg 이상, 이산화탄소분압 25–30mmHg가 되도록 과도 환기를 유도한다. • 흡인 전 산소를 공급하고 흡인은 15초 이내로 한다. • 수분섭취·배설량의 균형을 유지한다. • 혈중 전해질과 삼투압의 결과를 주기적으로 확인하고 교정해준다.	• 정신 상태와 의식 수준의 악화는 재출혈이나 뇌혈관 연축(vasospasm)의 지표가 된다. • 급격한 혈압 상승은 재출혈을 야기하며, 혈압 하강은 뇌허혈을 야기할 수 있다. • 뇌 조직 관류에 영향을 미치는 약은 수액, 혈압강하제, 이뇨제, 안정제 등이다. • 두개내압 상승은 재출혈이나 뇌혈관 연축 발생을 경고한다. • 경련은 뇌관류량을 늘린다. • 혈중이산화탄소분압의 상승은 두개내압을 높인다. • 흡인은 산소부족을 일으켜 두개내압을 높일 수 있다.

간호진단과 목표	간호사정과 평가	간호계획과 중재	이론적 근거
			• 두개내압 상승요인을 제거하기 위해서다.
		• 침대머리를 30–45°로 유지한다.	• 대뇌정맥 순환을 돕기 위해서다.
		• 머리의 굴곡, 신전 또는 회전을 피하고 자연스런 자세를 유지한다. • 지나친 고관절 굴곡을 피한다. • Valsalva maneuver와 등장성 운동을 금하고 배변 습관을 조정한다. • 조용하고 어두운 환경을 제공한다.	• 두개내압 상승의 요인을 제거하기 위해서다.
2. 신경혈관계 압박과 관련한 급성 통증 - 두통이 경감되거나 더 이상 통증을 호소하지 않는다.	• 근육강직 있음 • 두통 호소함 • 진통제 투여하였으나 통증 지속됨 • 진통제 원함	• 두통의 양상과 부위를 사정한다. • 뇌막 증상유무를 사정한다. • 처방된 진통제나 진정제를 투여한다. • 환자와 의료진이 함께 현재 또는 과거에 사용된 통증 완화법의 효과를 평가한다. • 통증 유발요인이나 악화요인을 확인하여 제거한다.(조명, 소음, 방문객 등) • 혈중 전해질 결과를 확인한다. • 지속적으로 신경학적 상태를 관찰한다.	• 두통, 경부강직, 광선혐오증은 뇌막 자극과 관련한 증상이다. • 통증 완화법으로 약물, 이완요법, 전환요법, 냉찜질법 등이 있다. • 광선혐오증에는 광선 차단이 통증 감소에 도움된다.
3. 삼투성 이뇨제의 사용 · 수분섭취 제한과 관련한 잠재성 체액 부족 - 소변 비중이 정상이다.	• 갈증 있음 • 오심·구토 있음 • 구강건조 있음 • 배뇨량 증가함 • 빈맥·발한 있음	• 수분섭취·배설량과 요비중을 측정한다. • 임상검사 결과를 확인한다.(혈중삼투질 농도, 요삼투질 농도, 요비중, 혈중 전해질, 헤마토크릿)	• 요붕증의 증상을 확인하기 위해서다.(혈중삼투질 농도>295mmOsm, 요삼투질 농도<300mmOsm, 혈중나트륨 수치>145mmEg/L, 요비중<1.005)

간호진단과 목표	간호사정과 평가	간호계획과 중재	이론적 근거
- 피부 탄력성이 정상이고 점막이 촉촉하다. - 활력 징후가 안정된다. - 전해질 수치가 정상이다.	• 의식 수준 저하됨 • 체중 감소함 • 혈중헤마토크릿수치 정상이상임 • 탈수 증상 있음 • 피부 탄력성 저하됨	• 탈수증상 유무를 관찰한다. • 필요하면 수액을 정맥 투여한다. • 필요하면 항이뇨제(vasopressin)를 투여한다.	• 탈수 시 갈증, 허약감, 건조한 피부, 피부 탄력성 저하가 일어난다.
4. 의식 수준 저하와 관련한 비효율적 기도 청결 - 기도개방이 증가되어 충분한 환기를 유지한다.	• 가래소리 들림 • 기관지 분비물 증가함 • 기침 증가함 • 동맥혈 pH가 정상 이하임 • 호흡 곤란 있음 • 청색증 있음 • grunting sound 들림 • SaO_2 감소함	• 반좌위를 취해준다. • 필요하면 기도흡인을 한다. • 흉부물리요법을 실시한다. • 필요하면 정맥으로 수액을 공급한다. • 적절한 습도를 유지한다. • 동맥혈가스분압 결과를 확인한다. • 가습된 산소를 제공한다. • 필요하면 거담제, 스테로이드, 항생제 등을 투여한다.	• 폐의 확장을 돕기 위해서다. • 수포음이 청취되면 즉시 흡인하여 분비물을 제거한다. • 분비물을 묽게 하여 배출을 용이하게 하기 위해서다. • 동맥 내 산소분압을 80mmHg 이상으로 유지한다.
5. 근력 약화 · 경직과 관련한 활동의 지속성 장애 - 원하는 활동 수준으로 호전된다.	• 전신허약감 있음 • 근육강직 있음 • 근력 감소함 • 피로 있음 • 활동 감소함 • 운동 기능 저하됨	• 활동 수준을 평가한다. • 개인의 요구에 맞는 프로그램을 계획한다. • Active, passive range of motion exercise를 격려한다. • 활동 중 휴식 시간을 갖도록 격려한다. • 활동방법을 환자와 가족에게 교육한다. • 필요하면 베개, 타월, 핸드롤, 손수건 등을 사용하여 신체 정렬을 적절히 유지한다. • 발판을 대준다. • 물리치료를 의뢰한다.	• 물리치료는 신체 기능을 유지하고 기동성 장애로 인한 합병증을 예방한다. • 관절범위 운동과 근력강화 운동은 침범되지 않은 신체의 기능을 유지한다. • foot drop을 예방하기 위해서다.

간호진단과 목표	간호사정과 평가	간호계획과 중재	이론적 근거
6. 감각 이상 · 부동과 관련한 피부 손상 위험 - 피부 손상이 없다.	• 감각 장애 있음 • 부동 상태임 • 요실금 있음 • 기저귀 발진 증가함	• 피부 상태를 관찰한다. • 피부 위생의 중요성을 교육한다. • 뼈 돌출 부위에 패드를 대준다. • 발적 부위를 제외한 피부를 마사지하도록 교육한다. • 시트의 주름을 펴준다. • 피부를 건조하게 한다. • 피부를 깨끗하게 해준다. • 회음부 간호를 시행한다. • 2시간마다 체위를 변경한다. • 저자극성 비누를 사용하도록 설명한다. • 너무 뜨거운 물로 목욕하지 않도록 한다.	• 신체 압박 시 순환장애로 인한 피부 손상이 일어난다. • 습기는 표피를 파괴하여 피부저항력을 떨어뜨린다. • 1–2시간 지속되는 압력은 조직을 괴사시키는 병리적 변화를 일으킨다. • 감각 장애로 온도 감각 저하가 나타난다.
7. 신경학적 장애와 장기적 부동과 관련한 변비 - 적어도 3일에 한 번 배변한다.	• 단단한 변을 봄 • 배변 시 힘들어 함 • 대변 못 봄 • 관장 후 대변봄 • 배변 욕구를 못 느낌 • 복부불편감 있음 • 복부팽만 있음 • 장음 감소함	• 과거 배변 양상을 사정한다. • 가능한 범위 내에서 수분을 섭취하도록 격려한다. • 섬유질이 많은 식이를 섭취하도록 격려한다. • 규칙적인 배변 시간을 갖도록 돕는다. • 배변을 유도하는 자세를 취하도록 돕는다. • 배변 시 편안한 환경을 제공한다. • 필요하면 처방된 변 완하제를 투여한다.	• 수분은 변의 굳기를 정상적으로 만들어준다. • 섬유질이 많은 식품은 대변의 수분량을 증가시켜 변의 굳기를 정상적으로 만들어 준다. • 이완된 분위기를 조성해주기 위해서다. • 배변 시 지나치게 힘을 주어 두개내압이 상승하지 않도록 하기 위해서다.

간호진단과 목표	간호사정과 평가	간호계획과 중재	이론적 근거
8. 신경학적 장애와 관련한 배뇨 장애 - 소변배설의 장애를 최소화하거나 경험하지 않는다.	• 빈뇨 있음 • 배뇨 곤란 있음 • 요정체 있음 • 요실금 있음 • 요의 없음 • 방광팽만 있음 • 방광팽만감을 못 느낌	• 배뇨 양상을 확인한다. • 배뇨가 용이한 환경을 제공한다. • 규칙적인 배뇨의 중요성을 설명한다. • 물소리를 들려주면서 배뇨를 유도한다. • 젖은 기저귀나 환의를 갈아준다.	• 방광 훈련은 환자가 배뇨하고 싶은 긴박감을 억제하여 배뇨 간격을 3-4시간이 되도록 늘리는 훈련이다. 배뇨 습관 훈련(habit training)은 배뇨 간격에 맞추어 배뇨를 억제하도록 환자를 적응시키는 훈련이다. Prompted voiding은 일정한 간격으로 환자의 배뇨 욕구를 확인하고 '예'라고 대답하면 배뇨를 돕는다.
		• 환자 특성에 맞게 방광 훈련, 배뇨 습관 훈련, 시차적 또는 Prompted voiding 방법을 적용한다.	
		• 요로감염 증상이 있는지 확인한다.	• 변비는 방광이나 요도에 압박을 주어 정상 배뇨를 방해한다.
		• 배변 훈련을 병행한다.	
9. 감각기능 손상, 뇌기능의 변화와 관련한 신체 손상 위험 - 대상자와 가족은 환경적 위험요인을 규명하고 감소되도록 한다.	• 동공 크기가 변화됨 • 시야결손 있음 • 시력 장애 있음 • 감각 이상 있음 • 근력 감소함 • 마비 있음 • 의식 상태의 변화 있음 • 침대에서 떨어짐 • 경련과 유사한 증상 보임	• 감각·운동기능 장애를 사정한다. • 조용하고 안전한 환경을 제공한다.	• 지나친 자극은 감각 장애를 가진 환자를 혼돈하게 한다.
		• 환자 주변에서 위험한 물건을 제거한다.(유리컵, 거울, 칼, 불 등)	• 환자는 감각 장애로 위험성을 인지하지 못할 수도 있다.
		• 침상 난간을 올려주고 휠체어의 지지대를 대준다. • 간호사 호출기를 손이 닿는 곳에 둔다. • 일상생활과 이동 시 도움을 준다.	• 낙상을 방지하기 위해 환자와 가족에게 교육하고 환경을 조정하기 위해서다.
		• 환자가 상황을 통합할 수 있도록 정보를 제공한다.	• 환자의 지각 능력을 높여주기 위해서다.
		• 경련을 사정한다.	• 경련 시 안전한 환경을 제공하기 위해서다.

간호진단과 목표	간호사정과 평가	간호계획과 중재	이론적 근거
10. 뇌 손상과 관련한 언어 소통 장애 - 자신을 표현하는 능력이 증진된다.	• 언어 장애 있음 • 엉뚱하게 대답함 • 이해할 수 없는 말을 함 • 실어증 있음 • 말이 많음 • 말은 알아들으나 입으로 소리 내지 못함	• 환자의 의사소통 장애 정도, 요인 등을 사정한다. • 환자에게 유용한 언어적·비언어적 의사소통 기술을 알려준다. • 환자가 의사소통을 할 수 있도록 충분한 시간을 배려한다. • 환자와 대화할 때 간단하게, 천천히 얘기한다. • 비언어적 의사소통 기술을 이용하도록 격려한다. • 발음 연습을 격려한다. • 필요하면 언어치료사에게 의뢰한다.	• 언어 장애를 가진 환자는 말로 표현하는 데 시간이 많이 걸린다. • 간단하게, 천천히 얘기하는 것은 환자가 쉽게 이해하는 데 도움이 된다. • 환자 상태에 적합한 대안적 의사소통 방법(컴퓨터, 연필, 제스처, 눈 깜빡임, 종 신호 등)을 이용하도록 격려하여 자신을 표현하도록 하기 위해서다.

참고 문헌

선시자, 김강미자, 박성숙, 이미화, 조경순, 김희경 외, 2005, 성인간호학, 서울: 현문사.

전시자, 김강미자, 박정숙, 이미화, 조경순 외, 2000, 성인간호학, 서울: 현문사.

Carpenito-Moye, L. J., 2004, *Nursing Care Plans & Documentation*, Philadelphia: Lippincott Williams & Wilkins.

[IV-2 뇌경색 Cerebral Infarction]

간호진단과 목표	간호사정과 평가	간호계획과 중재	이론적 근거
1. 뇌혈류량 감소와 관련한 조직 관류 저하: 뇌 - 두개내압 상승의 징후가 없으며, 뇌 관류압이 60-150mmHg으로 유지된다.	• 경련 있음 • 운동실어증·감각실어증 있음 • 오심·구토 있음 • 동공이 확대됨 • 빛반사 확인 결과 sluggish함 • 말 더듬증 있음 • 의식 수준 저하됨 • 현기증 있음 • 현훈(vertigo) 있음 • hemiplegia 있음 • 각막반사 없음	• 두개내압 상승 증상을 사정한다.(의식 저하, 두통, 구토, 경련, 고혈압, 서맥, 유두부종, 동공 변화, 운동과 감각기능 손실, 호흡 장애) • 필요하면 삼투성 이뇨제를 투여한다. • 경련의 전구 증상을 관찰하고 필요하면 항경련제를 투여한다. • 활력 징후를 측정한다. • 필요하면 산소를 공급한다. • 동맥혈가스분압을 측정한다. • 필요하면 인공호흡기를 사용한다.	• 관류 저하로 인한 뇌 조직의 허혈은 뇌부종과 두개내압 상승을 일으켜서 주위 조직이 압박을 받으면 관류 장애는 더욱 악화되는 악순환이 일어나며 두개내압 상승이 지속되면 비가역적 뇌 손상과 사망이 초래될 수 있다. • 두개내압 상승으로 호흡중추가 압박되어 호흡 장애가 오거나 동공이 산대된 경우, 신속한 응급처치로 두개내압과 뇌부종을 감소시켜야 한다.
2. 객담배출 능력 저하와 관련한 비효율적 기도 청결 - 기도개방성이 증가되어 충분한 환기를 유지한다.	• 가래소리 들림 • 기관지 분비물 증가함 • 기침 증가함 • 동맥혈 pH가 정상 이하임 • 호흡 곤란 있음 • 청색증 있음 • grunting sound 들림 • SaO_2 감소함	• 반좌위를 취해준다. • 필요하면 기도흡인을 한다. • 흉부물리요법을 실시한다. • 필요하면 정맥으로 수액을 공급한다. • 적절한 습도를 유지한다. • 가습된 산소를 제공한다. • 동맥혈가스분압 결과를 확인한다. • 필요하면 거담제, 항생제 등을 투여한다.	• 폐의 확장을 돕기 위해서다. • 수포음이 들리면 즉시 흡인하여 분비물을 제거해야 한다. • 분비물을 묽게 하여 배출을 용이하게 하기 위해서다. • 동맥혈 내 산소분압을 80mmHg 이상으로 유지한다.
3. 근력 약화, 경직과 관련한 활동의 지속성 장애 - 원하는 활동 수준으로 호전된다.	• 전신허약감 있음 • 피로 있음 • 근육강직 있음 • 근력 감소함 • 활동 감소함 • 운동기능 저하됨	• 활동 수준을 평가한다. • 개인의 요구에 맞는 프로그램을 계획한다. • 능동적 · 수동적 관절범위 운동(Active, passive range of motion exercise)을 격려한다.	• 물리치료는 신체 기능을 유지하고 기동성 장애로 인한 합병증을 예방한다.

간호진단과 목표	간호사정과 평가	간호계획과 중재	이론적 근거
		• 활동 중 휴식 시간을 갖도록 격려한다. • 활동방법을 환자와 가족에게 교육한다. • 물리치료를 의뢰한다.	• 관절범위 운동과 근력강화 운동은 침범되지 않은 신체의 기능을 유지한다.
4. 부동과 관련한 심부정맥 혈전증 - 형성된 정맥혈전을 치료하고 혈전으로 인한 합병증을 줄이거나 조절한다.	• 피부가 차고 축축함 • 하지 피부색 변화 있음 • 하지부종 있음 • 감각 장애 있음 • 넓적다리 둘레 증가함 • 호흡 곤란 호소함 • 흉부 불편감 호소함	• 혈전증의 증상, 징후를 사정한다.(통증, 체온 변화, 창백, 사지의 부종) • 매 시간 하지 운동을 수행하도록 한다. • 1~2시간 간격으로 체위를 변경한다. • 정맥의 압박을 피하도록 한다. • 탄력스타킹을 제공한다. • 폐색전의 증상이 있는지 확인한다.	• 근육 수축과 운동 결여로 정맥벽이 이완되어 혈액이 정체되면 혈전과 색전증의 위험과 체위성 저혈압, 활동내구성 장애가 나타날 수 있다. • 이완된 정맥벽을 긴장시켜서 정맥귀환을 도와주며 체위성 저혈압을 예방해준다. • 혈전이 생기면 폐색전증, 뇌색전증, 심근경색증이 합병될 수 있다.
5. 감각 이상 · 부동과 관련한 피부 손상 위험 - 피부 손상이 없다.	• 감각 장애 있음 • 부동 상태임 • 요실금 있음 • 전신허약감 있음 • 체중 감소함	• 피부 상태를 관찰한다. • 피부 위생의 중요성을 교육한다. • 뼈 돌출 부위에 패드를 대준다. • 발적 부위를 제외한 피부를 마사지하도록 교육한다. • 시트의 주름을 펴준다. • 피부를 건조하고 깨끗하게 해준다. • 회음부 간호를 시행한다. • 2시간마다 체위를 변경한다. • 저자극성 비누를 사용하도록 설명한다. • 너무 뜨거운 물로 목욕하지 않도록 한다.	• 신체조직 압박 시 순환장애로 인한 피부 손상이 일어난다. • 습기는 표피를 파괴하여 피부저항력을 떨어뜨린다. • 1~2시간 지속되는 압력은 조직을 괴사시키는 병리적 변화를 일으킨다. • 감각 장애로 온도감각 저하가 나타난다.

간호진단과 목표	간호사정과 평가	간호계획과 중재	이론적 근거
6. 감각 장애 또는 부분 마비와 관련한 자가간호 결핍 - 식사, 몸단장, 위생, 목욕, 배변과 같은 활동에 신체적, 언어적으로 참여한다.	• 감각 장애 있음 • 음식을 그릇에서 입으로 가져가지 못함 • 연하곤란 있음 • 스스로 음식을 먹지 못함 • 몸을 스스로 닦지 못함 • 스스로 이동하지 못함 • 스스로 옷을 입고 벗는 게 불가능함 • 스스로 이를 닦지 못함 • 자가간호를 수행할 수 없음 • 침상에서 배변함 • 스스로 화장실을 이용하지 못함 • 시야결손 있음 • 기저귀에 배뇨함	• 가능한 환자 스스로 하기를 권한다. • 환자와 함께 간호계획을 세우고 기대되는 효과를 알려준다. • 매일 환자와 함께 하루 일과를 의논하고 활동 목표를 작성하도록 돕는다. • 환자에게 필요한 정보와 자원을 제공한다. • 환자와 함께 간호 결과를 평가한다. • 환자의 자가간호 활동을 관찰하여 에너지 소모와 내구성 수준을 평가한다. • 활력 징후, 피로 정도를 관찰한다. • 활동 시 손상이 없도록 철저히 예방계획을 세운다. • 허약한 사지를 지지한다. • 비경구적 영양에 의존하는 경우에는 흡인 기구를 가까이 비치한다. • 환자를 오랫동안 혼자 방치하지 말고 호출기를 환자 가까이에 둔다.	• 자가간호 활동의 수행은 일상생활의 기본적인 욕구를 만족시키고 건강과 자긍심을 유지하기 위해 반드시 필요하다. • 효과적인 환자 교육과 간호 수행을 위하여 환자와 함께 간호 목표와 계획을 세우고 칭찬과 격려 등의 강화요법으로 지지해준다. • 적절한 물리적 환경을 제공해주고 가족과 사회적 지지 기반을 이용하게 한다. • 환자의 에너지 수준보다 무리하게 수행하면 실패하여 좌절할 수 있다. 내구성 수준이 충분하고 여유가 있는 경우 활동량 증가를 고려해본다. • 주위 환경을 단순하고 편리하게 하여 위험요인을 없애준다. • 음식물의 기도 내 흡인 시 즉각 대처할 수 있도록 하기 위해서다.
7. 뇌 손상과 관련한 의사 소통 장애 - 자신을 표현하는 능력이 증진된다.	• 언어 장애 있음 • 엉뚱하게 대답함 • 이해할 수 없는 말을 함 • 실어증 있음	• 의사소통 장애의 정도를 사정한다. • 지남력 수준을 사정한다. • 비언어적 의사소통 표현을 관찰한다.	• 지남력 결여는 의사소통에 장애를 준다.

간호진단과 목표	간호사정과 평가	간호계획과 중재	이론적 근거
	• 말을 많이 함 • 말은 알아들으나 입으로 소리 내지 못함 • 위축됨	• 장소, 시간, 사람에 대해 알려주어 지남력을 일깨워준다. • 반응이 없어도 꾸준한 대화를 하고 시청각 자극을 제공한다. • 짧고 간단한 답변이 요구되는 대화부터 시도한다.(예/아니오) • 대화를 시도하도록 격려한다. • 대답하는 데 충분한 시간을 준다. • 필요하면 질문을 되풀이한다. • 대화하는 데 산만함을 주는 환경 요인을 제거한다. • 언어의 재교육과 함께 적절한 비언어적 기술도 가르친다. • 필기가 가능한 경우 필기도구를 제공해주어 의사소통하게 한다.	• 환자의 욕구를 해결하여 좌절감을 없애고 환자로 하여금 비언어적 의사소통 방법의 효과에 대해 인식하게 한다. • 긍정적 강화법의 사용이 효과를 줄 수 있다. • 대화를 촉진하는 효과가 있다. • 환자는 인지 능력이 저하되어 있어 주의집중이 어렵다. • 비언어적 의사소통은 언어적 의사소통을 보충해주고 감정을 표현해주며 상호 관계를 유지시키는 등의 기능이 있다. 비언어적 의사소통 기술에는 얼굴 표정, 눈 맞춤, 몸짓, 신체 접촉, 글씨 쓰기, 그림 그리기 등 매우 다양한 방법이 있다.
8. 가족 역할 변화와 관련한 가족 기능 장애 - 가족은 상호 지지의 기능적인 체계를 유지한다.	• 가족이 환자를 소홀히 돌봄 • 보호자가 환자 요구를 무시함 • 환자가 소외됨 • 가족 간의 갈등 있음 • 가족의 지지 체계 부족함 • 역할 수행에 대한 좌절감 표현함	• 가족 기능의 효율성을 사정한다. • 간호사와 가족의 건강한 관계를 형성한다. • 가족 구성원의 개인적인 반응(예: 위축, 저항)을 수용하여 지지적 간호를 제공한다. • 가족에게 환자의 질병, 치료와 간호 방법, 예후에 대해 교육한다.	• 가족 구성, 가족의 대처 행위, 의사소통 양상, 환자 건강 문제에 대한 가족의 자세, 대책 마련의 정도를 파악하는 것이 필요하다. • 간호사와의 신뢰감이 형성되면 가족 구성원이 자신들의 감정이나 문제점을 쉽게 표현할 수 있다. • 가족 내 의사소통을 촉진하여 가족의 에너지를 생산적인 방향으로 이끌어 갈 수 있다.

간호진단과 목표	간호사정과 평가	간호계획과 중재	이론적 근거
		• 가족 상호 간에 지지와 정보를 제공할 수 있는 가족회의를 열게 한다. • 가족 구성원들이 모여 환자 간호에 대해 스스로 계획하고 분담하여 상호 지지를 하도록 도와준다. • 원활한 가족 기능의 유지를 위해 환자가 맡았던 역할을 나머지 구성원들이 재분담하도록 한다.	• 가정 경제 유지, 식사 준비, 장 보기, 세탁, 청소, 가족 구성원들에게 정서적으로 지지하기 등 다양한 역할이 있을 수 있다.
		• 가용 자원에 대하여 가족에게 정보를 제공해준다.	• 재활치료센터, 심리상담소, 자조모임, 사회사업단체 등 지역 사회 자원을 알려주고 적절히 의뢰하여, 협조를 받거나 정보를 교류할 수 있다.
		• 가족의 사생활을 보장해준다.	• 의사소통 기술, 가족 스트레스와 대처 기술, 가족 기전, 건전한 가족의 기능 등에 관한 교육이 필요하다.
9. 인지 장애 · 뇌 손상과 관련한 변실금 - 최소한 2-3일마다 정상적 변을 배출한다.	• 불수의적 배변 있음 • 배변 욕구를 못 느낌 • 단단한 변을 봄 • 배변 시 힘들어 함 • 설사 있음 • 복부팽만 호소함	• 배변 양상을 확인한다. • 기저귀에 배변할 때마다 따뜻한 비눗물로 피부를 닦고 건조시킨 뒤 기저귀를 대준다. • 바셀린 연고 등을 발라 피부를 보호해준다.	• 변의 경도, 양, 횟수, 성상 등을 사정해야 한다. • 변의 화학 성분이 피부를 자주 자극하면 피부가 손상될 수 있다.
		• 식사 1시간 후 변기를 대어주거나 대변을 보도록 격려한다. • 의식이 있는 경우 복근과 직장근을 강화하는 운동을 가르쳐 사용하게 한다. • 고섬유질식이와 수분섭취를 격려한다.	• 생리적 배변 반사가 일어나는 시간이다. • 배변 근육을 강화하여 효과적인 배변을 하기 위해서다. • 변을 잘 형성시켜 배변을 원활하게 하여 변비를 없앤다.

간호진단과 목표	간호사정과 평가	간호계획과 중재	이론적 근거
		• 필요하면 변 완하제를 투여하고 같은 시간에 삽입한다. • 아침에 따뜻한 음료수를 제공하고 좌약을 삽입한다. • 배변 시 편안한 환경을 제공한다.	• 좌약은 매일 같은 시각에 삽입하여 규칙적인 배변 반사를 형성하기 위해서다. • 배변 시 개인적 공간을 유지해주어 편안하게 해준다.
10. 신경 근육 손상과 관련한 연하 장애 - 연하 능력이 증진되어 호흡 곤란, 기침, 질식 등의 증상 없이 선택한 음식, 액체를 삼킬 수 있다.	• 연하곤란 있음 • 사레 들림 • 호흡 곤란 있음 • 구강 내 잔여물 있음 • 구개반사 없음	• 연하 장애 상태를 사정한다. • 식사 시 침상머리를 90°로 올리고 식후 30분 동안 유지한다. • 호흡 곤란, 청색증, 질식 증상이 있는지 관찰하고 침대 옆에 흡인 기구를 항상 비치한다. • 소량씩 천천히 먹도록 하고, 식사 중 말하지 않도록 격려한다. • 삼킬 때 고개를 약간 숙이도록 교육한다. • 부드럽고 물기 있는 음식을 제공한다.	• 흡인 위험을 줄이기 위해서다. • 흡인의 가능성을 줄인다.
11. 신경학적 장애와 관련한 배뇨 장애 - 소변 배설의 장애를 최소화하거나 경험하지 않는다.	• 빈뇨 있음 • 배뇨 곤란 있음 • 요정체 있음 • 요실금 있음 • 요의 없음 • 방광팽만 있음 • 방광팽만감을 못 느낌	• 배뇨 양상을 확인한다. • 배뇨에 용이한 환경을 제공한다. • 규칙적인 배뇨의 중요성을 설명한다. • 물소리를 들려주면서 배뇨를 유도한다. • 젖은 기저귀나 환의를 갈아준다. • 환자 특성에 맞게 방광 훈련, 배뇨 습관 훈련, 시차적 또는 prompted voiding법을 적용한다.	• 방광 훈련은 환자가 배뇨하고 싶은 긴박감을 억제해서 배뇨 간격을 3-4시간이 되도록 늘리는 훈련이다. 배뇨 습관 훈련(habit training)은 배뇨 간격에 맞추어 배뇨를 억제하도록 환자를 적응시키는 훈련이다. prompted voiding은 일정한 간격으로 환자의 배뇨 욕구를 확인하고 '예'라고 대답하면 배뇨를 돕는 방법이다.

간호진단과 목표	간호사정과 평가	간호계획과 중재	이론적 근거
		• 요로감염 증상이 있는지 확인한다. • 배변 훈련을 병행한다.	• 변비는 방광이나 요도에 압박을 주어 정상 배뇨를 방해한다.
12. 의식 저하와 관련한 기도흡인 위험 - 기도흡인을 경험하지 않는다.	• 의식 수준 저하됨 • 구개반사 없음 • 기관절개관·기관내관 유지 중임	• 환자의 체위를 측위로 한 채 등 뒤와 다리 사이에 베개를 대주고 머리에는 아무것도 대주지 않는다. • 적어도 2시간마다 체위를 변경해주고 흉부를 타진해준다.	• 기관·기관지 분비물의 배액을 증진하고 타액, 위액의 기도흡인을 예방해준다. • 구강, 비인두 분비물의 흡인은 정상인에서도 발생할 수 있으나 의식이 저하된 환자의 경우 발생률이 70%이다.
	• 연하곤란 있음 • 식사 시 흡인 (aspiration) 있음 • 복부팽만 있음 • 오심, 구토 있음 • 식사 후 불편감 증가함	• 적절한 기도개방 유지와 분비물 제거를 위하여 흡인을 한다. • 구강위생 간호를 실시한다. • 연하곤란 식이를 제공해준다. • 천천히 삼키도록 격려한다.	

참고 문헌

전시자, 김강미자, 박정숙, 이미화, 조경순, 김희경 외, 2005, 성인간호학, 서울: 현문사.

전시자, 김강미자, 박정숙, 이미화, 조경순 외, 2000, 성인간호학, 서울: 현문사.

Carpenito-Moyet, L. J., 2004, *Nursing Care Plans & Documentation*, Philadelphia: Lippincott Williams & Wilkins.

[Ⅳ-3 뇌막염 Meningitis]

간호진단과 목표	간호사정과 평가	간호계획과 중재	이론적 근거
1. 질병과정과 관련한 고체온 - 정상 체온을 유지한다.	• 고열 있음 • 발한 있음 • 홍조 띤 피부임 • 기면 있음 • 빈맥 있음 • 혈압 상승함	• 활력 징후를 측정한다. • 필요하면 해열제를 투여한다. • 급격한 체온 변화를 막는다. • 수분섭취를 격려한다. • 처방된 항생제, 스테로이드제 등을 투여한다.	• 갑작스런 체온 하강은 순환기계 허탈을 일으키기 때문이다. • 체액이 부족하면 체온이 더 상승할 수 있기 때문이다.
2. 감염과 관련한 영양 불균형: 영양 부족 - 활동 수준과 대사 요구에 맞는 일일 영양 요구량을 섭취하여, 목표체중을 관리하고 유지하는 계획을 세운다.	• 체중 감소함 • 섭취량 부족함 • 식욕부진 있음 • 오심, 구토 있음 • 입맛이 없다고 호소함	• 신체 검진, 식사력과 식사 양상을 통해 영양 상태를 사정한다. • 환자가 선호하거나 싫어하는 음식, 식사 시간에 내하여 발하게 한다. • 식욕을 증진할 수 있는 환경을 조성한다. • 검사와 치료 시간을 식사 시간과 겹치지 않도록 조정한다. • 통증이나 오심을 경감시키는 약을 투여한다. • 필요하면 영양사에게 의뢰한다. • 식사 전 구강위생 간호를 실시한다.	• 영양 결핍 시 피부가 거칠어지고 피하 지방층이 얇아지며, 근육의 긴장성이 상실되는 한편 잇몸이 붓고 균열이 온다. • 불쾌한 환경, 소리, 냄새는 식욕을 떨어뜨린다. • 통증이나 피로는 식욕을 떨어뜨린다. • 구강위생은 미각을 증진한다.
3. 관절 경축 · 근육 경직과 관련한 활동의 지속성 장애 - 원하는 활동 수준으로 호전된다.	• 전신허약감 있음 • 근육강직 있음 • 근력 감소함 • 피로 있음 • 활동 감소함 • 운동기능 저하됨	• 관절 경축과 근육경직 상태를 사정한다. • 하루에 두 번씩 모든 관절에 능동적 관절 운동을 실시하고 관찰한다. • 능동적 운동이 불가능하면 수동적 관절 운동을 수행한다. • 자기간호 활동을 격려한다.	• 관절범위 운동과 근력강화 운동은 침범되지 않은 신체의 기능을 유지한다. • 물리치료는 신체 기능을 유지하고 활동의 지속성 장애로 인한 합병증을 예방한다.

간호진단과 목표	간호사정과 평가	간호계획과 중재	이론적 근거
		• 1–2시간마다 환자의 체위를 변경한다. • 필요하면 베개 등을 이용하여 신체 정렬을 유지하도록 돕는다. • 등장성 또는 등척성 운동을 가르치고 도와준다.	
4. 의식 수준 저하와 관련한 비효율적 기도 청결 - 기도개방성이 증가되어 충분한 환기를 유지한다.	• 가래소리 들림 • 기관지 분비물 증가함 • 기침 증가함 • 동맥혈 pH가 정상 이하임 • 호흡 곤란 있음 • 청색증 있음 • grunting sound 들림 • SaO_2 감소함	• 반좌위를 취해준다. • 필요하면 기도흡인을 한다. • 흉부물리요법을 실시한다. • 필요하면 정맥으로 수액을 공급한다. • 적절한 습도를 유지한다. • 동맥혈가스분압 결과를 확인한다. • 가습된 산소를 제공한다. • 필요하면 거담제, 스테로이드, 항생제 등을 투여한다.	• 폐의 확장을 돕기 위해서다. • 수포음이 청취되면 즉시 흡인하여 분비물을 제거한다. • 분비물을 묽게 하여 배출을 쉽게 하기 위해서다. • 동맥 내 산소분압을 80mmHg 이상으로 유지한다.

참고 문헌

전시자, 김강미자, 박정숙, 이미화, 조경순, 김희경 외, 2005, 성인간호학, 서울: 현문사.

전시자, 김강미자, 박정숙, 이미화, 조경순 외, 2000, 성인간호학, 서울: 현문사.

Carpenito–Moyet, L. J., 2004, *Nursing Care Plans & Documentation*, Philadelphia: Lippincott Williams & Wilkins.

[Ⅳ-4 뇌종양 Brain tumor]

간호진단과 목표	간호사정과 평가	간호계획과 중재	이론적 근거
1. 통증 **: 두개내압 상승** - 안위와 통증 완화를 표현한다. - 통증이 줄거나 호소하지 않는다. - 두개내압의 상승 없이 뇌 내의 수액 역동이 정상적으로 조절된다.	• 두통 있음/호소함/증가함 • 주의 산만함 • 안절부절못함 • 혈압의 상승 있음/없음 • 경부경직 있음/없음 • 안구 통증 있음/없음 • 진통제 원함	• 통증 정도를 사정한다. • 활력 징후를 측정한다. • 통증의 원인을 설명해준다. • 어둡고 조용한 환경을 제공한다. • 냉찜질을 시행한다. • 머리, 목, 어깨 근육을 마사지하는 등 이완요법을 실시한다. • 머리를 올려준다. • 편안한 자세를 취해준다 • 의사에게 알린다. • 처방에 따라 약물을 투여한다. • 약물 부작용을 확인한다. • 진통제의 효과를 확인한다.	• 뇌압 상승 시 혈압 상승, 서맥이 나타난다. • 빛은 편두통, 두통 발작을 강화시키고 활동은 혈압 상승과 두통 악화를 초래한다. • 혈관이완성 열을 낮춘다. • 긴장 감소와 근육이완을 촉진하기 위해서다. • 머리를 30° 정도 올려주면 뇌혈류이 귀환을 촉진하여 뇌압을 낮추게 된다.
2. 잠재성 손상 **: 경련 발작** - 손상이 없다. - 손상이 최소화되거나 예방된다. - 불수의적 근육의 경축 또는 이완이 없다.	• 감각 돌아옴/없음/없음을 호소함/있음 • 감각기능 저하됨 • 감각 이상 있음/없음 • 경련 있음 • 경련과 유사한 증상 보임 • seizure 있음/없음/멈춤 • seizure 유사증상 있음/없음 • 진전(tremor) 있음/없음/감소함/증가함 • 불수의적 움직임	• 경련을 사정한다. • 근 경련이 있는지 확인한다. • aura가 있는지 확인한다. • seizure 양상을 확인한다 • seizure 유발 요인을 확인한다. • 의식 상태를 사정한다. • 의식 수준 변화가 있는지 관찰한다. • 의식 수준을 사정한다. • 바닥에 눕히고 머리 아래에 부드러운 것을 대서 편하게 해준다. • 위험한 물건을 제거한다. • 보호자와 같이 있게 한다. • 안전 간호를 제공한다.	• 외상과 호흡 장애를 최소화하기 위해서다.

간호진단과 목표	간호사정과 평가	간호계획과 중재	이론적 근거
	있음/없음		
	• 가끔씩 사지 움직임 보임	• 안전 간호에 대해 교육한다. • 침상안정을 격려한다. • 조용한 환경을 유지한다. • 옷을 느슨하게 해준다.	
	• 손 까딱거림 • 손과 발을 꼬는 동작을 보임	• 측위를 취해준다.	• 구토 시 기도흡인이나 질식을 방지하기 위해서다.
	• 손을 떨고 있음 • 경부 강직 있음 • 근육 강직 있음	• 의사에게 알린다. • 처방에 따라 약물을 투여한다. • 약물의 부작용을 관찰한다.	
	• 근육 긴장 감소됨/증가됨 • rigidity 있음/없음	• 억제대 적용함/풀어줌	• 억압은 외상을 촉진한다.
	• 사지 허약감 있음/없음 • 눈 맞춤 있음/없음	• 기도개방 상태를 확인한다. • 기도개방 상태를 유지한다. • 산소를 흡입시킨다.	• 산소 공급 저하로 뇌 손상을 방지하기 위해서다.
	• eyeball deviation 있음/없음	• oral airway를 삽입한다.	• 개구기(airway)는 혀가 물리는 것을 방지하기 위해서다.
	• 동공이 고정되어 있음 • 불수의적 움직임 있음	• 구개분비물의 흡인(suction)을 시행한다.	• 기도폐쇄나 기도외상을 예방하기 위해서다.
	• 움직이지 않음	• 활력 징후를 측정한다.	
	• 이를 꽉 다문 상태임 • irritability 있음	• 섭취량과 배설량, 전해질 균형을 유지한다.	• 불균형은 발작에 영향을 주는 요인이 된다.
	• 감각 이상 있음 • 감각 저하 있음	• 발작 시 절대안정시킨다.	• 경련 발작 후 의식을 잃거나 심한 피로를 호소할 수 있다.
	• 경련과 유사한 증상 보임	• 조용한 환경을 유지한다.	
	• 경부강직 있음 • 경직된 자세로 움직임 없이 자고 있음	• 복용중인 항경련제의 혈중약물 농도를 확인한다.	• 치료적 약물 수준은 독성치에 가깝기 때문에 관찰이 필요하다.

간호진단과 목표	간호사정과 평가	간호계획과 중재	이론적 근거
	• 근육강직 있음 • 기도 유지 안됨 • 무호흡 있음 • 변실금 있음 • 불규칙적으로 입술을 내밀거나 비틀고 혀를 내밈 • 산소포화도 떨어짐 • 요실금 있음 • rigidity 있음		
3. 비효율적 호흡 양상 **: 뇌 손상** **: 대뇌기능 저하** **: 사지 마비** **: 수술과 손상으로 인한 부동** - 호흡기능 부전의 징후가 없다. - 호흡수가 정상 범위로 되며, 숨찬 느낌이 감소한다.	• 호흡 곤란 있음/없음 • 빈호흡 있음/없음 • 무호흡 있음/없음 • 자발 호흡 있음/없음	• 의식 상태를 사정한다. • 활력 징후를 측정한다. • 호흡 양상을 사정한다. • 무호흡 지속 시간을 측정하고 모니터한다. • 폐음을 청진한다.	• 호흡 양상의 변화는 두개 내 압력 상승과 뇌간 압박을 알리는 중요한 증상이다.
	• 호흡 시 불편감 있음/호소함/증가함 • 산소포화도 저하됨 • 동맥혈가스분압이 비정상	• 환자의 체위는 머리를 30° 올린 상태를 유지하거나, 옆으로 돌린 상태를 유지한다.	• 최대의 환기를 유지하고 정맥유출을 폐쇄하는 경정맥 압력을 피하며 뇌혈류의 정맥귀환을 도와준다. 또 측위는 혀나 기타 구강 내 물질이 기도를 막는 것을 예방한다.
	• 말단 청색증 있음/없음 • 입술 청색증 있음/없음 • 피로 호소함/감소함 • 의식 변화 있음	• 환자가 의식이 있거나 협조 가능하면 심호흡을 장려한다. • 심호흡 방법을 교육한다. • 심호흡, 기침, 체위 변경의 중요성을 교육한다.	• 무기폐를 예방하고 뇌에 산소 공급을 충분하게 한다.
	• 의식 소실 있음 • 코 벌름거리고 있음	• 산소를 흡입시킨다. • nebulizer를 적용한다. • 흡인이 필요하다면 조심스럽게 시행한다.	• 흡인은 기침 반사를 자극하나, 두개내압을 높이므로 조심해서 시행한다.

간호진단과 목표	간호사정과 평가	간호계획과 중재	이론적 근거
		• 응급 소생 물품을 준비한다. • 휴식을 격려한다.	• 갑작스런 호흡 정지 시 신속한 대처를 하기 위해서다. • 충분한 휴식은 호흡 시 불필요한 에너지를 최소화한다.
4. 잠재성 체액 부족 : 삼투성 이뇨제 사용 : 오심, 구토 - 두개내압이 증가되지 않는다. - 수분전해질 균형이 유지된다. - 피부 탄력이 정상이고 점막이 촉촉하다. - 활력 징후가 안정된다.	• 배뇨량 증가함/감소함 • 농축된 소변봄 • 유치도뇨(foley catheter)를 통한 소변량 증가함 • 유치도뇨를 통한 소변량 감소함 • 오심 있음/없음 • 구토함 • 경구섭취 잘 못함 • 경구섭취 감소됨 • 경구섭취 못함 • 섭취량 부족함 • 금식 중임 • 식욕부진 있음 • 갈증 호소함 • 구강건조 있음 • 어지러움 있음 • 전신허약감 있음 • 피부가 건조함 • 맥박수 증가됨 • 심계항진 있음/없음 • 맥박 강도 감소함	• 활력 징후를 측정한다. • 오심, 구토 양상을 관찰한다. • 섭취량과 배설량을 측정한다. • 요와 혈중 전해질 검사와 요비중 검사 결과를 확인한다. • 처방에 따른 약물이나 수액을 투여한다. • 경구섭취와 수분섭취를 격려한다. • 피부 상태를 관찰하고 건조해지지 않도록 로션을 바르며 깨끗하게 한다. • 구강간호를 시행한다. • 체중을 측정한다.	• 체액 부족 시 혈압 저하, 빈맥, 체온 상승이 나타난다. • 두개내압 상승은 구토 중추 자극의 직접적인 원인이 된다. • 만니톨 등 삼투성 두개내압 강하제는 수분전해질 불균형을 초래한다. • 세포 내 수분을 혈관 내로 이동시켜 신장에서의 배설을 촉진한다. • 체액 부족 시 피부가 건조해지므로 로션으로 수분 증발을 줄인다. • 구강건조를 완화한다. • 체중의 증감으로 체액의 과다와 부족을 예측할 수 있다.

간호진단과 목표	간호사정과 평가	간호계획과 중재	이론적 근거
5. 운동 장애 **: 중추신경계 종양** - 사지의 힘과 내구력이 증가한다. - 근력과 관절 운동 범위를 유지한다.	• 감각 장애 있음/없음 • 감각 저하 있음/없음/변화 없음/호전됨 • 국부 마비 있음/없음	• 감각 변화를 사정한다. • 사지관절 운동 정도를 사정한다. • 보행 능력을 사정한다. • 사지근력을 평가한다. • 해부학적 체위를 유지한다.	• 손상의 범위를 확인하고 근육 탄력성 상실을 최소화하고, 순환 증진과 위축을 예방하기 위해서다.
	• 마비 있음 • rigidity 있음/없음	• 대퇴 외측을 따라 전자를 말아서 감싼다.	• 외측회전을 예방한다.
	• hemiplegia 있음/없음	• 2시간마다 체위를 변경한다.	• 욕창 발생을 최소화하기 위해서다.
	• 사지허약감 있음/없음 • 사지가 축 늘어져 있음	• 운동계획에 환자, 가족을 포함한다. • 물리치료를 할 수 있도록 한다.	• 환자의 빠른 재활을 위하여 가족의 적극적인 참여가 필요하다.
	• 서는 것 가능함/불가능함 • 앉는 것 불가능함 • 앉은 자세로 균형 유지 불가능함/균형 유지함	• 보조기를 사용하도록 격려한다. • 안전 간호에 대해 교육한다. • 침상 내 운동을 격려한다. • 천천히 움직이도록 교육한다. • foot board를 사용한다.	• 손상된 신체를 보호하기 위해서다. • 수족, 비골 신경과 족근굴근 마비를 예방하기 위해서다.
	• 운동 기능 저하됨/호전됨		
	• 운동 장애 있음/없음 • ankle dorsiflexion 됨/안됨 • wheelchair ambulation 가능함/불가능함	• 휠체어 사용법을 교육한다.	

간호진단과 목표	간호사정과 평가	간호계획과 중재	이론적 근거
6. 의사소통 장애 **: 뇌 손상** **: 두경부 종양** - 의사소통이 유지된다. - 다양한 의사소통 방법을 활용한다. - 의사소통에서 만족도가 증진된다.	• 무의식 상태임 • 말을 더듬거림 • 말을 어눌하게 함 • 안면 신경 마비 있음	• 의사소통 장애 정도를 사정한다. • 언어 양상을 사정한다. • 지남력을 사정한다.	• 이해 능력, 표현 능력, 구음 장애 중 어느 것이 원인인지 사정하기 위해서다. • 뇌 손상의 범위를 확인하기 위해서다.
	• 안면경련 있음 • 구음 장애 있음 • 침묵함 • 언어 장애 있음 • 실어증 있음	• 환자와 대화할 때는 천천히 분명하게 이야기한다. • 의사소통할 수 있도록 충분한 시간을 배려한다.	• 환자의 반응이 없더라도 정상인처럼 대하는 것이 회복에 중요하다. 또한 이해 수준이 떨어져 있으므로 천천히 분명하게 말하면 혼돈을 피할 수 있다.
	• 운동 실어증 있음 • 표현은 정확하나 느림 • 지남력 없음	• 조용하고 안정적인 환경을 제공한다.	• 대화를 방해하는 환경요인이 제거되므로 환자가 좀 더 집중할 수 있도록 한다.
	• 말을 알아듣지 못함	• 환자 스스로 의사소통을 위한 방법을 시도하도록 지지한다.	
	• 대화 중 엉뚱한 말을 함	• 이해할 수 있는 용어로 정보를 제공한다.	• 학습 효과를 높이기 위해서다.
	• 헛소리함 • 단어선택 장애 있음	• 가족에게 의사소통 방법을 교육한다. • 간결하게 의사소통한다.	• 환자의 빠른 재활을 위하여 가족의 적극적인 참여가 필요하다.
	• 기관절개관 유지 중임 • 청력 소실됨	• 눈을 맞추고 대화한다.	• 눈을 맞추고 정면으로 마주 보고 말하면 입모양을 볼 수 있어 이해력을 증진한다.
	• 청력 이상 있음	• 대안적 의사소통 방법(연필, 제스쳐, 눈 깜빡임 등)을 제공한다.	
		• 비언어적 의사소통을 한다.	• 비언어적 의사소통법은 장애가 있는 환자와 대화 시 의사소통 장애를 감소해준다.

간호진단과 목표	간호사정과 평가	간호계획과 중재	이론적 근거
7. 감각 지각 장애 **: 감각 지각 변화** **: 뇌종양** - 감각의 이상 증상이 없다. - 손상이 최소화되거나 예방된다.	• 지남력 상실 • 편측 마비 • 안절부절못함 • 행동 양상 변화함 • 감각기능 저하됨 • 감각 없음 • 이명 있음	• 지남력을 준다. • 환자의 감각 지각 능력을 사정한다. • 조용하고 안전한 환경을 제공한다. • 환자의 주변에 위험한 물건을 제거하는 등 안전 간호를 제공한다.	• 감각 저하 환자는 지남력도 저하되고, 주변 환경에 대한 정보 습득에 장애가 있다. • 외상을 최소화하기 위해서다.
	• 청력 저하 있음 • 청력 상실 있음	• 침상 난간을 올려준다.	• 시각장애 환자는 낙상 예방과 안전에 대한 주의를 기울여야 한다.
	• 눈꺼풀 부종 있음 • 복시 있음 • 사시 있음 • 실명 있음 • 시력 감퇴 있음 • 시력 장애 있음 • 시야결손 있음 • 안구 돌출 있음 • 결막부종 있음 • 자가간호 능력 부족함	• 보조기를 사용하도록 교육한다. • 교정렌즈 착용을 격려한다. • 보청기 착용을 격려한다.	• 보장구들을 이용하면 감각 장애를 감소하는 데 도움이 된다.
8. 두개내압의 적응력 저하 **: 뇌종양** **: 뇌수술** - 두개내압의 상승 없이 뇌내의 수액 역동이 정상적으로 조절된다.	• 경련 있음 • 경련과 유사한 증상 있음 • 불수의적 움직임 있음 • 경부강직 있음 • 오심 있음 • 구토 있음 • 사지근력 감소함 • 동공의 대칭, 모양, 크기와 빛반사의 변화 있음/없음	• 경련을 사정한다. • 기도개방 상태를 확인하고 유지한다. • oral airway를 유지한다. • 필요하면 흡인(suction)을 시행한다. • sedation시킨다. • 두개내압 상승 증상(의식 변화, 맥박 변화, 혈압 상승)이 있는지 확인한다. • 활력 징후를 측정한다. • 안전 간호를 제공한다. • 의사에게 알린다.	• 기도폐쇄나 기도외상을 예방하기 위해서다. • 두개내압 상승 시 Cushing's triad(서맥, 고혈압, 느린 호흡)와 의식 변화가 나타날 수 있다.

간호진단과 목표	간호사정과 평가	간호계획과 중재	이론적 근거
	• 두통 있음/없음 • 의식 상태 변화함 • 말을 어눌하게 함 • 무호흡 있음 • 산소포화도 떨어짐 • 보행 장애 있음 • 서맥 있음	• 처방된 약물을 투여한다. • 산소 흡입을 시작한다.	• 두개내압 상승 시 느린 호흡이 나타나면서 호흡 곤란과 산소포화도 저하가 나타날 수 있다.
	• 시야결손 있음 • External ventricular drainage 통해 배액됨	• 뇌 관류압을 측정한다. • 두개내압을 측정한다. • External ventricular drainage를 통한 두개내압을 모니터한다.	• 두개내압을 측정함으로써 두개내압 상승을 평가할 수 있다.
	• External ventricular drainage oscillation 안됨/잘됨 • obey command 가능하지 않음	• External ventricular drainage oscillation이 잘된다. • obey command가 가능하지 않다.	
9. 가스교환 장애 **: 뇌 손상** **: 대뇌기능 저하** **: 수술과 손상** - 동맥혈가스분압이 정상 범위이다. - 산소포화도가 95% 이상으로 유지된다.	• 호흡 곤란 있음 • 숨 가쁘게 쉼 • 빈호흡 있음 • 무호흡 있음 • 자발 호흡 없음 • 호흡 시 불편감을 호소함 • 산소포화도 저하됨 • 동맥혈가스분압이 비정상임 • 말단 청색증 있음 • 입술 청색증 있음	• 활력 징후를 측정한다. • 호흡 양상을 사정한다. • 폐음을 청진한다. • 무호흡 지속시간을 측정하고 모니터한다. • 환자의 체위는 머리를 30° 올린 상태를 유지하거나, 옆으로 돌린 상태를 유지한다.	• 호흡 양상의 변화는 두개 내 압력 상승과 뇌간 압박을 알리는 중요한 증상이다. • 최대의 환기를 유지하고 정맥유출을 폐쇄하는 경정맥 압력을 피하며 뇌혈류의 정맥귀환을 도와준다. 또 측위는 혀나 기타 구강 내 물질이 기도를 막는 것을 예방한다.
		• 산소를 흡입한다. • 심호흡, 기침, 체위 변경의 중요성을 교육한다.	• 무기폐를 예방하고 뇌에 산소 공급을 충분하게 한다.
		• 흡인이 필요하다면 조심스럽게 시행한다. • nebulizer를 적용한다. • 휴식을 격려한다.	• 흡인은 기침 반사를 자극하지만, 두개내압을 높이므로 조심해서 시행한다. • 충분한 휴식은 호흡 시 불필요한 에너지를 최소화한다.

간호진단과 목표	간호사정과 평가	간호계획과 중재	이론적 근거
		• 진정제·마취제·신경안정제 투여를 피한다.	• 진정제·마취제는 호흡을 억제하고 기관 내막을 자극하여 분비물을 생성한다.
		• 적절한 수분 공급과 섭취를 권장한다.	• 충분한 수분 공급은 기관 내 분비물의 점도를 낮추어 배출을 쉽게 한다.
		• 응급 소생 물품을 준비한다.	• 갑작스런 호흡 정지 시 신속한 대처를 하기 위해서다.
10. 감염 위험 **: 기관 내 삽관** **: 장기간 입원** **: 장기간 부동** **: 침습적 과정** **: 뇌척수배액관 삽입** **: 수술** - 감염 증상이 없다. - 감염의 위험요인을 알고 필요한 예방조치를 할 수 있다.	• 발열 있음/없음 • 오한 있음/호소함 • 수술 부위 oozing 있음/없음	• 감염 증상을 사정한다. • 활력 징후를 측정한다.	• 발열, 빈맥, 백혈구 수 증가, 절개 부위 압통과 발적, 화농성 배액은 상처 감염의 초기 증상이다.
	• 백혈구 수치 상승 있음/없음 • 요로감염 증상 있음/없음	• 환자 간호 전후에 손씻기를 철저히 한다.	• 병원 내 교차감염을 예방하기 위해서다.
	• 기관 내 삽관 중임	• 수술 상처 oozing을 관찰한다. • 수술 상처 oozing 시 거즈를 덧댄다.	• 드레싱이 젖을 경우 세균 감염의 원인이 된다.
	• 뇌척수배액관 (EVD, Lumbar drain) 삽입 있음	• 도관 삽입 부위의 삼출물 유무를 확인한다. • 기관절개 부위를 관찰한다.	
	• 유치도뇨관 삽입 중/제거함 • 백혈구 수 증가함/감소함	• 처방에 따라 항생제를 투여한다. • 임상검사 결과를 확인한다.	• 예방적 항생제를 투약하는 것은 수술과 관련한 감염을 줄이는 데 도움이 된다.
	• 적혈구 침강 속도의 증가함/감소함	• 상처배액의 특성, 치유의 정도를 항상 주의 깊게 관찰한다.	
	• 발한 있음/없음 • 체온 상승 있음/없음	• 각종 연결선(line)은 가능한 한 빨리 제거한다. • 각종 연결선을 정해진 시기에 정확하게 교환한다. • 배액관 관리 시 철저한 무균술을 지킨다.	• 각종 연결선은 세균 번식의 장소가 될 수 있다.

[IV-5 뇌동맥류 Cerebral Aneurysm]

간호진단과 목표	간호사정과 평가	간호계획과 중재	이론적 근거
1. 조직 관류 저하 : 뇌 - 뇌압 상승의 징후가 없다. - GCS 혼수 척도가 정상으로 유지된다. - 동공 반응이 정상이다. - 발작이 없다.	• 구토 있음/호소함 • 오심 있음/호소함 • 오심, 구토 있음/없음 • 의식 수준 저하됨/호전됨 • 의식 명료함 • Glasgow coma scale: (eye/verbal/motor) • obey command 가능함/가능하지 않음	• 환자의 정신 상태와 의식 수준을 사정한다.	• 정신 상태와 의식 수준의 악화는 뇌출혈이나 뇌혈관 연축의 지표가 된다.
		• 활력 징후를 측정한다.	• 급격한 혈압 상승은 재출혈을 야기하며 혈압 하강은 뇌허혈을 야기한다.
		• 필요하면 약물을 투여한다.	• 뇌조직 관류에 영향을 주는 약제는 수액, 혈압강하제, 이뇨제, 안정제 등이다.
		• 두개내압 증상을 측정한다.(의식 저하, 두통, 구토, 경련, 서맥, 유두부종, 동공의 변화, 운동, 감각기능 손실)	• 두개내압 상승은 뇌출혈이나 뇌혈관 연축을 경고한다.
		• 자극을 최소화하여 경련을 예방하고 필요하면 항경련제를 투여한다.	• 경련은 혈압을 상승시켜 재출혈을 초래하고 뇌내 산소 소모량을 증가한다.
		• ABGA를 확인하고, 산소분압 80mmHg 이상, 이산화탄소분압 25–30mmHg가 되도록 과환기를 유도한다.	• 혈중 이산화탄소분압 상승은 두개내압 상승을 야기한다.
		• 흡입 전 산소를 공급하고 흡인은 15초 이내로 한다.	• 흡인은 산소 부족을 일으켜 두개내압을 높인다.
		• 수분섭취·배설량의 균형을 유지시킨다.	• 두개내압 강하를 위한 약물 투여 시 심한 탈수와 전해질 불균형을 초래할 수 있다.
		• 혈중 전해질과 삼투압의 결과를 주기적으로 확인하고 교정해준다.	
		• 침대머리를 30–45°로 유지한다.	• 대뇌 정맥 순환을 돕기 위해서다.
		• 머리의 굴곡, 신전 또는 회전을 피하고 자연스러운 자세를 유지한다.	• 두개내압 상승의 요인을 제거하기 위해서다.

간호진단과 목표	간호사정과 평가	간호계획과 중재	이론적 근거
		• 지나친 고관절 굴곡은 피한다. • Valsalva maneuver와 등장성 운동을 금하고 배변 습관을 조정한다.	• 복압과 흉곽내압을 높여 대뇌 정맥의 순환을 저해하여 두개내압을 높이는 요인이 된다.
		• 조용하고 어두운 환경을 제공한다.	• 외부 자극을 감소하여 정신적 안정을 도모하며 두개내압 상승을 완화한다.
2. 급성 통증 **: 경련** **: 수술과 관련한 조직 손상** **: 반사 근육 경련** - 통증이 줄거나 아픔을 호소하지 않는다.	• 두통 있음/없음/증가함/감소함/호소함 • 수술 상처 통증 있음/없음/증가함/감소함/호소함 • 시술 부위 통증 있음/증가함/감소함/호소함 • 안구 통증 있음/증가함/감소함/호소함 • 진통제 투여 후 부작용 있음/없음 • EVD/ hemovac/J-P drain/ lumbar drain/ penrose drain 삽입 부위 통증 있음/증가함/감소함/호소함 • EVD/ hemovac/J-P drain/ lumbar drain/ penrose drain 제거 부위 통증 있음/증가함/감소함/호소함 • IV PCA 유지 중임	• 두통의 양상과 부위를 사정한다. • 뇌막 자극 증상 유무를 사정한다. • 이완요법, 전환요법을 실시한다. • 필요하면 진통제나 진정제를 투여하고 현재 또는 과거에 사용된 통증 완화법의 효과를 평가한다. • 통증 유발 요인이나 악화 요인을 확인하여 제거한다.(조명, 소음, 방문객 등) • IV PCA를 눌러준다. • IV PCA 부작용이 있는지 관찰한다.	• 두통, 경부강직, 광선혐오증은 뇌막 자극과 관련한 증상이다. • 통증 완화법으로 약물, 이완요법, 전환요법, 냉찜질법 등이 있다. • 광선혐오증이 있을 경우 광선 차단이 통증 감소에 도움이 된다.

간호진단과 목표	간호사정과 평가	간호계획과 중재	이론적 근거
3. 변비 **: 불충분한 신체 활동** **: 신경학적 장애** **: 수술이나 마취로 인한 장운동 장애** **: 부적절한 식이** - 환자는 자신의 정상적인 배변 현상을 유지한다.(배변 횟수, 변 굳기, 배변 느낌이 과거와 같다.) - 적어도 3일에 한 번 배변한다.	• 경구섭취 감소됨/거부함/못함/안함/잘 못함/잘함/증가함	• 섬유질이 많은 식이를 하도록 격려한다.	• 섬유질이 많은 식품은 배변 반사를 자극하고 배변의 수분량을 증가시켜 변의 굳기를 정상적으로 만들어준다.
		• 가능한 범위에서 수분을 섭취하도록 격려한다.	• 수분은 변의 굳기를 정상적으로 만들어준다.
	• 관장 후 대변 봄	• 배변 양상을 확인한다.	
	• 관장하였으나 대변 못 봄	• 대변 양상을 확인한다.	
	• 단단한 변을 봄 • 대변 못 봄/봄 • 대변 양상 변화됨 • 배변 욕구를 못 느낌	• 규칙적인 배변 시간을 갖도록 돕는다. • 3일에 한 번은 대변을 보도록 격려한다. • 배변을 유도하는 자세를 취하도록 돕는다.	• 규칙적인 배변 습관은 배변 반사를 자극하여 변비를 완화한다.
	• 배변 시 힘들어함	• 배변 시 편안한 환경을 제공한다.	• 이완된 분위기를 조성하기 위해서다.
	• 변비 있음/없음		
	• 변의 있음/없음	• 수지관장을 한다.	
	• 분변매복 있음/없음	• 규칙적인 운동을 하도록 격려한다.	• 운동은 장운동을 촉진한다.
	• 장음 약함/없음/있음/감소함/잘 들림	• 처방에 따라 대변 완하제를 투여한다.	• 배변 시 지나치게 힘을 주어 두개내압이 상승하지 않도록 하기 위해서다.
	• 절대 안정 중임 • ambulation 못함/잘함/중간임 • 하복부불편감 있음/없음/증가함/감소함/호소함	• 처방에 따라 관장한다. • 처방에 따라 Bisacodyl 좌약을 삽입한다. • 처방에 따라 Glycerin을 관장한다.	

간호진단과 목표	간호사정과 평가	간호계획과 중재	이론적 근거
4. 불이행 **: 개인과 발달상의 능력** **: 건강 신념** **: 지식, 기술 부족** - 환자는 치료 지시를 이행한다. - 변화에 대한 욕구를 보여주거나 변화를 시도한다.	• 간호 지시를 따르지 않음 • 치료 지시를 따르지 않음 • 치료에 불참함 • 책임 회피함 • 거부감 있음 • 건강 상태 변화를 수용하지 못함 • 건강 상태에 대한 이해가 부족함 • 관심 결여됨 • 대화 거부함 • 두려움 있음/감소함	• 불이행의 요인을 사정한다. • 환자가 일상생활에서 치료지시를 통합할 수 있는 방법을 설명한다. • 치료 지시에 대해 설명할 때 환자의 가족이나 친지를 참여시킨다. • 치료와 관련한 모든 절차를 설명해준다. • 치료 지시의 내용, 이유와 방법을 알려주고 시범을 보여준다.	• 환자와 가족이 새로운 문제해결 방법을 배우도록 격려하며 재확신을 준다.
5. 불안 **: 수술 전후 과정에 대한 불충분한 지식** **: 수술 후 운동, 활동, 감각 변화 등과 관련한 불충분한 지식** - 대상자는 신체적, 심리적으로 편안해진다.	• 가슴이 답답하다고 함 • 감정 변화가 있음/없음 • 두통 있음/없음/증가함/감소함/호소함 • 딸꾹질 있음/없음/증가함/감소함/호소함 • 말 더듬증 있음 • 목소리가 떨림 • 목소리가 작음 • 무표정함 • 부적절한 감정을 표현함 • 부적절한 반응을 보임	• 불안의 원인, 증상과 정도를 사정한다. • 가능한 한 일정한 사람이 보호자로 있도록 설명한다. • 가족이 같이 있게 해준다. • 가족과 걱정을 나누도록 한다. • 가족이 지지할 수 있도록 도와준다. • 감정을 극복하려는 노력을 지지해준다. • 긍정적 강화를 제공한다. • 긍정적으로 대응하도록 도와준다. • 감정을 나누도록 한다. • 감정을 말로 표현하도록 한다. • 감정을 인정해준다. • 감정을 표현하도록 격려한다.	• 가족 간의 상호작용으로 개인의 정신생리 과정을 지지한다. • 환자가 적응 행위를 학습하도록 강화한다. • 환자 자신이 한 인간으로 받아들여지고 존중받고 있음을 체험하게 한다.

간호진단과 목표	간호사정과 평가	간호계획과 중재	이론적 근거
	• 불면을 호소함 • 수면장애 있음 • 숙면을 취하지 못함 • 불안 있음/없음	• 경청해준다. • 공감해준다. • 치료적인 의사소통 방법을 사용한다. • 필요하면 진정제를 투여한다. • 수면을 격려한다. • 수면 방해 요인을 줄여준다. • 수면 양상을 확인한다.	• 치료적 대화는 환자가 자신의 생각과 감정을 표현하게 하므로 불안이 완화된다.
	• 빈맥 있음/없음 • 심계항진 있음/없음 • 소화불량 있음/없음	• 수면을 돕는 방법을 알려준다. • 안전 간호를 제공한다. • 안전한 환경을 제공한다.	• 진정 수면제 복용은 불안을 감소하게 하지만 부작용으로 낙상의 위험이 있다.
	• 식욕부진 있음/없음 • 수술 전 불안감 표현함 • 수술에 대해 걱정함	• 수술 전 불안에 대해 확인한다. • 환자에게 적절한 정보를(합병증 예방법 등) 제공한다.	• 적절한 정보와 지식의 제공은 환자의 질병에 대한 대처 능력을 높이고 불안을 감소해 준다.

[Ⅳ-6 지주막하 출혈 Sub-Arachnoid Hemorrhage]

간호진단과 목표	간호사정과 평가	간호계획과 중재	이론적 근거
1. 조직 관류 저하 : 뇌 - 뇌압 상승의 징후가 없다. - GCS 혼수 척도가 정상으로 유지된다. - 동공 반응이 정상이다. - 발작이 없다.	• 구토 있음/호소함 • 오심 있음/호소함 • 오심, 구토 있음/없음 • 의식 수준 저하됨/호전됨 • 의식 명료함 • Glasgow coma scale: (eye/verbal/motor) • obey command 가능함/가능하지 않음	• 환자의 정신 상태와 의식 수준을 사정한다.	• 정신 상태와 의식 수준의 악화는 뇌출혈이나 뇌혈관 연축의 지표가 된다.
		• 활력 징후를 측정한다.	• 급격한 혈압 상승은 재출혈을 야기하며 혈압 하강은 뇌허혈을 야기한다.
		• 필요하면 약물을 투여한다.	• 뇌조직 관류에 영향을 주는 약제는 수액, 혈압강하제, 이뇨제, 안정제 등이다.
		• 두개내압 증상을 측정한다.(의식 저하, 두통, 구토, 경련, 서맥, 유두부종, 동공의 변화, 운동, 감각기능 손실)	• 두개내압 상승은 뇌출혈이나 뇌혈관 연축을 경고한다.
		• 자극을 최소화하여 경련을 예방하고 필요하면 항경련제를 투여한다.	• 경련은 혈압을 상승시켜 재출혈을 초래하고 뇌내 산소 소모량을 증가한다.
		• ABGA를 확인하고, 산소분압 80mmHg 이상, 이산화탄소분압 25–30mmHg가 되도록 과환기를 유도한다.	• 혈중 이산화탄소분압 상승은 두개내압 상승을 야기한다.
		• 흡입 전 산소를 공급하고 흡인은 15초 이내로 한다.	• 흡인은 산소 부족을 일으켜 두개내압을 상승시킨다.
		• 수분섭취·배설량의 균형을 유지한다.	• 두개내압 강하를 위한 약물 투여 시 심한 탈수와 전해질 불균형을 초래할 수 있다.
		• 혈중 전해질과 삼투압의 결과를 주기적으로 확인하고 교정해준다.	
		• 침대머리를 30°–45°로 유지한다.	• 대뇌정맥 순환을 돕기 위해서다.

간호진단과 목표	간호사정과 평가	간호계획과 중재	이론적 근거
		• 머리의 굴곡, 신전 또는 회전을 피하고 자연스러운 자세를 유지한다.	• 두개내압 상승의 요인을 제거하기 위해서다.
		• 지나친 고관절 굴곡은 피한다. • Valsalva maneuver와 등장성 운동을 금하고 배변 습관을 조정한다.	• 복압과 흉곽내압을 높여 대뇌 정맥의 순환을 저해하고 두개내압을 높이는 요인이 된다.
		• 조용하고 어두운 환경을 제공한다.	• 외부 자극을 감소시켜 정신적 안정을 도모하여 두개내압 상승을 완화한다.
2. 활동의 내구성 장애 **: 침상안정** **: 전신쇠약** - 관절 경축과 근육 쇠약이 없다.	• 전신의 무력감 있음 • 근육 위축됨 • 근육 경축됨 • 근 탄력성 상실됨 • 활동 회피함 • 부동 상태임 • 근육량 감소함	• 관절 경축과 근육의 강도를 사정한다.	
		• 머리와 팔은 심장보다 약간 높은 체위에서 손상된 팔을 지지한다.	• 정맥 순환을 촉진하고, 부종을 최소화하기 위해서다.
		• 대퇴 외측을 따라 리넨 또는 담요 등으로 지지해준다.	• 외측회전을 예방하기 위해서다.
		• 능동적·수동적 관절 운동을 실시한다.	• 근육 탄력성 상실을 최소화하고 관절 경축을 예방하기 위해서다.
		• 하루에 가능하면 여러 차례 복위를 취한다. • 누울 때는 편평하게 하거나 약간 머리를 높인다.	• 둔부 굴곡 위축을 예방하기 위해서다. • 정상적인 걸음걸이에 필요한 고관절의 과도신전을 유지한다.
		• 발판 등을 사용하여 발바닥을 지지해준다.	• 수족, 비골신경과 족근굴근 마비를 예방하기 위해서다.

간호진단과 목표	간호사정과 평가	간호계획과 중재	이론적 근거
		• 활력 징후가 안정되면 의자에 앉히고 보행을 시작한다.	• 가능한 빨리 활동을 시작하는 것이 최대한의 기능 회복을 증진한다. • 가능한 능동적 운동량을 점진적으로 늘리기 위해서다.
		• 운동프로그램에 환자, 가족을 포함한다.	• 환자와 가족이 새로운 문제 해결방법을 배우도록 격려하며 재확신을 제공한다.
3. 비효율적 호흡 양상 **: 뇌 손상** **: 수술과 손상으로 인한 부동** - 호흡기능 부전의 징후가 없다. - 호흡수가 정상 범위로 되며, 숨찬 느낌이 감소한다.	• 호흡 곤란 있음 • 숨 가쁨 • 빈호흡 있음 • 무호흡 있음 • 자발 호흡 없음 • 호흡 시 불편감 호소함 • 산소포화도 저하됨 • 동맥혈가스분압이 비정상임 • 말단 청색증 있음 • 입술 청색증 있음	• 활력 징후를 측정한다. • 호흡 양상을 사정한다. • 폐음을 청진한다. • 무호흡 지속시간을 측정하고 모니터한다.	• 호흡 양상의 변화는 두개내 압력 상승과 뇌간 압박을 알리는 중요한 증상이다.
		• 환자의 체위는 머리를 30° 올린 상태 또는 옆으로 돌린 상태를 유지한다.	• 최대의 환기를 유지하고 정맥유출을 폐쇄하는 경정맥 압력을 피하며 뇌혈류의 정맥귀환을 돕는다. 또 측위는 혀나 기타 구강 내 물질이 기도를 막는 것을 예방한다.
		• 산소를 흡입한다. • 환자가 의식이 있거나 협조가 가능하다면 심호흡을 장려한다. • 심호흡, 기침, 체위 변경의 중요성을 교육한다.	• 무기폐를 예방하고 뇌에 산소 공급을 충분하게 한다.
		• 흡인이 필요하다면 조심스럽게 시행한다. • nebulizer를 적용한다.	• 흡인은 기침 반사를 자극하나, 그 자체로 두개내압을 높이므로 조심스럽게 시행한다.
		• 휴식을 격려한다.	• 충분한 휴식은 호흡 시 불필요한 에너지를 최소화한다.

간호진단과 목표	간호사정과 평가	간호계획과 중재	이론적 근거
		• 진정제·마취제·신경안정제 투여를 피한다. • 적절한 수분 공급과 섭취를 권장한다. • 응급 소생 물품을 준비한다.	• 진정제·마취제는 호흡을 억제하고 기관 내막을 자극하여 분비물을 생성한다. • 충분한 수분 공급은 기관 내 분비물의 점도를 낮게 하여 배출을 용이하게 한다. • 갑작스런 호흡 정지에 신속하게 대처하기 위해서다.
4. 영양 불균형 : 영양 부족 - 활동 수준과 대사 요구에 맞는 일일 요구량을 섭취하여 목표체중을 유지한다.	• 경관 영양함 • 경구섭취 감소됨/거부함/못함/안함/잘 못함/잘함/증가함 • 구강병변 있음 • 구강통증 증가함/호소함 • 구강 궤양(ulcer) 있음/없음/증가함/감소함/호소함 • 오심 있음/없음/감소함/심해짐/호소함 • 구토함/없음/감소함/심해짐/호소함 • 금식 중임 • 설사 있음/없음 • 섭취량 부족함 • 소화불량 있음/없음 • 식욕부진 있음/없음 • 체중 증가/감소함	• 경구섭취량을 측정한다. • 경구 수분섭취를 격려한다. • 경구섭취를 격려한다. • 기호식품 섭취를 격려한다. • 구강간호를 격려한다. • 구강간호를 시행한다. • 식사 전 오심을 일으키는 요인을 감소하는 방법을 교육한다. • 식사 전 오심을 조절해준다. • 금식을 해제한다. • 경관 영양에 대해 설명한다. • 경관 영양을 제공한다. • 수분섭취·배설량을 측정한다. • 정맥주입경로(IV route)를 확보하여 수액을 주입한다.	• 환자의 섭취량을 확인할 수 있다. • 음식물의 저작과 연하 능력에 따라 식이를 조절한다. • 청결한 구강 상태는 구강점막의 손상을 방지하고 식욕을 증진시킨다. • 오심과 구토 반응이 감소되어 섭취량이 증가한다. • 경구로 섭취할 수 없는 경우 경관을 통하여 유동식을 섭취하게 하여 영양 상태를 유지한다. • 전체적인 영양 균형과 수분 섭취를 위해서다. • 섭취 부족으로 인한 탈수를 예방하기 위해서다.

간호진단과 목표	간호사정과 평가	간호계획과 중재	이론적 근거
5. 자가간호 결핍 **: 조절 능력 결핍** **근육 경직/약화** **전신/부분 마비** **무의식/지각/인지 장애** **: 수술 후 통증 또는 피로** - 식사, 몸 단장, 위생, 목욕, 배변과 같은 활동 시 신체적, 언어적으로 참여한다.	• 감각 없음 • 감각 장애 없음/있음		• 자가간호를 포함한 일상 활동 동작을 교육하고 신체적·사회적·심리적으로 적응하도록 돕는다.
	• 감각 저하 있음/없음/변화 없음 • 시력 장애 있음/없음/변화 없음/호전됨	• 간호사 호출기를 손 닿는 곳에 둔다.	• 환자 혼자 있을 경우 도움이 필요할 때 간호사 호출이 쉽도록 한다.
	• 시야결손 있음/없음/호전됨	• 감각 저하 부위의 피부 손상예방법을 교육한다.	• 감각 저하 부위는 인체 방어기전이 둔화되어 피부가 손상되기 쉽다.
	• 기저귀에 배뇨함	• 규칙적으로 변기에 앉힌다. • 변기를 환자의 손이 닿는 곳에 둔다.	• 배뇨 시간과 자가배뇨 간호를 자극한다.
	• 침상에서 배뇨함/배변함 • 국부 마비 있음/없음 • 마비 있음 • 편마비(hemiplegia) 있음 • 사지허약감 있음/없음 • 통증 있음/없음/증가함/호소함 • 피로 호소함 • 혼돈 상태 보임 • 혼미한 상태 보임 • Glasgow coma scale: (eye/verbal/motor) • obey command 가능함/가능하지 않음	• 보조기를 사용하도록 격려한다. • 이동 방법을 교육한다. • 통증을 조절해준다. • 바람직한 자가간호 이행을 격려한다. • 수준과 능력에 맞는 개별화된 자가간호를 교육한다. • 자가간호 방법을 교육한다. • 자가간호 수행을 격려한다.	• 침상 이동 또는 활동에서 안전에 필요한 보조기구 사용법을 교육한다.

간호진단과 목표	간호사정과 평가	간호계획과 중재	이론적 근거
6. 의사소통 장애 **: 사고 장애** **: 안면 손상** **: 뇌 손상** **: 중추신경계 또는 두개내압 증가** **: 두경부 또는 척수 종양** **: 수술** **: 청력 장애** - 의사소통 만족도가 높아진다.	• 기관절개관 유지 중임 • 대화 거부함 • 대화 중 엉뚱한 말을 함 • 시간, 사람, 장소에 대한 지남력 없음 • 의식 없어짐 • 의식 수준 변화 있음/변화 없음/저하됨/호전됨	• 간결하게 의사소통한다. • 간단하게 대답할 수 있는 질문을 한다. • 그림이나 글자 카드를 이용한다. • 대안적 의사소통 방법(컴퓨터, 연필, 제스처, 눈 깜빡임, 종 신호)을 제공한다. • 비언어적 의사소통 방법을 사용한다. • 동작을 이용한다. • 의사소통 장애 요인을 사정한다.	• 좌절을 감소하기 위해서다. • 글쓰기, 그림 그리기 등이 도움된다. • 시각장애, 언어장애 환자에게 도움이 되는 의사소통법이다.
	• obey command 가능함/가능하지 않음 • 말 더듬증 있음/없음/호전됨/심해짐 • 운동 실어증 있음/없음 • 실어증 있음/없음 • 안면경련 있음/없음 • 안면 신경 마비 있음/없음 • 마비 있음 • 이명 없음/호소함/감소함 • 청력 이상 있음 • 청력 소실됨	• 정면에서 천천히 대화한다. • 천천히 말하도록 격려한다. • 명확하게 말하도록 격려한다. • 반복하여 설명한다. • 반응할 수 있는 시간을 충분히 준다. • 보청기 사용법을 교육한다. • 보청기 착용을 격려한다. • 의사소통 정도를 사정한다. • 반응이 없더라도 대화하면서 관찰한다. • 환자에게 천천히, 분명하게 말한다. • 환자의 요구를 예측하고 해결해준다. • 대안적 의사소통 방법(컴퓨터, 연필, 제스처, 눈 깜박임, 종 신호)을 제공한다. • 간호사 호출기를 사용하도록 알려준다.	• 인지장애 환자의 경우 반응속도가 느리다. • 청력장애 환자의 청력을 증가시킨다. • 언어적·시각적 자극은 뇌의 기능을 활성화한다.

[IV-7 추간판 탈출증 Herniated Intervertebral Disc]

간호진단과 목표	간호사정과 평가	간호계획과 중재	이론적 근거
1. 질병 · 수술과 관련한 통증 - 통증이 줄었다고 말한다.	• 통증이 지속됨 • 불안정 • 안절부절못함 • 아픈 표정을 함 • 호흡수 증가함 • 발한 있음	• 통증 정도를 사정한다. • 활동을 제한하고 침상안정을 시킨다. • 무릎 밑에 베개를 받쳐준다. • 비약물 통증 완화법을 적용한다.(심상요법, 음악요법 등) • 필요하면 진통제와 근육 이완제를 투여하고 효과를 평가한다.	• 침상안정을 취하면 신경 조직의 긴장과 압박이 감소되어 통증이 완화된다. • 슬와신경을 이완시키기 위해서다. • 통증은 주관적 호소이므로 관심을 다른 곳으로 돌림으로써 내성을 증가한다.
2. 불확실한 예후와 관련한 불안 - 불안의 감소를 표현하고 병원 생활에 능동적으로 대처한다.	• 걱정 있음 • 근심 있음 • 신경과민임 • 심박동 증가함 • 혈압 증가함	• 불안 정도를 사정한다. • 불안을 표현하도록 격려한다. • 환자와 좋은 관계를 형성하고 지지적 태도를 보인다. • 보호자의 참여를 유도한다. • 이완요법을 적용한다. • 병원 생활과 질병에 대한 정보를 제공한다.	• 간호사의 감정 이입을 통한 환자 이해는 대처능력을 높여준다. • 정보는 환자의 조절력을 증장하고 불확실성은 줄인다.
3. 통증 · 근육 약화와 관련한 신체 기동성 장애 - 관절 운동 범위가 정상이다.	• 근장력 감소됨 • 근조절력 감소됨 • 치료 목적으로 동작이 제한됨 • 운동 장애 있음 • 기동성 감소함	• 활동 정도를 사정한다. • 하루에 4회 이상 관절 운동을 실시한다. • 점차적으로 운동량을 늘린다. • 운동 시 곁에서 지각해준다. • 보조 기구를 제공한다.(워커, 브레이스 등)	• 관절 경축과 근육 위축을 감소하기 위해서다. • 환자의 자존감을 높이고 운동의 동기를 유발한다.
4. 활동 감소와 관련한 변비 - 정상적인 배변 습관을 유지한다.	• 장음이 약하거나 없음 • 배변 횟수 감소함 • 단단한 변을 봄	• 배변 양상을 사정한다. • 고섬유식이와 수분섭취를 격려한다.	• 섬유질과 대변의 수분량을 늘려 배변을 쉽게 하고 장운동을 강화한다.

간호진단과 목표	간호사정과 평가	간호계획과 중재	이론적 근거
	• 배변 시 힘듦	• 장음을 청진하고 복부팽만 유무를 관찰한다. • 필요하면 변 완하제를 투여한다. • 필요하면 관장을 실시한다.	 • 변 완하제는 변의 표면을 습하게 하므로 배설이 쉬워진다.
5. 침상안정과 관련한 피부 통합성 장애 - 피부 손상의 징후가 없다.	• 침상안정됨 • 돌출부의 발적 있음 • 피부층 파괴됨 • 열감 있음 • 수포 있음	• 피부 상태를 사정한다. • 돌출 부위의 피부 간호를 실시한다. • 2시간마다 체위를 변경한다. • 고단백식이와 수분섭취를 권장한다.	 • 압박으로 인한 손상을 예방하기 위해서다. • 피부에 압력이 가해지는 시간을 줄이기 위해서다. • 단백질, 수분, 비타민, 무기질은 피부 재생에 필수적인 요소이다.
6. 마취와 관련한 기도 청결의 비효율성 - 호흡수와 동맥혈가스 분압이 정상이다. - 청진상 잡음, 수포음이 들리지 않는다.	• 비정상적인 호흡음 있음 • 얕고 빠른 호흡 보임 • 청색증 있음 • 객담의 양 증가함 • 발열 있음 • 비정상적 동맥혈 가스분압	• 호흡과 객담 양상을 사정한다. • 2시간마다 체위를 변경한다. • 심호흡과 기침을 하도록 격려한다. • 흉부물리요법을 실시한다. • 필요하면 흡인한다. • 적절한 습도를 제공하고 다량의 수분을 공급한다. • 가습된 산소를 공급한다.	 • 심호흡은 폐를 팽창시켜 기도 감염과 폐렴을 예방한다. • 폐와 기도 내의 분비물 배출로서 상하 기도 감염을 예방하기 위해서다. • 적절한 습도와 수분섭취는 분비물을 희석시켜 배출을 쉽게 한다. • 저산소증을 교정하기 위해서다.
7. 수술 · 마취와 관련한 배뇨 장애	• 앙와한 채 배뇨함 • 요정체 있음 • 배뇨 시 긴장함	• 배뇨 양상을 사정한다. • 방광팽만이 있는지 4시간마다 촉진해본다.	

간호진단과 목표	간호사정과 평가	간호계획과 중재	이론적 근거
- 배뇨량이 정상 범위이며 비뇨기계 감염 증상이 없다.	• 방광팽만 있음 • 배뇨 곤란 있음 • 긴박뇨 있음	• 수분섭취량과 배설량을 관찰한다. • 배뇨 시 편안한 환경을 제공한다. • 물 흐르는 소리 청취, 하복부에 더운물 찜질 등을 해준다. • 수분섭취를 권장한다. • 필요하면 무균적으로 도뇨를 시행한다. • 복부 근육 운동을 가르쳐주고 시행하도록 격려한다. • 배뇨를 유발하는 다양한 유발 기전을 가르쳐주고 시행하도록 격려한다. • 잔뇨량을 측정한다.	• 환경적 스트레스는 괄약근 이완을 방해한다. • 배뇨 반사를 유발하기 위해서다. • 방광 감염과 신결석을 예방하기 위해서다. • 복부 근육 운동은 골반저를 질 내로 물을 빨아들이듯이 내미는 것을 반복하는 운동이다. • 안쪽 허벅지 문지르기, 아랫배를 살살 두드리기, 항문괄약근을 손으로 자극하기 등은 배뇨를 유발한다.

참고 문헌

이은옥, 서문자, 김매자, 김채숙, 한경자, 박영숙, 전명희. 1994. 간호진단과 중재. 서울: 서울대학교출판문화원.
정용구 외. 2007. 신경외과학. 서울: 대한신경외과학회.

[IV-8 척추 종양 Spinal Tumor]

간호진단과 목표	간호사정과 평가	간호계획과 중재	이론적 근거
1. 종양과 관련한 통증 - 통증이 완화되어 참을 만하다고 말한다.	• 통증을 호소함 • 안절부절못함 • 찡그린 얼굴을 보임 • 신음 소리를 냄 • 호흡수 증가함 • 근육 긴장도 증가함	• 통증 양상을 사정한다. • 환자가 통증을 말로 표현하도록 한다. • 쿠션, 베개 등을 이용하여 편안한 자세를 유지한다. • 필요하면 처방된 진통제를 투여한다. • 진통제의 작용, 부작용을 설명한다. • 심호흡과 이완요법을 시행한다.	• 체중부하 감소와 편안한 자세는 근육과 관절의 혈액순환을 증가시켜 통증을 감소한다. • 진통제 투여 효과를 사정하여 진통제 투여 시기, 용량, 투여 간격을 조정할 수 있다. • 충분한 산소 섭취는 통증을 줄인다.
2. 통증과 관련한 신체 기동성 장애 - 관절 운동 범위가 정상이다.	• 움직일 때마다 통증 호소 • 관절 운동 제한 • 운동 장애 • 기동성 감소 • 근 장력 감소 • 근 조절력 감소	• 활동 장애 정도를 사정한다. • 관절 운동 범위를 사정한다. • 하루에 4회 이상 관절 운동을 실시한다. • 점차 운동량을 늘린다. • 운동 시 곁에서 지지해준다. • 사용 가능한 보행 보조기를 제공한다. • 과격한 활동을 삼간다.	• 관절 운동은 근육과 관절의 경축을 예방하고 조직의 기능을 유지한다. • 환자의 자존감을 증진시키고 운동의 동기를 유발한다. • 보행 보조기 사용은 환자 기동 시 불안을 감소하게 하고 안전한 기동을 유지해준다. • 손상과 더 많은 퇴행 변화를 줄인다.
3. 불확실한 예후와 관련한 불안 - 불안의 감소를 표현하고 병원 생활에도 능동적으로 대처한다.	• 걱정, 근심 있음 • 불안 있음 • 적개심 있음 • 신경과민임 • 심박동 증가함 • 혈압 증가함	• 불안 정도를 사정한다. • 불안을 표현하도록 격려한다. • 치료적인 의사소통 방법을 사용한다. • 환자와 좋은 관계를 형성하고 지지적 태도를 보인다.	• 간호사의 감정 이입을 통한 환자 이해는 대처능력을 높인다.

간호진단과 목표	간호사정과 평가	간호계획과 중재	이론적 근거
	•발한 있음	•보호자의 참여를 유도한다. •이완요법을 적용한다. •병원 생활과 질병에 대한 정보를 제공한다. •필요하면 사회사업가의 자문을 구한다.	•정보는 환자의 조절력을 높이고 불확실성은 줄인다.
4. 질병 · 수술과 관련한 배뇨 장애 - 배뇨량이 정상 범위이며 비뇨기계 감염 증상이 없다.	•하복부의 압통과 불편감 있음 •앙와한 채 배뇨함 •안절부절못함 •긴장 증가함 •빈뇨 있음 •방광 팽만함 •배뇨 곤란 있음 •긴급뇨의 있음 •배뇨 후 잔뇨량이 100cc 이상임	•배뇨 양상을 사정한다. •조용한 환경과 정상 배뇨 자세를 취해준다. •4시간마다 방광팽만이 있는지 촉진해본다. •수분섭취량과 배뇨량을 사정한다. •물 흐르는 소리 청취, 하복부의 더운물 찜질 등을 한다. •수분섭취를 권장한다. •필요하면 무균적으로 도뇨를 시행한다. •복부 근육 운동을 가르쳐주고 시행하도록 격려한다. •배뇨를 유발하는 다양한 유발기전을 가르쳐주고 시행하도록 격려한다. •잔뇨량을 측정하고 100cc 이상은 보고한다. •필요하면 자가도뇨 교육을 받도록 한다.	•환경적 스트레스는 괄약근 이완을 방해한다. •배뇨 반사를 유발하기 위해서다. •방광 감염과 신결석을 예방하기 위해서다. •복부 근육 운동은 골반저를 질 내로 물을 빨아들이듯이 내미는 것을 반복하는 운동이다. •안쪽 허벅지 문지르기, 아랫배를 살살 두드리기, 항문괄약근을 손으로 자극하기 등은 배뇨를 유발한다. •방광이 1,000cc 이상으로 확장되거나 유치도뇨를 계속 유지하고 있을 경우 방광조직의 긴장이 상실되어 잔뇨량이 많아지며 감염될 염려가 있다. •지속적인 도뇨가 필요한 경우 전문 간호사의 교육을 받아 퇴원 후 신경성 방광과 감염을 예방할 수 있다.

간호진단과 목표	간호사정과 평가	간호계획과 중재	이론적 근거
5. 활동 감소와 관련한 변비 - 정상적인 배변 습관을 유지한다.	• 장음이 약하거나 없음 • 배변 횟수 감소 • 복부팽만 • 단단한 변 • 불안한 배변 느낌 • 배변 시 무리하게 힘을 줌	• 배변 양상을 사정한다. • 수분섭취를 격려한다. • 섬유질이 많은 식이를 하도록 격려한다. • 장음을 청진하고 복부팽만 유무를 관찰한다. • 배변을 유도하는 자세를 취하게 한다. • 배변 시 편안한 환경을 제공한다. • 규칙적인 배변 시간을 갖도록 돕는다. • 필요하면 변 완하제를 투여한다. • 필요하면 관장을 실시한다. • 활동단계를 증가하도록 격려한다.	• 충분한 수분과 섬유질 식품은 변의 굳기를 알맞게 하여 변비를 예방해주고, 장운동을 증가시킨다. • 변 완하제는 변의 표면을 습하게 하여 배설을 용이하게 한다. • 활동의 증가는 근골격계 기능, 심폐 기능과 배설 기능을 촉진한다.
6. 마취와 관련한 비효율적 기도 청결 - 호흡수와 호흡음이 정상이다. - 효율적으로 기침하여 객담을 배출한다.	• 호흡수와 깊이 변화됨 • 호흡 곤란 있음 • 청색증 있음 • 객담의 양 증가함 • 발열 있음 • 비정상적 호흡음 들림 • 비정상적 동맥혈 가스분압	• 반좌위를 취해준다. • 심호흡과 효과적인 기침을 유도한다. • 흉부물리요법을 실시한다. • 2시간마다 체위를 변경한다. • 적절한 습도를 제공하고 다량의 수분을 공급한다. • 호흡과 객담 양상을 사정한다. • 가습된 산소를 공급한다. • 필요하면 흡인한다.	• 폐를 확장하기 위해서다. • 심호흡은 폐를 팽창시켜 기도 감염과 폐렴을 예방한다. • 폐와 기도 내의 분비물을 배출하여 기도 감염을 예방하기 위해서다. • 객담이 묽어져서 배출이 용이하다. • 저산소증을 교정하기 위해서다.

간호진단과 목표	간호사정과 평가	간호계획과 중재	이론적 근거
7. 수술과 관련한 잠재성 감염 - 수술 부위와 상처 부위가 깨끗하고 화농성 배액이 없다. - 백혈구 수, 적혈구 침강 속도가 정상이다.	• 통증, 근육통 있음 • 백혈구 수, 적혈구 침강 속도 증가함 • 수술 상처의 염증 있음	• 활력 징후를 측정한다.	• 감염 시 체온, 맥박, 호흡수, 혈압이 상승된다. • 종창, 발적, 통증, 장액혈액성 분비물 증가는 염증의 지표이다.
	• 발열 있음 • 오한, 발한 있음 • 발진 있음	• 감염 증상과 징후를 사정하고 기록한다.	• 백혈구의 상승은 박테리아 감염을 나타낸다.
	• 활력 징후 변화 있음	• 임상검사 결과를 확인한다.(백혈구 수, 적혈구 침강 속도 등)	
	• 배양검사 결과 양성임	• 상처 부위를 치료할 때 철저한 무균술을 시행한다. • 삽관(H vac, JP)의 기능, 개방성과 분비물의 특성을 관찰한다. • 환자에게 간호를 제공하기 전후에 반드시 손을 씻는다. • 환자에게 개인위생과 관련하여 교육한다. • 필요하면 항생제를 투여한다.	

참고 문헌

서울대학교병원. 1996. 간호진단과 계획. 서울: 서울대학교출판문화원.
정용구 외. 2007. 신경외과학. 서울: 대한신경외과학회.

[IV–9 척추관 협착증 Spinal Stenosis]

간호진단과 목표	간호사정과 평가	간호계획과 중재	이론적 근거
1. 질병 · 수술과 관련한 통증 - 통증을 견딜 만하다고 말한다.	• 통증 호소함 • 안절부절못함 • 찡그린 얼굴 표정임 • 신음 소리를 냄 • 호흡수 증가함 • 근육 긴장도 증가함	• 통증 정도를 사정한다. • 환자가 통증을 말로 표현하도록 한다. • 쿠션, 베개 등을 이용하여 편안한 자세를 유지한다. • 필요하면 처방된 진통제를 투여한다. • 진통제의 작용, 부작용에 대해 설명한다. • 심호흡과 이완요법을 실시한다.	• 체중부하 감소와 편안한 자세는 근육과 관절의 혈액순환을 증가시켜 통증을 감소해준다. • 진통제 투여 효과를 사정하여 진통제 투여 시기, 용량, 투여 간격을 조정할 수 있다. • 충분한 산소 섭취는 통증을 감소한다.
2. 통증과 관련한 신체 기동성 장애 - 관절 운동 범위가 정상이다.	• 움직일 때마다 통증 호소함 • 관절 운동 제한함 • 운동 장애 있음 • 기동성 감소됨 • 근 장력 감소됨 • 근 조절력 감소됨	• 활동 장애 정도를 사정한다. • 관절 운동 범위를 사정한다. • 하루에 4회 이상 관절 운동을 실시한다. • 점차적으로 운동량을 늘린다. • 운동 시 곁에서 지지하여준다. • 사용 가능한 보행 보조기를 제공한다.(워커) • 과격한 활동은 삼간다.	• 관절 운동은 근육과 관절의 경축을 예방하고 조직의 기능을 유지한다. • 환자의 자존감을 증진하고 운동의 동기를 유발한다. • 보행 보조기 사용은 환자 기동 시 불안을 감소하고 안전한 기동을 유지하도록 한다. • 손상과 더 많은 퇴행 변화를 줄인다.
3. 불확실한 예후와 관련한 불안 - 불안의 감소를 표현하고 병원 생활에 능동적으로 대처한다.	• 걱정, 근심 있음 • 불안 있음 • 적개심 있음 • 신경과민 있음 • 심박동 증가함 • 혈압 증가함	• 불안 정도를 사정한다. • 불안을 표현하도록 격려한다. • 치료적인 의사소통 방법을 사용한다. • 환자와 좋은 관계를 형성하고 지지적 태도를 보인다.	• 간호사의 감정 이입을 통한 환자 이해는 대처 능력을 높인다.

간호진단과 목표	간호사정과 평가	간호계획과 중재	이론적 근거
	• 발한 있음	• 보호자의 참여를 유도한다. • 이완요법을 적용한다. • 병원 생활과 질병에 대한 정보를 제공한다.	 • 정보는 환자의 조절력을 높이되 불확실성은 줄인다.
4. 질병 · 수술과 관련한 배뇨 장애 - 배뇨량이 정상 범위이며 비뇨기계 감염 증상이 없다.	• 요정체감 있음 • 앙와한 채 배뇨함 • 안절부절못함 • 긴장 있음 • 빈뇨 있음 • 방광 팽만함 • 배뇨 곤란 있음 • 긴급 뇨이 있음 • 배뇨 후 잔뇨량이 100cc 이상임	• 배뇨 양상을 사정한다. • 조용한 환경과 정상 배뇨 자세를 취해준다. • 방광팽만이 있는지 4시간마다 촉진해본다. • 수분섭취량과 배뇨량을 사정한다. • 물 흐르는 소리 들려주기, 하복부에 더운물 찜질 등을 시행한다. • 수분섭취를 권장한다. • 필요하면 무균적으로 도뇨를 시행한다. • 복부 근육 운동을 가르쳐주고 시행하도록 격려한다. • 배뇨를 유발하는 다양한 유발 기전을 가르쳐주고 시행하도록 격려한다. • 잔뇨량을 측정하고, 100cc 이상이면 보고한다. • 필요하면 자가도뇨 교육을 받도록 한다.	 • 환경적 스트레스는 괄약근 이완을 방해한다. • 배뇨 반사를 유발하기 위해서다. • 방광 감염과 신결석을 예방하기 위해서다. • 복부 근육 운동은 골반저를 질 내로 물을 빨아들이듯이 내미는 것을 반복하는 운동이다. • 안쪽 허벅지 문지르기, 아랫배를 살살 두드리기, 항문괄약근을 손으로 자극하기 등은 배뇨를 유발한다. • 방광이 1,000cc 이상으로 확장되거나 유치도뇨를 계속 유지할 경우 방광 조직의 긴장이 상실되어 잔뇨량이 많아지며 감염될 염려가 있다. • 지속적인 도뇨가 필요한 경우 전문 간호사의 교육을 받아 퇴원 후 신경성 방광과 감염을 예방할 수 있다.

간호진단과 목표	간호사정과 평가	간호계획과 중재	이론적 근거
5. 활동 감소와 관련한 변비 - 정상적인 배변 습관을 유지한다.	• 장음이 약하거나 없음 • 배변 횟수 감소함 • 복부팽만 있음 • 단단한 변을 봄 • 배변 느낌이 불안함 • 배변 시 무리하게 힘을 줌	• 배변 양상을 사정한다. • 수분섭취를 격려한다. • 섬유질이 많은 식이를 하도록 격려한다. • 장음을 청진하고 복부팽만 유무를 관찰한다. • 배변을 유도하는 자세를 취하게 한다. • 배변 시 편안한 환경을 제공한다. • 규칙적인 배변 시간을 갖도록 돕는다. • 필요에 따라 변 완하제를 투여한다. • 필요하면 관장을 실시한다. • 활동단계를 증가시키도록 격려한다.	• 충분한 수분과 섬유질 식품은 변의 굳기를 알맞게 하여 변비를 예방해주고, 장운동을 증가시킨다. • 변 완하제는 변의 표면을 습하게 하여 배설을 용이하게 한다. • 활동의 증가는 근골격계 기능, 심폐 기능과 배설 기능을 촉진한다.
6. 마취와 관련한 비효율적 기도 청결 - 호흡수와 호흡음이 정상이다. - 효율적으로 기침하여 객담을 배출한다.	• 호흡수와 깊이 변화 있음 • 호흡 곤란 있음 • 청색증 있음 • 객담의 양 증가함 • 발열 있음 • 비정상적 호흡음 들림 • 비정상적 동맥혈 가스분압	• 반좌위를 취해준다. • 심호흡과 효과적인 기침을 유도한다. • 흉부물리요법을 실시한다. • 2시간마다 체위를 변경한다. • 적절한 습도를 제공하고 다량의 수분을 공급한다. • 호흡과 객담 양상을 사정한다. • 가습된 산소를 공급한다. • 필요하면 흡인한다.	• 폐를 확장하기 위해서다. • 심호흡은 폐를 팽창시켜 기도 감염과 폐렴을 예방한다. • 폐와 기도 내의 분비물을 배출하여 기도 감염을 예방하기 위해서다. • 객담이 묽어져서 배출이 쉽다. • 저산소증을 교정하기 위해서다.

간호진단과 목표	간호사정과 평가	간호계획과 중재	이론적 근거
7. 수술과 관련한 잠재성 감염 - 수술 부위와 상처 부위가 깨끗하고 화농성 배액이 없다. - 백혈구 수, 적혈구 침강 속도가 정상이다.	• 통증, 근육통 있음 • 백혈구 수, 적혈구 침강 속도 증가함 • 수술 상처에 염증 있음 • 발열 있음 • 오한, 발한 있음 • 발진 있음 • 활력 징후 변화됨 • 양성 배양검사 결과	• 활력 징후를 측정한다. • 감염 증상과 징후를 사정하고 기록한다. • 임상검사 결과를 확인한다.(백혈구 수, 적혈구 침강 속도 등) • 상처 부위를 치료할 때 철저한 무균술을 시행한다. • 삽관(H-vac, JP)의 기능, 개방성과 분비물의 특성을 관찰한다. • 환자에게 간호를 제공하기 전후 반드시 손을 씻는다. • 환자에게 개인위생과 관련하여 교육한다. • 필요하면 항생제를 투여한다.	• 감염 시 체온, 맥박, 호흡수, 혈압이 높아진다. • 종창, 발적, 통증, 장액혈액성의 분비물 증가는 염증의 지표이다. • 백혈구의 상승은 박테리아 감염을 나타낸다.

참고 문헌

서울대학교병원. 1996. 간호진단과 계획. 서울: 서울대학교출판문화원.

정용구 외. 2007. 신경외과학. 서울: 대한신경외과학회.

[IV-10 파킨슨병 Parkinson's Disease]

간호진단과 목표	간호사정과 평가	간호계획과 중재	이론적 근거
1. 신경 근육 손상과 관련한 운동 장애 - 사지의 힘과 내구력이 증가한다.	• 근육 조절력 감소함 • 근육강직 있음 • 서 있는 자세로 균형 유지 못함 • 피로 호소함 • 걷기 힘들어함 • 운동 실조증 있음	• 근골격계의 기능 정도를 사정한다. • 근육의 능동적·수동적 운동을 규칙적으로 수행한다. • 모든 관절의 운동을 실시하여 경축을 예방한다. • 등장성·등척성 운동을 하여 근육을 강화한다. • 운동 전 온찜질을 한다. • 보행 시 정상적인 팔 흔들기를 격려한다. • 발걸음을 높고 넓게 떼어 놓도록 한다. • 천천히 여유 있게 걷도록 한다. • 자세를 똑바로 하고 서도록 의식적으로 노력하게 한다. • 필요하면 재활의학과에 의뢰한다. • 필요하면 치료약을 투여한다.(Anticholinergics, 항히스타민제, L-dopa 등) • 지나친 운동은 피하도록 한다. • 균형 있는 식사와 수분섭취를 하도록 한다.	• 근육의 길이를 늘려 경직을 줄이고 관절 경축을 예방한다. • 근육을 이완하고 통증을 줄여 운동을 용이하게 한다. • 안정감 있는 보행을 하기 위해서다. • 음악에 맞춘 행진법 등도 돌진보행 감소에 효과적이다. • 평형 유지를 위한 정립반사가 저하되어 있기 때문이다. • 파킨슨병의 임상적 특징은 Dopamine 분비감소로 인한 수의적 운동 감소와 Cholingergic mechanism으로 인한 근육 강직, 진전 등이다. • L-dopa의 투여는 흑질에서 Dopamine을 합성하여 증상을 완화한다. • 활동 내구성을 증진하기 위해 충분한 영양 섭취가 필요하다.
2. 연하곤란 · 식욕부진과 관련한 영양 불균형: 영양 부족	• 체중 감소함 • 경구섭취 감소됨 • 식욕부진 있음 • 오심, 구토 있음 • 입맛이 없다고 호소함 • 연하곤란 있음	• 영양 상태를 사정한다. • 섭취량과 배설량을 측정한다. • 음식을 부드러운 형태로 제공한다. • 소량씩 자주 섭취하게 한다. • 식전에 구강간호를 실시한다. • 따뜻한 음식을 제공한다.	• 연하작용을 용이하게 하고 기도흡인 가능성을 줄여준다. • 식전에 구강 상태를 상쾌하게 하면 식욕이 증진된다. • 연하 시 자극을 줄여준다.

간호진단과 목표	간호사정과 평가	간호계획과 중재	이론적 근거
-활동 수준과 대사 요구에 맞는 일일 영양 요구량을 섭취하여, 목표체중을 관리하고 유지하는 계획을 세운다.		• 필요하면 경관 영양을 실시한다. • 간편한 식사 도구를 제공한다. • 가능한 직접 식사하게 한다.	• 자가간호를 수행하게 하여 자존감을 높여준다. • 섬세한 손가락 운동이 원활하지 못하기 때문이다.
3. 이동 장애와 관련한 신체 손상 위험 - 대상자와 가족은 환경적 위험요인을 규명하고 감소한다.	• 걷기 힘들어함 • 감정 표현 장애 있음 • 경직된 자세를 보임 • 미끄러져 넘어짐 • 불수의적 움직임 있음 • 일어설 때 어지럽다고 함	• 기동력 장애 정도를 사정한다. • 조명을 밝게 한다. • 불필요한 물건을 환자 곁에 두지 않는다. • 일상 용품은 가까운 위치에 둔다. • 보행 시 보호 장구를 사용하게 한다. • 바닥이 미끄럽지 않게 한다. • 고무창이 달린 신발을 신도록 한다. • 침대 난간을 모두 올려준다. • 필요한 안전예방을 위한 교육을 환자와 가족에게 실시한다.	• 불안정한 걸음걸이로 인해 사고의 위험이 있다. • 미끄러짐을 방지해준다. • 낙상을 예방하기 위해서다.
4. 안면 근육강직 · 발성 근육기능의 손상과 관련한 언어소통 장애 - 자신을 표현하는 능력이 증진된다.	• 말 더듬증 있음 • 의사소통에 어려움 있음 • 감정 표현 장애 있음 • 말할 때 머뭇거림 • 언어장애 있음	• 발음장애 정도를 사정한다. • 의도적으로 크고 과장되게 발음하도록 한다. • 여유 있게 천천히 말하게 한다. • 심호흡 연습을 하게 한다. • 거울 앞에서 여러 가지 안면표정을 짓도록 한다. • 동질집단의 언어교실에 가입하도록 한다. • 녹음을 하여 스스로 결점을 파악하며 연습하거나 자신의 향상된 발음을 확인한다. • 이완요법을 사용하게 한다.	• 이 훈련으로 언어 통제를 향상시킬 수 있다. • 안면 근육의 강직을 이완시키고 표정을 원활하게 해준다. • 정보 교류와 심리적 지지 체계를 얻는다. • 정서적 긴장과 피로 시 상태가 악화한다.

간호진단과 목표	간호사정과 평가	간호계획과 중재	이론적 근거
		• 여유를 가지고 경청하여 환자가 표현하고자 하는 욕구를 파악하도록 한다.	
5. 신체적 모습 변화와 관련한 사회적 고립 - 다른 사람과의 의미 있는 관계를 통하여, 외로움과 거절의 느낌이 조절되거나 감소한다.	• 가족 간의 갈등 있음 • 대인 관계를 회피함 • 혼자 있고 싶어함 • 역할 수행에 대한 좌절감 표현함 • 자가간호 능력 부족함 • 표정이 경직되어 보임	• 사회적 고립 정도를 사정한다. • 환자의 감정을 표현하도록 격려한다. • 환자 자신의 행동과 사회적 고립감의 상호 관계를 인식하도록 돕는다. • 타인들과 관계를 형성할 수 있는 기회를 제공한다.(종교모임, 자조모임, 건강교육교실, 오락모임) • 사회적 접촉을 방해하는 요인과 이러한 방해를 극복하는 방법을 의논한다.	• 자존감 저하는 사회적 고립을 초래한다. • 관절 경축으로 인한 신체상 변화, 무표정, 발음 장애, 전화 통화 장애 등이 사회적 상호 관계를 위축시키는 요인이므로 적극적인 물리치료 요법의 수행, 일상생활 수행능력 증진, 자아 개념 향상 등을 통해 이를 극복할 수 있다.
6. 신경 근육 장애와 관련한 자가간호 결핍 - 식사, 몸단장, 위생, 목욕, 배변과 같은 활동에서 신체적, 언어적으로 참여한다.	• 음식을 그릇에서 입으로 가져가지 못함 • 스스로 음식을 먹지 못함 • 몸을 스스로 닦지 못함 • 스스로 이동하지 못함 • 스스로 옷을 입거나 탈의 불가능함 • 스스로 이를 닦지 못함 • 자가간호를 수행할 수 없음 • 침상에서 배변함 • 스스로 화장실을 이용하지 못함	• 가능한 환자 스스로 할 수 있도록 권한다. • 환자와 함께 간호 계획을 세우고 기대되는 효과를 알려준다. • 매일 환자와 함께 하루 일과를 의논하고 활동 목표를 작성하도록 돕는다. • 환자에게 필요한 정보와 자원을 제공한다. • 환자와 함께 간호 결과를 평가한다.	• 자가간호 활동의 수행은 일상생활에서의 기본적인 욕구를 만족시키고 건강과 자긍심을 유지하기 위해서 반드시 필요하다. • 효과적인 환자 교육과 간호 수행을 위하여 환자와 함께 간호 목표와 계획을 세우고 칭찬과 격려 등의 강화요법으로 지지해준다. • 적절한 물리적 환경을 제공해주고 가족적 지지 기반을 이용하게 한다.

간호진단과 목표	간호사정과 평가	간호계획과 중재	이론적 근거
	• 기저귀에 배뇨함 • 연하곤란 있음	• 환자의 자가간호 활동을 관찰하여 에너지 소모와 내구성 수준을 평가한다. • 활력 징후, 피로 정도를 관찰한다. • 활동 시 손상이 없도록 철저히 예방계획을 세운다. • 비경구적 영양에 의존하는 경우에는 흡인 기구를 가까이 비치한다. • 환자를 오랫동안 혼자 방치하지 말고 호출기를 환자 가까이에 둔다.	• 환자의 에너지 수준보다 무리하게 수행하면 실패하여 좌절할 수 있다. 내구성 수준이 충분하고 여유가 있는 경우 활동량 증가를 고려해본다. • 주위 환경을 단순하고 편리하게 하여 위험요인을 없애준다. • 음식물의 기도 내 흡인 시 즉각 대처할 수 있도록 하기 위해서다.
7. 음식물 섭취 감소 · 활동량 감소와 관련한 변비 - 적어도 3일에 한 번 배변한다.	• 복부팽만 있음 • 단단한 변을 봄 • 배변 후 tenesmus 있음 • 배변 시 힘들어함	• 섬유질이 많은 식이를 섭취하도록 격려한다. • 배변을 유도하는 자세를 취하게 한다. • 배변 시 편안한 환경을 제공한다. • 규칙적인 배변 시간을 갖도록 돕는다. • 필요하면 변 완하제 투여나 관장을 한다. • 활동을 단계적으로 증가하도록 격려한다.	• 충분한 수분과 섬유질 식품은 변의 굳기를 알맞게 하여 변비를 예방한다. • 활동의 증가는 근골격계 기능, 심폐 기능과 배설기능을 촉진한다.
8. 감소된 방광 기능과 관련한 배뇨 장애 - 소변배설의 장애를 최소화하거나 경험하지 않는다.	• 빈뇨 있음 • 소변이 조금씩 흘러나옴 • 방광팽만 있음 • 요실금 있음 • 배뇨 시 통증 있음 • 잔뇨감 있음	• 배뇨 양상을 확인한다. • 방광 재활프로그램을 계획한다. • 배뇨일지를 기록하도록 설명한다. • 배뇨 반사 자극법을 교육한다.	• 배뇨 반사를 촉진하기 위해서다.

간호진단과 목표	간호사정과 평가	간호계획과 중재	이론적 근거
		• 요로감염 증상이 있는지 확인한다. • 수분섭취·배설량을 측정한다. • 배뇨를 위한 충분한 시간을 제공한다. • 복부팽만감이 있는지 확인한다. • 자가도뇨에 대해 교육한다. • 잔뇨량을 측정한다.	• 소변 정체를 가져올 수 있고 이는 병원균의 성장으로 감염을 촉진할 수 있다. • 방광의 감염을 줄이고 방광 배뇨근의 긴장도를 증가하기 위해서다.
		• 요실금 패드를 사용하도록 교육한다.	• 갑작스런 실금에 대비하기 위해서다.

참고 문헌

전시자, 김강미자, 박정숙, 이미화, 조경순, 김희경 외, 2005, 성인간호학, 서울: 현문사.

전시자, 김강미자, 박정숙, 이미화, 조경순 외, 2000, 성인간호학, 서울: 현문사.

Carpenito-Moyet, L. J., 2004, *Nursing Care Plans & Documentation*, Philadelphia: Lippincott Williams & Wilkins.

[IV-11 근무력증 Myasthenia Gravis]

간호진단과 목표	간호사정과 평가	간호계획과 중재	이론적 근거
1. 근육 쇠약과 관련한 활동의 지속성 장애 - 원하는 활동 수준으로 호전된다.	• 활동 감소함 • 보행 장애 있음 • 사지허약감 있음 • 전신허약감 있음 • 피로 호소함 • 스스로 일상생활의 영위 가능하지 않음	• 운동 기능장애를 사정한다. • 활동 수준을 평가한다. • 점진적으로 활동을 증가한다. • 운동을 하도록 격려한다. • 활동방법을 환자와 보호자에게 격려한다.	• 중증 근무력증은 수의근을 침범하는 만성신경근 장애로 근육 약화를 초래한다.
		• 활동 중 휴식 시간을 갖도록 격려한다.	• 중증 근무력증의 특징적 증상은 근육을 사용하면 악화되고 휴식을 취하면 완화되는 것이다.
		• 덥거나 추운 환경에 노출되지 않도록 한다.	• 고온이나 저온 노출로 인해 일시적으로 근육 약화가 나타날 수 있다.
		• 자신감을 갖도록 도와준다. • 정서적 지지를 제공한다. • 스트레스의 원인을 감소시켜 준다. • 점진적으로 사회 활동 증가하도록 격려한다.	• 위기에 처한 환자는 완전한 의존 상태로 인해 비효율적으로 대처하므로 환자의 요구를 수용하는 것이 필요하다.
2. 호흡근의 쇠약과 관련한 비효율적 호흡 양상 - 호흡수가 분당 8-24회로 정상이며, 숨찬 느낌이 감소한다.	• 과다호흡 있음 • 빈맥 있음 • 말단 청색증 있음	• 호흡수를 측정한다. • 호흡 양상을 관찰한다. • 활력 징후를 측정한다. • 호흡음을 청진한다.	• 근무력증의 가장 위험한 점은 근수축의 약화와 그로 인한 비효율적 호흡이다.
	• 산소포화도 떨어짐	• 산소포화도를 모니터한다.	• 산소포화도는 호흡의 적절성에 대한 데이터를 제공한다.
	• 가래 있음 • 불안 있음	• 산소를 흡입한다.	• 적절한 산소포화와 조직 관류를 유지하기 위해서다.
		• 기관 내 흡인을 시행한다.	• 기도를 유지하기 위해서다.
		• 객담배출을 격려한다. • 심호흡, 기침, 체위 변경의 중요성을 교육한다. • 심호흡하도록 격려한다. • 적절한 습도를 유지한다.	• 분비물이 차는 것을 감소시킴으로써 흡인과 폐렴을 예방하기 위해서다.

간호진단과 목표	간호사정과 평가	간호계획과 중재	이론적 근거
		• 체위 변경을 자주 하도록 격려한다. • 흉부물리요법을 시행한다. • 지남력을 평가한다. • 휴식을 격려한다. • ABGA 검사 결과를 확인한다. • X선 촬영 결과를 확인한다.	• 분비물이 움직이도록 하기 위해서다. • 의식 수준은 산소포화의 지표가 된다. • 갑작스런 호흡부전의 지표가 된다.
3. 저작 · 연하곤란과 관련한 영양 불균형: 영양 부족 - 활동 수준과 대사 요구에 맞는 일일 영양 요구량을 섭취하여, 목표체중을 관리하고 유지하는 계획을 세운다.	• 경구섭취 감소됨 • 식사 시 흡인 증상 있음 • 연하곤란 있음 • 씹기 어려워함 • 전신허약감 있음 • 체중 감소함	• 저작 연하 기능을 사정한다. • 영양 상태를 평가한다. • 혈중알부민 검사 결과를 확인한다. • 경구섭취량을 측정한다. • 체중을 측정한다. • 영양 상담을 의뢰한다. • 경구섭취를 격려한다. • 삼키기 쉬운 음식을 섭취하도록 교육한다. • 소량의 음식을 자주 먹도록 격려한다. • 고단백·고열량식이를 격려한다. • 구강간호를 시행한다.	• 설인신경과 미주신경 장애로 인해 연하작용이 곤란해진다. • 영양 상태의 지표가 된다. • 고단백질·고칼로리 음식물을 섭취하되 자주 적은 양을 먹어 적절한 영양을 늘리고 피로를 줄인다.
4. 안근육 쇠약과 관련한 감각 지각 장애 - 감각의 이상 증상이 없다.	• 안검 하수 있음 • 시력 감퇴 있음 • 복시 있음 • 눈물 분비 감소함	• 복시, 안검 하수, 안구운동을 사정한다. • 안전한 환경을 제공한다. • 적절한 조명을 제공한다. • 2시간마다 안대를 교대로 한다. • 처방에 따라 인공눈물을 투여한다.	• 근무력증에서 눈의 침범은 흔하다. • 상해를 예방하기 위해서다. • 안대는 복시를 예방하고 일상생활을 편안하게 해준다. • 각막 손상을 예방하기 위해서다.

참고 문헌

전시자, 김강미자, 박정숙, 이미화, 조경순, 김희경 외, 2005, 성인간호학, 서울: 현문사.

전시자, 김강미자, 박정숙, 이미화, 조경순 외, 2000, 성인간호학, 서울: 현문사.

Carpenito-Moyet, L. J., 2004, *Nursing Care Plans & Documentation*, Philadelphia: Lippincott Williams & Wilkins.

[IV-12 길리안-바레 증후군 Guillan-Barre Syndrome]

간호진단과 목표	간호사정과 평가	간호계획과 중재	이론적 근거
1. 근육 약화와 관련한 활동의 지속성 장애 - 원하는 활동 수준으로 호전된다.	• 활동 감소함 • 운동 장애 있음 • 사지허약감 있음 • muscle power 감소함 • 운동기능 저하됨 • Active Range of Motion exercise 못함 • 스스로 일상생활 가능하지 않음	• 운동기능 장애를 사정한다. • 활동 수준을 평가한다. • Active, passive range of motion exercise를 격려한다. • 점진적 운동프로그램을 계획한다. • 운동을 하도록 격려한다. • 활동 중 휴식 시간을 갖도록 격려한다. • 물리치료를 의뢰한다. • 장·단기 목표를 세우도록 도와준다. • 정서적 지지를 제공한다. • 자신감을 갖도록 도와준다.	• 운동 마비는 하지에서 상지로 급격히 일어난다. • 정상적인 근골격 기능을 유지하기 위하여 물리적 자극이 필요하다. • 기동성 장애가 있는 환자는 심리사회적 기능도 영향을 받아 정서 변화가 흔히 나타난다.
2. 허약 또는 마비와 관련한 자가간호 결핍 - 식사, 몸단장, 위생, 목욕, 배변과 같은 활동에서 신체적, 언어적으로 참여한다.	• 운동기능 저하됨 • 자가간호를 수행할 수 없음 • 일상생활이 어려움 • 근육 조절력 저하됨	• 자가간호 수행능력을 사정한다. • 수준과 능력에 맞는 개별화된 자가간호를 교육한다. • 적절한 보조도구를 사용하도록 설명한다. • 간호사 호출기를 환자의 손 닿는 곳에 둔다. • 자가간호를 독립적으로 수행하면 칭찬한다. • 안전한 환경을 제공한다. • 개인적인 공간을 유지한다.	• 자가간호 수행능력의 결핍 정도에 따라 간호 중재도 다양해진다. • 보조기구는 관절에 가해지는 체중부하를 줄여준다.
3. 침상 안전과 관련한 피부 손상 위험 - 피부 손상이 없다.	• 감각 이상 있음 • 부동 상태임 • 사지마비 있음	• 피부 상태를 사정한다. • 욕창 위험요인이 있는지 확인한다. • 뼈 돌출 부위에 패드를 대준다.	• 신체의 압박 시 순환 장애로 인한 피부 손상이 일어난다.

간호진단과 목표	간호사정과 평가	간호계획과 중재	이론적 근거
		• 베개로 지지해준다. • 압력의 요인을 줄인다. • 젖은 시트와 환의를 갈아준다.	
		• 피부를 건조시킨다.	• 습기는 표피를 파괴하여 피부 저항력을 떨어뜨린다.
		• 체위 변경 시간표를 부착하고 시행한다. • 2시간마다 체위를 변경한다. • 욕창 예방법을 교육한다.	• 1–2시간 지속되는 압력은 조직을 괴사시키는 병리적 변화를 일으킨다.
4. 호흡근의 쇠약과 관련한 비효율적 호흡 양상 - 호흡수가 분당 8–24회의 정상 범위로 되며, 숨찬 느낌이 감소한다.	• 호흡음 감소함 • 호흡 곤란 있음 • 빈맥 있음 • 말단 청색증 있음 • 산소포화도 떨어짐 • 가래 있음 • 불안 있음	• 호흡수를 측정한다. • 호흡 양상을 관찰한다. • 활력 징후를 측정한다. • 호흡 음을 청진한다.	• 횡격막과 늑간신경의 손상 증가에 의한 급성 GBS 진전에 따라 환기가 필요하게 된다.
		• 산소포화도를 모니터한다.	• 산소포화도는 호흡의 적절성에 대한 데이터를 제공한다.
		• 산소를 흡입한다.	• 적절한 산소포화와 조직 관류를 유지하기 위해서다.
		• 기관 내 흡인을 시행한다. • 심호흡, 기침, 체위 변경의 중요성을 교육한다. • 객담배출을 격려한다. • 심호흡하도록 격려한다. • 체위 변경을 자주 하도록 격려한다. • 흉부물리요법을 시행한다. • 휴식을 격려한다. • 적절한 습도를 유지한다.	• 호흡근이 피로해질 때 비효율적인 기침이 기도에 분비물을 축적시키고 이것은 급성 호흡부전을 일으키는 폐포허탈의 원인이 된다.
		• 지남력을 평가한다.	• 의식 수준은 산소포화의 지표가 된다.
		• ABGA 검사 결과를 확인한다. • X선 촬영 결과를 확인한다.	• $PaCO_2$의 증가는 과소환기의 지표가 된다.

간호진단과 목표	간호사정과 평가	간호계획과 중재	이론적 근거
5. 불확실한 예후 · 막연한 두려움과 관련한 불안 - 신체적, 심리적으로 편안해진다.	• 두려움 있음 • 무력감 있음 • 긴장된 표정 보임 • 식욕부진 있음 • 불안 호소함 • 불면증 있음	• 불안 상태를 사정한다. • 불안의 원인을 표현하도록 격려한다. • 분노, 울음 등의 표현을 막지 않고 경청한다. • 정서적 지지를 제공한다.	• GBS의 갑작스런 발병은 마음과 정신에 영향을 주며 영원한 마비 또는 장애 발생에 대한 두려움을 준다.
		• 가족들이 지지할 수 있도록 도와준다. • 의료진과의 잦은 만남을 주선한다.	• 가족과 의료진은 환자와 안정되고 신뢰하는 관계를 형성한다.
		• 수면을 취하도록 도와준다.	• 불안은 불면을 초래한다.

참고 문헌

이은옥, 서문자, 김매자, 김채숙, 김채숙, 한경자 외, 1992, 간호진단과 중재, 서울: 서울대학교출판문화원.

전시자, 김강미자, 박정숙, 이미화, 조경순, 김희경 외, 2005, 성인간호학, 서울: 현문사.

전시자, 김강미자, 박정숙, 이미화, 조경순 외, 2000, 성인간호학, 서울: 현문사.

Carpenito-Moyet L. J., 2004, *Nursing Care Plans & Documentation*, Philadelphia: Lippincott Williams & Wilkins.

[Ⅳ-13 다발성 경화증 Multiple Sclerosis]

간호진단과 목표	간호사정과 평가	간호계획과 중재	이론적 근거
1. 신경 손상과 관련한 신경인성 요실금 - 실금이 없으며, 잔뇨가 50cc 이하로 반사적 배뇨를 시도하여 건조한 상태를 유지한다.	• 빈뇨 있음 • 배뇨 중단 못함 • 요정체 있음 • 요실금 있음 • 요의 없음 • 방광팽만 있음 • 방광팽만감 못 느낌	• 배뇨 양상을 확인한다. • 방광 재활프로그램을 계획한다. • 배뇨일지를 기록하도록 설명한다. • 배뇨 반사 자극법을 교육한다. • 요로감염 증상이 있는지 확인한다. • 수분섭취·배설량을 측정한다. • 배뇨 시간을 충분히 제공한다. • 복부팽만감이 있는지 확인한다. • 자가도뇨에 대해 교육한다. • 잔뇨량을 측정한다. • 요실금 패드를 사용하도록 교육한다.	• 다발성경화증은 중추신경계의 수초탈락을 일으키는 질환이므로 방광 기능 장애를 일으킨다. • 배뇨 반사를 촉진하기 위해서다. • 다발성 경화증은 소변 정체를 가져올 수 있고 이를 통해 병원균이 성장하여 감염을 촉진할 수 있다. • 방광의 감염을 줄이고 방광 배뇨근의 긴장도를 높이기 위해서다. • 잔뇨량이 50cc 이상이면 요정체가 되어 감염의 우려가 있다. • 갑작스런 실금에 대비하기 위해서다.
2. 근력 약화 · 경직과 관련한 활동의 지속성 장애 - 원하는 활동 수준으로 호전된다.	• 전신허약감 있음 • 근육 강직 있음 • 근력 감소함 • 피로 있음 • 활동 감소함 • 활동 기능 저하됨	• 활동 수준을 평가한다. • 물리치료를 의뢰한다. • 개인의 요구에 맞는 프로그램을 계획한다. • Active, passive range of motion exercise를 격려한다. • 활동방법을 환자와 가족에게 교육한다. • 활동 중 휴식 시간을 갖도록 격려한다.	• 물리치료는 신체 기능을 유지하고 기동성 장애로 인한 합병증을 예방한다. • 관절범위 운동과 근력강화 운동은 침범되지 않은 신체의 기능을 유지한다.
3. 감각 이상 · 부동과 관련한 피부 손상 위험	• 감각 장애 있음 • 부동 상태임 • 요실금 있음	• 피부 상태를 관찰한다. • 피부 위생의 중요성을 교육한다.	

간호진단과 목표	간호사정과 평가	간호계획과 중재	이론적 근거
- 피부 손상이 없다.	• 전신허약감 있음 • 체중 감소함	• 뼈 돌출 부위에 패드를 대준다. • 발적 부위를 제외한 피부를 마사지하도록 교육한다. • 시트의 주름을 펴준다. • 피부를 건조하게 한다. • 피부를 깨끗하게 해준다. • 회음부 간호를 시행한다. • 2시간마다 체위를 변경한다. • 저자극성 비누를 사용하도록 설명한다. • 너무 뜨거운 물로 목욕하지 않도록 한다.	• 신체 압박 시 순환장애로 인한 피부 손상이 일어난다. • 습기는 표피를 파괴하여 피부 저항력을 떨어뜨린다. • 1–2시간 지속되는 압력은 조직을 괴사시키는 병리적 변화를 일으킨다. • 감각 장애로 온도감각 저하가 나타난다.
4. 감각 · 지각 장애(시각)와 관련한 신체 손상 위험 - 환경적 위험요인을 규명하여, 신체손상 위험이 감소한다.	• 시야 결손 있음 • 흐린 시야 있음 • 시력 감퇴 있음 • 복시 있음	• 감각·지각 장애를 사정한다. • 안전한 환경을 제공한다. • 낯선 환경에 친숙해지도록 도와준다. • 간호사 호출기를 환자의 손 닿는 곳에 둔다. • 적절한 조명을 제공한다. • 2시간마다 안대를 교대한다.	• 상해를 예방하기 위해서다. • 안대는 복시를 예방하고 일상생활을 하는 데 편안함을 제공한다.
5. 요 정체 · 잦은 도뇨와 관련한 감염 위험 - 감염의 위험요인을 알고 필요한 예방 조처를 할 수 있다.	• 요로감염 증상(빈뇨, turbid urine, 작열감, 열, chilling, 옆구리 통증) 있음 • 비정상적 요검사 소견	• 요로감염 증상이 있는지 확인한다. • 요로감염 증상에 대해 교육한다. • 요로감염 예방법을 교육한다. • 단순도뇨를 시행한다. • 잔뇨량을 측정한다.	• 다발성 경화증은 소변 정체를 가져올 수 있고 이를 통해 병원균이 성장하여 감염을 촉진시킬 수 있다. • 방광의 감염을 줄이고 방광 배뇨근의 긴장도는 증가시키기 위해서다. • 잔뇨량이 50cc 이상이면 요정체가 되어 감염의 우려가 있다.

간호진단과 목표	간호사정과 평가	간호계획과 중재	이론적 근거
6. 신체적 장애와 관련한 상황적 자존감 저하 - 기존의 자존감을 되찾고 미래에 대해 긍정적으로 표현한다.	• 관심 결여됨 • 관계 형성 부족함 • 대화 회피함	• 치료에 대한 가족과 환자의 기대 정도를 사정한다. • 가족이 지지할 수 있도록 도와준다. • 치료과정에 가족을 참여시킨다.	• 가능한 정상 생활을 할 수 있도록 가족이 긍정적인 태도를 갖는 것이 중요하다.
	• 우울해함 • 위축됨 • 절망감을 표현함	• 기분 장애를 사정한다. • 걱정과 두려움을 표현하도록 격려한다. • 관계 형성을 통해 자존감을 증진시킨다. • 긍정적 생각을 하도록 격려한다. • 성공적인 노력에 대한 인식과 시도에 대한 긍정적 강화를 제공한다.	• 신체상과 자아존중감의 손상으로 우울감과 절망감을 느끼게 된다.

참고 문헌

전시자, 김강미자, 박정숙, 이미화, 조경순, 김희경 외, 2005, 성인간호학, 서울: 현문사.

전시자, 김강미자, 박정숙, 이미화, 조경순 외, 2000, 성인간호학, 서울: 현문사.

Carpenito-Moyet, L. J., 2004, *Nursing Care Plans & Documentation*, Philadelphia: Lippincott Williams & Wilkins.

[IV-14 진행성 근위축증 Progressive Muscle Atrophy]

간호진단과 목표	간호사정과 평가	간호계획과 중재	이론적 근거
1. 근육 약화와 관련한 활동의 지속성 장애 - 원하는 활동 수준으로 호전된다.	• 활동 감소함 • 운동 장애 있음 • muscle power 감소함 • 운동 기능 저하됨 • Active Range of Motion exercise 못함 • 스스로 일상생활 하는 게 가능하지 않음	• 운동기능 장애를 사정한다. • 활동 수준을 평가한다. • 점진적 운동프로그램을 계획한다. • 운동을 하도록 격려한다. • Active, passive range of motion exercise를 격려한다. • 활동 중 휴식 시간을 갖도록 격려한다. • 자신감을 갖도록 도와준다. • 정서적 지지를 제공한다. • 장·단기 목표를 세우도록 도와준다. • 물리치료를 의뢰한다.	• 환자가 가능한 오랫동안 신체적인 활동을 유지할 수 있도록 도와주는 것이 가장 중요하므로 물리요법이 효과적이다. • 경축을 방지하고 위축을 감소시키며 기동성의 증가에 도움이 된다.
2. 근골격 장애와 관련한 자가간호 결핍 - 식사, 몸단장, 위생, 목욕, 배변과 같은 활동에 신체적·언어적으로 참여한다.	• 근육 수축함 • 자가간호를 수행할 수 없음 • 일상생활이 어려움 • 근육조절력 저하됨	• 자가간호 수행 능력을 사정한다. • 수준과 능력에 맞는 개별화된 자가간호를 교육한다. • 자가간호를 독립적으로 하면 칭찬한다. • 개인적인 공간을 유지한다. • 안전한 환경을 제공한다. • 적절한 보조도구를 사용하도록 설명한다. • 간호사 호출기를 환자의 손 닿는 곳에 둔다.	• 기본적인 일상 활동을 타인에게 의존하게 되면 자아존중감이나 사기가 저하된다. • 결함과 무관하게 환자의 사생활을 보장해주어야 한다.
3. 침상안전과 관련한 피부 손상 위험 - 피부 손상이 없다.	• 감각 장애 있음 • 부동 상태임 • 변실금 있음 • 요실금 있음	• 피부 상태를 사정한다. • 욕창 위험요인이 있는지 확인한다. • 욕창 예방법을 교육한다.	• 신체의 압박 시 순환 장애로 인한 피부 손상이 발생한다.

간호진단과 목표	간호사정과 평가	간호계획과 중재	이론적 근거
		• 뼈 돌출 부위에 패드를 대준다. • 베개로 지지해준다. • 압력의 요인을 감소시킨다. • 젖은 시트와 환의를 갈아준다. • 피부를 건조시킨다. • 체위 변경 시간표를 부착하고 시행한다.	• 습기는 표피를 파괴하여 피부저항력을 떨어뜨린다. • 1–2시간 지속되는 압력은 조직을 괴사시키는 병리적 변화를 일으킨다.

참고 문헌

이은옥, 서문자, 김매자, 김채숙, 김채숙, 한경자 외, 1992, 간호진단과 중재, 서울: 서울대학교출판문화원.

전시자, 김강미자, 박정숙, 이미화, 조경순, 김희경 외, 2005, 성인간호학, 서울: 현문사.

전시자, 김강미자, 박정숙, 이미화, 조경순 외, 2000, 성인간호학, 서울: 현문사.

[IV-15 간질 Epilepsy]

간호진단과 목표	간호사정과 평가	간호계획과 중재	이론적 근거
1. 경련과 관련한 비효율적 호흡 양상 - 호흡수가 분당 8-24회로 정상이며, 숨찬 느낌이 감소한다.	• 호흡 곤란 있음 • 발한 있음 • 말단 청색증 있음 • 산소포화도 떨어짐 • 가래 있음	• 호흡수를 측정한다. • 호흡 양상을 관찰한다. • 활력 징후를 측정한다. • 호흡음을 청진한다. • 지남력을 평가한다. • 산소포화도를 모니터한다. • 산소를 흡입한다. • 심호흡하도록 격려한다. • 머리나 가슴 등이 꼭 끼는 옷은 느슨하게 해준다. • 침대 곁에 Air way, 설압자, 흡인기를 준비한다. • 기도개방 상태를 확인한다. • 구강 내 분비물과 이물질을 제거한다. • 경련하는 동안 머리를 옆으로 돌려 눕힌다.	• 체온 조절기전의 변화로 체온이 상승하며, 심박동수와 호흡수의 증가가 나타난다. • 산소포화도는 호흡의 적절성에 대한 정보를 제공한다. • 발작은 대뇌의 대사 요구량을 크게 증진시키므로 산소가 충분하지 못하면 뇌세포가 손상될 수 있다. • 구강 비인두 분비물의 기도 흡인은 의식이 저하된 환자 중 70%에서 발생하므로 이를 예방하기 위해서다. • 경련과 관련한 의식 저하로 발생할 수 있는 분비물의 기도 흡인을 예방하기 위해서다.
2. 경련과 관련한 신체 손상 위험 -환경적 위험요인을 규명하여 신체 손상 위험이 감소되게 한다.	• 균형 장애 있음 • 경련 있음 • 기분 변화 있음 • 공격적 행동을 함 • 부적절한 행동을 함 • 안전에 대한 판단력 저하됨 • 의식 수준 저하됨	• 경련을 사정한다. • 간질 전조 증상이 있는지 확인한다. • 의식 상태를 관찰한다. • 자극이 적은 환경을 유지한다. • 주위에 날카롭거나 위험한 물건이 있다면 치우고 안전한 환경을 제공한다. • 손상을 예방하는 방법을 교육한다. • 낙상 방지를 교육한다. • 옷을 느슨하게 해준다.	• 경련의 특성에 대한 정보는 간질 발생 부위의 실마리를 제공하며 치료와 간호에 유용하다. • 발작 시 낙상, 신체 손상을 예방하기 위해서다.

간호진단과 목표	간호사정과 평가	간호계획과 중재	이론적 근거
		• 조용하고 어두운 환경을 유지한다. • 간호사 호출기를 환자의 손 닿는 곳에 둔다.	
3. 경련과 관련한 불안 - 신체적, 심리적으로 편안해진다.	• 감정 변화 있음 • 불안 있음 • 수면장애 있음 • 걱정함 • 긴장된 표정 보임	• 불안 상태를 사정한다. • 불안을 표현하도록 격려한다. • 수면 양상을 확인한다. • 수면을 취하도록 도와준다. • 자극이 적은환경을 제공한다. • 가족이 지지할 수 있도록 도와준다.	• 불안은 불면을 초래한다. • 간질 환자는 스스로 가족에게서 격리되려는 경향이 있다.
4. 경련과 관련한 상황적 자존감 저하 - 기존의 자존감을 되찾고 미래에 대해 긍정적으로 표현한다.	• 거부감 있음 • 대인 관계를 회피함 • 관심의 범위가 좁아짐 • 부적절한 사고를 함 • 우울해함 • 위축되어 지냄 • 자존감 저하됨	• 관계 형성을 통해 자존감을 높인다. • 가족이 지지할 수 있도록 도와준다. • 신뢰 관계를 형성한다. • 개방적인 의사소통을 격려한다. • 성취에 대해 칭찬한다. • 현실적 목표를 세우도록 도와준다.	• 간질 환자는 스스로 가족에게서 격리되려는 경향이 있다. • 감정 표현은 현실 인식을 촉진하며 환자에게 따뜻한 마음과 존중감을 제공할 수 있다.

참고 문헌

전시자, 김강미자, 박정숙, 이미화, 조경순, 김희경 외, 2005, 성인간호학, 서울: 현문사.

전시자, 김강미자, 박정숙, 이미화, 조경순 외, 2000, 성인간호학, 서울: 현문사.

Carpenito-Moyet, L. J., 2004, *Nursing Care Plans & Documentation*, Philadelphia: Lippincott Williams & Wilkins.

[IV-16 척추 손상 Spinal Cord Injury]

간호진단과 목표	간호사정과 평가	간호계획과 중재	이론적 근거
1. 마비 · 쇠약과 관련한 활동의 지속성 장애 - 정상적인 근육, 골격 기능을 유지한다.	• 운동 제한 있음 • 움직임 제한됨 • 부동상태임 • 보행 장애 있음 • 운동기능 저하됨 • 운동 능력 없음 • 운동 장애 있음 • 전신허약감 있음 • 통증 있음	• 활동 수준을 평가한다. • 운동기능 장애를 사정한다. • 침상 내 운동 능력을 평가한다. • 보조기를 사용하도록 격려한다. • crutch/walker/wheelchair를 이용하여 ambulation 하도록 격려한다. • 운동방법을 교육한다. • 통증을 조절해준다. • 자가간호를 하도록 격려한다. • 취미 활동을 하도록 격려한다.	• 활동은 근골격계의 힘을 유지시킨다. • 관절 운동은 관절과 근육의 힘을 유지하고 조직의 위축을 예방하며 근육과 뼈에 혈류량을 증가하게 한다. • 침상이상은 신체 기능을 유지하도록 하며 힘의 상실을 예방한다. 또한 환자가 타인과 상호작용하고 사회화를 유지하도록 돕는다. • 통증이 조절되면 활동 범위가 증가된다. • 자가간호는 독립성과 힘을 유지하도록 한다. • 전환 활동을 통해 상호작용, 흥미, 긍정적 사고를 갖도록 하기 위해서다.
2. 신체 손상과 관련한 급성 통증 - 통증이 감소되고 일상 활동이 증가된다.	• 통증 호소함 • 잠들지 못함 • 신음 소리를 냄 • 안면 찡그림 • 불안정함	• 통증 양상을 확인한다. • 온찜질을 적용한다. 온찜질 적용 시 주의사항을 설명한다. • 처방에 따라 진통제를 투여한다. • 이완요법에 대해 교육한다. • 통증을 인정해준다.	• 근육의 이완은 통증을 감소시킨다.
3. 기동 장애와 관련한 낙상 위험 - 낙상이 일어나지 않거나 낙상의 우려가 감소된다.	• 움직임 제한됨 • 균형 장애 있음 • 보행 장애 있음 • 미끄러져 넘어짐 • 보조기 착용 중임	• 안전한 환경을 제공한다. • 침대 난간을 올려준다. • 필요하면 도움을 요청하도록 격려한다. • 낙상 방지를 교육한다.	• 안전한 환경은 낙상 위험을 감소시킨다. • 교육을 통해 경각심을 갖게 한다.

간호진단과 목표	간호사정과 평가	간호계획과 중재	이론적 근거
		•화장실 바닥이 미끄럽지 않게 한다. •보호자와 같이 있게 한다. •이동용 좌변기를 사용하도록 격려한다. •간호사 호출기를 손 닿는 곳에 둔다. •천천히 일어나도록 격려한다.	•침상 내 배뇨, 배변을 통해 이동으로 인한 미끄러짐을 예방한다. •호출기 사용으로 응급사항에 신속히 대처할 수 있도록 한다.
4. 신경 손상과 관련한 소변 정체 - 방광팽만으로 소변이 정체되지 않는다.	•배뇨 곤란 있음 •배뇨 장애 있음 •부동 상태임 •배뇨 못함	•배뇨 양상을 사정한다. •초조함을 줄일 수 있는 환경을 제공한다. 커튼을 쳐준다. •물소리를 들려주면서 배뇨를 유도한다. •단순도뇨를 시행한다. 유치도뇨관(foley catheter)를 삽입한다. •배뇨일지를 기록하도록 설명한다. •잔뇨량을 측정한다.	•환경적 스트레스는 괄약근 이완을 방해한다. •지속적인 방광팽만은 배뇨기능을 저하한다.
5. 활동 감소와 관련한 변비 위험 - 정상적인 배변 양상이 유지된다.	•복부팽만 있음 •대변 못 봄 •단단한 변을 봄 •배변 시 힘들어함 •경구섭취 못함 •식사 거의 안함 •관장 후 복부불편감을 호소함 •항문 자극 후에도 대변 못 봄 •하복부 불편감 있음 •gas passing 안됨 •치질 있음	•복부 X선 영상을 확인한다. •장음을 청진한다. 복부팽만감이 있는지 확인한다. •배변 양상을 확인한다. •고섬유식이와 수분섭취를 격려한다. •처방에 따라 관장을 한다. •변 완하제 투약법을 교육한다. •변비유발식품을 피하도록 교육한다. •장 마비 증상(복부 통증, 오심, 구토)이 있는지 확인한다.	•섬유질과 대변의 수분을 증가시켜 배변을 쉽게 하고 장운동을 증가시킨다. •변 완하제는 변의 표면을 습하게 하여 배설을 쉽게 한다.

간호진단과 목표	간호사정과 평가	간호계획과 중재	이론적 근거
6. 마비와 관련한 신체상 장애 - 신체상의 변화를 인정한다. - 신체상 변화에 대한 느낌을 표현한다.	• 신체 변화를 받아들이지 못함 • 신체상 장애 있음 • 사회적 고립 있음 • 보조기가 안 맞는다고 호소함 • 표정이 경직되어 보임 • apathy 있음 • 대화를 회피함	• 심리적 반응을 확인한다. • 신체의 변화에 따른 감정을 표현하도록 격려한다. • 보조기를 사용하도록 격려한다. • 역할 모델이 있는지 확인한다. • 환자가 치료 활동에 참여하고 새로운 임무를 맡게 한다. • 사회 활동을 점진적으로 증가시키도록 격려한다.	• 신체상을 표현함으로써 자존감과 자아 수용감을 증진시킬 수 있다. • 보조기를 사용하여 신체상의 변화를 수용하도록 한다. • 사회적인 관계의 발달을 돕는다.
7. 부동과 관련한 여가 활동 부족 - 환자는 정서적으로 안정되어 있으며 외부활동에 대해 흥미를 표현한다.	• 활동이 부족함 • 활동하기 두렵다고 함 • 새로운 것에 대한 관심이 부족함 • 말이 적음 • 사회성이 부족함	• 개방적인 대화를 격려한다. • 눈을 맞추고 대화하도록 한다. • 경험에 대해 이야기하도록 한다. • 활동 수준을 평가하고 환자와 함께할 수 있는 신체 활동을 모색한다. • 부모, 형제, 친구가 자주 방문하고 전화할 수 있도록 격려한다. • 기분전환을 위한 대처방법을 논의한다.(음악 듣기, 산책, 운동 등) • 독서, 라디오 청취, TV 시청을 격려한다. • 사회적 상호작용을 하도록 격려한다. 취미·특기·즐겨 하는 놀이에 대해 사정한다. • 새로운 것을 시도해 보도록 한다. • 좋은 것과 싫은 것에 대해 말하도록 한다.	• 일반적인 접촉(투약이나 간호) 이외에 간호사와 함께 있는 시간을 제공한다. • 전화로 가까운 사람과 대화할 수 있게 한다. • 다양성을 제공한다.

간호진단과 목표	간호사정과 평가	간호계획과 중재	이론적 근거
		• 일상 활동을 구체적으로 계획하게 한다. • 활동에 대한 느낌과 필요한 활동의 언어적 표현을 격려한다.	

[IV-17 척추 수술 Spine Surgery]

간호진단과 목표	간호사정과 평가	간호계획과 중재	이론적 근거
1. 출혈과 관련한 체액 부족 - 출혈이 없다. - 헤마토크릿과 혈중 나트륨 농도가 정상이다.	• 혈압이 저하됨 • 피부가 창백함 • 피부가 차가움 • 맥박수 증가됨 • 혈중 나트륨(sodium) 수치 정상 이상임	• 출혈 증상을 관찰한다. • 활력 징후를 측정한다. • 수분섭취·배설량을 측정한다. • 정맥주입경로를 확보한다. 처방에 따라 약물을 투여한다. • 소변 전해질 검사 결과를 확인한다. • 체중을 측정한다. • 혈중 전해질 검사 결과를 확인한다.	• 순환 혈량의 상실을 보충하기 위해서다.
2. 질병 · 수술과 관련한 통증 - 통증이 감소되었다고 말한다.	• 통증이 지속됨 • 불안정함 • agitation 있음 • 얼굴 찡그림 • 호흡수 증가함 • 발한 있음	• 통증 부위를 사정한다. • 이완요법·심상요법을 실시한다. 대체요법을 이용한다. • 처방에 따라 진통제를 투여하고 효과를 확인한다.	• 통증은 주관적 호소이므로 관심을 다른 곳으로 전환하여 내성을 증가시킨다.
3. 수술과 관련한 활동의 지속성 장애 - 부동 기간에 정상적인 근골격 기능을 유지한다.	• 침상안정 중임 • 부동 상태임 • 움직임이 제한됨 • 근육량, 근육 긴장, 근육 조절력이 감소함	• 활동 수준을 평가한다. • 침상안정을 하도록 격려한다. supine position을 취해준다. • quadriceps muscle setting exercise / straight leg raising exercise를 격려한다. Active Range of Motion exercise를 하도록 격려한다. • 감각기능, 운동기능, 순환기능(SMC)을 사정한다. • 통나무 굴리기(log rolling) 방법으로 체위를 변경한다. • 균형 잡힌 식사를 하도록 격려한다.	• 수술 부위 출혈을 예방하기 위해서다. • 관절의 기능을 유지하고, 대퇴사두근의 힘을 길러 서고 걷게 하기 위해서다. • 수술 부위의 손상은 무감각, 저림, 근 약화를 초래할 수 있다. • 통나무 굴리기는 수술 교정을 유지해준다. • 비타민, 미네랄, 다른 영양소의 적당한 섭취는 조직의 힘을 회복시킨다.

간호진단과 목표	간호사정과 평가	간호계획과 중재	이론적 근거
		• 필요하면 보조기(lumbar corset. TLSO)를 착용해준다.	• 뼈 이식과 수술 부위의 치유 기간은 6-9개월 혹은 그 이상을 요구한다. 보조기 착용은 치유될 때까지 수술 교정을 유지한다.
4. 창상과 관련한 감염 위험 - 체온이 정상 범위이고 혈액학적 검사 결과가 정상이다.	• 체온 상승함 • WBC 증가함 C-reactive protein 수치 증가함 • 발적(redness) 있음 • 통증 있음 • 이상 감각 있음	• 활력 징후를 측정한다. • 상처에 감염 증상이 있는지 확인한다. • 상처 부위를 소독한다. • 처방에 따라 항생제를 투여한다. • 검사 결과를 확인한다.(백혈구 수, CRP) • 감염의 원인, 위험, 경로 등을 교육한다. • 개인위생 관리에 대해 교육한다.	• 감염 증상이 있으면 체온이 상승하고 백혈구 수가 증가하며 적혈구 침강 속도가 상승된다.
5. 침상안정과 관련한 피부 손상 위험 - 피부 손상의 징후가 없다.	• 침상안정 중임 • 발적(redness) 있음 • 피부 손상 있음 • 열감 있음 • bullae 있음	• 피부 상태를 관찰한다. • 2시간마다 체위를 변경한다. • 뼈 돌출 부위에 패드를 대준다. • 뼈 돌출 부위의 마사지를 피하도록 교육한다. • 욕창 예방법을 교육한다. • 욕창 위험요인이 있는지 확인한다. • 젖은 담요, 시트, 환의를 갈아준다. • 피부가 습하지 않도록 교육한다. • 피부를 깨끗하게 해준다. 분비물을 닦아준다.	• 피부에 압력이 가해지는 시간을 줄인다. • 신체 압박 시 순환장애로 인한 피부 손상이 발생한다.

간호진단과 목표	간호사정과 평가	간호계획과 중재	이론적 근거
		• 피부 위생의 중요성을 교육한다. • 고단백식이와 수분섭취를 권장한다.	• 단백질, 수분, 비타민, 무기질은 피부 재생에 필수적인 요소이다.
6. 수술과 관련한 비효율적 호흡 양상 - 정상적인 동맥혈가스 분압을 유지하고 저산소증이 없어진다. - 호흡 곤란이 없다. - 호흡수가 분당 8-24회로 정상이다.	• 호흡 곤란 있음 • 불안정함 • 기관지 분비물이 증가함 • 가래를 잘 뱉지 못함 • 산소포화도 떨어짐	• 호흡 양상을 관찰한다. • 활력 징후를 측정한다. • 심호흡과 기침을 하도록 하여 객담배출을 격려한다. • ABGA, EKG 결과를 확인한다. • 앉은 자세를 취해준다. • 산소 흡입을 시작한다. • 분무요법과 기관지확장제에 대해 설명한다. • 휴식을 격려한다. • 1시간마다 기침과 심호흡을 하게 한다. • 보상호흡측정기를 이용하여 1시간마다 호흡 운동을 하게 한다. • 2시간마다 체위를 변경한다. • 흉부타진을 시행하도록 격려한다. • 구강 내 분비물과 이물질을 제거한다. • 구강 상태를 관찰하고 기도개방을 유지한다.	• 호흡음과 폐활량은 폐기능의 상태를 알려준다. • 심호흡은 산소화 증가와 관류가 잘되게 도와준다. • 활동 전후에 저산소증의 악화를 막기 위해서다.
7. 수술과 관련한 조직 관류 저하: 말초계 - 말초맥박이 강하게 감지된다. - 피부 색깔과 온도가 정상이다.	• 혈압이 저하됨 • 맥박수 감소함 • 맥박 촉지 안 됨 • 청색증 있음 • 부종(edema) 있음	• 활력 징후를 측정한다. • 감각기능, 운동 기능, 순환 상태(Sensory, Motor, Circulation)를 사정한다. • 손가락, 발가락의 움직임을 확인한다. 변색을 확인한다.	• 수술 부위 손상은 무감각, 저림, 근 약화를 초래할 수 있다.

간호진단과 목표	간호사정과 평가	간호계획과 중재	이론적 근거
		• 청색증이 있는지 확인한다. • 2시간마다 체위를 변경한다. • 대퇴사두근 수축이완 운동을 격려한다. • 침상 내 등장성/등척성 운동을 실시하도록 교육한다.	• 혈액순환을 증가시킨다. • 운동은 근육의 힘을 유지하고 혈전성 정맥염을 예방한다.
8. 수술과 관련한 배뇨 장애 - 정상적인 배뇨를 한다.	• 긴장함 • 방광팽만 있음 • 배뇨 곤란 있음 • 긴박뇨 있음	• 배뇨 양상을 확인한다. • 방광팽만이 있는지 확인한다. • 수분섭취·배설량을 측정한다. • 배뇨 시 편안한 자세를 취해 준다. • 물소리를 들려주면서 배뇨를 유도한다. 하복부에 온찜질을 적용한다. 하복부를 눌러준다. • 잔뇨량을 측정한다.	• 환경적 스트레스는 괄약근 이완을 방해한다. • 배뇨 반사를 유발하기 위해서다.
9. 혈류 장애로 인한 말초신경혈관 기능 장애 위험 - 감각기능, 운동기능, 순환상태에 이상이 없다.	• 이상 감각 있음 • EPH/EPL 안 됨 • 감각 없음 • 저릿한 느낌(tingling) 있음	• 감각기능, 운동기능, 순환 상태를 확인한다. • 말초부종을 확인한다. 통증 경험이 있는지 확인한다. 감각 변화를 사정한다. • 침상 내 등장성/등척성 운동을 실시하도록 교육한다. • 한 자세로 오래 있지 않도록 교육한다. • 대퇴사두근 수축이완 운동을 실시한다. • 헤모박 개방성(hemovac patency)을 확인한다.	• 수술 부위 손상은 무감각, 저림, 근 약화를 초래할 수 있다. • 혈액순환을 증가시킨다. • 헤모박(hemovac)으로 배액이 원활하지 못하면 혈액이 신경을 누르게 된다.

[IV-18 경추 손상 Cervical Injury]

간호진단과 목표	간호사정과 평가	간호계획과 중재	이론적 근거
1. 경추 손상과 관련한 활동의 지속성 장애 - 관절 운동 범위가 유지된다.	• 근육량 감소함 • 운동 제한 있음 • 반사 이상 있음 • 감각 없음	• 활동 수준을 평가한다. • 운동기능 장애를 사정한다. • 능동적, 수동적 관절 운동을 격려한다. • brace를 정확히 착용했는지 확인한다. • 신체선열을 유지한다. • 운동방법을 교육한다. 시범을 보여준 후 운동하도록 격려한다. • antiembolic stocking을 착용해 준다.	• 관절 운동은 근육과 관절의 경축을 예방하고 조직의 기능을 유지한다. • 보조기 사용은 환자의 신체 선열을 유지시킨다. • 운동은 근육의 긴장도를 유지하고 불구발생 확률을 감소시킨다. • 정맥염과 정맥혈전을 예방하기 위해서다.
2. 연하곤란과 관련한 기도흡인 위험 - 기도흡인의 징후를 나타내지 않는다.	• 연하곤란 있음 • 기침 반사/구개 반사 없음	• 연하 기능을 확인한다. • 삼키기 쉬운 음식을 섭취하도록 격려한다. • 천천히 식사하도록 격려한다. • 바른 자세를 취하도록 설명한다. • 구강간호를 시행한다. • 구강 내 분비물을 제거한다. • 구강 내 이물질을 제거한다. • 삼킨 후 입안이 비었는지 확인한다. • 흡인기를 준비해 둔다.	• 경추신경 손상은 연하곤란을 일으킨다. • 분비물이 차는 것을 감소시킴으로써 흡인과 폐렴을 예방하기 위해서다.
3. 호흡근의 약화와 관련한 호흡 기능 장애 - 호흡이 편안하다고 말한다. - 호흡수가 분당 8-24회로 정상이다.	• 호흡 곤란 있음 • 기침 반사 없음 • 호흡수 증가함 • 맥박수 증가됨	• 호흡 양상을 관찰한다. • 기도개방 상태를 확인한다. • 흉부불편감이 있는지 확인한다. • vibrator를 적용한다. 처방에 따라 nebulizer 치료를 실시한다.	• 신경학적 문제로 인해 저산소증, 호흡 곤란이 나타날 수 있다. • 가래배출을 용이하게 하기 위해서다.

간호진단과 목표	간호사정과 평가	간호계획과 중재	이론적 근거
- 정상적인 동맥혈가스 분압을 유지한다.		• 산소를 흡입한다.	
4. 신체상 변화와 관련한 상황적 자존감 저하 - 자신의 신체에 대해 긍정적으로 말한다.	• 스스로 화장실을 이용하지 못함 • 도움 없이 배변 절차를 수행하고자 하지 않음 • 자가간호를 수행할 수 없음	• 자가간호 수행능력을 평가한다. • 기분전환을 위한 대처방법을 논의한다. • 가족과 걱정을 나누도록 한다. • 감정을 표현하도록 격려한다. • 수용적인 태도로 대한다. • 긍정적으로 생각하도록 격려한다. • 자존감을 증진시킨다.	• 기분전환은 감정을 순환시킨다. • 가족 간의 대화는 스트레스를 감소시키고, 환자의 가족 내 역할을 유지하며 환자의 긍정적인 견지를 강화해준다.
5. 손상과 관련한 통증 - 통증이 감소되었다고 말한다.	• 통증 지속됨 • 불안정 있음 • 얼굴 찡그림 • 호흡수 증가함 • 발한 있음	• 통증 정도를 사정한다. • 통증 완화방법을 설명한다. • 통증의 원인을 설명해준다. • 이완요법/전환요법을 실시한다.	• 통증은 주관적 호소이므로 관심을 다른 곳으로 전환하여 내성이 증가하도록 한다.

[IV-19 크로이츠펠트-야콥병 Creutzfeldt-Jakob Disease]

간호진단과 목표	간호사정과 평가	간호계획과 중재	이론적 근거
1. 근력 약화, 경직과 관련한 활동의 지속성 장애 - 원하는 활동 수준으로 호전된다.	• 전신허약감 있음 • 근육강직 있음 • 근력 감소함 • 피로 있음 • 활동 감소함 • 운동기능 저하됨	• 활동 수준을 평가한다. • 개인의 요구에 맞는 프로그램을 계획한다. • Active, passive range of motion exercise를 격려한다. • 활동 중 휴식 시간을 갖도록 격려한다. • 활동방법을 환자와 가족에게 교육한다. • 필요하면 베개, 타월, 핸드롤, 손수건 등을 사용하여 신체 정렬을 적절히 유지한다. • 발판을 대준다. • 물리치료를 의뢰한다.	• 물리치료는 신체 기능을 유지하고 기동성 장애로 인한 합병증을 예방한다. • 관절범위 운동과 근력강화 운동은 침범되지 않은 신체의 기능을 유지한다. • foot drop을 예방하기 위해서다.
2. 신경학적 장애와 관련한 배뇨 장애 - 소변배설의 장애를 최소화하거나 경험하지 않는다.	• 빈뇨 있음 • 배뇨 곤란 있음 • 요정체 있음 • 요실금 있음 • 요의 없음 • 방광팽만 있음 • 방광팽만감을 못 느낌	• 배뇨 양상을 확인한다. • 배뇨가 용이한 환경을 제공한다. • 규칙적인 배뇨의 중요성을 설명한다. • 물소리를 들려주면서 배뇨를 유도한다. • 젖은 기저귀나 환의를 갈아준다. • 환자 특성에 맞게 방광 훈련, 배뇨 습관 훈련, 시차적 또는 prompted voiding법을 적용한다. • 요로감염 증상이 있는지 확인한다.	• 방광 훈련은 배뇨하고 싶은 긴박감을 억제하여 배뇨 간격을 3-4시간이 되도록 늘리는 훈련이다. 배뇨 습관 훈련(habit training)은 배뇨 간격에 맞추어 배뇨를 억제하도록 환자를 적응시키는 훈련이다. prompted voiding은 일정한 간격으로 환

간호진단과 목표	간호사정과 평가	간호계획과 중재	이론적 근거
		• 배변 훈련을 병행한다.	자의 배뇨 욕구를 확인하고 '예'라고 대답하면 배뇨를 돕는다. • 변비가 있으면 방광이나 요도에 압박을 주어 정상 배뇨가 방해를 받는다.
3. 연하곤란과 관련한 영양 불균형: 영양 부족 - 활동 수준과 대사 요구에 맞는 일일 영양 요구량을 섭취하여, 목표체중을 관리하고 유지하는 계획을 세운다.	• 체중 감소함 • 경구섭취 감소됨 • 식욕부진 있음 • 오심, 구토 있음 • 연하곤란 있음	• 영양 상태를 사정한다. • 섭취량과 배설량을 측정한다. • 음식을 부드러운 형태로 제공한다. • 소량씩 자주 섭취하게 한다. • 식전에 구강간호를 실시한다. • 따뜻한 음식을 제공한다. • 가능한 직접 식사하게 한다. • 필요하면 경관 영양을 실시한다. • 간편한 식사도구를 제공한다.	• 연하작용을 쉽게 하고 기도흡인 가능성을 줄여준다. • 식전에 구강 상태를 상쾌하게 하면 식욕이 좋아진다. • 연하 시 자극을 줄여준다. • 자가간호를 수행하게 하여 자존감을 높여준다. • 섬세한 손가락 운동이 원활하지 못하기 때문이다.
4. 감각 이상 · 부동과 관련한 피부 손상 위험 - 피부 손상이 없다.	• 부동 상태임 • 요실금 있음 • 기저귀 발진 증가함	• 피부 상태를 관찰한다. • 피부 위생의 중요성을 교육한다. • 뼈 돌출 부위에 패드를 대준다. • 발적 부위를 제외한 피부를 마사지하도록 교육한다. • 시트의 주름을 펴준다. • 피부를 건조하게 한다. • 피부를 깨끗하게 해준다. • 회음부 간호를 시행한다. • 2시간마다 체위를 변경한다. • 저자극성 비누를 사용하도록 설명한다. • 너무 뜨거운 물로 목욕하지 않도록 한다.	• 신체의 압박 시 순환 장애로 인한 피부 손상이 일어난다. • 습기는 표피를 파괴하여 피부 저항력을 떨어뜨린다. • 1–2시간 지속되는 압력은 조직을 괴사시키는 병리적 변화를 일으킨다. • 감각 장애로 온도감각 저하가 나타난다.

간호진단과 목표	간호사정과 평가	간호계획과 중재	이론적 근거
5. 감각기능 손상, 뇌기능의 변화와 관련한 신체 손상 위험 - 대상자와 가족은 환경적 위험요인을 규명하고 감소되도록 한다.	• 동공 크기가 변화됨 • 시야 결손 있음 • 시력 장애 있음 • 감각 이상 있음 • 근력 감소함 • 마비 있음 • 의식 상태 변화 있음 • 침대에서 떨어짐 • 경련과 유사한 증상 보임	• 감각·운동기능 장애를 사정한다. • 조용하고 안전한 환경을 제공한다. • 환자의 주변에서 위험한 물건을 제거한다.(유리컵, 거울, 칼, 성냥, 불 등) • 침상 난간을 올려주고 휠체어의 지지대를 대준다. • 간호사 호출기를 환자의 손이 닿는 곳에 둔다. • 일상생활과 이동 시 도움을 준다. • 환자가 상황을 통합할 수 있도록 정보를 제공한다. • 경련을 사정한다.	• 지나친 자극은 감각 장애를 가진 환자를 혼돈스럽게 한다. • 환자는 감각 장애가 있으므로 위험성을 인지하지 못할 수도 있다. • 낙상을 방지하기 위해 환자와 가족에게 교육하고 환경을 조성하기 위해서다. • 환자의 지각 능력을 높여주기 위해서다. • 경련 시 안전한 환경을 제공하기 위해서다.
6. 객담배출 능력 저하와 관련한 비효율적 기도 청결 - 기도개방성이 증가되어 충분한 환기를 유지한다.	• 가래소리 들림 • 기관지 분비물 증가함 • 기침 증가함 • 호흡 곤란 있음 • 청색증 있음 • grunting sound 들림 • SaO_2 감소함	• 반좌위를 취해준다. • 필요하면 기도흡인을 한다. • 흉부물리요법을 실시한다. • 필요하면 정맥으로 수액을 공급한다. • 적절한 습도를 유지한다. • 가습된 산소를 제공한다. • 동맥혈가스분압 결과를 확인한다. • 필요하면 처방에 따라 거담제, 스테로이드, 항생제 등을 투여한다.	• 폐의 확장을 돕기 위해서다. • 수포음이 들리면 즉시 흡인하여 분비물을 제거해야 한다. • 분비물을 묽게 하여 배출을 용이하게 하기 위해서다. • 동맥 내 산소분압의 경우 80mmHg로 유지한다.

간호진단과 목표	간호사정과 평가	간호계획과 중재	이론적 근거
7. 가족 역할 변화와 관련한 가족 기능 장애 - 가족은 상호지지의 기능적인 체계를 유지한다.	• 가족이 환자를 소홀히 돌봄 • 보호자가 환자 요구를 무시하고 돌봄 • 환자가 소외됨 • 가족 간의 갈등이 있음 • 가족의 지지 체계가 부족함 • 역할 수행에 대한 좌절감을 표현함	• 가족 기능의 효율성을 사정한다. • 간호사와 가족의 건강한 관계를 형성한다.	• 가족 구성, 가족의 대처 행위, 의사소통 양상, 환자 건강 문제에 대한 가족의 자세, 대책 마련의 정도를 파악하는 것이 필요하다.
		• 가족 구성원의 개인적인 반응(예: 위축, 저항)을 수용하여 지지적 간호를 제공한다. • 환자의 질병, 치료와 간호 방법, 예후를 가족에게 교육한다. • 가족 상호 간에 지지와 정보를 제공할 수 있는 가족회의를 열게 한다	• 간호사와 신뢰감이 형성되면 가족 구성원이 자신의 감정이나 문제점을 쉽게 표현할 수 있다. • 가족 내 의사소통을 촉진시키면 가족의 에너지를 생산적 방향으로 이끌어 갈 수 있다.
		• 가족 구성원이 모여 환자 간호에 대해 스스로 계획하고 분담하여 상호 지지를 하도록 도와준다.	• 가정 경제 유지, 식사 준비, 장보기, 세탁, 청소, 가족 구성원에게 정서적 지지를 제공하기 등 다양한 역할이 있을 수 있다.
		• 원활한 가족 기능의 유지를 위해 환자가 맡았던 역할을 나머지 구성원들이 재분담하도록 한다. • 가족에게 가용 자원에 대한 정보를 제공한다.	• 재활치료센터, 심리상담소, 자조모임, 사회사업단체 등 지역 사회자원을 알려주고 적절히 의뢰하여, 협조를 받거나 정보를 교류할 수 있다.
		• 과정을 통하여 가족의 사생활을 보장해준다.	• 의사소통 기술, 가족 스트레스와 대처 기술, 가족 기전, 건전한 가족의 기능 등에 관한 교육이 필요하다.

참고 문헌

전시자, 김강미자, 박정숙, 이미화, 조경순, 김희경 외, 2005, 성인간호학, 서울: 현문사.

전시자, 김강미자, 박정숙, 이미화, 조경순 외, 2000, 성인간호학, 서울: 현문사.

Carpenito-Moyet, L. J., 2004, *Nursing Care Plans & Documentation*, Philadelphia: Lippincott Williams & Wilkins.

{ V 근골격계 질환과 수술관련 간호 }

1. 절단
2. 종양
3. 골절
4. 골수염
5. 무릎 관절경수술
6. 인공 고관절 치환술
7. 인공 슬관절 치환술
8. 견인
9. 석고 붕대
10. 하지 기형
11. 외부 고정기와 일리자로프 관리

V 근골격계 질환과 수술관련 간호

[V-1 절단 Amputation]

간호진단과 목표	간호사정과 평가	간호계획과 중재	이론적 근거
1. 신체 부분 상실과 관련한 신체상 장애 - 자신의 감정을 표현한다. - 신체상의 변화를 수용한다고 말한다.	• 불면증 있음 • 상실된 신체 부위에 비인격적 명칭을 붙임 • 상실에 대한 표현이 어려움 • 무조건 부정적인 태도를 보임 • 변화나 상실에 대한 편견 있음 • 보행 장애 있음 • 분노함 • 자기간호 수행을 거부함	• 정보를 제공한다. • 잘못된 믿음을 정정해준다. • 절단 부위를 관찰하도록 격려한다. • 정서 상태를 사정한다. • 정신과 의사와 상담한다. • 처방에 따라 약물을 투여한다. • 현실감을 갖도록 도와준다. • 좌절감을 표현하도록 한다. • 질문하도록 격려한다. • 휠체어 사용법을 교육한다. • 효과적인 운동에 대해 교육한다. • 자조모임에 참여하도록 격려한다.	• 정확한 사전 지식은 불안을 감소하게 해준다.
		• 지지체계를 확인한다.	• 지지체계를 활용하여 용기와 희망을 갖게 한다.
		• 재활 정보를 제공한다.	• 치료와 재활에 대한 신뢰를 갖게 하여 자아정체감 형성을 돕는다.
2. 수술과 관련한 급성 통증 - 통증이 감소되어 편안하다고 말한다.	• 수술 상처의 통증이 증가함 • 도관 삽입 부위에 통증 있음	• 통증 부위를 사정한다. • 통증을 인정해준다. • IV PCA 사용법을 교육한다.	

간호진단과 목표	간호사정과 평가	간호계획과 중재	이론적 근거
	• 진통제를 투여했으나 통증 지속됨 • 환상통을 호소함	• PCA의 목적, 부작용, 효과에 대해 교육한다. • PCA를 눌러준다. • IV PCA declamping 한다. • stump를 마사지한다. • 환상통이 있는지 사정한다.	
		• 환상통에 대해 설명한다. • 처방에 따라 진통제를 투여한다.	• 있을 수 있는 현상임을 미리 알려주어 안심시킨다.
		• 진통제의 효과를 확인한다.	• 진통제 투여 효과를 사정하여 진통제 투여 시기, 용량, 투여 간격을 조정할 수 있다.
		• 이완요법, 전환요법을 실시한다.	• 기분전환 활동을 통해 환상지 통증의 발생을 줄인다.
3. 절단과 관련한 감각 지각 장애 - 환상통이 없다.	• 환상통 호소함 • 환촉 있음	• 환상통이 있는지 사정한다.	
		• 환상통에 대해 설명한다. • 처방에 따라 진통제를 투여한다.	• 있을 수 있는 현상임을 미리 알려주어 안심시킨다.
		• 진통제의 효과를 확인한다. • 환각 증상이 있는지 관찰한다. • 환각에 대해 현실에 근거한 피드백을 준다. • 현실감을 제공한다. • 환각을 스스로 조절할 수 있도록 도와준다.	• 진통제 투여 효과를 사정하여 진통제 투여 시기, 용량, 투여 간격을 조정할 수 있다.
		• 이완요법, 전환요법을 실시한다.	• 기분전환 활동을 통해 환상지 통증의 발생을 줄인다.

간호진단과 목표	간호사정과 평가	간호계획과 중재	이론적 근거
4. 절단과 관련한 이동 능력 장애 -환자는 제한된 범위 내에서 일상생활을 수행한다. - 절단된 사지의 정상적인 관절 운동이 유지된다.	• 활동 감소함 • 스스로 이동하지 못함 • 침상에서 배뇨함 • 활동하기 두렵다고 함 • 심하게 피로하다고 함 • 우울해함	• 활동 수준을 평가한다. • 스스로 자세를 변경하도록 격려한다. • 2시간마다 체위를 변경한다. • 침상 내 이동성을 높이는 전략을 세운다.	• 조기 운동은 불구를 예방하고 의족 사용을 용이하게 한다.
		• 수술 후 48시간 이후 절단부에 베개를 고여주거나 절단부를 올리지 않는다. • 절단부가 외회전되지 않게 적절한 체위를 취해주며 절단부를 내전시킨다. • 휠체어 사용법을 교육한다. • 목발(crutch) 사용법을 교육한다.	• 고관절 강직을 예방하기 위해서다.
		• 능동적인 관절 운동을 하도록 격려한다. • 점진적 운동프로그램을 계획한다.	• 관절의 위축을 예방한다.
		• 재활을 위한 근육강화 운동을 교육하고 격려한다. • 신체 정렬을 유지해준다. • 활동방법을 환자와 보호자에게 교육한다.	• 재활 보조기구가 절단 부위와 잘 부합하기 위해서다.

[V-2 종양 Tumor]

간호진단과 목표	간호사정과 평가	간호계획과 중재	이론적 근거
1. 통증과 관련한 비사용증후군 위험 - 정상적으로 근육, 골격 기능을 유지한다.	• 통증을 호소함 • 움직이려 하지 않음	• 신체 운동을 하도록 격려한다. • 등장성 운동을 격려한다. • 등척성 운동을 격려한다. • passive range of motion exercise를 해준다 • active passive range of motion exercise를 하도록 격려한다 • 보조기(crutch, cane, walker)를 사용하도록 격려한다.	• 운동은 근육의 긴장도를 유지하고 불구를 감소한다. • 관절 운동은 근육과 관절의 경축을 예방하고 조직의 기능을 유지한다. • 보행 보조기 사용은 환자 기동 시 불안을 줄이고 안전한 기동을 유지한다.
2. 종양과 관련한 만성 통증 - 통증이 견딜 만하다고 말한다.	• 통증 지속됨 • 통증에 집착함	• 통증 경험이 있는지 사정한다. • 통증 양상을 사정한다. • 통증을 인정해준다. • 처방에 따라 진통제를 투여한다. • 진통제의 효과를 확인한다. • 환자가 사용하던 통증 완화방법이 있는지 확인한다. • 이완요법을 실시한다.	• 진통제 투여 효과를 사정하여 진통제 투여 시기, 용량, 투여 간격을 조정할 수 있다.
3. 불확실한 예후와 관련한 불안 - 불안이 감소되었다고 말한다. - 불안한 마음을 말로 표현한다.	• 불안 있음 • 적대감 보임 • 공포 있음 • 불면증 호소함	• 불안 증상이 있는지 관찰한다. • 감정을 말로 표현하도록 한다. • 자신의 생각을 표현하도록 격려한다. • 분노, 울음 등의 표현을 막지 않고 경청한다. • 잘못된 믿음을 정정해준다. • 불안을 가중시키는 원인을 표현하도록 한다. • 정신과 의사와 상담한다. • 처방에 따라 항불안제를 투여한다. • 치료과정을 설명한다.	• 회복에 대해 이야기함으로써 자신감을 되찾고 용기와 희망을 가질 수 있다. • 두려움 또는 오해를 확인할 수 있고 이들을 해결할 수 있는 기회가 된다.

간호진단과 목표	간호사정과 평가	간호계획과 중재	이론적 근거
		• 시간을 갖고 의사 결정을 하도록 도와준다. • 수면 양상을 확인한다. • 수면을 취하도록 도와준다.	
4. 수술과 관련한 감염 위험 - 수술 부위와 상처 부위가 깨끗하고 화농성 배액이 없다. - 백혈구 수, 적혈구 침강 속도가 정상이다.	• 거즈가 젖어 있음 • 상처 부위에 삼출물(oozing) 있음 • 수술 상처에 압박 드레싱 유지 중임 • 헤모박 삽입 부위의 통증을 호소함 • 헤모박 유지 중임	• 활력 징후를 측정한다. • 감염 증상이 있는지 확인한다. • 검사를 시행한다.(백혈구 수, 적혈구 침강 속도 등) • 처방에 따라 항생제를 투여한다. • 도관 삽입 부위에 삼출물(oozing)이 있는지 확인한다. • 배액양상을 확인한다.	• 감염 증상으로는 고열, 오한, 맥박 상승, 혈관 확장, 전신 피로, 신체적 불쾌감 등이 있다. • 백혈구 수치의 증가는 박테리아 감염을 나타낸다. • 개방된 상처의 삼출물은 세균 성장을 촉진한다. • 종창, 발적, 통증, 장액, 혈액성 분비물 증가는 염증의 지표이다.

[V-3 골절 Fracture]

간호진단과 목표	간호사정과 평가	간호계획과 중재	이론적 근거
1. 골절과 관련한 급성 통증 - 통증이 최소화되어 참을 만하다고 말한다.	• 통증 지속됨 • 통증에 집착함 • 통증 증가함	• 통증 양상을 사정한다. • 통증 부위를 지지해준다. • 통증 증가 요인을 제거한다. • 통증을 인정해준다. • 처방에 따라 진통제를 투여한다. • 진통제의 효과를 확인한다. • 진통제의 부작용이 있는지 확인한다. • 휴식 시간을 제공한다. • 통증 완화 방법을 설명한다. • 이완요법을 실시한다.(심상요법, 음악요법 등)	• 지속적인 통증과 압박은 순환장애를 의미한다. • 통증에 대한 정보는 통증을 참는 데 도움이 된다.
2. 출혈과 관련한 체액 부족 위험 - 출혈이 없다. - 헤마토크릿과 혈중 나트륨 농도가 정상이다.	• 혈중나트륨 수치가 정상 이하임 • 갈증 있음 • 전신허약감 있음 • 출혈 있음 • 상처부위 출혈 증가함 • 분비물(discharge) 증가함 • 혈압 저하됨	• 경구섭취를 격려한다. • 혈중 전해질 검사 결과를 확인한다. • 혈중 헤마토크릿 검사 결과를 확인한다. • 출혈 증상을 관찰한다. • 활력 징후를 측정한다. • 저혈량 증상이 있는지 확인한다. • 처방에 따라 수액을 mix하여 투여한다. • 처방에 따라 수혈을 시작한다. • 수혈 중 환자 상태를 관찰한다. • 수분섭취·배설량을 측정한다.	• 탈수 증상에는 혈압 하강, 빈맥, 열, 피부 탄력성 감소, 천문 함몰, 갈증 호소, 농축뇨, Sunken eyes, BUN 상승, 헤마토크릿 수치 상승, 중심정맥압 감소, 의식 변화 등이 있다. • 순환 혈량의 상실을 보충하기 위해서다.

간호진단과 목표	간호사정과 평가	간호계획과 중재	이론적 근거
3. 창상(open wound)과 관련한 감염 - 체온이 정상이고 혈액 검사 결과가 정상이다.	• 체온 상승함 • 상처 부위 종창(swelling) 증가함 • 전신부종 있음 • 열감 증가함 • 하지부종 증가함	• 활력 징후를 측정한다. • 상처 감염 증상이 있는지 확인한다. • WBC differential count 검사 결과를 확인한다. • 베타딘(Betadin)으로 세척한다. • 처방에 따라 항생제를 투여한다. • 염증 반응에 대해 교육한다.	 • 감염 증상이 있으면 체온이 상승하고 백혈구 수가 증가하며 적혈구 침강 속도가 상승한다.
4. 치유 과정에 대한 지식 부족과 관련한 불이행 - 치료 지시를 이해하고 수용한다. - 치료 지시와 자신의 가치관 사이의 갈등을 해결한다.	• 정보를 부적절하게 이해함 • 치료 요법을 부적절하게 수행함 • 비협조적임 • 간호 지시를 따르지 않음	• 감정을 표현하도록 격려한다. • 치료에 대한 환자의 기대 정도를 사정한다. • 의사 결정 과정에 참여하도록 격려한다. • 이해할 수 있는 용어로 정보를 제공한다. • 치료과정을 설명한다. • 치료법의 중요성을 교육한다. • 현실적인 목표를 세우도록 도와준다. • 혼자 할 수 있도록 충분한 시간을 준다.	
5. 통증과 관련한 활동의 지속성 장애 - 기동성이 증가된다. - 치료적 제한점 내에서 일상 활동을 수행한다.	• 통증 있음 • 활동 감소함 • 활동하기 두렵다고 함 • 침상에서 배뇨함	• 등장성 운동을 격려한다. • 운동기능 장애를 사정한다. • 활동 수준을 평가한다. • 휠체어 사용법을 교육한다. • 보행기(walker) 이용법을 교육한다. • 보조기를 사용하도록 격려한다. • 운동이 될 수 있는 활동을 하도록 격려한다.	• 근육 탄력성의 상실을 최소화하고 근육 위축을 예방하기 위해서다.

간호진단과 목표	간호사정과 평가	간호계획과 중재	이론적 근거
		•활동 방법을 환자와 보호자에게 교육한다. •체위성 저혈압 증상이 있는지 확인한다. •수동적 관절 운동을 해준다. •2시간마다 체위를 변경한다. •단기 활동 목표를 설정하고 달성하도록 지지한다.	

[V-4 골수염 Osteomyelitis]

간호진단과 목표	간호사정과 평가	간호계획과 중재	이론적 근거
1. 치료적 움직임 제한과 관련한 운동 장애 - 근 위축이 오지 않으며 정상적인 활동을 할 수 있다.	• 통증 있음 • 부종(edema) 있음 • 운동 제한 있음 • 운동 기능 저하됨 • 부동 상태임 • splint 적용 중임 • muscle power 감소함 • 근육량 감소함	• 운동 기능 장애를 사정한다. • 운동의 목표를 설명한다. • 운동방법을 교육한다. • 환측 부위 관절을 안정시킨다. • 다리를 베개로 지지해준다. • 비환측 부위에 passive range of motion exercise를 해준다. • 휠체어 사용법을 교육한다. • 점진적 운동프로그램을 계획한다. • 안전 간호를 제공한다.	• 활동은 근골격계의 힘을 유지시킨다. • 환측 부위가 쉬도록 하여 농이 퍼지는 것을 방지하기 위해서다. • 관절 운동은 관절과 근육의 힘을 유지하고 조직의 위축을 예방하며 근육과 뼈에 혈류량을 증가하게 한다. • 침상 이상은 신체 기능을 유지하도록 하며 힘의 상실을 예방한다. 또한 환자가 타인과의 상호작용과 사회화를 유지하도록 돕는다.
2. 창상과 관련한 감염 - 감염과 관련한 병원체를 통제하고 합병증을 예방하거나 치료한다.	• 분비물(discharge) 있음 • 발적(redness) 있음 • 종창(swelling) 있음 • 열감 있음 • chilling 있음 • shivering 있음	• 활력 징후를 측정한다. • 감염 증상이 있는지 확인한다. • 상처를 관찰한다. • 상처를 드레싱한다. • debridement한다. • 화상거즈(burn gauze)를 교환한다. • 처방에 따라 항생제를 투여한다. • WBC differential count 검사 결과를 확인한다. • C-Reactive Protein 검사 결과를 확인한다. • 균배양검사 결과를 확인한다.	• 감염의 증상으로는 고열, 오한, 맥박 상승, 혈관확장, 전신 피로, 신체적 불쾌감 등이 있다. • 종창, 발적, 통증, 장액혈액성의 분비물 증가는 염증의 지표이다. • 젖은 상태에서의 노출은 세균 배양의 적당한 배지가 될 수 있다. • 감염 시 WBC, ESR, C-Reactive Protein이 상승하고, 균배양검사는 양성 반응을 보인다.

간호진단과 목표	간호사정과 평가	간호계획과 중재	이론적 근거
		• 고단백식이를 교육한다.	• 영양 결핍은 면역 반응에 영향을 미쳐 감염이 악화되게 한다.
		• 환자 간호 전후에 손씻기를 철저히 한다.	• 병원 내 교차감염을 예방하기 위해서다.
3. 관절의 염증 · 압박과 관련한 급성 통증 - 통증이 줄거나 더 이상 통증을 호소하지 않는다.	• 관절 통증 있음 • 통증 있음 • 통증을 호소함 • 보조기 닿는 부위에 통증 있음 • 진통제 원함	• 통증 양상을 사정한다. • 통증 부위를 사정한다.	
		• 통증 부위를 부동시키고 지지해준다. • 통증을 인정해준다. • 통증의 원인을 설명해준다. • 통증 증가 요인을 줄여준다. • 통증 완화 방법을 설명한다. • 통증을 조절해준다.	• 관절 위와 아랫부분을 지지하여 환자가 통증을 조절하도록 돕는다.
		• 처방에 따라 진통제를 투여한다.	• 진통제는 통증 지각을 감소한다.
		• 진통제의 부작용이 있는지 확인한다. • 진통제의 효과를 확인한다. • 냉찜질을 적용한다. • 냉찜질 적용 시 주의사항을 설명한다.	• 진통제 투여 효과를 사정하여 진통제 투여 시기, 용량, 투여 간격을 조절할 수 있다.
		• 처방에 따라 약물을 투여한다.	• 항생제는 체내에서 원인균을 제거한다. 6주 혹은 그 이상 높은 혈중치료 농도를 유지하기 위해 정맥 내로 투여해야 한다. 감염 증상이 완화되면 통증이 경감되고 백혈구 수, 체온, 맥박, 호흡수 등도 정상이 된다.
		• 활동 중 휴식 시간을 갖도록 격려한다.	• 휴식과 활동은 환부조직의 스트레스를 줄여 환부가 치유되도록 한다.

간호진단과 목표	간호사정과 평가	간호계획과 중재	이론적 근거
4. 국소 혹은 전신감염과 관련한 고체온 - 정상 체온을 유지한다.	• 체온 상승함 • 빠른 호흡 있음 • chilling 있음 • 맥박수 증가됨 • 열감 있음 • 발한 있음 • 경련 있음	• 활력 징후를 측정한다. • 고체온의 위험성을 설명한다. • 탈수 증상이 있는지 확인한다. • 수분섭취의 필요성에 대해 교육한다. • 경구 수분섭취를 격려한다. • 수액으로 hydration을 시작한다. • 옷을 벗긴다. • 옷을 많이 입지 않도록 격려한다. • 미온수로 몸 전체를 닦아준다. • 얼음 찜질을 해준다. • 얼음 찜질 시 주의사항을 설명한다. • 얼음 찜질을 20분 이내에 하도록 교육한다. • 처방에 따라 해열제를 투여한다. • 발한 후에는 환의나 리넨을 교환해준다.	• 고열로 인한 빈맥, 빈호흡이 나타날 수 있다. • 수분을 섭취하여 열과 발한 때문에 오는 탈수를 막는다. • 발한으로 인해 젖은 환의나 리넨은 피부를 손상시킬 수 있다.
5. 질병과정 · 치료에 대한 지식 부족과 관련한 치료요법의 비효율적 이행 - 환자와 가족은 질병에서의 회복과 재발 또는 합병증 예방에 요구되는 건강 행위를 추구할 의지를 나타낸다.	• 건강 상태에 대한 이해가 부족함 • 가족의 지지체계가 부족함 • 거부감 있음 • 수동적임 • 의지 부족함 • 지식 부족 있음 • 정보를 부적절하게 이해함	• 건강 문제에 대한 이해 정도를 사정한다. • 지식 정도를 평가한다. • 감정을 표현하도록 격려한다. • 개방적인 의사소통을 격려한다. • 문제를 이야기하도록 한다. • 문제에 대한 해결 가능한 대안을 제시하고 우선순위를 정하도록 도와준다. • 의사 결정 기회를 준다. • 의사 결정과 문제 해결을 하도록 도와준다.	• 지지적 상담의 첫 단계는 환자와 가족의 감정을 찾아 내어 해소(ventilation)하도록 하는 것이다.

간호진단과 목표	간호사정과 평가	간호계획과 중재	이론적 근거
	• 진료과정과 예후에 대해 불안해하며 걱정하고 있음 • 치료 요법을 부적절하게 수행함 • 치료 지시를 따르지 않음	• 신뢰 관계를 증진한다. • 말하는 내용에 공감한다. • 긍정적으로 대응하도록 도와준다. • 대응방법을 지지해준다. • 가족이 지지할 수 있도록 도와준다. • 긍정적 강화를 제공한다. • 긍정적 변화를 말해준다.	• 간호사와 신뢰감이 형성되어야 환자가 자신의 감정이나 문제점을 쉽게 표현할 수 있다. • 지지와 상담으로 중요한 문제를 확인하고 해결하는 과정을 돕는다.

[V-5 무릎 관절경수술 Arthroscopy]

간호진단과 목표	간호사정과 평가	간호계획과 중재	이론적 근거
1. 수술로 인한 조직 손상과 관련한 급성 통증 - 통증이 줄거나 더 이상 통증을 호소하지 않는다.	• 수술 상처에 통증 있음 • IV PCA 유지 중임 • 근육 긴장 증가됨 • 통증 호소함 • 진통제 원함	• 통증 부위를 사정한다. • 통증 양상을 사정한다. • 통증을 인정해준다. • 통증의 원인을 설명해준다. • 통증 증가 요인을 줄여준다. • 통증 부위를 지지해준다. • 통증 완화 방법을 설명한다. • 냉찜질을 적용한다. • 냉찜질 적용 시 주의사항을 설명한다. • PCA의 목적, 부작용, 효과를 교육한다. • PCA 사용법을 교육한다. • IV PCA를 눌러준다. • IV PCA 부작용이 있는지 관찰한다. • 처방에 따라 진통제를 투여한다. • 진통제의 효과를 확인한다. • 진통제의 부작용이 있는지 확인한다. • 이완요법을 실시한다. • 전환요법을 실시한다.	• 통증 부위를 사정하면 통증의 원인을 정확히 설명할 수 있고 대처할 수 있다. • 통증 부위를 지지하면 통증을 줄일 수 있다. • 냉요법은 신경전달 속도를 느리게 하여 대뇌에 도달하는 동통자극량을 줄이고, 냉각이 지각적으로 우세하므로 통각을 낮춘다. • 진통제는 통증 지각이 감소되게 해준다. • 진통제 투여 효과를 사정하여 진통제 투여 시기, 용량, 투여 간격을 조절할 수 있다.
2. 수술 · 마취와 관련한 배뇨 장애 - 소변배설의 장애를 최소화하거나 경험하지 않는다.	• 요의 없음/있음 • 방광팽만 있음 • 배뇨 시도 중임 • 배뇨 곤란 있음 • 배뇨 못함 • 잔뇨감 있음	• 배뇨 양상을 확인한다. • 요의가 있는지 확인한다. • 배뇨 장애를 사정한다. • 방광팽만이 있는지 확인한다. • 복부팽만감이 있는지 확인한다. • 배뇨를 증진하는 방법을 알려준다.	• 조용한 환경, 정상 배뇨 자세는 배뇨를 촉진한다.

간호진단과 목표	간호사정과 평가	간호계획과 중재	이론적 근거
	• 잔뇨량 __cc(수치를 구체적으로 적음)	• 배뇨를 격려한다. • 물소리를 들려주면서 배뇨를 유도한다. • 규칙적으로 배뇨하도록 한다. • 규칙적인 배뇨의 중요성을 설명한다. • 배뇨를 위한 시간을 충분히 제공한다. • 배뇨계획을 세운다. • 단순도뇨를 시행한다. • 소변량을 측정한다. • 수분섭취·배설량을 측정한다.	• 배뇨 반사를 유발하여 배뇨를 촉진할 수 있다. • 잔뇨량이 100cc 이상이면 요정체를 의미하며, 계속적인 요정체는 요로감염의 원인이 될 수 있다.
3. 재활 운동에 대한 지식 부족과 관련한 치료 요법의 비효율적 이행 - 환자와 가족은 질병에서의 회복과 재발 또는 합병증 예방에 요구되는 건강 행위를 추구할 의지를 나타낸다.	• 건강 상태에 대한 이해가 부족함 • 가족의 지지체계 부족함 • 거부감 있음 • 수동적임 • 의지 부족함 • 지식 부족 있음 • 정보에 대해 부적절하게 이해함 • 진료과정과 예후에 대해 불안해하며 걱정하고 있음 • 치료 요법을 부적절하게 수행함 • 치료 지시를 따르지 않음	• 건강 문제에 대한 이해 정도를 사정한다. • 지식 정도를 평가한다. • 감정을 표현하도록 격려한다. • 개방적인 의사소통을 격려한다. • 문제를 이야기하도록 한다. • 문제에 대한 해결 가능한 대안을 제시하고 우선순위를 정하도록 도와준다. • 의사 결정의 기회를 준다. • 의사 결정과 문제 해결을 하도록 도와준다. • 신뢰 관계를 증진한다. • 말하는 내용에 공감해준다. • 긍정적으로 대응하도록 도와준다. • 대응방법을 지지해준다.	• 지지적 상담의 첫 단계는 환자와 가족의 감정을 찾아 내어 해소하도록 하는 것이다. • 간호사와 신뢰감이 형성되어야 환자의 감정이나 문제점을 쉽게 표현할 수 있다. • 지지와 상담으로 중요한 문제를 확인하고 해결하는 과정을 돕는다.

간호진단과 목표	간호사정과 평가	간호계획과 중재	이론적 근거
		• 가족이 지지할 수 있도록 도와준다. • 긍정적 강화를 제공한다. • 긍정적 변화를 말해준다.	
4. 수술과 관련한 운동 장애 - 근 위축이 오지 않으며 정상적인 활동을 할 수 있다.	• 통증 있음 • 부종(edema) 있음 • 운동 제한 있음 • 운동기능이 저하됨 • 부동 상태임 • splint 적용 중임 • 보조기 착용 중임	• 운동 기능 장애를 사정한다. • 운동의 목표를 설명한다. • 운동방법을 교육한다. • 다리 운동 시범을 보인다. • passive range of motion exercise를 해준다. • Active Range of Motion exercise를 하도록 격려한다. • ankle pumping exercise를 시행한다.	• 관절 연골을 보호하고, 정상적인 관절 기능의 회복을 위한 조기 ROM이 필요하다.
		• Quadriceps muscle setting exercise를 시행한다. • straight leg raising exercise를 시행한다.	• 사두근 강화 운동은 관절 내의 활액을 분산하므로 수술 직후부터 시행하여 수술 후 발생하는 슬관절의 부종을 예방한다.
		• 보조기 착용 부위를 관찰한다. • 보조기를 사용하도록 격려한다. • brace를 착용하도록 한다. • brace를 정확히 착용했는지 확인한다. • 목발(crutch) 사용법을 교육한다. • 목발(crutch)을 이용하여 ambulation하도록 격려한다. • 점진적 운동프로그램을 계획한다. • 안전 간호를 제공한다.	• 수술에 따라 전십자인대보조기, 후십자인대보조기 등이 처방될 수 있으며 이때 착용 기간과 착용 시 주의사항을 교육한다. 수술 부위 체중부하가 금지된 환자의 경우 목발이 처방될 수 있다. 목발 보행 방법을 교육하여 일상생활을 할 수 있도록 돕는다.

[V-6 인공 고관절 치환술 Total Hip Replacement Anthroplasty]

간호진단과 목표	간호사정과 평가	간호계획과 중재	이론적 근거
1. 수술로 인한 조직 손상과 관련한 급성 통증 - 통증이 경감되거나 통증을 호소하지 않는다.	• 수술 상처에 통증 있음 • IV PCA 유지 중임 • 근육 긴장 증가됨 • 통증 호소함 • 진통제 원함	• 통증 부위를 사정한다. • 통증 양상을 사정한다. • 통증을 인정해준다. • 통증의 원인을 설명해준다. • 통증 증가 요인을 줄여준다.	• 통증 부위를 사정함으로써 통증의 원인을 정확히 설명할 수 있고 대처할 수 있다.
		• 통증 부위를 지지해준다. • 통증 완화방법을 설명한다.	• 통증 부위를 지지하면 통증을 줄일 수 있다.
		• 냉찜질을 적용한다. • 냉찜질 적용 시 주의사항을 설명한다. • PCA의 목적, 부작용, 효과에 대해 교육한다. • PCA의 사용법을 교육한다. • IV PCA를 눌러준다. • IV PCA의 부작용이 있는지 관찰한다.	• 냉요법은 신경전달 속도를 느리게 하여 대뇌에 도달하는 동통자극량을 줄이며, 냉각이 지각적으로 우세하여 통각을 낮춘다.
		• 처방에 따라 진통제를 투여한다.	• 진통제는 통증 지각을 감소한다.
		• 진통제의 효과를 확인한다. • 진통제의 부작용이 있는지 확인한다.	• 진통제 투여 효과를 사정하여 진통제 투여 시기, 용량, 투여 간격을 조절할 수 있다.
		• 이완요법을 실시한다. • 전환요법을 실시한다.	• 이완요법은 통증에 대한 반응을 완화한다.
2. 인공고관절 치환술과 관련한 운동 장애 - 근 위축이 오지 않으며 정상적인 활동을 할 수 있다.	• 통증 있음 • 부종(edema) 있음 • 운동 기능이 저하됨 • 고관절을 abduction 상태로 유지 중임 • 부동 상태임	• 운동기능 장애를 사정한다. • 운동의 목표를 설명한다. • 운동방법을 교육한다. • 다리 운동 시범을 보인다. • 침상 내 운동을 격려한다.	• 근육 강도의 보유, 손실 여부를 알 수 있다. • 능동적 관절 운동은 관절 안과 주위 조직의 기능을 유지한다.

간호진단과 목표	간호사정과 평가	간호계획과 중재	이론적 근거
	• 목발 보행을 잘 못함	• ankle pumping exercise를 시행한다. • Quadriceps muscle setting exercise를 시행한다. • straight leg raising exercise를 시행한다. • 통증을 조절해준다. • 물리치료를 의뢰한다. • crutch 사용법을 교육한다. • crutch를 이용하여 ambulation 하도록 격려한다. • 서두르지 않도록 교육한다. • 안전 간호를 제공한다.	• 등척성 운동은 근육에 힘을 준다. 사두근 운동이 없다면 사두근 수축력이 하루에 5% 정도씩 감소하지만, 매일 최대 수축력의 66% 정도로 등척성 운동을 6초간 시행하면 사두근 수축력 감소를 예방할 수 있다. 근육 긴장은 근육의 힘을 유지하기 위해 혈액순환을 증진시킨다.
3. 부동, 압박과 관련한 말초신경혈관 기능 장애 위험 - 말초운동감각의 변화를 말할 수 있고, 정상 상태로 회복 또는 유지한다.	• 감각 장애 있음 • tingling 있음 • 하지부종 있음 • 족배동맥 맥박 촉지 안 됨	• 감각 변화를 사정한다. • SMC를 확인한다. • Extensor Proprius Hallucis 기능이 있는지 확인한다. • 한 자세로 오래 있지 않도록 교육한다. • 허약감, 무릎 통증, 열감, 피부 변색이 있는지 확인한다. • 한 시간에 2-4회 정도 손가락이나 발가락을 움직여보도록 격려한다. • 침상 내 등장성 운동을 실시하도록 교육한다. • 다리의 등척성 운동을 격려한다.	• 수술 부위 손상은 무감각, 저림, 근 약화를 초래할 수 있다. • 비골신경 손상 시 엄지발가락 신전이 안 된다. • 자세 변경은 근육이나 관절의 피로를 완화하며 순환을 촉진한다. • 심부정맥 혈전증(Deep vein thrombosis) 발생 시 허약, 통증, 부종, 열감과 피부 변색 등의 증상이 나타난다. • 관절 운동은 근육의 힘을 유지하고 혈전성 정맥염을 예방한다.

간호진단과 목표	간호사정과 평가	간호계획과 중재	이론적 근거
4. 부동과 관련한 피부 손상 위험 - 피부 손상이 없다.	• 부동 상태임 • 시트에 배뇨함 • 감각기능 저하됨	• 피부 상태를 관찰한다. • 2시간마다 체위를 변경한다. • 욕창 호발 부위를 관찰한다. • 욕창 위험요인이 있는지 확인한다.	• 잦은 체위 변경은 한 부위에 지속되는 압력을 제거하고 혈액순환을 증가시킨다.
		• 발적 부위를 제외한 피부를 마사지한다. • 마사지 시 뼈 돌출 부위를 피하도록 교육한다.	• 엉덩이 등 비활동성 부위와 뼈 돌출 부위에 욕창이 자주 발생한다. 경미한 발적에는 충분한 마사지를 통해 혈액순환을 촉진하면 효과적이다.
		• 뼈 돌출 부위에 패드를 대준다. • 압력의 요인을 줄여준다. • air mattress를 적용해준다. • 베개로 지지해준다. • 시트의 주름을 펴준다.	• 압력받는 부위를 분산시켜주므로 장기간 부동을 해야 하는 고관절 환자에게 예방적으로 적용할 수 있다.
		• 피부 위생의 중요성을 교육한다. • 피부를 습하지 않도록 한다. • 젖은 시트를 갈아준다. • 젖은 환의를 갈아준다. • 피부를 건조시킨다. • 엉덩이에 바람이 통하게 해준다. • 욕창 예방법을 교육한다.	• 피부 괴사, 표피 파괴, 세균 증식을 억제하기 위해서다.
		• 영양의 중요성을 교육한다. • 식이섭취를 격려한다.	• 영양 결핍은 피부 손상의 원인이 된다.
5. 장기적 부동과 관련한 변비 - 적어도 3일에 한 번 배변을 한다.	• 배변 횟수 감소함 • 장음 약함 • 복부팽만 있음 • 복부불편감 있음 • 단단한 변을 봄 • 배변 시 힘들어함 • 관장 후 대변 봄	• 배변 양상을 확인한다. • 배변 습관을 확인한다. • 규칙적으로 배변하도록 한다. • 변의가 있을 때 알리도록 설명한다.	• 대변을 매일 보지 않고 2–3일에 한 번 보는 것도 정상임을 설명한다.
		• 경구 수분섭취를 격려한다.	• 수분은 변의 굳기를 정상으로 만들어준다.

간호진단과 목표	간호사정과 평가	간호계획과 중재	이론적 근거
		• 고섬유질식이 섭취를 격려한다. • 고섬유질식이를 교육한다. • 변비유발식품을 피하도록 한다. • 배변을 돕는 방법을 알려준다. • 웅크린 자세로 배변하도록 격려한다.	• 섬유질이 많은 식품은 대변의 수분을 증가시켜 배변을 쉽게 하고 장운동을 증가시킨다.
		• privacy를 유지해준다. • 처방에 따라 변 완하제를 투여한다. • 처방에 따라 관장한다.	• 이완된 분위기를 조성해주기 위해서다.

[V-7 인공 슬관절 치환술 Total Knee Replacement Arthroplasty]

간호진단과 목표	간호사정과 평가	간호계획과 중재	이론적 근거
1. 수술로 인한 조직 손상과 관련한 급성 통증 - 통증이 줄거나 호소하지 않는다.	• 수술 상처에 통증 있음 • IV PCA 유지 중임 • 근육 긴장이 증가됨 • 통증을 호소함 • 진통제를 원함	• 통증 부위를 사정한다. • 통증 양상을 사정한다. • 통증을 인정해준다. • 통증의 원인을 설명해준다. • 통증 부위를 지지해준다. • 통증 증가 요인을 줄여준다. • 다리를 올려준다. • 통증 완화 방법을 설명한다. • 냉찜질을 적용한다. • 냉찜질 적용 시 주의사항을 설명한다. • PCA의 목적, 부작용, 효과를 교육한다. • PCA의 사용법을 교육한다. • IV PCA를 눌러준다. • IV PCA의 부작용이 있는지 관찰한다. • 처방에 따라 진통제를 투여한다. • 진통제의 효과를 확인한다. • 진통제의 부작용이 있는지 확인한다. • 이완요법을 실시한다. • 전환요법을 실시한다.	• 통증 부위를 사정함으로써 통증의 원인을 정확하게 설명하고 대처할 수 있다. • 통증 부위를 지지하면 통증을 줄일 수 있다. • 통증과 부종 경감을 위해 하지거상을 한다. • 슬관절의 능동적 굴절 운동의 30분 전후에 냉요법을 시행한다. 운동 시작 전에 냉찜질을 하는 것은 pain-reflex inhibition의 효과가 있으며, 운동 후의 냉찜질은 슬관절에 발생하는 종창(swelling)을 예방하는 효과가 있다. • 진통제는 통증 지각을 줄인다. • 진통제 투여 효과를 사정하여 진통제 투여 시기, 용량, 투여 간격을 조절할 수 있다. • 이완요법은 통증에 대한 반응을 완화한다.

간호진단과 목표	간호사정과 평가	간호계획과 중재	이론적 근거
2. 수술 · 헤모박(Hemovac) 삽입과 관련한 감염 위험 - 감염의 위험요인을 알고 필요한 예방 조치를 할 수 있다.	• 수술 상처에 oozing 있음 • 수술 상처에 종창(swelling) 있음 • 수술 상처 주위에 피부 압통 있음 • 헤모박 유지 중임 • 열감 있음 • 발한 있음 • 맥박수 증가됨 • 백혈구 수 증가함 • C-Reactive Protein 수치가 증가함	• 활력 징후를 측정한다. • 수술 부위에 감염 증상이 있는지 확인한다. • 감염 예방을 위한 주의사항을 교육한다. • 수술 상처를 드레싱한다. • 수술 상처의 삼출물(oozing) 부위에 화상거즈(burn gauze)를 덧대 준다. • 수술 상처의 oozing부위에 화상거즈(burn gauze)를 교환한다.	• 감염 시 체온, 혈압, 맥박, 호흡수가 상승한다. • 근골격계에 염증이 있으면 체중 부하를 하지 않을 때에도 통증이 있고 열이 나며 붓는다. • 젖은 상태에서의 노출은 세균 배양의 적당한 배지가 될 수 있다.
		• 헤모박 배액양상을 관찰한다. • 헤모박을 squeezing한다. • debridement한다. • 처방에 따라 항생제를 투여한다.	• 헤모박을 통해 수술 부위에서 흡인을 유도하고, 관절강 내에 분비물이 축적되는 것을 막으면 감염을 예방할 수 있다. 음압과 개방성을 확인하여 배액이 되고 있는지 관찰한다. 농성, 비장액성, 냄새 있는 분비물은 감염을 나타낸다.
		• WBC differential count 검사 결과를 확인한다. • C-Reactive Protein 검사 결과를 확인한다. • 균배양검사 결과를 확인한다.	• 감염 시 WBC, ESR, C-Reactive Protein이 상승하고, 균배양검사에서 양성 반응을 보인다.
3. 수술 · 헤모박 삽입과 관련한 출혈 위험 - 혈액 손실의 위험이 없다.	• 수술 상처에 oozing 있음 • 수술 상처에 출혈 있음 • 소변량 감소함 • 헤모박 삽입 부위에 삼출물(oozing) 있음	• 활력 징후를 측정한다. • 출혈 증상이 있는지 확인한다. • 수술 상처에 출혈이 있는지 확인한다. • 압박 드레싱을 한다. • 헤모박 배액양상을 확인한다. • 배액량을 측정한다.	• 출혈 시 혈압이 떨어지고 호흡수, 맥박수가 증가한다. • 실혈(失血)로 혈관 내 혈액량이 감소되면 혈압이 떨어진다.

간호진단과 목표	간호사정과 평가	간호계획과 중재	이론적 근거
	• 피부가 창백함 • 혈압 저하됨 • 혈중 헤모글로빈 수치가 정상 이하임 • 혈중 헤마토크릿 수치가 정상 이하임 • 현기증(dizziness) 있음 • C-Reactive Protein 수치가 증가함	• 시간당 소변량을 측정한다. • 수분섭취·배설량을 측정한다. • 불안 증상이 있는지 관찰한다. • 정서적 지지를 제공한다. • 활동의 강도를 줄이도록 격려한다. • 절대안정하도록 한다. • 집중하여 관찰한다. • 헤모글로빈 검사 결과를 확인한다. • 혈중 헤마토크릿 검사 결과를 확인한다. • 처방에 따라 약물을 투여한다.	• 다량의 출혈 시 체액 부족으로 인해 소변이 감소할 수 있으며, 헤모글로빈 부족으로 인해 산소 부족이 생길 수 있다. • 출혈 시 헤마토크릿 수치가 감소한다.
4. 지식 부족과 관련한 재활 운동의 비효율적 이행 - 환자와 가족은 질병으로부터의 회복과 재발 또는 합병증 예방에 요구되는 건강 행위를 추구할 의지를 나타낸다.	• 건강 상태에 대한 이해가 부족함 • 가족의 지지 체계가 부족함 • 거부감 있음 • 건강 상태에 대한 이해가 부족함 • 수동적임 • 의지 부족함 • 지식 부족 있음 • 정보에 대해 부적절하게 이해함 • 진료과정과 예후에 대해 불안해하며 걱정하고 있음 • 치료 요법을 부적절하게 수행함 • 치료 지시를 따르지 않음	• 건강 문제에 대한 이해 정도를 사정한다. • 지식 정도를 평가한다. • 감정을 표현하도록 격려한다. • 개방적인 의사소통을 격려한다. • 문제를 이야기하도록 한다. • 문제 해결방법을 알려준다. • 원인을 줄여준다. • 문제에 대한 해결 가능한 대안을 제시하고 우선순위를 정하도록 도와준다. • 의사 결정 기회를 준다. • 의사 결정과 문제 해결을 하도록 도와준다. • 신뢰 관계를 증진한다. • 말하는 내용에 공감해준다. • 긍정적으로 대응하도록 도와준다.	• 지지적 상담의 첫 단계는 환자와 가족의 감정을 찾아 내어 해소하는 것이다. • 간호사와 신뢰감이 형성되어야 환자가 자신의 감정이나 문제점을 쉽게 표현할 수 있다.

간호진단과 목표	간호사정과 평가	간호계획과 중재	이론적 근거
		• 대응방법을 지지해준다. • 가족이 지지할 수 있도록 도와준다. • 자신감을 갖도록 도와준다. • 긍정적 강화를 제공한다. • 긍정적 변화를 말해준다.	• 지지와 상담으로 중요한 문제를 확인하고 해결하는 과정을 돕는다.
5. 인공슬관절 치환술과 관련한 운동장애 - 근 위축이 오지 않으며 정상적인 활동을 할 수 있다.	• 통증 있음 • 부종(edema) 있음 • 운동기능이 저하됨 • 근육 조절력 감소함 • 보행기(walker)를 사용하여 ambulation 중임	• 운동기능 장애를 사정한다. • 한 자세로 오래 있지 않도록 한다. • 수술한 다리를 올려준다. • 운동의 목표를 설명한다. • 운동방법을 교육한다. • 다리 운동 시범을 보인다. • passive range of motion exercise를 해준다. • 수동 굽히기 운동은 환자에게 저항감이 생길 때까지 시행한다. • Active Range of Motion exercise를 하도록 격려한다. • Continuous Passive Motion exercise를 격려한다. • knee joint extension을 시행한다. • ankle pumping exercise를 시행한다. • Quadriceps muscle setting exercise를 시행한다. • straight leg raising exercise를 시행한다.	• 근육 강도의 보유, 손실 여부를 알 수 있다. • 자세 변경은 근육이나 관절의 피로를 완화하며 순환을 촉진한다. • 수술한 다리의 상승은 혈액순환을 증가시키며 굴절강직을 예방한다. • 능동적 관절 운동은 관절 안과 주위 조직의 기능을 유지한다. • 관절 연골을 보호하고, 정상적인 관절 기능의 회복을 위해 조기 ROM운동이 필요하다. 처음에는 30°에서 시작하여 환자가 견딜 수 있는 정도로 늘리거나 하루에 5°–10° 정도 늘리는 것이 바람직하다. 수술 1주일 후에는 5°–75° 정도 가능해야 하며, 수술 후 2–6주 내에는 full ROM(130°) 굴곡이 가능해야 한다.

간호진단과 목표	간호사정과 평가	간호계획과 중재	이론적 근거
		• 수술한 다리를 똑바로 올릴 수 있을 때까지 무릎고정기를 착용하도록 한다.	• 무릎고정기는 수술한 다리를 지지하며 잘못된 자세를 예방한다.
		• 색전 방지용 탄력스타킹을 착용한다.	• 기동성 장애로 인하여 정맥정체와 혈전이 발생할 수 있다.
		• 필요하면 운동 전에 통증을 조절해준다.	
		• 물리치료를 의뢰한다.	
		• 보조기를 사용하도록 격려한다.	• 보조기구는 관절에 가해지는 체중부하를 완화한다.
		• 자주 보행하도록 격려한다.	
		• 서두르지 않도록 교육한다.	
		• 안전 간호를 제공한다.	

참고 문헌

김려섭, 2000, 슬관절, 서울: 군자출판사.

서울대학교병원 간호부, 2007, 표준 간호진술문을 적용한 임상간호과정, 서울: 현문사.

전시자, 김강미자, 박정수, 이미화, 조경순, 김희경 외, 2005, 성인간호학, 서울: 현문사.

조우신, 2004, 무릎의 인공관절술, 서울: 영창출판사.

최훈 외, 2003, 근골격계의 질환, 서울: 군자출판사.

[V-8 견인 Traction]

간호진단과 목표	간호사정과 평가	간호계획과 중재	이론적 근거
1. 견인과 관련한 잠재성 피부 손상 위험 - 견인이 유지되고 피부가 정상이다.	• 피부 손상 있음 • 발적(redness) 있음 • 가려움증 있음	• 피부 상태를 관찰한다. • 피부를 깨끗하게 해준다. • 피부 자극 증상이 있는지 확인한다. • 감각 저하 부위의 피부 손상 예방법을 교육한다. • 뼈 돌출 부위에 패드를 대준다. • 체위 변경을 자주 하도록 격려한다. • air mattress를 적용해준다.	• 견인으로 인한 부동이 원인이 되어 피부가 손상될 위험이 크다. 피부 기능을 잃지 않도록 한다.
2. 견인과 관련한 감염 위험 - 감염 증상이 없다.	• 체온 상승함 • 핀 삽입 부위에 악취 있음 • 열감 있음 • 분비물(discharge) 있음	• 감염 증상이 있는지 확인한다. • 활력 징후를 측정한다. • 피부 상태를 관찰한다. • 피부를 깨끗하게 해준다.	• 피부를 통해 금속을 뼈에 적용하는 것이므로 피부 기능의 파손은 세균 침입을 가능하게 한다.
		• 핀 삽입 부위 상태를 관찰한다.	• 삽입한 부위는 감염될 수 있고 골수염이 올 수 있다.
		• splint를 유지한다. • 베개로 지지해준다.	• 팔목과 발목 마비(foot drop)를 예방하기 위해서다.
		• 말초관류를 확인한다.	• 혈전의 징후를 관찰하기 위해서다.
3. 견인과 관련한 신체기동성 장애 - 부동 기간에 정상적으로 근골격계 기능이 유지된다.	• bed ridden 상태임 • 움직임 제한됨 • 근육 긴장 감소됨	• 운동의 목표를 설명한다. 운동 방법을 교육한다. 운동 시작 시 도와준다. • 능동적·수동적 관절 운동을 실시한다. • 2시간마다 체위 변경을 격려한다. • 신체 정렬을 유지해준다. • 물리치료사가 운동을 시킨다.	• 관절 운동은 근육과 관절의 경축을 예방하고 조직의 기능을 유지한다.

간호진단과 목표	간호사정과 평가	간호계획과 중재	이론적 근거
4. 동기 부족과 관련한 불이행 - 치료의 과정과 방법을 알고 적극적으로 협조한다. - 치료 지시와 자신의 가치관 사이의 갈등을 해결한다.	• 비협조적임 • 잘 참여하지 않음 • 보호자가 지지를 잘 못함 • 치료 지시를 따르지 않음 • 관심 결여됨	• 정서적으로 지지한다. • 교육 시 가족을 포함하고, 가족이 지지할 수 있도록 도와준다. • 신념을 그대로 인정해준다. • 과거의 실패에 대해 생각하지 않도록 주의를 다른 곳으로 돌린다. • 관계 형성을 통해 자존감을 높여준다.	• 환자가 이용할 수 있는 지지체계를 충분히 활용한다.
		• 바람직한 행동을 긍정적으로 강화한다. • 동기를 부여한다. 단기 활동 목표를 설정하고 달성하도록 지지한다. 현실적인 목표를 세우도록 도와준다.	• 자신감을 갖도록 하여 자기가치를 높인다.
		• 의사 결정 과정에 참여하도록 격려한다. • 매일의 활동계획을 이야기한다. • 문제가 되는 행위를 제한한다. • 스트레스 완화요법을 하도록 격려한다. • 신체적 불편감을 줄이고 안위를 유지한다. • 실패에 대한 두려움에 부딪힐 때 환자를 격려하고 지지한다.	• 환자가 스스로 목표를 설정하고 의사 결정에 적극적으로 참여하도록 유도한다.

[V-9 석고 붕대 Cast]

간호진단과 목표	간호사정과 평가	간호계획과 중재	이론적 근거
1. 석고붕대와 관련한 불안 - 석고붕대의 목적을 이해하여 불안이 줄었다고 말한다.	• 긴장함 • 두려움 있음 • 불안 있음 • 불안정함	• 불안 상태를 사정한다. • 치료과정을 설명한다. • 치료적 환경을 제공한다. • 환자가 치료 활동에 참여하고 새로운 임무를 맡게 한다. • 불안을 줄여준다.	• 과정에 대한 이해는 불안감을 줄인다.
2. 석고붕대와 관련한 피부 손상 위험 - 석고붕대 주위의 피부 상태가 정상이다.	• 석고붕대 접촉 부위 불편감 호소함 • 발적(redness) 있음 • 피부 손상 있음	• 석고붕대 끝이 피부에 닿지 않도록 한다. • 석고붕대가 잘 맞는지 확인한다. • 석고붕대를 깨끗하고 건조하게 유지한다. • 피부 상태를 관찰한다. • 피부를 건조하게 유지하도록 교육한다. • 피부 병변을 만지거나 긁지 않도록 한다.	• 석고붕대 밑의 피부가 뼈 돌출 부위에 의해 압박을 받으므로 궤양·괴사가 생길 수 있다. • 피부 표피가 파괴되면 감염의 우려가 있기 때문이다.
3. 부동과 관련한 운동 장애 - 제한된 범위에서 일상 활동을 한다. - 허용된 범위에서 근육 강화 운동을 한다.	• 움직임 제한됨 • 보행 장애 있음 • 근력 감소함 • 운동 제한 있음	• 활동 수준을 평가한다. • 운동 방법을 교육하고 격려한다. • 목발을 제공한다. • 침상 내 운동, 등장성 운동을 하도록 격려한다. • 보행 방법을 교육한다.	• 등장성 운동은 관절을 굽히지 않고 근육을 강화하는 운동이다.
4. 부동과 관련한 변비 - 정상적인 배변 양상이 유지된다.	• 배변 횟수 감소함 • 단단한 변을 봄 • 복부팽만 있음 • 대변 못 봄 • 항문 자극 후에도 대변 못 봄	• 배변 양상과 습관을 확인한다. • 장음을 청진한다. • 수분섭취의 필요성을 교육한다. • 고섬유질식이를 교육한다.	• 수분과 고섬유질식이는 변완화에 효과가 있다.

간호진단과 목표	간호사정과 평가	간호계획과 중재	이론적 근거
		• 변비유발식품을 피하도록 교육한다. • 2-3일에 한 번 대변을 보는 것도 정상임을 설명한다. • 항문을 자극한다.	• 압박감을 느끼지 않도록 긴장을 푼 편안한 상태에서 대변을 보도록 한다.
5. 신체상 변화와 관련한 자존감 저하 - 자신에 대한 긍정적·현실적 감정이나 사고를 표현한다. - 석고붕대로 인한 신체상의 변화를 수용한다.	• 우울해함 • 자신에 대해 부정적임 • 자신에 대해 공격적 행동을 보임 • 절망감을 표현함	• 관계 형성을 통해 자존감을 높여준다. • 감정을 표현하도록 격려하고, 경청한다. • 공감하는 태도로 환자를 대한다. • 비판적이지 않은 태도로 대하고, 긍정적인 피드백을 제공한다. • 지지 체계를 확인하고 중요성을 강조한다. • 수준과 능력에 맞는 개별화된 자가간호를 교육한다.	
6. 석고붕대과 관련한 구획증후군 - 구획증후군의 증상을 신속히 알고, 알린다.	• 통증 호소함 • 창백함 • 이상 감각 있음 • 국부 마비 있음 • 맥박 촉지 안됨	• 활력 징후를 측정한다. • 맥박 촉지를 한다. • 팔다리를 올리지 않도록 교육한다. • SMC를 확인한다. • 이상 감각을 이야기하도록 설명한다. • 드레싱을 느슨하게 해준다. • 의사에게 알린다.	• 구획증후군이란 구획 내 조직압력은 올라가고 모세혈관의 관류는 떨어져 구획 내 근육과 연부조직이 썩는 것이다. • 구획증후군은 즉각적인 의학적 중재를 요한다.

[V-10 하지 기형 Deformity]

간호진단과 목표	간호사정과 평가	간호계획과 중재	이론적 근거
1. 수술 상처와 관련한 감염 위험 -수술 상처 부위가 깨끗하고 배액이 없다.	• 핀 삽입 부위에 oozing 있음 • 발한 있음 • 근육통 있음	• 활력 징후를 측정한다. • 감염 증상이 있는지 확인한다. • 감염의 원인, 위험, 경로 등을 교육한다. • 감염 예방을 위한 주의사항을 교육한다.	• 감염 증상으로는 고열, 오한, 맥박 상승, 혈관 확장, 전신 피로, 신체적 불쾌감 등이 있다.
		• 염증 반응을 교육한다. • 분비물을 관찰한다.	• 분비물의 증가는 염증의 지표이다.
2. 교정수술과 관련한 통증 -통증을 조절하고 관리할 수 있다.	• 통증 있음 • 통증에 집착함 • 통증이 지속됨 • 안면을 찡그림 • 신음 소리를 냄 • 보챔	• 통증의 양상을 사정한다. • 활동 중 휴식 시간을 갖도록 격려한다. • 통증 완화방법을 설명한다.(전환·이완요법) • 처방에 따라 진통제를 투여하고 진통제의 부작용, 효과를 확인한다.	• 휴식과 활동은 환부조직에 대한 스트레스 감소를 통해 환부를 치유한다.
		• 체위를 변경해준다. • 통증 증가 요인을 제거한다. • 통증의 원인을 설명해준다. • 얼음찜질을 20분 이내로 하도록 교육하고 적용한다.	• 자세 변경은 근육이나 관절의 피로를 줄이며 순환을 촉진한다.
		• 정보를 제공한다. • 자가통증치료제의 사용법을 교육한다.	• 통증에 대한 정보는 통증을 참는 데 도움이 된다.

간호진단과 목표	간호사정과 평가	간호계획과 중재	이론적 근거
3. 교정수술과 관련한 운동 장애 - 움직임에 제한이 없고 관절범위 운동이 정상이다.	• 관절 강직이 있음 • 움직임이 제한됨	• 관절범위 운동의 정도, 관절변형 정도를 사정한다. • 능동적·수동적 관절 운동을 하도록 도와준다. • 목발을 제공한다. 보조기 사용을 격려한다. • 체위를 자주 변경한다.	• 관절범위 운동은 근육과 관절의 경축을 예방하고 조직의 기능을 유지하도록 돕는다. • 관절을 쉬게 하기 위해서다. • 체위 변경은 근육 피로를 예방하고 관절 경직을 줄인다. • 수술 부위 손상은 무감각, 저림, 근 약화를 초래할 수 있다.
4. 혈류장애로 인한 말초신경혈관 기능 장애 위험 - SMC에 이상이 없다.	• 감각에 이상 있음 • EPH/EPL 안됨 • 감각 없음 • 저린 증상이 있음	• SMC를 확인한다. • 골절증상(변형, 부종, 통증, 점상출혈, 감각 변화)이 있는지 확인한다. • 침상 내 등장성·등척성 운동을 하도록 교육한다. • 한 시간에 2-4번 정도 손가락이나 발가락을 움직여보도록 격려한다. • 다리를 꼬지 않도록 교육한다. • 환부를 심장보다 올려준다. • 한 자세로 오래 있지 않도록 교육한다. • 대퇴사두근 수축이완 운동을 실시한다.	• 혈액순환을 증가시킨다.
5. 교정수술과 관련한 신체상 장애 - 새로운 신체 상태에 적응하고 긍정적인 신체상을 갖는다.	• 신체 변화를 받아들이지 못함 • 신체 부위를 쳐다보지 않음	• 가족과 같이 있게 해주고 상담한다. • 거부증을 수용한다. • 말하는 내용에 공감해준다.	

간호진단과 목표	간호사정과 평가	간호계획과 중재	이론적 근거
		• 부정적인 사고(자신, 미래, 세상)에서 벗어나도록 교육한다. • 분노, 울음 등의 표현을 막지 않고 경청한다. • 사회 활동을 점진적으로 늘리도록 격려한다. • 성공적인 노력에 대한 인식과 시도에 대한 긍정적 강화를 제공한다. • 신체 활동을 하도록 한다. • 친숙한 물건을 가져오도록 한다. • 현실적인 목표를 세우고 현재에 집중하도록 도와준다. • 혼자 할 수 있도록 충분한 시간을 준다.	• 자신의 신체에 익숙해지고 자연스럽게 생각할 수 있도록 지속적으로 지지해준다.

[V-11 외부 고정기 External fixator와 일리자로프 Ilizarov 관리]

간호진단과 목표	간호사정과 평가	간호계획과 중재	이론적 근거
1. 지식 부족으로 인한 불이행 - 외부 고정기(external fixator)와 일리자로프(Ilizarov)의 기능을 알고 관리한다.	• 정보를 부적절하게 이해함 • 건강 상태에 대한 이해가 부족함 • 정보를 요구함 • 잘못된 개념으로 표현함 • 지식 부족 있음 • 잘 참여하지 않음	• 건강 문제에 대한 이해 정도를 사정한다. • 퇴원 후 상처관리에 대해 교육한다. • 정보를 제공하고 이를 이해했는지 확인한다. • 감각 저하 부위의 피부 손상 예방법을 교육한다. • 이해할 수 있는 용어로 정보를 제공한다. • 치료과정을 설명한다.	• 환자의 지식 수준을 사정하여 이해할 수 있도록 설명하고 반드시 평가하도록 한다.
2. 핀 삽입으로 인한 피부 손상 위험 - 핀 삽입 부위의 피부가 출혈이나 배농 없이 깨끗하다.	• 핀 삽입에 부위에 출혈 있음 • 핀 삽입 부위에 pus 있음 • 피부에 손상 있음	• 손씻기를 격려한다. • 멸균식염수로 상처를 세척한다. • 발적 부위를 저자극성 비누로 청결하게 씻도록 한다. • 만지거나 긁지 않도록 교육한다. • 피부 위생의 중요성을 교육한다.	• 염증으로 인한 피부 손상의 가능성을 줄여준다. • 핀 삽입 부위 피부는 상처나 감염에 민감하다.
3. 핀 삽입 부위와 관련한 감염 위험 - 핀 삽입 부위가 깨끗하고 배액이 없다.	• 핀 삽입 부위에 분비물(discharge) 있음 • 핀 삽입 부위에 발적(redness) 있음 • 체온이 상승됨	• 패드를 대준다. • 활력 징후를 측정한다. • 감염의 증상이 있는지 확인한다. • 감염의 원인, 위험, 경로 등을 교육힌다. • 염증 반응을 교육한다. • 분비물을 관찰한다. • 개인위생 관리법을 교육한다.	• 압박받는 부위에 패드를 대주면 손상에 의한 염증을 방지할 수 있다. • 감염에 대한 지식을 얻어 스스로 예방힐 수 있도록 힌다.

간호진단과 목표	간호사정과 평가	간호계획과 중재	이론적 근거
		•치료한 상처의 격리와 유지, 이론적 근거에 대한 이해 수준을 사정한다. •퇴원 후 주의사항에 대해 교육한다.	
4. 운동 제한과 관련된 활동의 지속성 장애 - 제한된 범위에서 일상생활을 할 수 있다.	•움직이려 하지 않음 •진료과정과 예후에 대해 불안해하며 걱정하고 있음 •자신감 부족함 •움직임 제한됨	•보행 능력을 사정한다. •보조기를 사용하도록 격려한다. •개인의 요구에 맞는 프로그램을 계획한다. •목표가 현실적인지 확인하고 목표를 함께 설정한다. •운동 기능 장애를 사정한다. •운동 기회를 제공한다. •점진적으로 활동양을 늘린다. •침상 내 이동을 늘린다. •활동 중 휴식 시간을 갖도록 격려한다.	•보조기 사용은 활동 시 불안을 줄이고 안정된 활동을 유지한다. •무리하지 않도록 한다. 손상과 퇴행 변화를 줄인다.
5. 외부 고정기와 관련된 신체 손상 위험 - 신체 손상이 없이 자신의 신체를 보호할 수 있다.	•골절 있음 •미끄러져 넘어짐 •걷는 것을 힘들어함	•걱정을 다른 사람과 나누도록 한다. •필요하면 도움을 요청하도록 격려한다. •화장실 바닥을 미끄럽지 않게 한다. 미끄럼 사고 예방법을 교육한다. •휴식 시간을 제공한다. •힘들어하는 활동이 무엇인지 확인한다. •목발을 제공한다. 휠체어 사용법을 교육한다. •비정상적인 감각이 있는지 확인한다.	•자극이 적은 환경을 유지한다.

간호진단과 목표	간호사정과 평가	간호계획과 중재	이론적 근거
		• 서두르지 않도록 교육한다. • 일상활동 시 손상 측을 먼저 고려하도록 설명한다. • 주위에 날카롭거나 위험한 물건이 있다면 치우고 안전한 환경을 제공한다.	
6. 통증 · 외부 고정기와 관련한 수면 장애 - 충분한 수면을 취했다고 말한다.	• 수면제 원함 • 수면 부족을 호소함 • 심하게 피로하다고 함 • 불면을 호소함	• 수면 양상을 확인한다. • 안대를 적용한다. 면 옷을 입도록 설명한다. 수면등을 켜준다. 실내 온도를 확인한다. 귀마개를 해준다. 커튼을 쳐준다. 음악을 제공한다.	• 숙면을 취하도록 편안한 환경을 제공한다.
		• 취침 전 따뜻한 우유를 먹도록 한다. • 억지로 자려고 하지 않는다. • 일정한 시간에 자고 일어나도록 격려한다. • 환경 변화로 발생할 수 있는 행동 변화를 알려준다. • 개인적인 공간을 허용한다. • 과다한 카페인 섭취를 자제하도록 교육한다. • 통증을 조절해준다.	• 우유에 함유된 L-트립토판(L-tryptophan)에는 진정 작용이 있으며, 허기는 휴식과 수면에 방해가 된다.
7. 외부 고정기와 관련한 여가 활동 부족 - 환자는 정서적으로 안정되어 있으며 외부에 흥미를 표현한다.	• 활동이 부족함 • 활동하기 두렵다고 함 • 새로운 것에 대한 관심이 부족함 • 말이 적음	• 개방적인 대화를 격려한다. • 눈을 맞추면서 대화하도록 한다. • 경험을 이야기하도록 격려한다. • 활동 수준을 평가하고 환자와 함께할 수 있는 신체 활동을 모색한다.	• 일반적인 접촉(투약이나 간호) 이외에 간호사와 함께 있는 시간을 제공한다.
	• 사회성이 부족함	• 부모, 형제, 친구가 자주 방문하고 전화할 수 있도록 격려한다.	• 전화로 가까운 사람과 대화할 수 있게 한다. • 다양성을 제공한다.

간호진단과 목표	간호사정과 평가	간호계획과 중재	이론적 근거
		• 기분전환을 위한 대처방법을 논의한다.(음악 듣기, 산책, 운동 등)	
		• 독서, 라디오 청취, TV 시청을 격려한다.	• 외부 고정기로 인한 활동의 제한이 있다.
		• 사회적 상호작용: 취미·특기·즐겨하는 놀이를 사정한다.	
		• 새로운 것을 시도해보도록 한다.	
		• 좋은 것과 싫은 것에 대해 말하도록 한다.	• 지남력 판단을 돕기 위한 것이다.
		• 일상활동을 구체적으로 계획하게 한다.	
		• 활동에 대한 느낌과 필요성을 말로 하도록 격려한다.	

참고 문헌

서문자, 이향련, 이정희, 박춘기, 최철자, 박오장 외. 2004. 성인간호학. 서울: 수문사.

서울대학교병원. 1994. 간호진단과 계획. 서울: 서울대학교출판문화원.

서울대학교병원 간호부. 2007. 표준 간호진술문을 적용한 임상간호과정. 서울: 현문사.

이은옥 외. 1994. 간호진단과 중재. 서울: 서울대학교출판문화원.

Ⅵ 내분비계 질환과 수술관련 간호

1. 당뇨
2. 당뇨병성 케톤산증
3. 갑상선종
4. 갑상선암과 갑상선절제술
5. 유방암과 유방절제술
6. 뇌하수체 종양

Ⅵ 내분비계 질환과 수술관련 간호

[Ⅵ-1 당뇨 Diabetes Mellitus]

간호진단과 목표	간호사정과 평가	간호계획과 중재	이론적 근거
1. 대사 이상과 관련한 영양 불균형: 영양 부족 - 활동 수준과 대사 요구에 맞는 일일 영양 요구량을 섭취한다. - 목표체중을 관리하고 유지하는 계획을 세운다.	• 체중 감소 있음 • 갈증 있음 • 다음 있음 • 다뇨 있음 • 다식 있음 • 피로감 있음 • 영양 불량 상태 있음 • 전신허약감 있음	• 영양 상태를 평가한다. • 목표체중을 설정한다. • 처방된 열량의 식사를 제공한다. • 균형 잡힌 식사를 하도록 격려한다. • 식이섭취 상태를 관찰한다. • 기호식품을 제공하고 섭취를 격려한다. • 단순당이 많이 함유된 간식은 절제하도록 한다.(설탕, 꿀, 잼 등) • 처방에 따라 약물(인슐린이나 경구용 혈당강하제)을 투여한다. • 고혈당이나 저혈당의 증세와 대처방법을 교육한다. • 영양의 중요성을 교육한다. • 영양 상담을 의뢰한다. • 체중을 측정한다. • 체중 관리법을 교육한다.	• 표준 체중과 활동 정도에 따라 대사 요구량에 일치하는 열량의 음식을 섭취해야 한다. • 대상자는 식사요법과 혈당조절과의 관계, 혈당 유지를 위한 음식 대체의 필요성, 칼로리 요구량에 맞는 음식과 균형 있는 식이섭취 등에 대해 알아야 한다. • 단순당은 위장에서 빨리 흡수되어 혈당이 빠르게 올라간다. • 식사요법으로 혈당이 조절되지 않을 때는 약물요법을 시도한다. • 저혈당은 약물요법 시 혈당이 조절되면서 생길 수 있는 당뇨병의 급성 합병증으로 즉시 단순당을 섭취하여 올리도록 한다.
2. 혈류 감소와 관련한 말초조직 관류 장애	• 발의 감각 둔화 있음 • 이상 감각 있음 • 과민 감각 있음	• 활력 징후를 측정한다. • 족배동맥, 경골동맥, 슬와동맥의 맥박을 측정한다.	• 당뇨병의 대혈관합병증의 하나인 하지동맥의 죽상경화증은 무릎 아래 혈관을 가장 자주 침범하며, 이로 인해 말초 부위로 가는 혈류가 감소되

간호진단과 목표	간호사정과 평가	간호계획과 중재	이론적 근거
- 말초순환을 저해하는 요인을 알고 예방한다. - 원활한 조직 관류가 유지되어 통증이 완화된다.	• 하지의 통증 있음 • 괴사 있음 • 발가락 변색 있음 • 손가락 변색 있음	• 하지의 피부 온도와 색깔 변화를 관찰한다. • 통증 부위와 양상을 사정한다. • 간헐적 파행(intermittent claudication)의 유무를 확인한다. • 금연하도록 한다. • 필요할 때, 처방된 진통제를 투여하고 효과를 확인한다. • 처방에 따라 혈관확장제를 투여한다. • 청색증이 있는지 확인한다. • Ankle Brachial Index를 측정한다. • Angiography를 시행한다.	어 보행 시 통증이 유발되고, 만성적인 혈류 장애가 있다. • 니코틴은 혈관을 수축시킨다.
3. 감각 장애 · 감염 감수성 증가와 관련된 피부 손상 - 건강한 피부를 유지한다. - 피부는 깨끗하고 탄력이 있다. - 피부 손상이 점진적으로 치유된다.	• 감각 장애, 감각 저하 있음 • 괴사 있음 • 상처 주위의 피부가 벗겨져 있음 • 손상 부위에 피부색 변화 있음 • 표피 조직에 손상 있음 • 분비물(discharge) 있음 • erosion 있음 • erythema 있음 • 삼출물(oozing) 있음 • 발적(redness) 있음 • 궤양(ulcer) 있음	• 피부 상태를 관찰한다. • 상처에 감염 증상이 있는지 확인한다. • 상처단계를 확인한다. • 피부 위생의 중요성을 교육한다. • 압박 부위를 확인하고 압력의 요인을 줄인다. • 피부를 건조하게 유지한다. • 피부를 깨끗하게 해준다. • 피부 병변을 만지거나 긁지 않도록 한다. • 외상을 입지 않도록 안전한 환경을 제공한다. • 피부 병변 부위를 드레싱한다. • 발 관리법을 교육한다. • 영양의 중요성을 교육한다.	• 혈관 장애와 말초신경이 손상되기 쉽고 균에 대한 저항력이 낮으므로 발에 병변이 생기거나 상처가 생기면 혈관과 신경의 손상된 기전이 상승작용하여 진행된 후에야 이를 알게 된다. • 압박될 경우 순환 장애로 인해 피부 손상이 일어난다.

간호진단과 목표	간호사정과 평가	간호계획과 중재	이론적 근거
4. 감각 변화 · 시력의 저하와 관련된 신체 손상 위험 -환경 위험요인을 찾아서 줄인다.	• 시력 감퇴 있음 • 실명 있음 • 감각 이상 있음 • 감각 저하 있음 • 눈이 침침함 • 시력 장애 있음 • 사지 허약감 있음 • 시야결손 있음 • 운동 제한 있음	• 감각과 시력 장애 상태를 사정한다. • 주위에 날카롭거나 위험한 물건이 있다면 치우고 안전한 환경을 제공한다. • 침대 난간을 올려준다. • 피부에 직접 열을 가하지 않도록 한다. • 시력 장애가 있는 경우 움직일 때 곁에서 도와준다. • 환자 가까이에 필요한 물건을 두도록 한다. • 물건을 일정한 장소에 두도록 한다. • 감각 저하 부위의 피부 손상 예방법을 교육한다. • 낯선 환경에 대해 알려준다. • 안전 간호를 제공한다. • 천천히 움직이도록 한다. • 냉·온찜질 적용 시 주의사항을 설명한다. • 필요하면 도움을 요청하도록 한다. • 간호사 호출기를 환자의 손 닿는 곳에 둔다.	• 당뇨병성 망막증으로 시력 장애와 말초신경병증으로 인하여 지각 장애가 온다. • 신체 손상을 예방하기 위해서다. • 상해를 예방하기 위해서다.
5. 대사기능 이상과 관련된 고혈당 - 혈중 당 수치가 정상으로 유지되어 고혈당의 발생이 감소하거나 조절된다.	• 경구섭취 증가 있음 • 갈증 있음 • 구토 있음 • 다뇨증 있음 • 식욕의 감퇴 있음 • 의식의 변화 있음 • 감각 이상 있음	• 활력 징후를 측정한다. • 수분섭취·배설량을 측정한다. • 의식 상태를 사정한다. • 혈중·소변전해질 검사 결과를 확인한다. • 처방에 따라 수액 등 약물을 투여한다.	• 고혈당이란 혈액 내 당분이 140mg 이상인 상태이다. 고혈당은 인슐린의 부족으로 포도당이 세포 내로 이동할 수 없을 때 온다. 이때 당질이 세포 내 에너지로 이용될 수 없으므로 간은 저장된 글리코겐을 포

간호진단과 목표	간호사정과 평가	간호계획과 중재	이론적 근거
	• 허약감 있음 • 오심 있음 • 공복감 있음 • 다음증 있음 • 두통 있음 • 맥박수 증가 있음 • 수면 경향 있음 • 의식 변화 있음 • 탈수 증상 있음 • 호흡수 증가 있음 • 혈당 증가 있음	• 혈당 검사를 시행한다. • 질병에 대한 지식 정도를 확인한다. • 당뇨병과 합병증에 대해 교육한다. • 영양 상담을 의뢰하고 식사방법을 교육한다. • 혈당 검사법을 교육한다. • 인슐린요법, 인슐린주사법을 교육한다.	도당으로 전환(당원 분해)하고 포도당으로의 합성(당질신생)을 늘린다. 이는 결국 혈당을 더욱 높이게 된다.
6. 대사기능 이상과 관련된 저혈당 - 혈중 당 수치가 정상으로 유지되어 저혈당의 발생이 줄거나 조절된다.	• 경구섭취 감소함 • 금식함 • 진전(tremor) 있음 • 식사요법을 잘 이행하지 못함 • 식욕부진 있음 • 의식 변화 있음 • 발한, 식은땀 있음 • 수면 경향이 있음 • 의식 변화 있음 • 공복감 있음 • 인격 변화 있음 • 맥박수 증가함 • 시력 감퇴함 • 혈당 떨어짐 • 자극과민성(irritability) 있음 • restlessness 있음	• 활력 징후를 측정한다. • 의식 상태를 사정한다. • 처방에 따라 수액 등 약물을 투여한다. • 혈당 검사를 시행한다. • 당 포함 음식을 섭취하도록 한다. • 식이섭취를 격려한다. • 열량섭취를 늘이도록 격려한다. • 저혈당 증상(진전, 빈맥, 발한, 감각 이상, 의식 변화)을 설명한다. • 저혈당 시 대처방법을 교육한다. • 질병에 대한 지식 정도를 확인한다.	• 인슐린 주사나 경구용 혈당 강하제 복용 시 종종 저혈당에 빠지게 되고 즉각 대처하지 못하는 경우 의식을 잃을 수 있다. • 인슐린을 투여받는 대부분의 환자는 저혈당을 경험할 수 있고, 이는 아주 흔한 경우이므로 이에 관한 교육은 매우 중요하다.(인슐린의 작용, 지속시간, 반응이 일어나기 쉬운 시기, 저혈당의 초기 증상 등) • 저혈당의 증상은 어지러움, 떨림, 공복감, 허약감, 식은땀, 심계항진, 무의식 등이며 이때 사탕, 주스, 설탕, 음료수 등 단당류를 섭취해야 한다.

간호진단과 목표	간호사정과 평가	간호계획과 중재	이론적 근거
		• 운동과 식사요법을 교육한다. • 영양 상담을 의뢰하고 식사방법을 교육한다. • 혈당 검사법을 교육한다. • 인슐린요법, 인슐린주사법을 교육한다. • 당뇨병과 합병증을 교육한다.	
7. 질환과 관련한 감염 위험 - 감염의 위험요인을 알고 필요한 예방 조처를 할 수 있다.	• 체온 상승 있음 • 맥박수 증가함 • 호흡수 증가함 • abscess 있음 • 백혈구 수 증가함	• 활력 징후를 측정한다. • 감염 증상이 있는지 확인한다.	• 당뇨병은 여러 종류의 감염에 예민하므로 일단 발생하면 치료가 어렵다. • 감염은 인슐린의 요구량을 높인다.
	• 양성배양 반응 있음 • 발적 있음 • secretion 있음 • shivering 있음 • 종창 있음	• 피부, 잇몸, 회음부에 감염과 관련한 병변이 있는지 관찰한다. • 구강위생을 청결히 하도록 하고, 필요하면 치과의사에게 의뢰한다. • 배뇨 시 가려움증, 작열감, 빈뇨, 탁하거나 악취가 나는 소변이 나오는지 확인한다. • 감염 예방을 위한 주의사항을 교육한다. • 처방에 따라 약물을 투여한다.	• 당뇨병 대상자의 맥관계가 손상되어 손상된 부위로 산소나 영양소, 백혈구, 항체를 충분하게 옮길 수 없기 때문에 감염 부위의 치유가 느리다. • 질염, 방광염, 신우신염, 치주염, 농피증, 종기 등이 생길 수 있다.
8. 만성질환과 관련한 무력감 - 당뇨병이 조절될 수 있음을 알고 치료와 관련된 결정에 참여한다. - 상황이나 결과에 영향을 주거나 통제할 수 있는 능력이 있다.	• 무력감 있음 • 자기간호 능력 부족함 • 의사 결정에 참여하지 않음 • 수동적임 • 슬픔, 좌절을 표현함 • 관심 결여 있음	• 무력감의 원인을 파악한다. • 가족관계를 관찰하고 지지 정도를 평가한다. • 가족이 지지할 수 있도록 도와준다. • 자기간호에 적극 참여하도록 한다. • 걱정과 두려움을 표현하도록 격려한다.	• 무력감의 원인이 정보 부족일 수 있으므로 당뇨병 관리에 대한 정보를 제공하여 해결할 수 있다.

간호진단과 목표	간호사정과 평가	간호계획과 중재	이론적 근거
	• 감정 변화 있음 • 건강 상태에 대한 이해 부족함 • 대화를 회피함 • 무기력함 • 비통감 있음 • 치료 지시를 따르지 않음 • 부적절한 정서를 보임	• 의사 결정 과정에 참여하도록 격려한다. • 의사 결정을 격려한다. • 자가간호를 격려한다. • 추후관리의 중요성을 알려주고 규칙적으로 병원을 방문하도록 한다. • 치료과정을 설명한다. • 필요하면 자조모임에 참여하도록 지지해준다.	
9. 인슐린 자가주사와 관련된 치료 요법의 비효율적 이행 - 질병에서 회복과 재발 또는 합병증의 예방을 위해 요구되는 건강 행위를 추구할 의지를 나타낸다. - 처방된 인슐린을 정확하게 자가주사한다. - 인슐린 보관 방법을 안다. - 약물요법 시 발생할 수 있는 저혈당 예방과 대처방법을 안다.	• 부정확한 지식을 가지고 있음 • 오해나 잘못된 개념을 표현함 • 지시사항을 따라하지 못함	• 인슐린의 종류와 약명, 작용시간, 최대 효과 시간을 교육하고 확인한다. • 인슐린 종류에 따른 주사 시간을 교육한다. • 인슐린 용량 재기, 주사방법의 시범을 보이고 환자가 직접 하는 것을 확인한다. • 인슐린 주사, 경구혈당강하제 복용 시간을 지키도록 교육한다. • 식사의 중요성을 교육한다. • 저혈당의 증상과 치료법을 알려준다. • 교육자료를 제공한다. • 교육프로그램에 참여하도록 격려한다. • 긍정적 강화를 제공한다. • 긍정적인 피드백을 준다. • 의사 결정과 문제 해결을 도와준다.	• 제1형 당뇨병일 경우 인슐린 투여가 생명에 필수적이다. 그러므로 인슐린 자가주사로 혈당을 조절해야 한다. 환자가 할 수 없는 경우에는 가족이 할 수 있도록 가르쳐야 한다. • 인슐린 주사나 경구용혈당강하제 복용 시 종종 저혈당에 빠지게 되고 즉각 대처하지 못해 의식을 잃을 수 있다. • 저혈당의 증상은 어지러움, 떨림, 공복감, 허약감, 식은땀, 심계항진, 무의식이며 이때 사탕, 주스, 설탕, 음료수 등 단당류를 섭취해야 한다.

간호진단과 목표	간호사정과 평가	간호계획과 중재	이론적 근거
		• 지식 정도를 평가한다. • 지식 부족의 원인을 평가한다.	
10. 당뇨병에 관한 지식 부족과 관련된 건강유지 능력 변화 - 환자나 간호 제공자는 건강유지 행위를 할 의사가 있음을 표현한다. - 당뇨병의 기본적인 병태생리 과정을 말한다.	• 당뇨발 있음 • 동맥경화 있음 • 망막합병증 있음 • 안면 마비 있음 • 무감각 있음 • 신부전 있음	• 대상자와 가족에게 기본 병태생리를 설명한다. • 신장합병증, 망막합병증, 신경합병증, 당뇨발의 증상과 간호에 대해 교육한다. • 체중, 혈압, 혈중지질 조절과 스트레스 감소, 금연에 대해 교육한다. • 식사요법, 운동요법, 약물요법을 철저히 지키는 것이 중요함을 교육한다. • 체중 증가, 체중 감소, 시력 변화, 소변량 변화, 만성 감염, 치료되지 않는 피부 궤양이 있을 때 즉시 병원을 찾도록 교육한다. • 정기적인 병원 방문의 중요성을 강조한다. • 건강 관리법을 교육한다.	• 당뇨병은 완치되지 않으나 조절할 수 있는 병이므로 조절되지 않을 때 생길 수 있는 만성합병증을 정확히 알고 혈당조절을 적극적으로 하도록 한다.
		• 건강 문제에 대한 이해 정도를 사정한다. • 교육 자료를 제공한다. • 교육프로그램에 참여하도록 격려한다. • 문제 해결 전략을 수립하도록 도와준다. • 일상적 활동을 구체적으로 계획하게 한다. • 자조모임에 참여하도록 격려한다.	• 처음 진단된 대상자에게 진단에 대한 분노나 부정 등의 감정이 있는지 잘 사정하고 극복할 수 있도록 도와준다. 대상자가 자신의 감정을 이야기할 수 있도록 기회를 준다.

참고 문헌

서문자, 이정희, 김영숙, 이향련, 박춘자, 유성자 외. 2004. 성인간호학. 서울: 수문사.
서울대학교병원. 1994. 간호진단과 계획. 서울: 서울대학교출판문화원.
서울대학교병원 간호부. 2008. 표준간호진술문을 적용한 임상간호과정. 서울: 현문사.

[Ⅵ-2 당뇨병성 케톤산증 Diabetic Ketoacidosis]

간호진단과 목표	간호사정과 평가	간호계획과 중재	이론적 근거
1. 고혈당과 관련된 체액 부족 - 수분섭취와 배설량의 균형이 유지된다. - 피부 탄력성이 정상이고 점막이 촉촉하다. - 활력 징후가 안정된다. - 전해질 수치가 정상 범위이다. - 순환 혈량이 정상 회복된다.	• 구강건조 있음 • 갈라진 입술 있음 • 체중 감소 있음 • 빈맥 있음 • 갈증 있음 • 경구섭취 못함 • 오심, 구토 있음 • 농축된 소변 있음 • 발한 있음 • 사지가 축 늘어져 있음 • 수분전해질 불균형 상태임 • 의식 변화 있음 • 전신허약감 있음 • 피로 있음 • 식은땀 있음 • 열감 있음	• 활력 징후를 측정한다 • 수분섭취·배설량을 측정한다 • 혈당 검사를 시행한다. • 의식 상태를 사정한다. • 탈수 증상이 있는지 확인한다. • 체중을 측정한다. • 혈중, 소변 전해질 검사 결과를 확인한 후 교정한다. • 구강 상태를 사정하고 구강간호를 시행한다. • 처방에 따라 수액과 약물을 투여한다. • 영양 상태를 평가한다. • 충분한 휴식을 취하도록 격려한다. • 수분섭취를 격려한다.	• 고혈당으로 인한 삼투압성 이뇨로 소변량이 많아진다. 탈수로 인한 저혈량 쇼크, 급성 세뇨관 괴사, 요독증은 치료 받지 못한 당뇨성 케톤산증 사망의 주요 원인이다. • 심한 탈수는 저혈량 쇼크와 유산증을 초래할 수 있다. • 대사성 산증으로 혈중칼륨농도가 높을 수 있다. • 인슐린이 투여되면 칼륨은 포도당을 따라 세포 내로 들어가고 삼투압성 이뇨로 인해 칼륨이 저하될 수 있다. • 탈수와 혈액 농축은 혈전 형성을 초래한다.
2. 대사성 산증과 관련된 비효율적 호흡 양상 - 호흡수가 분당 8-24회의 정상 범위로 되며 숨찬 느낌이 감소한다. - 동맥혈가스분압이 정상이다.	• 깊고 빠른 호흡이 있음 • 빈맥 있음 • 호흡 곤란이 있음 • 호흡 시 아세톤 냄새 있음 • 가래 있음 • 심계항진 있음 • 기침 있음 • 동맥혈 pH가 정상 이하임	• 활력 징후를 측정한다. • 호흡 양상을 사정한다. • 기도를 유지한다. • 필요하면 산소 흡입을 시작한다. • 적절한 습도를 유지해준다. • 분비물을 뱉도록 설명한다. • 산소포화도를 모니터한다.	• 고혈당이 에너지로 이용되지 못하고 대신 지방조직이 분해되면서 간에서 과잉으로 케톤체가 생성된다. 이로 인해 케톤산 혈증이 되고 그 결과 혈중 pH가 저하되어 호흡이 깊고 빠르게 된다.

간호진단과 목표	간호사정과 평가	간호계획과 중재	이론적 근거
		• 수분섭취·배설량을 측정한다.	• 탈수와 혈액 농축은 혈전 형성을 초래한다.
	• 의식 변화 있음 • 전신허약감 있음 • 폐음 감소 있음 • 피부가 축축함	• 탈수 증상이 있는지 확인한다. • 심호흡을 하도록 격려한다. • 침상 가에 응급 소생물품을 준비해 둔다.	• 응급상황에 대비하기 위해서다.
3. 대사성 산증과 관련한 감각 지각 장애 - 지남력이 있고 의식이 명료하다. - 감각에 이상 증상이 없다. - 주의집중력이 증가한다.	• 혼미 있음 • 혼수 있음 • 운동감각 능력의 감소 있음 • 주의집중력 저하 있음 • 감각 장애 있음 • 두통 있음 • 이상 감각 있음 • 갈증 있음 • numbness 있음 • 전신허약감 있음	• 머리를 올려준다. • 체위 변경을 자주 하도록 한다. • ABGA 검사 결과를 확인한다. • 의식 상태를 사정한다. • 활력 징후를 측정한다. • 낙상 방지에 대해 교육한다. • 침대 난간을 올려 준다. • 2시간마다 체위를 변경한다. • 사람, 시간, 장소에 대한 지남력을 준다. • 안전하고 편안한 환경을 제공한다. • 처치, 치료절차에 대하여 간결하게 설명한다. • 간호사 호출기 사용에 대해 설명한다.	• 대사성 산증 정도를 알기 위해서다. • 감염이 발생하거나 스트레스에 의해 인슐린의 작용이 감소되고 탈수가 되면 갑자기 혈당이 상승되고, 그 결과 삼투압이 올라가며 의식이 나빠져 혼수까지 진행된다. 체액감소, 전해질 불균형, 대사성 산증으로 혼미, 혼수상태가 온다.

참고 문헌

서문자, 이정희, 김영숙, 이향련, 박춘자, 유성자 외, 2004, 성인간호학, 서울: 수문사.

서울대학교병원, 1994, 간호진단과 계획, 서울: 서울대학교출판문화원.

서울대학교병원 간호부, 2008, 표준 간호진술문을 적용한 임상간호과정, 서울: 현문사.

[Ⅵ-3 갑상선종 Thyroid Goiter]

간호진단과 목표	간호사정과 평가	간호계획과 중재	이론적 근거
1. 대사항진과 관련된 영양 불균형: 영양 부족 -활동 수준과 대사 요구에 맞는 일일 영양 요구량을 섭취한다. - 목표체중을 관리하고 유지하는 계획을 세운다.	• 피로감 있음 • 음식 섭취량이 적음 • 쉽게 허기짐 • 불안정 있음 • 전신허약감 있음 • 영양 불량 상태에 있음 • 체중 감소 있음 • 신경질적임 • 불안감 있음 • 심계항진 있음 • 빈맥 있음 • 땀을 많이 흘림 • 잦은 배변 있음	• 영양 상태를 사정한다. • 식사습관과 양상을 사정한다. • 섭취량과 배설량의 균형을 유지한다. • 편안한 환경을 제공하여 휴식하도록 한다. • 영양이 풍부하고 균형 잡힌 식사를 하도록 격려한다. • 단백질, 당질, 비타민B 복합체, 무기질을 충분히 섭취하게 한다.	• 갑상선 호르몬의 생성이 어떤 이유로 억압되면 호르몬의 결핍을 보상하기 위해 갑상선은 커지게 된다. 이로 인해 갑상선 호르몬이 과분비되어 대사가 항진되므로 영양 장애, 정서 장애 등이 나타난다.
		• 양념이 많은 음식이나 양이 많은 음식, 섬유성이 많은 음식은 제한하도록 한다.	• 장운동을 증가시켜 설사를 일으킬 수 있다.
		• 눈에 잘 띄는 곳에 음식물을 두어 자주 섭취하게 한다. • 식이섭취 상태를 관찰한다. • 기호식품을 제공하고 섭취를 격려한다. • 영양의 중요성을 교육한다.	• 신진대사의 증가로 인하여 심하게 배가 고프므로 쉽게 먹을 수 있도록 하기 위해서다.
		• 처방에 따라 약물을 투여한다. • 목표체중을 설정한다. • 체중을 측정한다.	• 갑상선종의 치료 목적은 갑상선이 더 이상 증식하는 것을 막고 선이 감소하도록 하기 위해서다. • 항갑상선 약물은 요오드의 이용을 차단시킴으로써 갑상선 호르몬의 합성을 방해하여 분비를 적게 한다. • 샘의 증식은 요오드의 부족에 대한 보상성 반응으로 나타나므로 요오드제나 갑상선 호르몬으로 치료될 수 있다.

간호진단과 목표	간호사정과 평가	간호계획과 중재	이론적 근거
2. 안구돌출과 관련한 신체상 장애 - 신체 변화를 수용한다. - 사회 활동에 적극참여한다.	• 안구돌출 있음 • 목의 돌출 있음 • 눈과 목에 불편감 있음 • 건강 상태 변화를 수용하지 못함 • 비통반응이 있음 • 변화된 신체 부위를 감추거나 쳐다보지 않음 • 신체에 대한 부정적 감정 있음 • 신체를 받아들이지 못함	• 감정 상태를 사정한다. • 환자의 행동을 비난하지 말고 신뢰감과 친밀한 관계를 형성한다. • 일관성 있는 행동을 유지한다. • 가족이 지지할 수 있도록 도와준다. • 신체 변화에 따른 감정을 말로 표현하도록 격려한다. • 수용적인 태도로 대한다. • 환자에 관심 있는 태도로 대한다. • 신뢰 관계를 유지한다. • 정서적 지지를 제공한다. • 질병에 대해 설명해준다. • 환자의 상태에서 가능한 변화를 이야기해준다.	• 감정 이입을 통한 이해는 환자의 대처능력을 증가시킬 수 있는 잠재적인 치료도구가 될 수 있다. • 간단명료하고 비위협적인 언어적·비언어적 의사소통은 잠재적인 위협이 감소되게 한다. • 관심의 증가는 충족되지 않은 의존욕구를 만족시킨다. • 불안을 예견하여 스트레스 상황에 대한 환자의 조절 능력을 증가시키고 불확실성을 감소시킨다.

참고 문헌

서문자, 이정희, 김영숙, 이향련, 박춘자, 유성자 외. 2004. 성인간호학. 서울: 수문사.

서울대학교병원. 1994. 간호진단과 계획. 서울: 서울대학교출판문화원.

서울대학교병원 간호부. 2008. 표준 간호진술문을 적용한 임상간호과정. 서울: 현문사.

[Ⅵ-4 갑상선암과 갑상선절제술 Thyroid Cancer & Thyroidectomy]

간호진단과 목표	간호사정과 평가	간호계획과 중재	이론적 근거
1. 불안 - 불안이 감소되었다고 말한다. - 불안의 증상 없이 현재의 상황에 대처한다.	• 불안을 호소함 • 걱정, 근심 있음 • 안절부절못함 • 두려움 있음 • 감정 표현 장애 있음 • 부적절한 행동을 보임 • 경직된 자세를 보임 • 불면을 호소함	• 불안 상태를 사정한다. • 불안 증가의 원인을 확인한다. • 불안을 조절하는 방법을 교육한다. • 정서적 지지를 제공한다. • 감정을 말로 표현하도록 격려한다. • 감정을 인정한다. • 경청한다. • 정서적 지지를 제공한다. • 치료적 관계를 유지한다. • 일관성 있게 대해준다. • 공감해준다. • 환자와 함께 있어준다. • 의사에게 알린다. • 긍정적인 피드백을 제공한다. • 수술과 치료과정을 설명한다. • 수면을 격려한다.	• 주의 깊은 경청은 환자와 간호사의 신뢰감을 강화시킨다. • 적절한 정보는 환자의 조절력을 증가시키고, 불확실성을 감소시켜 불안을 감소시킨다.
2. 급성 통증 - 통증이 감소됨을 말로 표현한다.	• 수술 상처의 통증을 호소함 • 배액관 삽입 부위의 통증을 호소함 • 통증 부위를 만지지 못하게 함 • 안절부절못함 • 발한 있음	• 통증 양상을 사정한다. • 통증 부위를 사정한다. • 통증의 원인을 설명해준다. • 통증을 인정해준다. • 통증 부위를 지지해준다. • 통증을 조절해준다. • 통증 증가요인을 줄여준다. • 의사에게 알린다.	• 통증의 유무, 위치, 강도, 양상, 빈도와 기간을 사정하며 통증이 사라질 때까지 정기적 재평가를 한다.

간호진단과 목표	간호사정과 평가	간호계획과 중재	이론적 근거
	• 진통제 원함	• 처방에 따라 진통제를 투여한다. • 진통제의 효과를 확인한다. • 진통제의 부작용이 있는지 확인한다. • 휴식 시간을 제공한다. • 수술 다음날부터 목과 어깨 운동을 한다. • 찬 음식(아이스크림, 얼음물)이나 부드러운 음식을 먹도록 한다. • 통증을 완화시키는 구강함수액을 제공한다.	• 진통제는 통증 지각을 감소시킨다. • 진통제의 부작용으로 호흡억제, 오심, 구토 등이 있을 수 있다. • 목을 뒤로 젖히는 동작만 제외하고 스트레칭하듯 목과 어깨 운동을 하는 것은 유착 방지에 도움이 된다.
3. 출혈 위험 - 수술 부위와 배액관 삽입 부위의 출혈 양상이 없다.	• 수술 상처에 출혈 있음 • 수술 상처의 oozing 증가함	• 활력 징후를 측정한다.	• 혈압과 맥박의 변화는 출혈을 사정할 수 있는 지표이다.
	• 배액관 삽입 부위에 출혈 있음 • 배액관 삽입 부위에 oozing 있음 • 수술 상처에 혈종 있음 • 수술 상처에 부종 있음 • 경부에 종창 있음	• 출혈 양상을 확인한다. • 수술 상처에 출혈이 있는지 확인한다. • 수술 상처에 oozing이 있는지 확인한다. • 헤모박 배액양상을 관찰한다. • J-P 드레인 배액양상을 관찰한다. • 머리를 갑자기 움직이지 않도록 교육한다. • 처방에 따라 약물을 투여한다.	• 갑상선 수술 후 출혈이 있을 경우 목의 공간이 좁아 기도를 압박할 수 있는 까닭에 응급 지혈 수술을 요하는 경우도 있다.
		• CBC 검사결과를 확인한다. • 의사에게 알린다. • 수술 상처를 드레싱한다. • 안전 간호를 제공한다. • 침상 가에 응급 소생 물품을 준비해 둔다.	• 출혈 시 헤모글로빈과 헤마토크릿 수치가 감소한다.

간호진단과 목표	간호사정과 평가	간호계획과 중재	이론적 근거
4. 감염 위험 - 감염 증상이 없다.	• 체온 상승함 • 맥박수 증가됨 • 백혈구 수, 적혈구 침강 속도의 증가 • 배액관 삽입 부위에 통증 있음 • 배액관 삽입 부위에 삼출물 있음 • 수술 상처에 통증 있음 • 수술 상처에 삼출물 있음 • 수술 상처 주위 피부에 종창 있음 • 수술 상처의 발적이 증가함 • 수술 상처 주위에 피부 압통 있음	• 활력 징후를 측정한다. • 삽입 부위에 감염 증상이 있는지 확인한다. • 상처에 감염 증상이 있는지 확인한다. • 배액관 개방성(patency)을 확인한다. • 배액관 삽입 부위에 누출(leakage)이 있는지 확인한다. • 배액양상을 확인한다. • 수술 상처에 드레싱을 한다. • 수술 상처 삼출물 부위에 거즈를 덧대준다. • 드레싱 교환 시 무균법을 지킨다. • CBC 검사 결과를 확인한다. • 필요하면 배양검사를 실시한다. • 처방에 따라 항생제를 투여한다. • 적절한 영양을 유지한다. • 개인 위생 관리에 대해 교육한다. • 손씻기를 격려한다.	• 감염 시 체온, 혈압, 맥박, 호흡수가 상승한다. • 감염되면 면역 반응으로 혈액 내 백혈구 수가 상승하고 적혈구 침강률이 상승한다. • 적절한 영양공급은 면역력을 증가시켜 감염 위험도를 낮춘다.
5. 저칼슘혈증 - 저칼슘혈증 증상이 없다. - 혈중 칼슘이 정상 범위를 유지한다.	• tetany 증상(chvostec sign, trousseau's sign, 저린감, perioral numness, 경련) 있음 • 손과 발을 꼬는 동작을 보임 • 따끔거림 있음 • 호흡 곤란 있음 • 안면 경련 있음 • 감각 이상 있음	• 활력 징후를 측정한다. • 호흡 양상을 관찰한다. • 의식 상태를 사정한다. • 부정맥이 있는지 확인한다. • hypocalcemia 증상이 있는지 확인한다. • tetany 증상이 있는지 확인한다. • 의사에게 알린다.	• 수술 시 부갑상선의 제거나 혈관의 손상 혹은 일시적 기능저하로 부갑상선 기능저하에 빠져 혈액 내 칼슘 수치가 떨어질 수 있다.

간호진단과 목표	간호사정과 평가	간호계획과 중재	이론적 근거
	• 입 주위에 spasm 있음 • 부정맥 있음 • 혈중 칼슘 수치가 정상 이하임	• 혈중 ionized calcium 결과를 확인한다. • 혈중 칼슘 결과를 확인한다. • 정맥주입경로(IV route)를 확보하여 수액을 주입한다. • 처방에 따라 약물(calcium gluconate)을 투여한다. • 침상 가에 응급 소생 물품을 준비해둔다.	• hypocalcemia 증상이 없어도 serum의 iCa, Ca level을 확인하는 것이 중요하다.
6. 비효율적 기도 청결 - 분비물 배출이 용이하고 호흡이 편안하다고 말한다.	• 가래 있음 • 심호흡 못함 • 체온 상승함 • 호흡 곤란 있음 • 바정상적 호흡음 들림 • 흉부 불편감 있음	• 호흡 양상을 관찰한다. • 활력 징후를 측정한다. • 호흡 곤란이 있는지 확인한다. • 폐음 청진을 한다. • Fowler's position을 취해준다. • 객담배출을 격려한다. • 객담 양상을 확인한다. • 폐음 청진을 한다. • 심호흡을 하도록 격려한다. • 심호흡 방법을 교육한다. • 심호흡, 기침, 체위 변경의 중요성을 교육한다. • 흉부타진을 시행한다. • 흉부물리요법을 교육한다. • vibrator를 적용한다. • 경구 수분섭취를 격려한다. • 흉부 X선 영상을 확인한다.	• 폐확장을 도모하여 호흡을 용이하게 하기 위해서다. • 심호흡은 폐의 환기를 촉진한다. • 분비물을 묽게 하여 배출을 용이하게 한다.

간호진단과 목표	간호사정과 평가	간호계획과 중재	이론적 근거
7. 비효율적 호흡 양상 - 기도개방성이 증가한다. - 동맥혈가스분압이 정상이다.	• 호흡 양상이 변함 • 가슴이 답답하다고 함 • 과다호흡이 있음 • 호흡 곤란이 있음 • tetany 증상이 있음 • 상처 부위에 통증 있음	• 호흡 양상을 확인한다.(호흡수, 리듬, 호흡음, 청색증 등 호흡 양상을 관찰한다.) • 호흡 곤란이 있는지 확인한다. • Fowler's position을 취해준다.	• 갑상선기능항진으로 증가된 혈관분포 상태는 수술 후 출혈 위험이 크며, 수술 후 출혈로 인한 혈종 형성은 기도를 압박하게 된다.
	• 쉰 소리 있음 • 수술 부위의 출혈, 부종 있음	• 수술 부위의 분비물 특성과 양을 관찰한다. • 심호흡 방법을 교육한다. • 수술 후 아이스크림, 찬 죽을 먹도록 한다. • 2-4시간마다 목소리 변화를 확인하고 연하 능력을 사정한다. • 테타니 증상을 관찰한다. • 의사에게 알린다. • 산소 흡입을 시작한다. • 동맥혈가스분압, 칼슘 이온 농도를 확인한다. • 침상 가에 응급 소생 물품(기관절개 세트)을 준비한다.	• 지나치게 많은 분비물의 양은 출혈 가능성을 암시한다. • 출혈 감소와 부종 완화를 위해서다. • 후두 신경 손상, 성문의 부종으로 목소리의 변화가 올 수 있기 때문이다. • 테타니성 근육연축이 일어나 기도폐쇄가 올 수 있으므로 이를 예방하기 위해서다. • 기도개방성을 유지하기 위해서다. • 기도폐쇄와 관련한 환기기능을 점검하기 위해서다.
8. 지식 부족 - 지시된 투약, 영양, 활동 범위에 대한 교육의 효과를 말할 수 있다.	• 부정확한 지식을 가지고 있음 • 지식을 알려주기를 요구함 • 지시사항을 제대로 따르지 못함 • 가정에서 약 복용에 대해 알지 못함	• 추후 관리에 대한 지식 정도를 사정한다. • 퇴원 후의 투약계획을 서면으로 교육한다.(갑상선 호르몬제를 일정한 시간에 투약하도록 교육한다.) • 투약의 부작용에 대하여 교육한다.	• 수술 후 적절한 갑상선 기능을 유지하고 갑상선 위기를 방지하기 위해서다.

간호진단과 목표	간호사정과 평가	간호계획과 중재	이론적 근거
		• 충분한 영양 섭취의 필요성에 대하여 교육한다. • 적절한 휴식의 중요성을 교육한다. • 스트레스가 갑상선 위기의 위험을 증가시킬 수 있음을 설명한다. • 갑상선기능저하증의 징후를 알려준다. • 갑상선기능저하증의 징후가 있을 때 즉시 병원에 방문하도록 교육한다.	

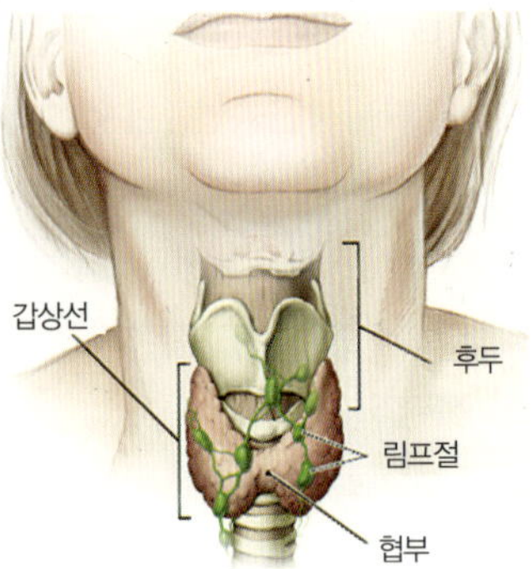

» 갑상선 구조(앞)

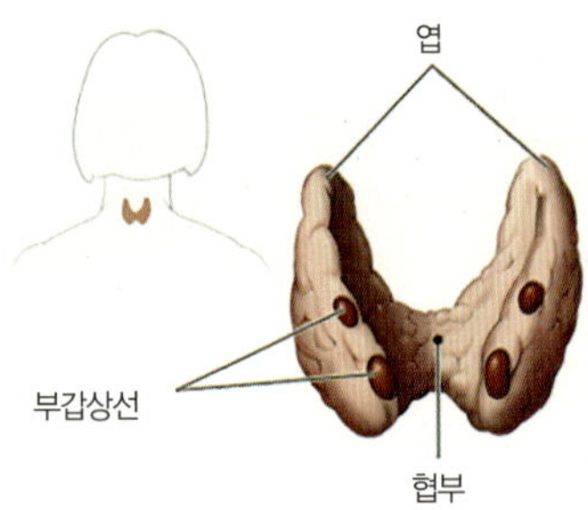

갑상선 구조(뒤)

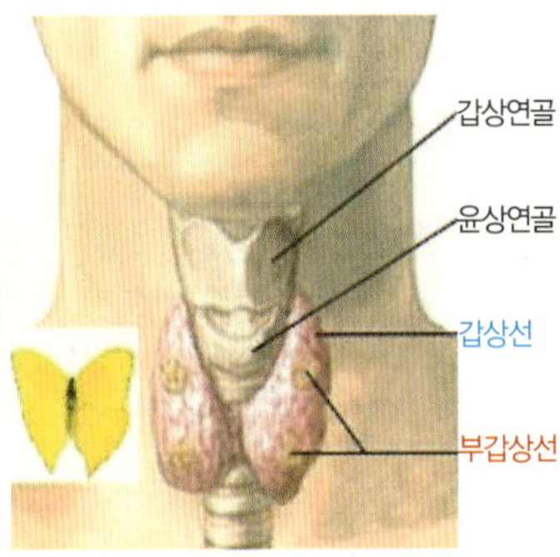

갑상선 모양

출처: 왼쪽, 중앙: National Cancer Institute(2011), 오른쪽: 서울대학교병원(2011)

참고 문헌

나비쉼터 갑상선클리닉, Retrieved July 15, 2011, 서울대학교병원 갑상선외과, http://www.ethyroid.co.kr (확인 2011.10.10)

서울대학교병원, 2006, 간호진단과 계획, 서울: 서울대학교출판문화원.

서울대학교병원 간호부, 2007, 표준 간호진술문을 적용한 임상간호과정, 서울: 현문사.

이은옥, 서문자, 김매자, 김채숙, 한경자, 박영숙 외, 2007, 간호진단과 중재, 서울: 서울대학교출판문화원.

What you need to know about Thyroid Cancer, Retrieved July 16, 2011, National Cancer Institute Department of Health and Human Services, http://www.cancer.gov/cancertopics/wyntk/thyroid/page2 (확인 2011.10.10)

[Ⅵ-5 유방암과 유방절제술 Breast Cancer & Mastectomy]

간호진단과 목표	간호사정과 평가	간호계획과 중재	이론적 근거
1. 불안 -불안이 감소되었다고 말한다. -불안의 증상 없이 현재의 상황에 대처한다.	•불안 호소함 •걱정, 근심 있음 •안절부절못함 •두려움 있음 •감정 표현장애 있음 •부적절한 행동을 보임 •경직된 자세를 보임 •불면증 있음	•불안 상태를 사정한다. •불안을 증가시키는 원인을 확인한다. •불안을 조절하는 방법을 교육한다. •정서적 지지를 제공한다. •감정을 인정한다. •감정을 말로 표현하도록 격려한다. •경청한다. •치료적 관계를 유지한다. •친밀감을 보여준다. •환자와 함께 있어준다. •긍정적인 피드백을 제공한다. •의사에게 알린다. •수면을 격려한다. •수술과 치료과정을 설명한다.	•주의 깊은 경청은 환자와 간호사 사이의 신뢰감을 강화한다. •적절한 정보는 환자의 조절력을 증가시키고 불확실성을 감소시켜 불안을 감소한다.
2. 급성 통증 -통증이 감소됨을 말로 표현한다.	•수술 상처의 통증을 호소함 •배액관 삽입 부위의 통증을 호소함 •통증 부위를 만지지 못하게 함 •안절부절못함 •불안정 •발한 있음 •진통제 원함	•통증 양상을 사정한다. •통증을 인정한다. •통증의 원인을 설명해준다. •통증 완화방법을 설명한다. •이완요법을 실시한다. •통증 부위를 지지해준다. •적절한 자세를 유지하고 환부의 팔을 베개로 지지한다. •의사에게 알린다. •처방에 따라 진통제를 투여한다.	•통증의 유무, 위치, 강도, 양상, 빈도 및 기간을 사정하며 통증이 사라질 때까지 정기적인 재평가를 실시한다. •이완요법은 통증에 대한 반응을 이완시킨다. •진통제는 통증 지각을 감소시킨다.

간호진단과 목표	간호사정과 평가	간호계획과 중재	이론적 근거
		• 진통제의 효과를 사정한다. • 진통제의 부작용이 있는지 확인한다. • 휴식 시간을 제공한다.	• 진통제의 효과를 사정하여 진통제의 투여 시기, 용량, 투여 간격을 조절할 수 있다. • 진통제의 부작용으로는 호흡억제, 오심, 구토 등이 있을 수 있다.
3. 출혈 위험 - 수술 부위와 배액관 삽입 부위의 출혈 양상은 없다. - 혈액 손실의 위험이 없다.	• 수술 상처의 출혈 있음 • 수술 상처에 oozing 있음 • 수술 상처에 혈종 있음 • 수술 상처 주위의 피부에 혈종 있음 • 수술 상처에 bulging 있음 • 배액관 유지 중임 • 배액관 삽입 부위에 출혈 있음 • 배액관 삽입 부위에 oozing 있음 • 배액관 제거 부위에 출혈 있음 • 배액관 제거 부위에 oozing 있음 • 맥박수 증가됨 • irritability 있음 • 소변량 감소함	• 수술 상처를 관찰한다. • 수술 상처에 출혈이 있는지 확인한다. • 수술 상처에 oozing이 있는지 확인한다. • 배액관을 관찰한다. • 배액관의 배액양상과 양을 관찰한다. • surgical pad를 덧대준다. • surgical pad를 교환한다. • 압박 드레싱을 유지시킨다. • 탄력붕대를 적용한다. • 활력 징후를 측정한다. • 의사에게 알린다. • 처방에 따라 약물을 투여한다. • CBC 검사 결과를 확인한다. • 산소포화도를 모니터한다. • 쇼크 증상이 있는지 확인한다. • 젖은 담요를 갈아준다. • 젖은 환의를 갈아준다. • 정서적 지지를 제공한다. • 안전 간호를 제공한다.	• 혈압과 맥박의 변화는 출혈을 사정할 수 있는 지표가 된다. • 출혈 시 헤모글로빈과 헤마토크릿 수치가 감소한다.
4. 감염 위험 - 감염 증상이 없다. - 감염의 위험요인을 알고 필요한 예방조치를 할 수 있다.	• 체온 상승함 • 맥박수 증가됨 • 백혈구 증가함 • 배액관 삽입 부위에 통증 있음	• 활력 징후를 측정한다. • 감염 증상이 있는지 확인한다. • 배액관을 관찰한다. • 배액관 삽입 부위에 누출이 있는지 확인한다.	• 감염 시 체온, 혈압, 맥박, 호흡수가 상승한다.

간호진단과 목표	간호사정과 평가	간호계획과 중재	이론적 근거
	• 배액관 삽입 부위에 pus 있음 • 배액관 삽입 부위에 발적(redness) 있음 • 배액관 제거 부위에 통증 있음 • 배액관 제거 부위에 pus 있음 • 배액관 제거 부위에 발적 있음 • 수술 상처는 드레싱 상태임 • 수술 상처에 삼출물(oozing) 있음 • 수술 상처에 bulging 됨 • 수술 상처 주위 피부에 발적 있음 • 수술 상처 주위 피부에 압통 있음	• 배액양상을 확인한다. • 배액관 삽입 부위를 소독한다. • 수술 상처를 관찰한다. • 수술 부위의 감염 증상이 있는지 확인한다. • 수술 상처를 드레싱한다. • 수술 상처의 oozing 부위에 거즈를 덧대준다. • 의사에게 알린다. • 백혈구 검사 결과를 확인한다. • 처방에 따라 항생제를 투여한다. • 드레싱 교환 시 무균법을 지킨다. • 개인위생 관리를 교육한다. • 손씻기를 격려한다. • 적절한 영양을 유지한다.	• 젖은 상태에서의 노출은 세균 배양의 적당한 배지가 될 수 있다. • 교차감염을 방지하기 위해서다. • 적절한 영양 공급은 면역력을 증가시킨다.
5. 비효율적 기도 청결 - 분비물 배출이 용이하고 호흡이 편안하다고 말한다.	• 가래 있음 • 가래소리 들림 • 심호흡 못함 • 체온 상승함 • 비정상적 호흡음 들림 • 흉부 불편감 있음	• 호흡 양상을 관찰한다. • 활력 징후를 측정한다. • 호흡 곤란이 있는지 확인한다. • 폐음 청진을 한다. • Fowler's position을 취해준다. • 객담배출을 격려한다. • 객담 양상을 확인한다. • 폐음 청진을 한다. • 심호흡을 하도록 격려한다. • 심호흡 방법을 교육한다. • 심호흡, 기침, 체위 변경의 중요성을 교육한다. • 흉부타진을 시행한다.	• 호흡을 용이하게 하기 위해서다. • 심호흡과 기침은 폐의 환기를 촉진한다.

간호진단과 목표	간호사정과 평가	간호계획과 중재	이론적 근거
		• 흉부물리요법을 교육한다. • vibrator를 적용한다. • 경구 수분섭취를 격려한다. • 흉부 X선 영상을 확인한다.	• 분비물을 묽게 하여 배출을 용이하게 한다.
6. 피부 손상 위험 - 피부 상태가 정상이다.	• 가려움증을 호소함 • 감각 저하 있음 • 긁고 있음 • 긁힌 자국이 있음 • 상처 주위에 발적(redness) 있음 • 수술 상처 주위의 피부가 젖어 있음 • 수포 있음 • surgical brassiere를 착용 중임	• 피부 상태를 관찰한다. • 피부가 습하지 않도록 교육한다. • 피부를 깨끗하게 해준다. • 피부를 건조시킨다. • surgical brassiere의 압박 부위를 확인한다. • surgical brassiere의 압박 부위에 거즈를 덧대준다. • 의사에게 알린다. • 피부 병변 부위를 긁지 않도록 교육한다. • 피부 병변 부위를 드레싱한다.	• 피부가 습하면 피부 손상이 촉진된다. • 피부에 대한 지속적 압박이 피부를 자극하게 된다.
7. 활동의 지속성 장애 - 원하는 활동 수준으로 호전된다. - 수술한 어깨 부위의 정상 관절 운동을 할 수 있다.	• 수술 부위의 어깨 관절의 운동 범위가 제한됨 • 통증 있음 • 상지부종이 있음 • 팔을 올리고 있음 • 활동하기 두렵다고 함	• 수술 후 24-48시간 동안 절제한 쪽의 팔을 베개로 지지한다. • 등장성 운동을 격려한다. • 수술 다음날부터 손을 쥐었다 펴는 운동을 하도록 교육한다. • 허용된 범위 내에서 팔과 어깨 관절의 능동적 관절 운동을 수시로 실시한다. • 운동요법 프로그램에 참여하도록 격려한다. • 유방절제술 후의 팔운동방법을 교육한다. • 수술한 쪽의 팔은 혈압 측정이나 채혈을 하지 않도록 하고 상처를 입히지 않도록 교육한다.	• 부종을 감소하기 위해서다. • 혈액순환을 증진하기 위해서다. • 근육경축 예방과 관절 운동의 회복을 위해서다. • 수술 시 림프절을 제거하면 치료 후에 림프부종이 발생할 수 있다.

간호진단과 목표	간호사정과 평가	간호계획과 중재	이론적 근거
		• 퇴원 시 자기간호 활동을 격려한다.(음식 먹는 것, 머리 빗기, 세수하기 등)	
8. 신체상 장애 - 상실이나 변화를 인식하고 비애감을 표현한다. - 새로운 적응 방식을 행하고 외모에 대해 수용한다.	• 신체 변화를 받아들이지 못함 • 신체 부위의 상실 있음 • 신체 부위를 쳐다보지 않음 • 우울해함 • 대인관계를 회피함 • 대화를 거부함 • 비관함 • 결손을 부정함 • 경직된 자세를 보임 • 걱정함 • 경계함	• 감정 상태를 사정한다. • 갈등 요인에 대해 사정한다. • 우울 정도를 사정한다. • 감정을 말로 표현하도록 한다. • 신체 변화에 따른 감정을 말로 표현하도록 격려한다. • 감정을 인정해준다. • 경청해준다. • 공감해준다. • 개방적인 대화를 격려한다. • 상호작용 및 대인 관계 양상을 관찰한다. • 질병에 대한 지식과 정보를 확인한다. • 치료에 대한 관심을 확인한다.	• 현실 인식을 촉진시키기 위해서다.
		• 정서적 지지를 제공한다. • 교육에 가족을 포함시킨다. • 교육프로그램에 참여하도록 돕는다.(인조 유방이나 유방 재건술에 대한 소개 포함) • 긍정적 강화를 제공한다. • 긍정적 행동을 칭찬해준다. • 목표가 현실적인지 확인한다. • 자조모임에 참여하도록 격려한다. • 자기 효능감을 강화시킨다. • 사회 활동을 격려한다.	• 가족이나 의미 있는 사람의 지지는 환자가 현실을 받아들이는 데 도움이 된다.

» 수술 후의 팔 운동방법

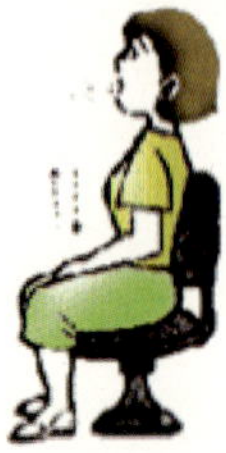

1 가슴을 올렸다 내렸다 하는 것을 반복하면서 심호흡을 합니다.

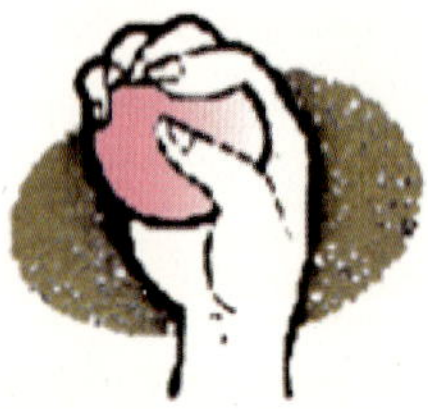

2 주먹을 세게 쥐었다 폈다 하기를 반복하면서 팔근육을 강화시킵니다.

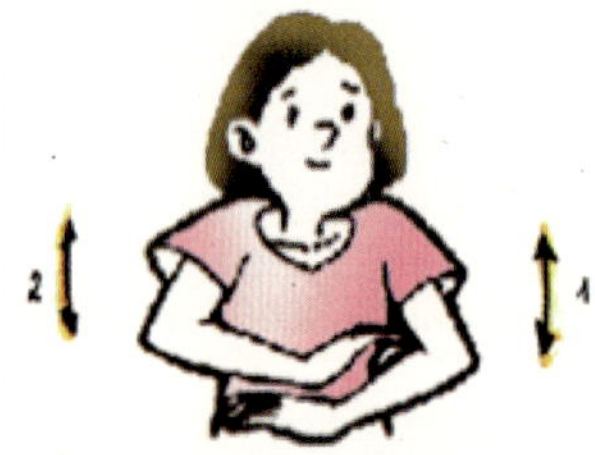

3 천천히 양쪽 어깨를 올렸다가 내립니다. 그리고 같은 방식으로 좌우를 오른쪽, 왼쪽을 번갈아가며 시행합니다.

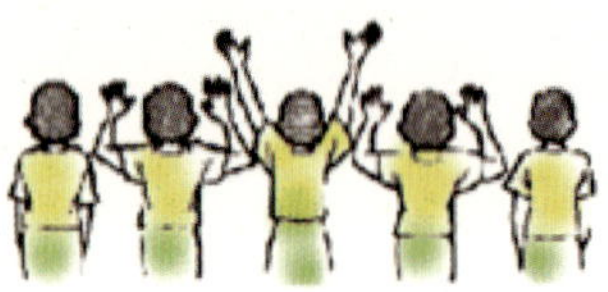

4 벽을 마주보고 선 다음 팔이 완전히 펴질 때까지 팔과 손을 위쪽으로 조금씩 밀어올립니다.

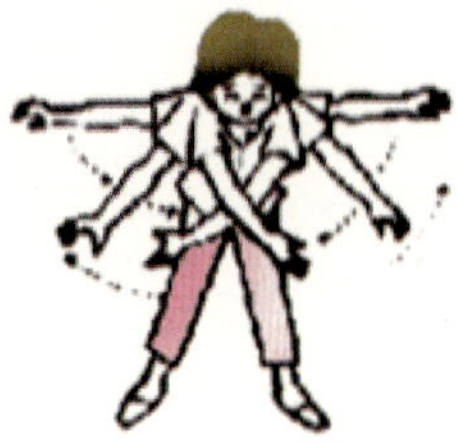

5 수술받은 쪽의 팔을 원을 그리듯 돌려줍니다.

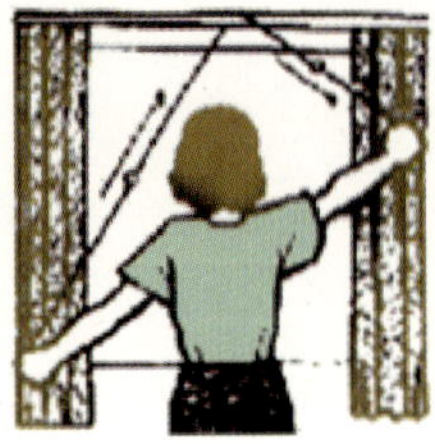

6 팔을 옆으로 쭉 뻗어 근육을 팽팽하게 당긴 다음 어깨높이로 올렸다가 내리기를 반복합니다.

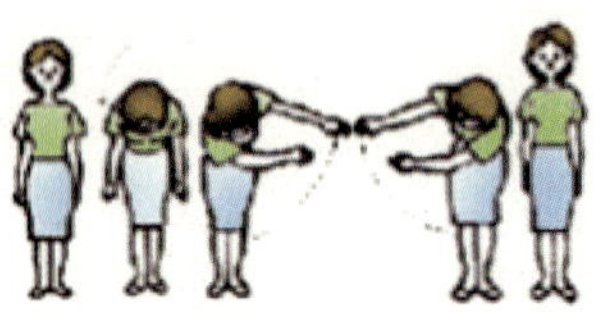

7 허리를 굽힌 후 양팔을 엇갈리게 해서 시계추처럼 흔듭니다. 이때 발은 어깨넓이 만큼 벌립니다.

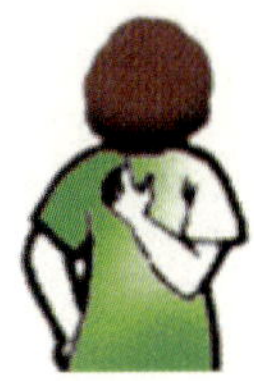

8 수술받은 쪽의 팔을 등 뒤로 돌려 반대편 견갑골에 닿도록 합니다. 이때 다른쪽 팔은 허리를 받쳐주어 균형을 유지합니다.

참고 문헌

서울대학교병원. 2006. 간호진단과 계획. 서울: 서울대학교출판문화원.

서울대학교병원 간호부. 2007. 표준 간호진술문을 적용한 임상간호과정. 서울: 현문사.

이은옥, 서문자, 김매자, 김채숙, 한경자, 박영숙 외. 2007. 간호진단과 중재. 서울: 서울대학교출판문화원.

[Ⅵ-6 뇌하수체 종양 Pituitary Adenoma]

간호진단과 목표	간호사정과 평가	간호계획과 중재	이론적 근거
1. 체액 불균형 위험 : 체액 부족-체액량 과다 상실 : 조절 기능 장애 : 요붕증과 관련한 과다한 소변 배출 - 소변 비중이 정상 범위로 유지된다. - 피부 탄력성이 정상이고 점막이 촉촉하다. - 활력 징후가 안정된다. - 전해질 수치가 정상 범위이다.	• 갈증 있음/없음/감소함/증가함/호소함 • 구강건조 있음/호소함 • 경구섭취 못함/잘 못함/감소됨 • 식욕부진 있음/없음 • 금식 중임 • 구토함/없음/심해짐/호소함 • 오심 있음/없음/심해짐/호소함 • 오심, 구토 있음/없음 • 빈맥 있음/없음 • 다뇨증 있음 • 배뇨량 증가함 • 소변량 증가함/감소함 • 유치도뇨관(foley catheter) 통해 소변량 감소함/증가함 • 섭취량 과다임/부족함 • 시간당 소변 확인 후 대체요법(replacement) 실시 중임 • 과체중임 • 수분섭취 제한 중임	• 수분섭취·배설량을 측정한다. • 경구 수분섭취를 격려한다. • 구강간호를 시행하고 격려한다. • 구토 양상을 확인한다. • 소변 양상을 확인한다. • 수분섭취의 필요성에 대해 교육한다. • 수액 주입 속도를 변경한다. • 시간당 소변량을 측정한다. • 체중을 측정한다. • 소변 삼투질농도(osmolality)와 전해질 검사를 결과 확인한다. • 혈중 삼투질농도(osmolality)와 전해질 검사 결과를 확인한다. • 처방에 따라 약물을 투여한다. • 말초부종을 확인한다. • 수분섭취를 제한한다. • 활력 징후를 측정한다.	• 뇌하수체 선종 수술 시 항이뇨호르몬(ADH) 분비 장애로 요붕증이 발생하고, 이는 소변의 과다 배출로 되어 전해질 불균형과 탈수현상이 나타날 수 있다.

간호진단과 목표	간호사정과 평가	간호계획과 중재	이론적 근거
	• 수분전해질 불균형 상태임 • 요독증상 있음 • 요비중 • 혈중삼투질농도(osmolality) 수치 정상 이상임/이하임 • 혈중 나트륨(sodium) 수치 정상 이상임/이하임		
2. 감염 위험성 **: 수술 상처** **: 배액관 삽입** - 감염 증상이 없다.	• 발열 있음/없음 • 오한 있음/호소함 • 비강 패킹(packing)부위에 삼출(oozing) 있음/없음	• 활력 징후를 측정한다. • 감염 증상을 확인한다.	• 감염 발생 시 혈압, 호흡수, 맥박, 체온이 상승된다. • 발열, 빈맥, 백혈구 수 증가, 절개 부위 압통과 발적, 화농성 배액은 상처 감염의 초기 증상이다.
	• 백혈구 수치의 상승 있음/없음	• 손씻기를 하도록 한다.	• 병원 내에서의 교차감염을 예방하기 위해서다.
	• 요로 감염 증상이 있음/없음 • 유치도뇨관 삽입 중/제거함	• 수술 상처의 삼출물(oozing)을 관찰한다.	• 드레싱이 젖을 경우 세균 감염의 원인이 된다.
	• 백혈구 수 증가함/감소함 • 적혈구침강 속도의 증가함/감소함 • 발한 있음/없음	• 요로 감염 증상을 확인한다. • 유치도뇨관(foley catheter)을 통한 소변 양상을 관할한다. • 유치도뇨관을 교환한다.	• 각종 연결선(line)은 세균 번식의 장소가 될 수 있다.
	• 체온 상승 있음/없음	• 처방에 따라 항생제를 투여한다.	• 예방적 항생제를 투약하는 것은 수술과 관련한 감염을 줄이는 데 도움이 된다.
		• 혈액 배양검사를 시행한다. • 검사 결과를 확인한다. • 무균술을 적용한다.	• 백혈구 수와 적혈구 침강 속도가 증가한다.

간호진단과 목표	간호사정과 평가	간호계획과 중재	이론적 근거
3. 감각 지각 장애 : 시각 - 감각의 이상 증상이 없다. - 감각 지각 장애로 인한 2차적 신체 손상이 없다. - 손상이 최소화되거나 예방된다.	• 감각 이상 있음/없음 • 결막 부종 있음/없음 • 시력 감퇴 있음/없음 • 시력 장애 있음/없음/변화 없음/호전됨 • 시야결손 있음/없음/변화 없음/호전됨 • 실명 상태임 • 안검하수 있음/없음 • 안구진탕 있음/없음	• 간호사 호출기 사용에 대해 설명한다. • 간호사 호출기를 환자의 손이 닿는 곳에 둔다. • 낙상 예방교육을 제공한다. • 안전 간호를 제공한다. • 침대 난간을 올려준다. • 적절한 조명을 제공한다. • 조용하고 안전한 환경을 제공한다. • 환자의 주변에서 위험한 물건을 제거하는 등 안전 간호를 제공한다. • 감각 변화를 사정한다. • 사람, 시간, 장소에 대한 지남력을 제공한다. • 환경에 대한 정보를 지속적으로 제공한다. • 교정렌즈 착용을 격려한다.	• 시각장애 환자는 낙상 예방과 안전에 대한 주의를 기울여야 한다. • 감각 저하 환자는 지남력도 저하되고, 주변 환경에 대한 정보 습득에 장애가 있다.

{ Ⅶ 비뇨기계 질환과 수술관련 간호 }

1. 만성 신부전
2. 신 증후군
3. 신장암과 신장적출술
4. 방광암
5. 신경성 방광
6. 요로결석증
7. 요로감염
8. 급성 사구체 신염
9. 양성 전립선 비대증
10. 전립선암
11. 성병
12. 정관복원술
13. 혈액투석
14. 복막투석
15. 요실금

Ⅶ 비뇨기계 질환과 수술관련 간호

[Ⅶ-1 만성 신부전 Chronic Renal Failure]

간호진단과 목표	간호사정과 평가	간호계획과 중재	이론적 근거
1. 오심 · 구토 - 오심이 감소하거나 없으며 구토가 일어나지 않는다.	• BUN/Creatine 수치가 증가함 • 오심(nausea)을 호소함 • 하루에 수회 구토(vomiting)를 함	• 오심·구토 정도를 사정한다. • 오심이 심해지지 않도록 침상에 눕히고, 신체적 안위를 유지시킨다.	• 신체적 안위를 유지시키고 침상안정을 취함으로써 위장관 자극을 감소시킨다.
	• 식사량이 적음	• 음식 섭취가 오심을 증가시키지 않는다면 오심이 있을 때마다 간식을 조금씩 섭취하도록 한다.	• 간식을 조금씩 섭취하여 오심을 감소시킨다.
		• 심한 오심이나 구토를 한 뒤에는 입을 깨끗이 헹구는 등 구강간호를 격려한다.	• 구강청결을 유지함으로써 오심을 최대한 감소시킨다.
		• 식사 전 오심을 감소시키는 약물을 투여한다.	• 약물투여는 오심을 조절하고 이를 통해 경구섭취를 증가시킨다.
		• 영양의 중요성을 교육한다.	• 영양의 중요성을 인식하도록 하여 건강 관리에 대한 의지를 갖게 한다.
2. 고혈압과 관련한 조직 관류 저하: 신장 - 신장계 조직의 산소 공급과 조직 관류를 적절하게 유지한다.	• 부종(edema) 있음 • 체중이 증가함 • 과체중임 • 안면부종 있음 • 전신부종 있음 • 가슴이 답답하다고 함	• 활력 징후를 측정한다.	• 사구체 여과율이 감소하여 레닌(renin) 방출이 증가하면 신장의 관류를 증진하려는 노력의 일환으로 혈압이 상승한다.(체액 과다 시 부정맥, 빈호흡, 얕은 호흡, 호흡음, 혈압 상승 등의 증상이 나타난다.)

간호진단과 목표	간호사정과 평가	간호계획과 중재	이론적 근거
	• 가슴이 뛴다고 호소함 • 경정맥 팽대 있음 • 경정맥 팽창됨 • 폐울혈 있음 • 소변 나트륨(sodium) 수치가 정상 이상임/정상 이하임 • 고혈압으로 인한 증상 없음	• 신장 기능 상태를 확인한다.(BUN/Creatinine, 혈청 전해질 등)	• 신장으로의 혈류장애를 일으키는 여러 요인에 근거하여 혈액 상실, 혈장 상실, 저혈량증, 패혈증 쇼크 등의 증상이 나타난다.
		• 수분섭취·배설량을 측정한다.	• 정확한 섭취·배설량 측정은 수액 보충요법에 있어 지침이 된다.
		• 처방에 따라 이뇨제를 투여한다.	• 체액 증가와 염분 과민성에 대한 고혈압의 치료시 염분 제한 식이와 이뇨제를 통한 적극적인 염분고갈치료를 필요로 한다.
		• 체액 과다에 대한 지식 정도를 평가한다.(체중, 혈압, 피부 긴장도, 수분섭취·배설량 등)	• 체중 점검, 혈압 점검, 피부의 긴장도, 점막의 습도, 섭취량과 배설량를 점검하여 체액 상태를 매일 파악하여 수분섭취를 주의 깊게 조절해야 한다.
		• 소변 전해질 검사 결과를 확인한다. • 소변 삼투질농도(osmolality) 검사 결과를 확인한다. • 고나트륨혈증(Hypernatremia) 증상이 있는지 확인한다.(혈압 저하, 빈맥, 피부 점막 건조) • 고나트륨혈증(Hypernatremia) 증상이 있는지 확인한다.(식욕부진, 오심, 구토, 쇠약감, 기면, 혼수)	• 세뇨관에서의 전해질 재흡수 능력이 상실되어 요에 다량의 염분이 섞여 배설되고 더욱 심한 다뇨증이 된다. • 신부전의 말기에서는 염분과 수분의 정체로 고나트륨혈증이 나타난다. • 과도한 수분정체로 인한 희석 효과가 나타날 수 있다.

간호진단과 목표	간호사정과 평가	간호계획과 중재	이론적 근거
3. 신장 기능 이상(요독증)과 관련한 소양감 - 소양감이 조절된다.	• 가려움증 있음/감소함/증가함/호소함 • 긁고 있음	• 소양감 정도를 사정한다. • 피부 자극 증상이 있는지 확인한다.	• 전신소양증은 신부전 말기와 요독증이 진전되었을 때 나타난다.
	• 가려워서 울고 있음/잠들지 못함	• 피부 상태를 관찰한다.	• 피부를 통한 요산염 결정체의 배설과 부갑상선 호르몬 생성의 증가는 소양증 악화의 원인이 된다.
	• 간질거리는 느낌이 있음/감소함/증가함/호소함	• 가려운 곳에 차가운 물수건을 대준다. • 미온수 목욕을 시행한다.	• 열은 혈관 확장을 가져와 소양감을 증가시키고, 냉은 혈관 수축을 일으켜 소양감을 경감시킨다.
		• 건조한 피부에 오일을 발라준다. • 피부 건조를 예방해준다.	• 위축된 한선으로 인해 건조해진다
	• 긁힌 자국 있음	• 피부가 건조해지지 않도록 교육한다.	• 비누나 알코올이 포함된 로션 등은 피부를 건조시키므로 사용하지 않는다.
	• 피부가 건조함	• 피부에 로션을 발라준다. • 피부가 마르기 전 로션을 바르도록 격려한다. • 자극이 적은 로션을 사용하도록 설명한다. • 저자극성 비누를 사용하도록 설명한다.	• 15-20분간 따뜻한 물과 중성 비누로 목욕 또는 샤워를 하고 피부 국소약제와 함께 또는 피부연화제를 발라주면 피부 건조를 예방할 수 있다. • 비누를 사용하지 않고 목욕을 해도 소양증을 유발하는 서리가 제거된다. 필요하면 지방 성분이 많은 비누를 사용하도록 한다.
		• 손톱을 깎아준다. • 피부 손상 방지를 교육한다. • 긁지 않도록 교육한다. • 두드려서 닦도록 설명한다.	• 소양감으로 계속 긁게 되면 피부의 표피가 박리된다.

간호진단과 목표	간호사정과 평가	간호계획과 중재	이론적 근거
4. 고칼륨혈증과 관련한 감각 지각 장애 - 감각의 이상 증상이 없다.	• 혈중칼륨 수치가 정상 이상임	• 감각 지각 장애 정도를 사정한다.	
	• 고칼륨혈증과 관련한 증상이 있음 • 흉부에 불편감 있음 • 서맥 있음	• 혈중칼륨 수치를 확인한다. • 혈중 전해질 검사 결과를 확인한다.(BUN/Cr/Ccr)	• 칼륨은 98%가 신장으로 배설되므로 크레아티닌 청소율이 감소될수록 칼륨배설은 감소하여 혈중칼륨 수치가 오르게 된다.
	• 감각 이상 있음 • 근육경련 있음	• 처방에 따라 Kalimate 관장을 한다.	• 혈중칼륨 정상치: 3.5–5.5mEq/L
	• 부정맥 있음 • QRS 간격 넓어져 있음 • PR 간격 연장되어 있음 • 감각 저하 있음 • 진전(tremor) 있음 • 이상 감각 있음	• 처방에 따라 Kalimate를 투여한다.	• sodium polystyrene sulfonate(Kayexalate)는 소르비톨 또는 기타 삼투성 제제와 더불어 고칼륨혈증의 보편적인 치료제로서 칼륨 제거에 사용되며 경구, 비위관 또는 보유관장을 통해 투여할 수 있다.
	• 자극과민성(irritability) 증가함 • 저릿한 느낌(tingling) 증가함	• 처방에 따라 Calcium gluconate를 투여한다.	• EKG 변화 또는 부정맥에는 Calcium chloride 투여가 권장된다.
	• 사지 허약감 증가함	• 처방에 따라 D50W에 RI를 섞어서 투여한다.	
	• 전신 권태감 증가함	• EKG 모니터를 시작한다. • 부정맥으로 인한 증상이 있는지 확인한다. • 맥박을 측정한다. • 심전도 리듬을 확인한다. • 감각 변화를 사정한다. • 입 주위의 이상 감각을 평가한다.	• 고칼륨혈증의 심전도 : T파의 상승/PR 간격 길어짐/QRS파 넓어짐
		• 사지감각을 평가한다.	• 고칼륨혈증 환자는 허약, 피로, 원위 이상 감각, 호흡 곤란, 서맥 등의 증상이 있다.

간호진단과 목표	간호사정과 평가	간호계획과 중재	이론적 근거
		• 낙상 방지 교육을 한다. • 안전한 환경을 제공한다.	• 고칼륨혈증은 평활근과 활동, 특히 위장관계에 영향을 미치며 조기 증상으로 오심, 복부경련, 설사를 유발할 수 있다. 기타 조기 징후는 무기력과 입술과 손가락의 저린 감각을 포함한다.
		• 고칼륨식이섭취를 제한하도록 교육한다. • 영양 상담을 의뢰한다.	• 칼륨 함량이 높은 식품: 생야채, 고구마, 바나나, 토마토, 오렌지 등 주스류, 견과류 등
5. 빈혈과 관련한 피로 - 신체적, 인지적, 감성적, 사회적 영역을 자극하면서 균형을 이룰 수 있는 활동에 참여한다.	• 몸이 가라앉는다고 함 • 기운 없어 보임 • 피곤하다고 함 • 휴식 요구가 증가함 • 혈색소와 헤마토크릿 수치가 정상 이하임	• 피로 정도를 사정한다. • 신체적 안위를 유지시킨다. • 충분한 휴식을 취하도록 격려한다. • 필수적인 일상생활 활동을 돕고 환자가 견딜 수 있는 범위 내에서는 독자적인 활동을 격려한다.	• 피로, 허약 혹은 운동 시 호흡곤란은 빈혈과 동반된다. 대상자들이 이러한 증상들을 피하기 위하여 신체적 활동을 제한한다.
		• 활동 수준을 높이기 위해 빈혈을 교정한다. • 혈액검사 결과를 사정해 혈액 운반능력 감소가 있는지(혈색소와 헤마토크릿)를 관찰한다.	• 철분 결핍성 빈혈, 만성질병과 관련한 빈혈, 엽산이나 비타민 B_{12}와 같은 비타민의 결핍도 피로를 일으킬 수 있다.
6. 가려움증과 관련한 수면장애 - 휴식과 활동을 최적의 균형 상태로 유지한다.	• 가렵다고 호소함 • 가려워서 잠들지 못함 • 긁고 있음 • BUN, Creatinine 수치가 정상 이상임	• 수면 장애 정도를 사정한다. • 가려운 곳에 로션을 발라준다.	• 건조한 피부는 소양증의 직접 원인이거나 또는 소양감 발생에 영향을 미친다.
		• 가려운 곳에 차가운 물수건을 대준다. • 긁지 않도록 교육한다.	• 혈관이 확장되면 가려움이 증가한다. • 가려운 부위를 긁어서 상처를 만들거나 출혈을 일으키면 2차 감염의 위험이 있기 때문이다.

간호진단과 목표	간호사정과 평가	간호계획과 중재	이론적 근거
		• 처방에 따라 항히스타민제 또는 진정제를 투여한다.	• 항히스타민제 또는 진정제는 소양감을 덜 느끼게 하며 휴식과 수면을 취할 수 있게 해준다.
7. 동정맥루(AVF/Arterio-Venous Fistula)와 관련한 말초신경혈관 기능 장애 위험 - 말초 운동감각의 변화를 말할 수 있고 정상의 상태를 회복 또는 유지한다.	• 동정맥루 시술 부위의 떨림(thrill), 잡음(bruit) 약함	• 매번 동정맥루 시술 부위의 떨림, 잡음을 확인한다.	• 떨림과 잡음을 확인함으로써 문합과 이식의 개방성을 사정할 수 있다.
	• 동정맥루 시술 부위에 천명음(wheezing) 들림 • 동정맥루 시술 부위가 감각 이상 있음	• 감각 변화를 사정한다.	• 수술 부위에 손을 대보면 심장 박동과 혈액이 흐르는 찌릿찌릿한 감각을 동시에 느낄 수 있는데, 이러한 느낌이 없어지면 수술 부위의 혈관이 막혀 혈액이 순환되지 않는 것이다.
	• 동정맥루 시술 부위가 저린듯이 아프다고 함 • 동정맥루 시술 부위를 올리지 않고 있음 • 동정맥루 시술 부위에 부종(edema) 있음		• 수술 후 며칠 동안 수술한 쪽의 팔을 상승시켜주고 정맥의 박동, 잡음, 전기가 오는 듯한 느낌 등을 정기적으로 관찰하여 이식 혈관의 기능이 유지되는지 검사한다.
	• 동정맥루 시술 부위에 발적(redness) 있음 • 동정맥루 시술 부위에 열감 있음	• 동정맥루 시술을 받은 부위를 베개로 지지해준다. • 동정맥루 시술 부위를 올려준다.	• 초기에는 팔을 몸보다 높게 유지하고 드레싱은 절대로 조이지 않게 해야 한다. 수술 측 팔은 부종 방지와 원활한 혈액순환을 위해서 심장보다 높은 위치에 있도록 하며, 누워 있을 때도 팔 아래에 베개를 고여 놓는 것이 좋다.

간호진단과 목표	간호사정과 평가	간호계획과 중재	이론적 근거
		• 동정맥루 시술을 받은 팔을 보호하도록 교육한다. • 동정맥루 부종 부위에 압력을 감소해준다. • 동정맥루 시술 부위에 조이는 옷을 피하도록 설명한다. • 동정맥루 시술을 받은 팔로 무거운 것을 들지 않도록 교육한다.	• 환자가 꼭 끼는 옷을 입거나 팔을 구부려 물건을 움직이는 등 문합 부위에 압력을 주는 활동을 피하도록 교육한다.
		• 동정맥루 시술을 받은 팔의 운동을 격려한다.	• 혈관을 빨리 굵어지게 하고 튼튼하게 만들기 위하여 팔 운동을 열심히 한다.
		• 동정맥루 시술 부위의 통증을 사정한다.	• 팔 운동을 할 때는 통증이 없는 게 정상이므로 만약 통증이 있다면 운동을 중단한다. 그래도 통증이 지속되면 의사에게 알려야 한다.
8. permanent catheter 삽입과 관련한 출혈 위험 - 혈액 손실의 위험이 없다.	• 저혈압 측정됨 • 빈맥이 있음(쇼크 증상을 보임) • permanent catheter 삽입 부위를 유지 중임	• 활력 징후를 측정한다.(혈압, 맥박, 체온, 호흡수) • 쇼크(차고 축축한 피부, 혈압 하강, 빈맥, 호흡수 증가, 의식 변화, 소변량 감소)가 있는지 확인한다.	• 시술 후 합병증을 조기에 발견하기 위해서다. - 혈압이 하강할 때 1) 심한 출혈이나 구토, 설사 등으로 혈액량(volume)이 감소할 때 2) 쇼크에 빠졌을 때
	• permanent catheter 삽입 부위에 혈성삼출(bloody oozing) 있음	• permanent catheter 삽입 부위를 관찰한다.	- 빈맥 1) 시술 부위를 사정한다. 2) 시술 부위의 출혈 양상을 확인한다.
	• permanent catheter 삽입 부위에 모래주머니 유지 중임	• permanent catheter 삽입 부위에 모래주머니를 대준다.	• 모래주머니를 대주면 상처 부위를 압박하게 되고 이는 지혈 기능을 하게 된다.
	• permanent catheter 삽입 부위에 폐쇄 드레싱을 유지 중임	• permanent catheter 삽입 부위에 삼출물(oozing)이 있는지 확인한다. • permanent catheter 삽입 부위를 드레싱한다.	• 드레싱으로 통증 감각 신경을 일차적으로 차단함으로써 안위를 도모한다.

간호진단과 목표	간호사정과 평가	간호계획과 중재	이론적 근거
	• permanent catheter 삽입 부위에 혈종 없음 • permanent catheter 삽입 부위에 종창 (swelling) 있음	• permanent catheter 삽입 부위 혈종이 있는지 확인한다. • 활동의 강도를 줄이도록 격려한다.	• 내부출혈이 있는지 관찰해야 한다. • 과도한 움직임은 도관 부위 출혈을 일으킬 수 있다.

참고 문헌

곽성실, 김금순, 김명옥, 김혜숙, 한창복, 홍석임. 1999. 간호과정을 적용한 임상간호 지침서. 서울: 현문사.

김영숙, 박오장, 박춘자, 서문자, 이정희, 이향련 외. 2004. 성인간호학. 서울: 수문사.

김조자, 김남조, 김매자, 김소선, 김옥수, 김용순 외. 2002. 성인간호학(제2판). 서울: 현문사.

대한신장학회. 2005. 임상신장학. 서울: 광문출판사.

변영순 외. 2004. 기본간호학. 서울: 계축문화사.

서울대학교병원 간호부. 2007. 표준 간호진술문을 적용한 임상간호과정. 서울: 현문사.

서울대학교 의과대학. 2003. 신장학. 서울: 서울대학교출판문화원.

송경애, 장혜숙, 고일선, 공수자, 박혜자, 이규은 외. 1998. 임상검사와 간호. 서울: 수문사.

이은옥, 서문자, 김매자, 김채숙, 한경자, 박영숙 외. 1999. 간호진단과 중재. 서울: 서울대학교출판문화원.

이은옥, 서문자, 김매자, 김채숙, 한경자, 박영숙 외. 2007. 간호진단과 중재. 서울: 서울대학교출판문화원.

장옥자, 김연숙, 김인혜, 이정은, 황보성애. 1999. 임상기본간호학. 서울: 현문사.

전시지 외. 1996. 성인간호학. 시울: 현문시.

[Ⅶ-2 신 증후군 Nephrotic Syndrome]

간호진단과 목표	간호사정과 평가	간호계획과 중재	이론적 근거
1. 조절 기전 장애와 관련한 체액 과다 - 부종이 감소된다. - 혈중 전해질 수치가 정상 범위에 있다. - 활력 징후가 정상 범위로 유지된다.	• 체중 증가함 • 전신부종 있음 • 하지부종 있음 • 핍뇨 있음 • 혈중알부민 수치가 정상 이하임	• 부종 정도를 사정한다.	
		• 매일 체중을 측정한다.	• 체중을 비교하면서 매일 체액의 손실과 증가를 파악한다.
		• 수분섭취·배설량을 측정한다.	• 매일 체중, 섭취량과 배설량을 측정함으로써 부종의 정도와 경과를 파악할 수 있으며 신기능을 평가할 수 있다.
		• 다리를 올려준다.	• 적절한 순환은 조직에 산소와 영양분을 공급하기 위해 필요하다.
		• 부종 부위의 압력을 감소시켜 준다.	• 부종이 있는 사지를 심장 수준까지 올려 놓으면 정맥순환에 대한 저항이 감소된다.
		• 부종 부위에 상처가 생기지 않도록 교육한다.	• 부종이 있는 피부는 손상을 받기 쉽고 탄력성 감소와 피부통합성 방해로 인해 적절한 상처 치유를 방해한다.
		• 수분섭취를 제한한다.	• 섭취량과 배설량을 정확히 측정하면 핍뇨증, 무뇨증, 다뇨증 등을 확인하는 데 도움이 된다.
		• 저염식이를 섭취하도록 격려한다.	• 체액량 증가는 염분과 분의 섭취량이 신장과 신외 소실량보다 많을 때 발생한다.
		• 처방에 따라 알부민을 투여한다.	• 저알부민혈증은 말초조직의 교질 삼투압을 떨어뜨려 부종을 생기게 하며 신장에서 부적절한 수분과 염분을 축적하게 한다.

간호진단과 목표	간호사정과 평가	간호계획과 중재	이론적 근거
		• 처방에 따라 이뇨제를 투여한다.	• metolazone은 근위세뇨관과 원위세뇨관에서 염분 재흡수를 동시에 억제할 수 있어 신증후군에 의한 염분 축적을 보이는 환자에 효과적인 이뇨제로 추천된다.
2. 부종과 관련한 피부 손상 위험 - 피부 손상이 없다.	• 순환 장애 있음 • 전신부종 있음 • 하지부종 있음/증가함/감소함 • 하지 피부색에 변화 있음	• 피부 상태를 관찰한다. • 부종의 정도를 사정한다.	• 사구체에서 단백질이 과도하게 배출되어 요를 통해 배출된다. 결과적으로 저알부민혈증은 혈관 내의 삼투압을 변화시키고 체액을 간질강 내로 이동시켜 부종을 발생시킨다.
	• 하지 올리고 있음 • 요흔성 부종(pitting edema) 있음/증가함/감소함	• 베개로 지지해준다. • 부종 부위의 압력을 감소시켜 준다. • 시트의 주름을 펴준다 • 피부를 건조시킨다. • 피부를 깨끗하게 해준다.	• 전신 영양 상태 불량과 부종으로 인해 피부 손상이 야기될 수 있으므로 잦은 체위 변경과 특별한 매트리스 사용이 매우 중요하다.
	• 발적(redness) 있음	• 2시간마다 체위 변경을 격려한다.	
		• 부종 부위에 상처가 생기지 않도록 교육한다. • 피부 위생의 중요성을 교육한다. • 피부가 습하지 않도록 교육한다. • 영양의 중요성을 교육한다.	• 부종은 세포의 영양공급을 방해하므로 피부 손상에 더욱 민감해진다.

간호진단과 목표	간호사정과 평가	간호계획과 중재	이론적 근거
3. 신체상 변화와 관련한 불안 - 대상자는 신체적, 심리적인 편안감이 증진된다.	• 좌절감 있음 • 무력감 호소함 • 혼자 있고 싶어함	• 불안 정도를 사정한다.	
		• 지지, 자기 확신, 삶의 동기를 강화한다.	• 수술 후에도 일상생활이 가능하며 투석 환자의 경우 삶의 모든 면에 장애가 있는 것이 아님을 교육한다.
		• 자신의 생각을 표현하도록 격려한다. • 상실, 우울감, 자기부정, 자살 가능성에 관심을 기울인다.	• 신체상 변화를 받아들이지 못하고 극단적인 선택을 하는 경우가 있을 수 있다.
		• 현실적인 기대를 갖도록 도와준다. • 잘못된 믿음을 정정해준다.	• 만성 신부전의 증상과 징후 모두를 가역적으로 만들 수 없다.
4. 면역기능 저하와 관련한 감염 위험 - 감염의 위험요인을 알고 필요한 예방 조처를 할 수 있다.	• 수술과 침습적 시술을 시행함 (permanent catheter, Internal jugular catheter, PCD, JP, AVF,CAPD 삽입관 등)	• 수술과 침습적 시술 부위, 정맥 내 카테터 삽입 부위에 삼출(oozing), 발적(redness), 종창(swelling)등 감염 증상이 있는지 확인한다.	• 침습적 시술 또는 삽입과 정맥주입 등은 피부와 점막을 파괴하므로 미생물의 접근이 가능하게 하며 도관은 혈괴의 형성을 증가하게 하여 감염 위험을 높인다. 혈괴는 박테리아의 배지로서 작용한다.
	• 질환과 관련한 면역 억제제나 스테로이드 투여 중임 • 활력 증상에 이상 있음	• 다른 환자를 만질 때마다 손을 씻는다.	• 손씻기는 감염된 병원체를 제거하며 다른 환자에게 병원체가 전파되는 교차감염을 예방한다.
	• 영양 부족함	• 적절한 격리기법(마스크, 가운, 장갑)을 사용한다.	• 마스크는 다른 사람들이 전염물질에 오염된 물품에 노출되는 것과 환경오염을 예방한다. • 가운은 옷이 혈액이나 체액에 젖거나 오염되는 것을 방지한다. • 장갑은 다른 환자에게로 균이 전파되는 것을 방지한다.
		• 깨끗한 환경을 유지한다.	• 깨끗한 환경은 미생물이 존재하고 증식하여 공기를 통해 전달되는 것을 방지한다.

간호진단과 목표	간호사정과 평가	간호계획과 중재	이론적 근거
		• 매일 피부간호와 구강간호를 제공한다.	• 피부 기능의 1차적 역할은 외부환경으로부터 신체내부를 보호하는 것이다.
		• 면역 억제제와 스테로이드를 복용 중인 환자의 감염 존재를 감시하기 위해 검사물을 채취한다.	• 신장 기능 저하와 관련하여 독성물질이 체내에 축적되면 방어력이 저하된다. • 혈액검사는 감염 여부를 파악할 수 있게 해준다. 감염 시 백혈구 상승을 예측할 수 있다. • 객담, 대변, 혈액의 배양은 신체 부위의 감염을 알려준다.
		• 매 4시간마다 활력 징후를 사정한다.	• 감염은 비정상적으로 빠른 호흡수를 초래한다. • 감염은 체온을 상승시킨다. • 체온이 올라감에 따라 대사율이 증가하므로 맥박수가 증가한다.
		• 영양의 중요성을 교육한다.	• 감염의 대사 요구를 증가시키고 축적된 영양소를 고갈시킨다.

참고 문헌

고금자, 고자경, 김명희, 김선화, 김성혁, 김옥순 외, 1998, 성인간호학, 서울: 도서출판 정담.

김조자, 김용순, 박지원, 유지수, 임염신 전춘영, 1996, 간호진단과 간호계획, 서울: 대한간호협회.

김현철, 2006, 통합강의를 위한 신장학, 서울: 이퍼블릭(범문사).

서문자, 이정희, 김영숙, 이향련, 박춘자, 유성자 외, 2000, 성인간호학, 서울: 수문사.

성미혜, 홍영혜, 정향미 외, 2005, 간호진단분류, 서울: 수문사.

연세대학교 신장질환연구소, 1999, 신장학, 서울: 의학문화사.

이은옥, 서문자, 김매자, 김채숙, 한경자, 박영숙 외, 2007, 간호진단과 중재, 서울: 서울대학교출판문화원.

전시자, 손영희, 김남조, 원종순 외, 2002, 간호과정, 서울: 현문사.

최영희, 이향련, 김혜숙, 박현경, 1999, 간호진단과 간호중재, 서울: 현문사.

[Ⅶ-3 신장암과 신장적출술 Kidney Cancer & Nephrectomy]

간호진단과 목표	간호사정과 평가	간호계획과 중재	이론적 근거
1. 수술과 관련한 불안 - 불안이 감소되었다고 말한다. - 불안의 격심한 증상이 없이 현재의 질병 상황에 대처한다.	• 불안 호소함 • 자극과민성(irritability) 증가함 • 걱정함 • 경직된 자세를 보임 • 불면증 있음	• 불안 상태를 사정한다. • 정서적 지지를 제공한다. • 편안한 자세를 취해준다. • 신뢰 관계를 증진한다. • 수면을 격려한다. • 감정을 말로 표현하도록 한다. • 감정을 인정한다. • 경청한다. • 안심시킨다. • 불안을 조절하는 방법(심호흡/운동/이완운동/사고중단 기법)을 교육한다. • 치료적 관계를 유지한다. • 친밀감을 보여준다. • 긍정적 피드백을 제공한다. • 의사에게 알린다. • 수술과 치료에 대한 적절한 정보를 제공한다.	• 주의 깊은 경청은 환자와 간호사 사이의 신뢰감을 강화시킨다. • 적절한 정보는 환자의 조절력을 증가시키고, 불확실성을 감소시키므로 불안이 감소된다.
2. 출혈과 관련한 체액 부족 - 충분한 체액량을 유지한다. 섭취량과 배설량의 균형이 유지된다.	• 소변량 감소함 • 갈증 있음 • 혈중요질소, 크레아티닌 수치 증가함 • 경구섭취 못함 • 지속적 출혈 • 현기증(dizziness) 있음 • J-P 드레인(J-P drain)을 통해 배액됨	• 활력 징후를 측정한다. • 수술 부위의 출혈 징후를 사정한다. • 의식 수준의 변화를 관찰한다. • 수분섭취·배설량을 측정한다. • 임상검사 결과를 확인한다.(헤모글로빈, 혈액응고시간, 헤마토크릿) • 처방된 수액을 투여한다. • 경구 수분섭취를 격려한다. • 수혈을 시작한다. • 의사에게 알린다.	• 출혈 시 헤마토크릿은 상승하고 헤모글로빈은 감소한다.

간호진단과 목표	간호사정과 평가	간호계획과 중재	이론적 근거
		• 체중을 측정한다. • 하루 2,000cc 이상의 수분을 섭취하도록 격려한다.	
3. 수술과 관련한 통증 - 통증이 완화되어 편안하다고 말한다.	• 수술 부위 통증을 호소함 • J-P 드레인(J-P drain) 삽입 부위에 통증 증가함	• 통증 양상을 사정한다.	• 통증의 유무, 위치, 강도, 양상, 빈도와 기간 등을 포함하며 통증이 사라질 때까지 정기적 재평가가 이루어져야 한다.
	• 근육 긴장이 증가됨	• 통증을 인정한다. • 통증의 원인을 설명한다.	
		• 통증 완화방법을 설명한다. • 이완요법을 실시한다.	• 통증의 강도가 심한 급성 통증 환자에게는 이완요법, 전환요법, 체위 변경, 냉찜질, 더운물 찜질 등이 효과적이며 비약물적 요법을 통하여 약물의 효과를 증대할 수 있다.
		• 통증 부위를 지지해준다.(기침하는 동안 수술 부위를 지지하도록 격려한다.)	• 지지해줌으로써 통증을 감소시킬 수 있다.
		• 통증을 완화시키는 구강함수액을 적용한다. • 휴식 시간을 제공한다. • 원인 요소를 알려준다. • 의사에게 알린다.	
		• 처방에 따른 진통제를 투여한다.	• 진통제는 통증 지각을 감소시킨다.
		• 진통제의 효과를 사정한다.	
		• 진통제의 부작용이 있는지 확인한다. • 정맥내 PCA(IV PCA) 사용법을 교육하고 부작용을 관찰한다.	• 과량의 진통제를 투여하게 되면 부작용으로 호흡 억제, 오심, 구토 등이 있을 수 있다.

간호진단과 목표	간호사정과 평가	간호계획과 중재	이론적 근거
4. 수술 · 배액관 삽입과 관련한 출혈 위험 -출혈 위험 증상이 없다.	• 수술 부위에 혈성 삼출(bloody oozing) 있음	• 수술 상처 출혈이 있는지 확인한다.	
	• 배액관 삽입 부위에 혈성 삼출(bloody oozing) 있음 • 배액관 제거 부위에 혈성 삼출(bloody oozing) 있음	• 수술 상처에 혈성 삼출(bloody oozing)이 있는지 확인한다. • 출혈 양상을 확인한다.	
	• 수술 상처에 부종(edema) 있음	• J-P 드레인(J-P drain) 배액양상을 관찰한다. • 수술 상처를 드레싱한다. • 압박 드레싱을 한다.	
		• 활력 징후를 측정한다.	• 혈압과 맥박의 변화는 출혈 사정의 지표가 된다.
		• 헤모글로빈 검사 결과를 확인한다. • aPTT검사 결과를 확인한다. • 처방에 따라 약물을 투여한다. • 안전 간호를 제공한다. • 의사에게 알린다.	• 출혈 시 헤모글로빈과 헤마토크릿 수치가 감소한다.
5. 비효율적 기도 청결 - 기도개방성이 증가되어 충분한 환기를 유지할 수 있다.	• 심호흡 못함 • 심호흡함 • 가래를 잘 뱉지 못함 • 가래 있다고 호소함 • 가래가 잘 안 나온다고 호소함 • 가래 있음/증가함/감소함 • 기침 있음/없음/증가함/감소함/호소함/지속됨	• 심호흡, 기침, 체위 변경의 중요성을 설명한다. • 심호흡하도록 한다. • 기침을 하도록 한다. • 기침하는 것을 시범 보인다.	• 잘 시행할 수 있도록 하기 위해서다. • 충분한 환기를 위해서다.
		• 기침하는 동안 수술 상처를 지지하도록 한다. • 객담배출을 격려한다.	• 기침을 좀 더 쉽게 하기 위해서다.
		• 흉부 타진법을 해준다.	• 기관지벽에 붙어 있는 분비물을 떨어뜨리기 위함이다.
		• 1시간마다 보상호흡측정기(inspirometer)를 이용하여 호흡운동 하게 한다.	• 심호흡하는 것을 도와주기 위해서다.

간호진단과 목표	간호사정과 평가	간호계획과 중재	이론적 근거
	• 체온 상승함 • 보상호흡측정기(inspirometer)를 사용 중임	• 적절한 습도를 유지해준다. • 체온을 측정한다. • 흉부 X선 결과를 확인한다.	• 기관지에 붙은 분비물이 쉽게 떨어지도록 도움을 주기 위해서다.
6. 수분섭취 감소와 관련한 체액 부족 - 하루 소변량이 정상 범위이다. 섭취량과 배설량의 균형이 유지된다.	• 희석된 소변, 소변량 증가함 • 체중 감소함 • 정맥혈 감소함 • 피부 탄력성 감소, 피부 점막 건조해짐 • 허약감 • 저혈압 • 맥박 상승	• 활력 징후를 관찰한다. • 매일 체중을 측정한다. • 피부 탄력성을 사정한다. • 정맥이나 구강을 통한 수분섭취량을 1일 2,000~3,000cc로 유지한다. • 섭취량과 배설량을 관찰한다. • 소변의 양, 색깔, 냄새, 농도, 내용물, 비중을 관찰한다. • 유치도뇨관(foley catheter)의 개방성을 유지한다. • 전해질과 체액 불균형의 증상과 징후를 사정한다. • 임상검사 결과를 관찰한다.	• 수분이 부족하면 저혈압, 체온 상승 등이 나타난다. • 요비중은 신장의 소변 비축 능력을 반영한다. • 소변이 방광을 꽉 채우거나 신장으로 역류하여 남아 있는 신장이 감염될 우려가 있다. • 탈수 시 헤마토크릿, 혈색소가 증가한다.
7. 수술 · 배액관 삽입과 관련한 잠재적 감염 위험 - 감염의 위험요인을 알고 필요한 예방조치를 할 수 있다.	• 배액관 삽입 부위에 통증 있음 • 수술 상처에 통증 있음 • 수술 상처에 삼출(oozing) 있음 • 수술 상처 주위 피부에 발적(redness) 있음 • J-P 드레인(J-P drain) 삽입 부위에 누출(leakage) 있음 • 호흡수 증가함 • 체온 상승함	• 삽입 부위에 감염 증상이 있는지 확인한다. • 상처 감염 증상이 있는지 확인한다.(수술 부위에 발적, 열감, 통증 분비물이 있는지 관찰)함 • 배액관 삽입 부위의 누출이 있는지 확인한다. • 수술 상처 삼출이 있는지 확인한다. • 손씻기를 격려한다. • 방문 시 손씻기를 격려한다. • 수술 상처에 드레싱을 한다. • 무균술을 시행한다.	• 감염의 주요 증상은 발적과 상처, 배액관이 삽입되어 있는 절개 부위의 작열감이다. • 감염 상태를 확인하기 위해서다. • 감염 상태를 확인하기 위해서다. • 교차감염을 방지하기 위해서다.

간호진단과 목표	간호사정과 평가	간호계획과 중재	이론적 근거
	• 맥박수 증가함 • 발한 있음 • 백혈구 수, 적혈구 침강속도 증가함 • 분비물(discharge) 있음	• 수술 상처의 삼출(oozing) 부위에 거즈를 덧대준다. • 수술 상처의 삼출(oozing) 부위에 화상거즈(burn gauze)를 덧대준다. • 베타딘, 클로르헥시딘, 가글을 교육한다.	
		• 수술 상처에 드레싱을 자주 한다.	• 영양 결핍 시 감염이 잘된다.
		• 충분한 영양과 수분을 섭취하게 한다.	• 체온, 혈압, 맥박, 호흡수의 상승은 감염의 증상이다.
		• 활력 징후를 측정한다. • 발한 증상이 있는지 확인한다. • 처방에 따라 항생제를 투여한다. • 처방에 따라 해열제를 투여한다.	
		• 일반혈액검사(CBC) 검사 결과를 확인한다. • C반응성 단백질(CRP) 검사 결과를 확인한다.	• 감염되면 면역 반응으로 혈액 내 백혈구 수가 상승하고 적혈구 침강률이 상승한다.
8. 신체상 장애 - 상실에 대한 자신의 감정을 말로 표현한다. 긍정적 자아상(self-image)을 갖는다.	• 무력감 있음 • 분노함 • 우울감 보임 • 불안을 호소함 • 불면을 호소함 • 비관함 • 비통함을 호소함 • 수면장애 있음 • 신경질적임 • 식욕부진을 호소함 • 신체 부위의 상실 있음	• 정서적 지지를 해준다. • 친밀감을 보여준다. • 현실적인 반응을 격려한다. • 자존감을 갖도록 도와준다. • 정보를 제공한다. • 이완요법을 실시한다. • 의사소통을 증진시킨다. • 자신감을 갖도록 도와준다. • 우울 정도를 사정한다. • 수용적인 태도로 대한다. • 부정적 사고가 변화되도록 교육한다.	• 외로움과 고립감을 감소시킨다.

간호진단과 목표	간호사정과 평가	간호계획과 중재	이론적 근거
	• 의존적인 행동을 하는 경향 있음 • 의지 부족함	• 긍정적 강화를 제공한다. • 감정을 표현하도록 격려한다.	
9. 가정간호에 대한 지식 부족 - 퇴원교육 후 이해 정도를 말로 표현한다. 정확한 자기관리를 시범 보일 수 있다.	• 퇴원 후의 관리에 대해 궁금해함 • 자기관리 시 합병증 발병에 대해 두려워함	• 신장 기능에 대한 이해도를 사정한다.	
		• 신장 기능과 추후 관리에 대한 정보를 제공한다.	• 정보 제공은 질병으로부터의 회복을 촉진시키고 불필요한 합병증을 예방한다.
		• 수분섭취의 중요성을 교육한다.	• 충분한 수분섭취는 노폐물의 배설을 도우며 요정체와 감염을 방지한다.
		• 일 년간 무거운 물건을 들거나 허리를 굽히는 등의 과격한 운동은 피하도록 교육한다.	• 남은 신장의 손상을 예방하기 위해서다.
		• 감염의 증상과 징후를 교육하고 감염자와의 접촉을 피하도록 한다.	• 감염의 기회를 감소시킨다.
		• 출혈, 복부 통증이 있으면 병원을 방문하도록 교육한다.	• 장폐색, 수술 부위의 이상을 조기발견할 수 있다.

[Ⅶ-4 방광암 Bladder Cancer]

간호진단과 목표	간호사정과 평가	간호계획과 중재	이론적 근거
1. 배뇨 장애 - 소변배설 장애를 최소화하거나 경험하지 않게 된다.	•배뇨곤란을 호소함 •방광팽만을 호소함 •잔뇨감 있음 •유치도뇨관(foley catheter)을 제거한 후 배뇨를 못함 •배뇨함 •배뇨 곤란 없음 •잔뇨감 없음	•배뇨 양상을 사정한다. •방광팽만을 사정한다. •물소리를 들려주면서 배뇨를 시도한다. •배뇨를 격려한다. •4시간마다 소변을 보게 한다. •배뇨일지를 기록하게 한다. •담당의사에게 알린다. •잔뇨 측정 목적을 설명한다. •단순도뇨를 시행한다. •잔뇨량을 측정한다.	•배뇨 상태를 사정하기 위해서다. •방광의 용량을 높힌 후 배뇨하게 하기 위해서다. •방광 비우는 능력을 사정하기 위해서다. •환자의 협조를 얻기 위해서다. •방광 비우는 능력을 사정하기 위해서다.
2. 수술과 관련한 불안 - 불안이 감소되었다고 말한다. - 불안의 격심한 증상 없이 현재의 질병 상황에 대처한다.	•불안 호소함 •자극과민성(irritability) 증가함 •걱정함 •경직된 자세를 보임 •불면증 있음	•불안 상태를 사정한다. •정서적 지지를 제공한다. •편안한 자세를 취해준다. •신뢰 관계를 증진한다. •수면을 격려한다. •감정을 말로 표현하도록 한다. •감정을 인정한다. •경청한다. •안심시킨다. •불안을 조절하는 방법(심호흡/운동/이완운동/사고중단 기법)을 교육한다. •치료적 관계를 유지한다. •친밀감을 보여준다. •긍정적 피드백을 제공한다. •의사에게 알린다. •수술과 치료에 대한 적절한 정보를 제공한다.	•주의 깊은 경청은 환자와 간호사 사이의 신뢰감을 강화시킨다. •적절한 정보는 환자의 조절력을 증가시키고, 불확실성을

간호진단과 목표	간호사정과 평가	간호계획과 중재	이론적 근거
			감소시켜 불안을 감소시킨다.
3. 유치도뇨관 삽입과 관련한 감염 위험 - 소변색과 양이 정상이다. - 비뇨기 감염 증상이 없다.	• 유치도뇨관(foley catheter)을 통해 소변이 배출되고 있음 • 회음부에 불편감 있음 • 요로감염 증상이 있음 • 요도에 불편감 있음 • 요도에 통증 있음	• 비뇨기 감염 징후를 사정한다. • 활력 징후를 측정한다. • 유치도뇨관을 교환한다. • 도뇨관 교환 시 무균법을 지킨다. • 소변 양상을 확인한다. • 삽입 부위에 감염 증상이 있는지 확인한다. • 소변배양검사 결과를 확인한다. • 요로감염 증상이 있는지 확인한다. • 유치도뇨관 삽입 부위를 소독한다.	• 감염 발생 시 소변색이 탁해지며 냄새가 난다. • 유치도뇨관을 오래 삽입하고 있으면 감염이 발생할 위험이 있다.
4. 출혈 위험 -출혈 위험 증상이 없다	• 유치도뇨관을 통해 소변이 배출되고 있음 • 수술 부위에 혈성삼출(bloody oozing) 있음 • 배액관 삽입 부위에 혈성삼출 있음 • 배액관 제거 부위에 혈성삼출 있음 • 수술 상처에 부종(edema) 있음	• 수술 상처에 출혈이 있는지 확인한다. • 수술 상처에 혈성삼출이 있는지 확인한다. • 출혈 양상을 확인한다. • J-P 드레인(J-P drain) 배액양상을 관찰한다. • 수술 상처를 드레싱한다. • 압박 드레싱을 한다. • 활력 징후를 측정한다. • 헤모글로빈 검사 결과를 확인한다 • aPTT검사 결과를 확인한다. • 처방에 따라 약물을 투여한다. • 안전 간호를 제공한다. • 의사에게 알린다.	• 혈압과 맥박의 변화는 출혈을 사정할 수 있는 지표가 된다. • 출혈 시 헤모글로빈과 헤마토크릿 수치가 감소한다.

[Ⅶ-5 신경성 방광 Neurogenic Bladder]

간호진단과 목표	간호사정과 평가	간호계획과 중재	이론적 근거
1. 신경인성 요실금 - 실금이 없으며 잔뇨가 50cc 이하이며, 반사적 배뇨를 시도하여 건조한 상태를 유지한다.	• 기저귀에 배뇨함 • 긴박뇨 없음 • 잔뇨량 증가함 • 긴박뇨 호소함 • 냄새가 남 • 규칙적인 실금 있음 • 낙담의 말을 함 • 당혹감 있음 • 방광팽만 있음/호소함 • 방광경련 있음 • 배뇨 요구 있음 • 배뇨 곤란 있음 • 배뇨 시 통증 있음 • 불안을 호소함 • 빈뇨 증가함 • 소변 지림 있음 • 의욕상실을 보임 • 배뇨를 못함 • 잔뇨감이 있음 • 잔뇨량 50-100cc임 • 회음부에 불편감이 증가함	• 배뇨 양상을 사정한다. • 가장 효과적인 부분을 찾아 배뇨가 잘될 때까지 자극을 계속 준다. • 간헐적으로 도뇨를 시행한다. • 간헐적으로 자가도뇨를 교육한다. • 감염 예방을 위한 주의사항 교육한다. • 자가도뇨 교육을 받게 한다. • 교육자료를 제공한다. • 기저귀를 대준다. • 배뇨를 격려한다. • 배뇨 욕구가 있는지 확인한다. • 배뇨를 증진시키는 방법을 알려준다. • 배뇨일지를 기록하도록 설명한다. • 복부팽만감이 있는지 확인한다. • 성공적인 노력에 대한 인식과 시도에 대한 긍정적 강화를 제공한다. • 수분배설량을 측정한다. • 신체적 안위를 유지시킨다. • 심리적 반응을 확인한다. • 잔뇨량을 측정한다. • 자신감을 갖도록 도와준다. • 피부 위생의 중요성을 교육한다. • 유치도뇨관(foley catheter) 관리에 대해 교육한다. • 프라이버시를 유지해준다.	• 실금을 일으키는 질병의 특성상 보통 이 문제는 완치 가능성은 없지만 배뇨통제는 가능하므로 적적한 간격의 배뇨를 위해 배뇨자극을 사용할 수 있다. • 잔뇨량은 50cc–100cc로 제한한다. 잔뇨는 감염, 결석, 과도팽만의 원인이 된다.

간호진단과 목표	간호사정과 평가	간호계획과 중재	이론적 근거
2. 요정체 · 잦은 도뇨와 유치 도뇨관(foley catheter) 삽입과 관련한 감염 위험 - 비뇨기 감염 증상이 없다.	• 유치도뇨관(foley catheter)을 통해 소변이 배출되고 있음 • 회음부에 불편감 있음 • 요로감염 증상이 있음 • 요도 불편감이 있음 • 요도 통증이 있음	• 활력 징후를 측정한다. • 유치도뇨관을 교환한다. • 도뇨관 교환 시 무균법을 지킨다. • 소변 양상을 확인한다. • 삽입 부위에 감염 증상이 있는지 확인한다. • 소변배양검사 결과를 확인한다. • 요로감염 증상이 있는지 확인한다. • 유치도뇨관 삽입 부위를 소독하다. • 유치도뇨관을 제거한다.	• 유치도뇨관을 오래 삽입하고 있으면 감염 발생 위험이 있다. • 감염 발생 시 소변 색이 탁해지며 냄새가 난다.
3. 예후에 대한 불안 - 불안이 감소되었다고 말한다. - 격심한 불안 증상 없이 현재의 질병 상황에 대처한다.	• 불안을 호소함 • 자극과민성(irritability)이 증가함 • 걱정함 • 경직된 자세를 보임 • 불면증 있음	• 불안 상태를 사정한다. • 정서적 지지를 제공한다. • 편안한 자세를 취해준다. • 신뢰 관계를 증진한다. • 수면을 격려한다. • 감정을 말로 표현하도록 한다. • 감정을 인정한다. • 경청한다. • 안심시킨다. • 불안을 조절하는 방법(심호흡/운동/이완운동/사고중단 기법)을 교육한다. • 치료적 관계를 유지한다. • 친밀감을 보여준다. • 긍정적 피드백을 제공한다. • 의사에게 알린다. • 수술과 치료에 대한 적절한 정보를 제공한다.	• 주의 깊은 경청은 환자와 간호사 사이의 신뢰감을 강화시킨다. • 적절한 정보는 환자의 조절력을 증가시키고, 불확실성을 감소시키므로 불안이 감소된다.

[Ⅶ-6 요로결석증 Urolithiasis]

간호진단과 목표	간호사정과 평가	간호계획과 중재	이론적 근거
1. 결석과 관련한 통증 - 통증이 감소되었다고 말한다.	• 혈뇨 있음 • 옆구리 통증 있음 • 혈압, 맥박 상승함 • 복부불편감 있음	• 통증의 강도, 부위, 지속시간, 방사 부위를 사정한다.	• 통증의 정확한 부위 확인은 결석이동의 진행을 평가하는 데 도움이 된다.
		• 통증의 원인을 설명한다.	• 요로결석으로 인한 통증은 결석의 위치, 크기와 결석의 이동에 따라 좌우된다.
		• 통증 시 즉시 의료진에게 알리도록 교육한다.	• 통증을 빨리 감지함으로써 결석과 동반되어 발생되는 감염을 예방할 수 있다.
		• 필요하면 처방된 진통제나 항경련제를 투여한다. • 안위를 증진시키는 간호를 수행한다.(마사지, 목욕, 이완요법 등)	• 통증을 신속하게 경감시키지 않으면 더 심한 통증으로 악화된다. 항경련제는 신장 경련을 경감시키므로 통증이 완화된다.
2. 요도 협착과 관련한 요정체 - 배뇨 양상이 정상으로 돌아온다. 잔뇨량이 50cc 이하이다.	• 빈뇨 있음 • 긴박감 있음 • 작열감 있음 • 방광팽만을 느낌 • 배뇨 후 잔뇨량이 50cc 이상임	• 배뇨 양상을 사정한다.	• 결석으로 인한 요로폐색과 감염 여부를 파악하여 신속하게 대처하기 위해서다.
		• 수분섭취를 권장한다.	• 요관 산통이 감소되고 감염이 예방되며, 결석이 수분과 함께 자연 배출될 수도 있기 때문이다.
		• 소변검사와 배양검사 결과를 확인한다. • 방광 팽대가 있는지 치골상부를 관찰한다. • 필요하면 유치도뇨관을 삽입한다.	• 소변이 정체되면 박테리아성장의 원인이 되므로 요로감염 여부를 확인하기 위해서다.

간호진단과 목표	간호사정과 평가	간호계획과 중재	이론적 근거
3. 수술과 관련한 불안 - 불안이 감소되었다고 말한다. - 격심한 불안 증상 없이 현재의 질병 상황에 대처한다.	• 불안을 호소함 • 자극과민성(irritability)이 증가함 • 걱정함 • 경직된 자세를 보임 • 불면증 있음	• 불안 상태를 사정한다. • 정서적 지지를 제공한다. • 편안한 자세를 취해준다. • 신뢰 관계를 증진한다. • 수면을 격려한다. • 감정을 말로 표현하도록 한다. • 감정을 인정한다. • 경청한다. • 안심시킨다. • 불안을 조절하는 방법(심호흡/운동/이완운동/사고중단 기법)을 교육한다. • 치료적 관계를 유지한다. • 친밀감을 보여준다. • 긍정적 피드백을 제공한다. • 의사에게 알린다. • 수술과 치료에 대한 적절한 정보를 제공한다.	• 주의 깊은 경청은 환자와 간호사 사이의 신뢰감을 강화시킨다. • 적절한 정보는 환자의 조절력을 증가시키고, 불확실성을 감소시키므로 불안이 감소된다.
4. 결석 예방 · 섭생에 관련한 지식 부족 - 결석 형성 원인에 대하여 말할 수 있다.	• 섭생 방법을 모름 • 부적절한 식이섭취를 함 • 정보를 요구함 • 오해나 잘못된 개념을 가지고 있음	• 지식 정도를 사정한다. • 치료를 계속해야 할 필요성에 대해 설명한다. • 수분섭취 증가의 필요성에 대해 설명한다. • 결석 분석에 따른 적절한 식이의 선택을 알려준다. • 신체적 한계 내에서 적당한 활동을 하도록 설명한다.	• 결석 형성과 예방법에 대한 이해는 환자의 치료이행을 도와준다. • 수분섭취가 적으면 요결석이 빠져나오지 못하고 침체될 수 있으므로 수분섭취를 늘려 작은 결석들을 요와 함께 배출시킨다. • 시스틴과 요산결석 등은 산성 요에서 형성되고 phosphate, oxalate, carbonate로 구성된 결석은 알칼리성 요에서 형성된다. • 침상안정은 결석 형성을 쉽게 한다.

[Ⅶ-7 요로감염 Urinary Tract Infection]

간호진단과 목표	간호사정과 평가	간호계획과 중재	이론적 근거
1. 통증 - 편안함과 통증의 완화를 표현한다.	• 복부 불편감 • 옆구리 통증 • 배뇨 곤란 • 배뇨 시 통증	• 통증 정도를 사정한다. • 급성기에는 안정을 취하도록 권장한다. • 수분섭취를 권장한다. • 필요하면 복부나 옆구리에 열요법을 실시한다. • 처방된 진통제를 투여한다.	• 요의 배출을 원활하게 함으로써 통증과 불편감을 감소시킨다. • 열은 혈액순환을 촉진시켜 치유를 돕고 근육 이완을 증진시킨다.
2. 요로감염과 관련한 요정체 - 배뇨 후의 잔뇨량이 50cc 이하이다.	• 빈뇨 있음 • 소변 정체함 • 요배설량 감소함	• 배뇨 양상을 사정한다. • 섭취량과 배설량을 측정한다. • 수분섭취를 권장한다. • 잔뇨량을 측정한다. • 하복부에 더운물주머니를 대준다. • 배뇨 시 편안한 환경을 제공한다.	• 잔뇨량이 100cc 이상이면 요정체를 의미한다. • 배뇨 반사를 자극하기 위해서다.
3. 인공도뇨와 관련한 잠재성 감염 - 감염 증상이 없다.	• 체온 상승함 • 맥박 상승함 • 발한 있음 • 배뇨 시 통증 • 탁하고 악취 나는 소변	• 활력 징후를 측정한다. • 가능한 인공도뇨를 하지 않는다. • 도뇨관 삽입이 필요한 경우 철저한 무균법을 지킨다. • 수분섭취를 권장한다. • 필요하면 항생제를 투여한다.	• 인공도뇨는 요도에 외상을 일으켜서 미생물의 접근을 가능하게 하므로 이를 예방하기 위해서다. • 충분한 수분섭취는 요흐름을 쉽게 하여 방광 자극을 줄여주고 요정체로 인한 세균 성장을 감소시킨다.

[Ⅶ-8 급성 사구체 신염 Acute Glomerular Nephritis]

간호진단과 목표	간호사정과 평가	간호계획과 중재	이론적 근거
1. 식욕부진과 관련한 영양 결핍 - 체중이 정상이다. - 영양 결핍의 원인에 대하여 설명한다. - 대사 요구에 맞는 식이를 섭취한다.	• 체중 감소함 • 오심 있음 • 통증 있음 • 소화불량 있음 • 식욕 감퇴함	• 매일 체중을 측정한다. • 식사하는 동안 유쾌한 환경을 만들어준다. • 음식을 소량씩 자주 준다. • 처방된 약을 투여한다. • 식욕을 돋우는 온도의 음식을 제공한다. • 치료식이에 대하여 설명한다.	• 불쾌한 환경, 소리, 냄새는 식욕을 저하시킨다. • 통증이나 오심은 식욕을 저하시킨다.
2. 불확실한 예후와 관련한 불안 - 불안의 느낌을 확인하고 말로 표현한다. - 불안 반응을 관찰했을 때, 낮은 정도의 불안 수준에 있다.	• 걱정, 근심, 신경과민 • 도피, 회피 행동을 함 • 심박동 증가, 혈압 증가, 호흡수 증가함 • 발한, 떨림 있음 • 반복적 행동을 함 • 근육 긴장도 증가함 • 집중력 장애 • 거부함 • 위축감 보임 • 주의력이 지나침	• 불안의 정도를 사정하고 함께 있어준다. • 환자의 말을 경청하고, 감정이입을 한다. • 환자의 요구에 따라 간결하고 정확한 정보를 제공한다.(수술 전 처치, 수술경로, 과정, 수술 후 치료과정) • 이완요법, 전환요법을 활용한다. • 불필요한 자극을 줄여준다.	• 불안은 환자의 학습 능력, 삶의 질, 질병에 대한 면역성, 치료에 대한 반응에 안 좋은 영향을 미친다. • 감정 이입에 의한 이해는 환자의 대처능력을 증가시킬 수 있다. • 적당한 정보제공은 불안을 예방할 수 있다. • 이완요법은 불안한 상황일 때 횡문근에서 평활근으로 퍼져가는 근육의 긴장을 줄여준다.

간호진단과 목표	간호사정과 평가	간호계획과 중재	이론적 근거
3. 조절기전과 관련한 체액 과량 - 체중과 전해질이 정상 범위이다.	• 부종 있음 • 체중 증가함 • 비정상적 호흡음	• 매일 체중을 측정한다. • 섭취량과 배설량을 관찰한다. • 수분섭취를 제한한다. • 저염식이를 제공한다. • 처방된 이뇨제를 투여한다. • 반좌위를 취해준다.	• 배설량보다 섭취량이 많을 때 과도한 수분이 조직에 남는다. • 염분의 과량섭취는 조직 내에 수분을 축척하게 한다. • 부종으로 인한 호흡 곤란을 완화시키기 위해서다.
4. 병식 부족과 관련한 치료식이 불이행 - 병식을 갖고 치료식이를 섭취한다.	• 치료식이 이외의 식이섭취를 함 • 증상 악화됨	• 불이행과 관련한 요인을 파악한다. • 무비판적 태도로 환자에게 접근한다. • 치료식이를 먹어야 하는 이유를 설명한다. • 지시 이행 시 긍정적으로 격려한다. • 지시 활동 수행에 대하여 환자와 구체적으로 약속한다.	• 치료 지시를 불이행하는 환자의 의도를 저지시키는 환경적 요인이 있다면 이를 제거하기 위해서다.

[Ⅶ-9 양성 전립선 비대증 Benign Prostatic Hyperplasia]

간호진단과 목표	간호사정과 평가	간호계획과 중재	이론적 근거
1. 배뇨 장애 - 소변배설 장애를 최소화하거나 경험하지 않는다.	• 배뇨 곤란 호소함 • 방광팽만을 호소함 • 잔뇨감 있음 • 유치도뇨관(foley catheter) 제거 후 배뇨 못함 • 배뇨함 • 배뇨 곤란 없음 • 잔뇨감 없음	• 배뇨 양상을 사정한다. • 방광팽만을 사정한다. • 물소리를 들려주면서 배뇨를 시도한다. • 배뇨를 격려한다. • 4시간마다 소변을 보게 한다. • 배뇨일지를 기록하게 한다. • 담당의사에게 알린다. • 잔뇨 측정의 목적을 설명한다. • 단순도뇨를 시행한다. • 잔뇨량을 측정한다.	• 배뇨 상태를 사정하기 위해서다. • 방광의 용량을 높힌 후 배뇨하게 하기 위해서다. • 방광의 비우는 능력을 사정하기 위해서다. • 환자의 협조를 얻기 위해서다. • 방광을 비우는 능력을 사정하기 위해서다.
2. 야뇨증과 관련한 수면장애 - 야뇨증이 최소화되거나 완화되어 숙면을 취한다.	• 야뇨 있음 • 빈뇨 있음 • 깊은 잠을 자지 못함 • 불안정함	• 수면 양상을 사정한다. • 수면을 방해하는 요인을 파악한다. • 취침 전의 수분섭취를 제한한다. • 밤에 빛, 소음, 감각 자극을 줄여준다. • 낮잠을 자지 않도록 한다.	
3. 요로정체와 관련한 통증 - 통증이 완화된다.	• 요도의 통증 • 찡그린 얼굴 표정	• 통증의 양상을 사정한다. • 필요하면 유치도뇨관을 삽입하여 방광의 자극을 완화한다 • 필요하면 자극 완화를 위하여 항경련제와 방광진정제를 투여한다.	• 유치도뇨관의 삽입으로 방광압이 경감되어 통증이 완화된다.

간호진단과 목표	간호사정과 평가	간호계획과 중재	이론적 근거
4. 신장 기능 장애와 관련한 잠재성 체액 과량 - 정상적인 체액량이 유지된다. - 체중이 정상 범위이다.	• 부종 있음 • 체중 증가함 • 전해질 장애 • 호흡 곤란 있음	• 부종의 정도를 관찰한다. • 매일 체중을 측정한다. • 섭취량과 배설량을 측정한다. • 혈중요질소, 크레아티닌, 전해질 결과를 확인한다. • 필요하면 이뇨제를 투여한다.	• 배설량보다 섭취량이 많을 때 과도한 수분이 조직에 남게 된다.
5. 혈뇨와 관련한 잠재성 체액 부족 - 출혈이 조절된다. - 혈뇨가 조절된다. - 체액량이 적절하게 유지된다.	• 혈뇨 있음 • 전해질 장애 • 저혈압임 • 농축된 소변 • 체중 감소함	• 활력 징후를 측정한다. • 전해질 균형 상태를 사정한다. • 필요하면 정맥으로 수액을 공급한다. • 소변의 색과 양을 사정한다. • 도뇨 시 방광을 천천히 비운다. • 쇼크 증상 여부를 관찰한다.	• 이뇨가 너무 빨리 진행되면 환자의 총체액량이 감소되므로, 신세뇨관에서 나트륨으로의 재흡수량이 감소된다. • 만성적으로 과잉 팽대된 방광을 빨리 비우면 방광점막의 혈관이 갑자기 울혈되어 파열이 일어나 혈뇨가 있으므로 천천히 시도한다.
6. 수술과 관련한 불안 - 불안이 감소되었다고 말한다. - 격심한 불안 증상 없이 현재의 질병 상황에 대처한다.	• 불안을 호소함 • 자극과민성(irritability)이 증가함 • 걱정함 • 경직된 자세를 보임 • 불면증 있음	• 불안 상태를 사정한다. • 정서적 지지를 제공한다. • 편안한 자세를 취해준다. • 신뢰 관계를 증진한다. • 수면을 격려한다. • 감정을 말로 표현하도록 한다. • 감정을 인정한다. • 경청한다. • 안심시킨다. • 불안을 조절하는 방법(심호흡/운동/이완운동/사고중단 기법)을 교육한다. • 치료적 관계를 유지한다. • 친밀감을 보여준다.	• 주의 깊은 경청은 환자와 간호사 사이의 신뢰감을 강화한다.

간호진단과 목표	간호사정과 평가	간호계획과 중재	이론적 근거
		• 긍정적 피드백을 제공한다. • 의사에게 알린다. • 수술과 치료에 대한 적절한 정보를 제공한다.	• 적절한 정보는 환자의 조절력을 증가시키고, 불확실성을 감소시켜서 불안이 감소된다.
7. 유치도뇨와 관련한 잠재성 감염 - 감염 증상이 없다.	• 체온 상승함 • 혈뇨 보임 • 백혈구 수 증가함 • 적혈구 침강 속도 증가함 • 맥박 상승함 • 혈압 상승함	• 활력 징후를 측정한다. • 3,000cc 이상의 수분섭취를 권장한다. • 도뇨관의 개방성을 유지한다. • 필요하면 도뇨관을 세척한다. • 처방된 항생제를 투여하고 도뇨관 주위에 항생제 연고를 바른다. • 소변주머니는 항상 방광 아래에 위치하게 한다.	• 감염 시 체온, 맥박, 혈압, 호흡수가 상승한다. • 응혈로 인해 카테터가 막히면 세척이 필요하다. 하지만 불필요한 세척은 출혈을 악화시키고 감염을 일으킬 수 있다. • 역류로 인한 감염을 예방하기 위해서다.
8. 유치도뇨 · 방광 경련과 관련한 통증 - 방광 경련이 최소화되어 통증이 감소된다.	• 통증 있음 • 유치도뇨를 가지고 있음 • 불편감 호소함 • 근긴장도 증가함	• 통증 정도를 사정한다. • 하루 3,000cc 이상의 수분섭취를 권장한다. • 필요하면 방광 경련 완화제를 투여한다. • 도뇨관을 대퇴 안쪽에 안전하게 고정시킨다.	• 다량의 수분섭취는 방광점막에 수분이 계속 흐르게 하여 자극을 경감시킨다.
9. 추후관리에 대한 지식 부족 - 퇴원 후 주의사항을 이해한다고 말한다.	• 상담을 요구함 • 궁금해함 • 두려워함 • 정보를 요구함 • 잘못된 개념을 가지고 있음	• 지식 정도를 사정한다. • 궁금한 것에 대해 말하도록 격려한다. • 양념이 많은 자극적인 음식, 커피, 과도한 술, 성행위, 장기간의 자동차 여행은 삼가도록 교육한다. • 6개월에서 1년 동안은 추후관리를 계속 받도록 교육한다.	• 전립선은 성적 기능과 관련이 있으며 자극적인 음식, 과도한 술 섭취 등은 전립선의 충혈, 부종 등을 초래한다.

[Ⅶ-10 전립선암 Prostate Cancer]

간호진단과 목표	간호사정과 평가	간호계획과 중재	이론적 근거
1. 수술과 관련한 불안 - 불안이 감소되었다고 말한다. - 격심한 불안 증상이 없이 현재의 질병 상황에 대처한다.	• 불안을 호소함 • 자극과민성(irritability)이 증가함 • 걱정함 • 경직된 자세를 보임 • 불면증 있음	• 불안 상태를 사정한다. • 정서적 지지를 제공한다. • 편안한 자세를 취해준다. • 신뢰 관계를 증진한다. • 수면을 격려한다. • 감정을 말로 표현하도록 한다. • 감정을 인정한다. • 경청한다. • 안심시킨다. • 불안을 조절하는 방법(심호흡/운동/이완운동/사고중단 기법)을 교육한다. • 치료적 관계를 유지한다. • 친밀감을 보여준다. • 긍정적 피드백을 제공한다. • 의사에게 알린다. • 수술과 치료에 대한 적절한 정보를 제공한다.	• 주의 깊은 경청은 환자와 간호사의 신뢰감을 강화시킨다. • 적절한 정보는 환자의 조절력을 증가하여, 불확실성을 감소시키므로 불안이 감소된다.
2. 분비물과 관련한 기도 청결의 비효율성 - 효율적으로 기침하여 객담을 배출한다. - 호흡수와 호흡음이 정상이다.	• 호흡수와 깊이의 변화 • 발열 있음 • 호흡 곤란함 • 비정상적 호흡음 • 비대칭적 폐확장	• 반좌위를 취해준다. • 심호흡 후 효과적인 기침을 유도한다. • 필요하면 기도흡인을 실시한다. • 적절한 수분을 공급한다. • 필요하면 흉부물리요법과 체위배액을 실시한다. • 적절한 습도를 유지한다. • 필요하면 기관지확장제와 거담제를 투여한다.	• 폐를 확장시키기 위해서다. • 객담이 묽어져서 배출이 용이하다. • 점막작용을 증강시키기 위해서다.

간호진단과 목표	간호사정과 평가	간호계획과 중재	이론적 근거
3. 수술과 관련한 통증 - 통증이 완화되어 편안하다고 말한다.	• 통증을 느낄 때 짓는 특유의 얼굴 표정(흐린 눈빛, 지친 표정, 고정되거나 산만한 행동, 찡그린 얼굴)	• 신체적인 통증 증상을 사정한다. • 처방된 진통제를 투여한다. • 진통제의 효과와 부작용을 관찰하고 기록한다.	
	• 통증 부위를 타인이 만지지 못하게 방어함 • 비정상적 자세임	• 안위를 증진시키는 간호를 수행한다.(이완요법)	• 통증의 강도가 심한 급성 통증 환자에게는 이완요법, 전환요법, 체위 변경, 냉찜질, 더운물 찜질 등이 효과적이다.
	• 근육 긴장도 증가함 • 발한 있음	• 베개나 부목을 사용하여 통증 부위를 적절히 지지해주고 편안한 자세를 취해준다.	
4. 수술 · 배액관 삽입과 관련한 출혈 위험 - 출혈 위험 증상이 없다.	• 수술 부위에 혈성삼출(bloody oozing) 있음	• 수술 상처에 출혈이 있는지 확인한다.	
	• 배액관 삽입 부위에 혈성삼출(bloody oozing) 있음 • 배액관 제거 부위에 혈성삼출 있음 • 수술 상처에 부종(edema) 있음	• 수술 상처에 혈성삼출이 있는지 확인한다. • 출혈 양상을 확인한다.	
		• J-P 드레인(J-P drain) 배액양상을 관찰한다. • 수술 상처를 드레싱한다. • 압박 드레싱을 한다.	
		• 활력 징후를 측정한다.	• 혈압과 맥박의 변화는 출혈을 사정할 수 있는 지표가 된다.
		• 헤모글로빈 검사 결과를 확인한다. • aPTT검사 결과를 확인한다. • 처방에 따라 약물을 투여한다. • 안전 간호를 제공한다. • 의사에게 알린다.	• 출혈 시 헤모글로빈과 헤마토크릿 수치가 감소한다.

간호진단과 목표	간호사정과 평가	간호계획과 중재	이론적 근거
5. 배뇨 장애 - 소변배설의 장애를 최소화하거나 경험하지 않는다.	• 배뇨 곤란을 호소함 • 방광팽만을 호소함 • 잔뇨감 있음 • 유치도뇨관(foley catheter) 제거 후 배뇨 못함 • 배뇨함 • 배뇨 곤란 없음 • 잔뇨감 없음	• 배뇨 양상을 사정한다. • 방광팽만을 사정한다. • 물소리를 들려주면서 배뇨를 시도한다. • 배뇨를 격려한다. • 4시간마다 소변을 보게 한다. • 배뇨일지를 기록하게 한다. • 담당의사에게 알린다. • 잔뇨 측정 목적을 설명한다. • 단순도뇨를 시행한다. • 잔뇨량을 측정한다.	• 배뇨 상태를 사정하기 위해서다. • 방광의 용량을 높힌 후에 배뇨하게 하기 위해서다. • 방광 비우는 능력을 사정하기 위해서다. • 환자의 협조를 얻기 위해서다. • 방광 비우는 능력을 사정하기 위해서다.
6. 변비 위험 - 적어도 3일에 한 번 배변한다.	• 대변 못 봄/봄 • 대변 양상 변화됨 • 배변 시 힘들어함 • 변비 감소함	• 배변 습관을 사정한다. • 배변 양상을 사정한다. • 경구 수분섭취를 격려한다. • 고섬유질식이 섭취를 격려한다. • 균형 잡힌 식사를 하도록 한다. • 규칙적으로 배변하도록 한다. • 의사에게 알린다. • 처방에 따라 약물을 투여한다.	• 변비 관련 요인을 확인하기 위해서다. • 배변을 용이하게 하기 위해서다. • 규칙적인 배변 습관인 배변을 용이하게 한다.
7. 말초신경혈관 기능 장애 위험 - 말초신경혈관 장애가 없다.	• 하지부종이 있음 • 침상 내 하지 운동을 잘 못함 • 침상안정 중임	• SMC를 사정한다. • 항혈전 방지 스타킹을 신도록 한다. • 침상 내 하지 운동을 격려한다. • 다리를 꼬지 않도록 한다. • 무릎 밑에 베개를 대지 않도록 한다.	

간호진단과 목표	간호사정과 평가	간호계획과 중재	이론적 근거
		• 보행기(walker)를 이용하여 운동하도록 한다. • 다리를 올려준다.	
8. 요실금 - 요실금이 감소하거나 없다.	• 기저귀에 배뇨함 • 배뇨 요구 있음 • 잔뇨량 증가 • 요의가 있음 • 방광팽만을 호소함	• 골반 근육 운동을 교육한다. • 배뇨 욕구를 사정한다. • 배뇨 양상을 사정한다. • 잔뇨량을 측정한다. • 요실금 치료과정을 설명한다. • 규칙적인 배뇨의 중요성을 설명한다. • 필요하면 유치도뇨관(foley catheter)을 삽입하거나 단순도뇨를 시행한다. • 배뇨일지를 기록하도록 설명한다. • 4시간마다 소변을 보게 한다.	• 골반 근육과 구조적 지지가 약화되어 발생한다.

[Ⅶ-11 성병 Syphilis, Gonorrhea]

간호진단과 목표	간호사정과 평가	간호계획과 중재	이론적 근거
1. 통증 -통증이 감소되었다고 말한다.	•통증을 호소 •얼굴을 찡그림 •안절부절못함 •발한 있음	•통증의 양상과 정도를 사정한다. •통증을 유발하거나 심화시키는 요인이 있는지 사정하고 이를 제거한다. •처방된 진통제를 투여한 후 그 효과를 사정한다.	
2. 불확실한 예후와 관련한 불안 -불안이 감소되었다고 말한다.	•불면증 있음 •심박동 증가함 •발한, 떨림 있음 •부적절한 행동을 함 •불안정함	•불안의 정도를 사정한다. •환자의 행동과 얘기를 비판하지 않고 경청한다. •치료방법과 예후 등을 자세히 설명한다.	•조용하고 일관성 있게 행동하여 신뢰감 있고 친밀한 관계를 형성하기 위해서다. •정확한 지식과 정보는 불안을 감소시킨다.
3. 추후관리에 대한 지식 부족 -질병의 관리방법과 전파경로에 대해 설명할 수 있다.	•투약, 검사에 대해 문의함 •정보를 요구함 •오해나 잘못된 개념을 가지고 있음	•지식 정도를 사정한다. •질병의 병태생리적 과정을 설명한다. •질병의 치료방법과 효과, 부작용을 설명한다. •질병의 전파경로를 설명한다. •배우자와 함께 교육받도록 한다. •질병의 관리방법에 대한 교육자료를 제공한다.	
4. 감각 · 지각 이상과 관련한 잠재적 손상 -자신의 제한점을 인식하며 손상이 없다.	•기억력 감퇴함 •지각 이상 있음 •운동 실조 보임 •체위 감각의 변화	•환자의 감각, 지각 이상 유무와 정도를 사정한다. •환자에게 올 수 있는 장애의 종류와 원인을 설명한다. •가구나 집기를 일정한 곳에 두어 적응하도록 한다. •침대 난간을 올려주고 침대높이를 낮추도록 한다.	•손상을 예방하기 위해서다.

간호진단과 목표	간호사정과 평가	간호계획과 중재	이론적 근거
		• 간호사 호출기를 환자 손이 쉽게 닿는 곳에 놓아 두며 야간등을 켜둔다.	
5. 불결한 생활 태도와 관련한 잠재성 감염 - 감염 증상이 없다.	• 손을 씻지 않음 • 치료를 기피함 • 체온 상승함 • 발한 있음 • 혈압 상승함 • 백혈구 수 증가함 • 적혈구 침강 속도 증가함	• 활력 징후를 측정한다.	• 감염 시 체온, 혈압, 맥박, 호흡수가 증가한다.
		• 질병의 전파경로, 원인균과 치료법에 대해 설명한다. • 지속적인 검사로 균의 박멸을 확인한다.	
		• 신체사정을 정기적으로 한다.	• 질병의 확산을 사정하기 위해서다.
		• 손을 자주 씻고 눈 등을 만지지 않도록 한다. • 필요하면 항생제를 투여한다.	• 결막염을 예방하기 위해서다.
		• 혈액학적 검사 결과를 확인한다.	• 감염 시 백혈구 수와 적혈구 침강 속도가 증가한다.

[Ⅶ-12 정관복원술 Vasovasostomy]

간호진단과 목표	간호사정과 평가	간호계획과 중재	이론적 근거
1. 수술과 관련한 통증 - 통증이 완화되었다고 한다.	• 수술 부위의 통증 부위를 타인이 만지지 못하게 방어함 • 안절부절못함 • 불안정함 • 비정상적 자세 • 근육 긴장도 증가함 • 얼굴 찡그림	• 통증 정도를 사정한다. • 수술 당일 음낭과 음경에 냉찜질을 한다. • 음낭지지대(scrotal supporter)를 착용하게 한다. • 필요하면 진통제를 투여한다. • 통증 완화법을 사용한다.(이완요법, 전환요법)	• 통증과 부종을 예방하기 위해서다. • 부종을 예방하기 위해서다. • 이완요법에는 천천히 깊게 숨을 쉬거나 어떤 단어나 구절을 천천히 반복해서 어떤 상상을 하게 하는 방법이 있다.
2. 추후관리에 대한 지식 부족 - 환자는 퇴원교육에 대해 이해하였다고 말한다.	• 성적인 행동이나 성생활에 관한 걱정과 관심을 말로 표현한다. • 추후관리에 대한 정보를 요구함	• 지식 정도를 사정한다. • 퇴원 후 2주 이상 음낭지지대를 착용해야 하는 이유를 설명한다. • 수술 후 4주간 부부관계를 금지하도록 교육한다. • 퇴원 후 1주일간은 안정이 필요하며 무거운 물건을 들거나 심한 운동을 삼가도록 교육한다. • 임신 전까지 1-3개월 간격으로 추후관리를 계속 받아야 함을 교육한다.	• 압력에 의하여 봉합한 부분이 터질 우려가 있기 때문이다.

[Ⅶ-13 혈액투석 Hemodilaysis]

간호진단과 목표	간호사정과 평가	간호계획과 중재	이론적 근거
1. 부적절한 혈액투석 식이와 관련한 체액 과다 - 체중이 정상 범위에 있다. - 호흡 곤란을 호소하지 않는다. - 전신과 말초부종이 없다.	• 체중 증가함 • 수분섭취 과잉임 • 혈압 증가함 • 핍뇨 있음 • 전신부종 있음 • 말초부종 있음	• 활력 징후를 측정한다. • 투석 전후 환자 체중을 측정하고 체중 변화를 지속적으로 모니터한다.	• 혈관 내 용적의 확장으로 고혈압이 발생한다. • 혈액투석 환자들은 소변량이 거의 없으므로 적절치 못한 식이로 인해 쉽게 체액 과량이 발생한다.
	• 경정맥 팽대, 중심정맥압 증가, 정맥울혈 있음	• 매일 부종이 나타나는 부위와 정도, 부종 부위의 피부를 관찰한다.	
	• 폐울혈 있음 • 숨가쁨, 호흡 곤란, 기좌호흡 • 비정상적 호흡음 들림 • 전해질 불균형 • 헤마토크릿 수치 감소	• 필요하면 투석 중 2시간마다 체위를 변경한다. • 수분 정체와 관련한 검사 결과(요비중, 헤마토크릿 등)와 증상(경정맥 팽창 등)을 모니터한다.	• 부종으로 인한 피부 손상을 예방하기 위해서다. • 소변농축 기능의 불능으로 약 1.010정도에서 요비중이 고정된다.(정상요비중: 1.016) 혈관 내액의 희석으로 나트륨 수치와 헤마토크릿, 혈색소수치, 혈청요질소수치는 낮아지기 쉽다.
	• 안절부절, 불안정, 불안	• 식습관을 사정하고 혈액투석 식이(수분과 염분 섭취 제한)의 중요성을 교육한다.	• 염분이 포함된 물은 대부분 혈관 내로 들어와 혈액량을 증가시키고 불감 소실량을 줄어들게 하며, 염분이 축적되면 갈증이 생겨 수분 축적이 가중된다.
		• 섭취량과 배설량을 관찰한다. • 수분섭취를 제한한다. • 필요하면 처방된 이뇨제를 투여한다. • 필요하면 의사의 처방에 따라 투석을 실시한다.	• 투석식이를 알고 있어도 잘못된 습관으로 식이를 못 지킬 수 있다.
		• 적절한 투석 간 체중을 유지하도록 교육한다. • 호흡 곤란 정도를 사정한다.	• 폐간질 조직에 수분과잉축적으로 인하여 좌위호흡, 호흡곤란과 호흡양식의 변화가 나타난다.

간호진단과 목표	간호사정과 평가	간호계획과 중재	이론적 근거
		• 필요하면 산소를 공급한다. • 호흡 곤란을 경감시키는 데 도움이 되는 체위를 취해준다. • 투석 시 흉부 X선 결과를 확인한다.	• 체액 과다 시 흉부 X선상 폐울혈이나 늑막삼출액 축적이 관찰된다.
2. 체액 조절 기능 장애와 관련한 체액 부족 - 활력 징후가 정상이다. - 피부 탄력성이 정상이다. - 체액 부족과 관련한 검사 결과가 정상이다.	• 체중 감소함 • 피부와 점막이 건조함 • 피부 탄력성 감소 • 혈중나트륨 수치 증가 • 헤마토크릿 수치 증가함 • 갈증 호소함 • 직립성 저혈압, 혈압 저하함 • 빈맥 있음 • 맥박 강도 감소함 • 빠른 호흡 있음 • 체온 상승함 • 정맥충만시간 증가함	• 활력 징후를 측정한다. • 심장리듬을 모니터한다. • 수분 부족의 가능한 위험요인(출혈, 배액, 고체온, 이뇨제 치료, 구토, 설사, 감염, 수술 후 상태, 발한, 빈호흡, 비위관 흡인, 회장루 배액, 상처 배액 등)을 파악한다. • 무의식적 수분소실을 모니터한다.(발한, 호흡, 인공호흡기 사용 등) • 투석 전후 환자 체중을 측정하고 변화 추이를 모니터한다. • 피부의 탄력성을 사정한다. • 처방된 약물을 투여한다. • 식이섭취를 장려한다. • 체위성 저혈압이 있는 경우 급격한 체위 변화를 피하도록 교육하고 일어날 때 서서히 일어나도록 알려준다. • 투석 시 지나친 초여과를 하지 않도록 한다.	• 체액 부족의 증상으로 체온, 맥박, 호흡수가 증가하며, 혈압이 감소한다. • 실제 수분소실의 원인과 가능한 요인을 모니터한다. • 정상적인 불감소실량은 600cc 정도이나 감염 등의 상황에서는 더 증가한다. • 탈수로 인해 피부 탄력성이 감소하며, 두 손가락으로 피부(특히 이마나 가슴 윗부분)를 약간 집었다가 다시 놓으면 수분이 정상적인 경우는 빨리 원상태로 돌아오지만 탈수가 있는 경우엔 원상태로 돌아오는 데 시간이 더 걸린다. • 지나친 초여과로 체액 부족을 유발되지 않는지를 확인한다.

간호진단과 목표	간호사정과 평가	간호계획과 중재	이론적 근거
3. 중심정맥도관과 관련한 잠재성 감염 - 중심정맥도관에 감염 증상이 없다.	• 활력 징후 상승함 • 오한, 발열 있음 • 통증 있음 • 전신허약감 • 백혈구 수, 적혈구 침강 속도 증가함 • 분비물이나 배액 • 중심정맥도관 삽입 부위의 피부가 따뜻하고 붉음 • 양성배양검사 결과 • 면역결핍 있음 • 개인 위생 불량함 • 지식 부족함	• 활력 징후를 측정한다. • 모든 처치 과정에서 무균법을 철저히 지킨다. • 환자를 만지기 전과 후에 반드시 손을 씻는다. • 도관 삽입 부위는 투명한 필름으로 폐쇄드레싱을 한다. • 중심정맥도관 삽입 부위가 젖지 않도록 한다. • 중심정맥도관 삽입 부위는 무균법을 지켜 드레싱을 교환한다. • 매 투석 시마다 중심정맥도관 주위의 피부를 관찰한다. • 혈액 배양검사 결과를 확인하고, 필요하면 배양검사 결과에 적합한 항생제를 투여한다. • 혈액학적 검사 결과를 확인한다.	• 감염의 증상으로 체온, 혈압, 맥박, 호흡수가 증가한다. • 환자들은 정상인에 비해 면역기능이 저하된 상태이므로 감염을 예방하기 위해서다. • 많은 병원체가 접촉을 통해 전파되므로 손씻기는 중요하다. • 습기로부터 피부를 보호하기 위해서다. • 축축한 피부는 세균의 배지로 작용하여 세균의 번식이 잘 될 수 있으므로 건조하게 유지해야 한다. • 배양검사 결과에 따라 적합한 항생제를 사용한다. • 감염 시 백혈구 수, 적혈구 침강 속도와 CRP가 증가한다.
4. 동정맥루와 관련한 잠재성 감염 - 환자는 동정맥루에 감염 증상이 없다.	• 활력 징후 상승함 • 통증 있음 • 전신허약감 • 오한, 발열 있음 • 백혈구 수, 적혈구 침강 속도, CRP 증가함 • 동정맥루 천자 부위에서 따뜻하고 붉은 피부, 농 발견	• 활력 징후를 측정한다. • 동정맥루 드레싱을 할 때와 모든 처치 과정에서 무균법을 철저히 지킨다. • 환자를 만지기 전과 후에 반드시 손을 씻는다.	• 감염의 증상으로 체온, 혈압, 맥박, 호흡수가 증가한다. • 환자들은 정상인에 비해 면역기능이 저하된 상태이므로 감염을 예방하기 위해서다. • 많은 병원체가 접촉을 통해 전파되므로 손씻기는 중요하다.

간호진단과 목표	간호사정과 평가	간호계획과 중재	이론적 근거
	•양성배양검사 결과 면역결핍 있음	• 동정맥루의 천자 부위는 24시간 이상 물에 닿지 않도록 한다.	
	• 개인 위생 비위생적임	• 매 투석 시마다 동정맥루 주위의 피부를 관찰한다.	• 감염 시 동정맥루의 발적, 부종, 통증, 분비물 등이 발생한다.
		• 혈액 배양검사 결과를 확인하고, 필요하면 배양검사 결과에 적합한 항생제를 투여한다.	• 배양검사 결과에 따라 적합한 항생제를 사용한다.
		• 혈액학적 검사 결과를 확인한다.	• 감염 시 백혈구 수, 적혈구 침강 속도와 CRP가 증가한다.
		•환자에게 투석 전후 동정맥의 청결법(물과 비누를 이용하여 씻기)을 교육한다. •환자에게 동정맥류의 감염 증상과 감염 증상이 있을 때는 의료진에게 알리도록 교육한다. •투석 당일 목욕이나 수영을 피한다.	
5. 고칼륨혈증과 관련한 전해질 불균형 - 혈중칼륨 수치가 정상범위이다.	• 사지 무력감 있음 •사지이상감각있음 • 근육 경련됨 • 흉부 답답함 • 심전도 변화(서맥, ST분절 저하, T파 상승) 있음 • 입 주위에 이상 감각 있음	• 고칼륨혈증과 관련한 감각 지각 장애 정도를 사정하고, 지남력 상태를 관찰한다.	• 고칼륨혈증의 초기에는 골격근의 신경 흥분성 증가로 감각 장애와 근육 경련을 일으키며, 후기에는 근육의 탈분극을 차단시켜 근육 허약을 유발한다.
		• 혈중칼륨치를 측정한다.	• 자각 증상이 없더라도 정기적인 검사로 고칼륨혈증을 예방한다.
		• 심전도를 모니터한다. • 산소를 투여한다.	• 고칼륨혈증 시 심전도는 서맥, T파 상승, QRS 확장이 나타난다.
		• 고칼륨 함유 식이를 교육하고 저칼륨식이를 먹도록 한다.	• 칼륨은 98%가 소변으로 배설되므로 핍뇨, 무뇨의 혈액투석 환자들은 고칼륨 함유 음식을 다량 섭취하지 않는다.

간호진단과 목표	간호사정과 평가	간호계획과 중재	이론적 근거
		• 야채 조리 시 충분히 물에 담가 조리하도록 한다. • 먹고 싶은 야채, 과일은 투석 시작 후 먹도록 한다. • 하루 섭취해야 하는 야채, 과일의 양을 정해서 먹는다.	• 조리법에 따른 칼륨 제거 효과를 보면, 얇게 썰어 흐르는 물에 씻으면 10%, 데치면 30–50% 정도 감소된다.
		• 고칼륨식이 섭취 시 반드시 칼리메이트를 먹도록 한다.	• 칼리메이트는 음식물에 함유된 칼륨과 결합하여 대변으로 배설하도록 하므로 혈중칼륨 수치를 내릴 수 있다.
		• 고칼륨혈증 시 자각 증상에 대해 교육한다. • 고칼륨혈증 자각 증상이 나타나면 빨리 즉시 병원으로 오도록 한다.	• 고칼륨혈증의 자각 증상으로는 사지 무력감, 사지 이상 감각, 근육 경련, 흉부 답답함 등이 있다.
		• 필요하면 의사의 처방에 따라 응급투석을 실시한다. • 투석 시 저칼륨 투석액을 사용한다.	• 심장마비로 사망할 수 있으므로 병원으로 와서 응급처치를 받는 것이 중요하다.
6. 부적절한 식이와 관련한 잠재성 영양 결핍 - 대사 요구에 맞는 식이 섭취를 유지, 증진한다. - 체중 감소가 없다. - 영양과 관련한 검사 결과가 정상이다.	• 체중 감소함 • 혈액투석식이를 거부함 • 섭취량 부족함 • 연하 기능, 저작 기능 약화됨 • 구강 내 염증과 통증 있음 • 피로감 • 허약감 • 빈혈 있음 • 식욕 저하됨 • 우울 있음	• 신체검진, 식사 양상을 통해 영양 상태를 사정한다. • 영양 부족을 시사하는 검사 결과(혈청알부민, 트렌스페린, 총림프구 수, 저인혈증 등)를 관찰한다. • 체중을 측정한다. • 식사력을 파악한다.	• 영양 결핍 진단 기준은 체중이 표준 체중의 20% 미달이거나 상박근 중앙둘레, 상박 중앙둘레와 피부층 두께가 기준치의 90% 이하일 때이다. • 영양 결핍으로 인한 장기 내에 저장된 단백질의 고갈은 혈청알부민, 트렌스페린, 총림프구 수의 저하를 초래한다.

간호진단과 목표	간호사정과 평가	간호계획과 중재	이론적 근거
	• 설사 있음 • 음식 준비와 선택에 대한 지식 부족함 • 식습관 불량함	• 선호하는 음식을 파악하고 식욕을 증진시킬 수 있는 요리방법을 논의한다.	• 혈액투석식이는 제한이 많아 환자들이 음식 섭취할 때 어려움이 많으므로 새로운 요리법 개발이 요구된다.
		• 환자와 가족에게 식사요법을 교육한다. • 식욕을 증진시킬 수 있는 환경을 조성한다. • 필요하면 처방된 식욕 증진제를 투여한다.	• 체내 노폐물 생성을 줄이고, 신장의 부담을 줄일 수 있는 식사요법을 통해 신부전의 진행 속도를 지연시키고, 좋은 영양 상태를 유지할 수 있도록 한다.
		• 가족을 적극 참여시켜 투석식이 범위 내에서 섭취량을 늘릴 수 있는 방법들을 모색한다.	• 지속적인 가족의 관심이 만성 환자에게는 매우 중요하다.
7. 허약과 관련한 활동 내구성 장애 - 최적의 안녕을 증진시키는 활동에 참여한다.	• 빈혈 있음 • 활동 감소함 • 활동 회피함 • 피로하다거나 허약하다고 말함 • 어지러움 호소함 • 활동에 대한 관심 부족 또는 두려움 있음	• 활동 정도를 사정한다. • 환자가 과거에 참여했던 자기간호, 운동, 여가 활동을 평가한다.	• 활동을 수행하는 환자의 능력과 활동 정도 등의 자료를 수집한다.
		• 활동내구성을 감소시키는 요인을 찾는다. • 활동에 대한 환자의 생리적·정서적 반응을 사정한다. • 환자가 활동내구성을 증가시키는 활동에 참여하도록 격려한다. • 인내를 갖고 활동과 운동프로그램에 참여하도록 격려한다.	• 활동을 감소시키는 요인이 무엇인지 파악하여 교정하는 것이 필요하다.
		• 가족들이 환자의 활동을 적극적으로 지지하도록 한다.	• 가족의 계속적 지지와 관심을 통해 환자가 각종 운동프로그램에 참여할 수 있도록 할 수 있다.
		• 철분과 엽산이 많이 든 음식을 먹도록 격려한다.	• 철분과 엽산은 혈색소를 구성하는 물질이므로 빈혈을 방지한다.

간호진단과 목표	간호사정과 평가	간호계획과 중재	이론적 근거
8. 지식 부족과 관련한 불이행 - 투석과 관련한 자가간호 행위를 수행한다. - 자가간호 행위 수행에 대한 불이행과 관련한 증상이 없다.	• 자가간호 행위를 수행하지 않는 불이행 행동을 함 • 환자 자신이나 주위사람이 환자의 자가간호 행위에 대한 불이행을 언급함 • 의료인과의 약속을 어기거나 치료 지시를 따르지 않음 • 불이행을 나타내는 객관적 검사 결과(체중 증가, 전해질 불균형 등) 있음 • 합병증(폐울혈, 호흡 곤란 등) 발생함 • 자가간호 행위 수행이 비효과적이라고 표현함	• 전반적인 건강 신념, 영적, 문화적 영향 등 환자의 가치관과 자가간호 행위 사이의 부조화에 대해 환자와 함께 탐색한다. • 자가간호 행위에 대한 환자의 지식 정도를 사정한다. • 자가간호 행위를 수행하지 않았을 때 나타날 수 있는 합병증과 위험을 교육한다. • 가족을 치료계획에 포함시켜 환자의 자가간호 행위를 지지하도록 교육한다. • 일상생활 속에서 자가간호를 수행하기 위한 방법을 환자와 함께 모색한다. • 자가간호 행위를 저해하는 요인은 파악하여 제거하고 촉진하는 요인은 파악하여 격려한다. • 자가간호 행위 수행에 대한 목표를 설정하여 지키도록 한다.	• 이행하려는 자가간호 행위가 환자의 가치체계와 일치하도록 하는 것은 환자를 쉽게 동기화시킴으로써 자가간호 행위 이행을 촉진할 수 있다. • 자가간호 행위에 대한 정보를 제공한다. • 가족은 환자가 자가간호 행위를 하도록 지속적으로 격려하고 모니터하는 역할을 할 수 있다. • 대상자 수준에 맞는 목표설정을 통해 목표를 달성했을 때의 성취감이 지속적인 동기화로 작용할 수 있다.
9. 질병과 관련한 신체상 장애 - 자신의 신체상 변화를 인정한다.	• 동정맥루, 중심정맥도관 삽입 상태와 관련한 외관상의 신체 변화 있음 • 신체상 변화에 대한 불편감 있음 • 신체상 변화를 수용하지 못함 • 사회적 접촉 회피함	• 질병과 치료로 인한 신체의 변화에 대한 환자 자신의 지각과 감정을 표현하도록 돕는다. • 환자가 자신의 신체 변화에 대한 감정을 표현할 때 이를 수용하고 격려한다. • 환자가 변화된 신체 부위를 탐색하도록 권한다.	• 환자의 신체상 변화를 총체적으로 지각할 수 있도록 돕고 내재된 불안이나 잘못된 인식을 확인하는 데 도움을 줄 수 있다. • 변화된 외모에 대한 수용감을 표현하는 것은 환자가 자신의 신체상 변화에 대한 긍정적 적응을 발달시킬 수 있다.

간호진단과 목표	간호사정과 평가	간호계획과 중재	이론적 근거
	• 변화된 신체 부위를 감추거나 쳐다보지 못함 • 왜곡되게 지각함	• 변화된 외관의 필요성, 관리방법을 알려준다. • 가족이나 친구가 환자를 지지하도록 돕는다.	• 가족이나 친구의 지지는 환자가 자신의 신체상을 받아들이는 데 도움을 줄 수 있다.
10. 만성신질환과 관련한 잠재성 피부 손상 - 피부 상태가 정상이다.	• 소양감 있음 • 피부 표면의 발적, 발열, 발진 있음 • 전신부종 있음 • 영양 결핍 있음 • 위생상태 불량함 • 설사 있음 • 발열 있음 • 감염 있음	• 과도한 건조 상태, 습기가 차 있는지 환자의 피부를 사정한다. • 피부와 점막의 발적, 열감, 배액, 발진, 통증 정도를 사정한다. • 부동환자인 경우, 1–2시간마다 체위를 변경한다. • 체위를 변경할 때 뼈 돌출 부위와 다른 압박 부위를 관찰하고 과도한 압박과 마찰이 일어나지 않도록 한다. • 환자의 영양 상태를 모니터하고 충분한 영양 섭취를 하도록 격려한다. • 소양감 시 긁는 것을 제한해야 할 필요성을 교육한다. • 혼돈 상태의 환자에게는 긁는 것을 제한하기 위해 벙어리장갑이나 억제대를 제공한다. • 몸이 과도하게 건조되지 않도록 한다. • 잦은 목욕을 피하고 샤워 후 피부가 건조해지지 않도록 오일 함유 로션을 바르도록 한다. • 미온수 목욕이나 녹말 목욕을 권한다.	• 피부 건조는 가려움증을 유발하고 피부 습기는 욕창을 유발할 수 있다. • 부동환자에게 1–2시간 이상 지속되는 압력은 조직을 괴사시키는 병리적 변화를 일으킬 수 있다. • 신체의 압박 시 순환 장애로 인한 피부 손상이 일어날 수 있다. • 영양 결핍이 피부 손상을 심화시킬 수 있다. • 긁을 경우 외피가 손상되거나 2차 감염될 우려가 있다. • 습한 피부 환경은 상피 형성을 가속화한다. • 로션을 발라 적절한 수분 상태를 유지하면 환자의 피부가 마르는 것을 최소화할 수 있다. • 미온수 목욕이나 녹말 목욕은 소양감을 경감시킨다.

간호진단과 목표	간호사정과 평가	간호계획과 중재	이론적 근거
		• 필요하면 피부과에 의뢰하여 가려움증에 대한 의사의 처방을 받도록 한다.	
11. 혈전과 관련한 혈관통로 기능 장애 - 동정맥루 떨림(thrill), 잡음(bruit)은 정상이다. - 투석 중 폐 허탈(collapse)이 없다. - kt/v가 감소되지 않는다.	• 혈관통로 부위에 통증 있음 • 동정맥루 떨림, 잡음 감소함 • 투석 중 높은 정맥압 있음 • 투석 중 폐 허탈 있음 • 응고기전 장애 있음 • 헤모글로빈, 피브리노겐이 높음 • 당뇨병 있음 • 고지혈증 있음 • 저혈압 있음 • 무헤파린 요법 • 감염 있음 • 탈수 있음	• 동정맥루의 떨림, 잡음을 자주 관찰한다. • 동정맥루 천자 후 혈액 색깔을 관찰한다. • 동정맥루가 따뜻한지 촉지한다. • 동정맥루가 있는 사지에서 혈압 측정이나 혈액검사, 정맥주입을 위한 천자를 피한다. • 동정맥루가 있는 사지를 베고 자지 않도록 한다. • 동정맥루가 있는 부위를 꽉 조이는 옷을 입지 않도록 한다. • 동정맥루가 있는 팔로 무거운 물건을 들거나 운반하지 않는다. • steal증후군 증상을 관찰한다.	• 혈액의 흐름이 원활한지 관찰할 수 있다. • 혈압 측정, 혈액검사, 정맥천자로부터 팔을 보호하면 응고나 혈전으로 인한 동정맥루의 폐쇄를 예방할 수 있다. • 동정맥루가 있는 팔의 과도한 압력은 혈관통로 폐쇄를 유발할 수 있다. • 동정맥루에 steal증후군이 있으면 그 팔을 사용 시 동통을 느끼며, 상승 시 불편감이 있다.
12. 근 경련과 관련한 감각 지각 변화 - 근 경련이 없다.	• 감각의 왜곡과 감소 있음 • 자극에 대한 반응 증가와 감소 있음 • 불안, 안절부절함 • 근 경련 있음 • 허약감	• 불필요한 말소리, 소음을 줄인다. • 주위 환경, 처치, 치료 절차에 대해 간결하고 분명하게 설명한다.	• 과도한 자극이 있는 환경 속에서 환자들은 감각 왜곡, 지남력 장애, 환각 등을 나타내기 쉽다.

간호진단과 목표	간호사정과 평가	간호계획과 중재	이론적 근거
	• 현기증 있음 • 피로함 • BUN 상승함	• 간호에 참여하도록 권한다. • 느낌이나 생각을 말로 표현하도록 한다.	
	• 수분, 전해질 불균형 있음	• 산소를 공급한다.	• 말초세포의 산소를 공급하기 위해서다.
	• 스트레스 있음	• 근 경련이 있을 때, 생리식염수를 주고 기계의 나트륨 농도를 환자의 검사 결과에 맞추어 조절한다.	• 과도한 초여과, 전해질 불균형으로 인해 유발될 수 있다.
	• 산소 공급 장애 있음 • 빈혈 있음	• 당뇨가 없는 경우, 근 경련이 있을 때 포도당을 주입한다.	• 주위 조직으로부터 혈관으로 삼투적인 수분이동을 유발함으로써 혈액량을 유지시키는 것을 돕는다.
		• 초여과량을 조절한다.	• 과도한 초여과로 인하여 지각 변화가 생길 수 있다.
		• 근 경련이 있는 곳에 마사지를 하며 하지일 경우 발이 땅에 닿도록 일어서게 한다.	• 경련이 나타난 부위에 열이나 압력을 주어 일시적으로 완화시킬 수 있다.
13. 요독성 신경증과 관련한 인지 장애 - 환자는 지남력이 있다.	• 지남력 상실됨	• 환자의 의식을 사정한다.	
	• 감각의 왜곡과 감소 있음 • 자극에 대한 반응 증가와 감소 있음	• 불필요한 말소리, 소음을 줄인다.	• 과도한 자극이 있는 환경 속에서 환자들은 감각 왜곡, 지남력 장애, 환각 등을 나타내기 쉽다.
	• 불안, 안절부절함 • BUN 상승 있음 • 산혈증/알칼리증 있음	• 주위 환경, 처치, 치료 절차에 대해 간결하고 분명하게 설명한다.	
	• 수분, 전해질 불균형 있음	• 간호에 참여하도록 권한다. • 느낌이나 생각을 말로 표현하도록 한다.	
		• 산소를 공급한다.	• 뇌로 공급되는 산소량을 늘리기 위해서다.
		• 침대 난간을 올리고 안전예방 조치를 한다.	• 지남력이 감소되고, 감각이 감소되거나 왜곡됨으로써 낙상이 발생할 수 있다.

간호진단과 목표	간호사정과 평가	간호계획과 중재	이론적 근거
14. 중심정맥도관 삽입과 관련한 출혈 - 환자는 중심정맥도관 삽입 부위에 출혈이 없다.	• 혈중헤모글로빈 수치 저하됨 • 중심정맥도관 삽입 부위의 출혈 있음 • 혈중 응고인자의 저하 있음	• 활력 징후를 측정한다.	• 출혈 시 혈압 감소와 심박동수가 증가된다.
		• 중심정맥도관 삽입 부위의 출혈 여부를 사정한다.	
		• 필요하면 처방에 따라 약물(minirin 등)을 투여한다.	• minirin은 혈관 수축 작용을 하여 출혈을 방지할 수 있다.
		• 무헤파린 요법을 사용하여 투석한다.	• 헤파린은 호염구, 비만세포 과립으로 factor IX의 응고작용을 방해하므로 출혈 시 사용하지 않도록 한다.
		• 환자에게 출혈 증상을 교육하고, 출혈 시 즉시 병원을 방문하도록 한다 • 혈중헤모글로빈 수치를 모니터한다. • 혈중 응고인자(PT, aPTT, bleeding time 등) 수치를 모니터한다.	• 만성 신장질환자의 과다출혈은 심각한 빈혈을 유발할 수 있다 또한 중심정맥도관 삽입 부위가 젖음으로써 감염을 유발할 수 있다.
		• 환자의 출혈 경향을 파악하여 필요하면 처방에 따라 혈액제제를 수혈한다.	• 혈중 응고인자의 부족으로 출혈이 발생할 수 있다.
		• 중심정맥도관 삽입 부위를 manual compression한다. • 중심정맥도관 삽입 부위를 압박 드레싱한다. • 필요하면 중심정맥도관 삽입 부위에 모래주머니를 올려 둔다.	• 압박은 지혈시간을 단축시켜 준다.
		• 중심정맥도관의 삽입 부위에 출혈이 있는 경우 젖은 드레싱을 자주 교환한다.	• 젖은 부위의 습기로 인한 2차 감염이 발생할 수 있다.

간호진단과 목표	간호사정과 평가	간호계획과 중재	이론적 근거
15. 투석과 관련한 출혈 위험성 - 출혈 증상이 없다.	• 혈중 헤모글로빈 수치 저하됨	• 활력 징후를 측정한다.	• 출혈 시 혈압 감소와 심박동수가 증가된다.
	• 잠혈, 혈변 있음 • 객혈 있음 • 코피 남 • 투석 시 헤파린 사용	• 매 투석 시 출혈 여부를 확인한다.	• 요독증으로 인해 출혈 경향이 증가할 수 있다. 특히 출혈이 가장 흔히 일어나는 부위는 점막으로서 반상출혈, 자반증, 코피, 위장출혈 등이 있다.
	• 혈중 응고인자 저하됨 • 망막출혈 있음	• 투석 시 적절한 헤파린 용량을 사용한다.	• 헤파린(Heparin)은 호염구, 비만세포 과립으로 factor Ⅸ의 응고작용을 방해하므로 항응고작용을 해서 출혈의 위험성을 증가시킨다.
	• 혈뇨 보임	• 출혈의 위험이 증가하거나 출혈이 있을 때는 무헤파린 요법을 사용하여 투석한다. • 환자에게 출혈 증상을 교육하고, 출혈 시 즉시 병원을 방문하도록 한다. • 혈중헤모글로빈 수치를 모니터한다.	
		• 혈중 응고인자(PT, aPTT, bleeding time 등) 수치를 모니터한다. • 중심정맥도관 삽입 부위의 출혈 여부를 사정한다. • 동정맥루 천자 부위의 지혈시간을 모니터한다.	• 혈중 응고인자의 부족으로 출혈이 발생할 수 있다.

[Ⅶ-14 복막투석 Peritoneal Dialysis]

간호진단과 목표	간호사정과 평가	간호계획과 중재	이론적 근거
1. 부적절한 복막투석 식이와 관련한 체액 과량 - 체중이 정상 범위에 있다. - 적절한 체액량을 유지한다.	• 체중 증가됨 • 숨 가쁨 있음 • 부종 있음 • 피로감 있음 • 비정상적 호흡음 있음	• 활력 징후를 측정한다. • 매일 체중을 측정한다. • 섭취량과 배설량을 관찰한다. • 평소의 식습관을 사정한다. • 저염식이와 식이 조절의 중요성을 설명한다. • 필요하면 이뇨제를 투여한다. • 필요하면 고농도의 복막투석액을 사용하도록 한다.	• 복막투석 환자들은 소변량이 충분하지 않으므로 적절치 못한 식이로 인해 쉽게 체액과량이 발생한다. • 식이 조절의 중요성을 알고는 있어도 잘못된 식습관으로 인해 과도하게 섭취할 수 있다. • 체액 과량은 심장의 부담을 증가시켜 심혈관계 합병증의 중요한 원인이 된다.
2. 복막투석 자가간호에 대한 지식 부족 - 복막투석 교육에 대한 이해도 검사와 자가 체크리스트의 정답률이 80% 이상이다.	• 재가 자가간호 이행에 관한 걱정을 말로 표현함 • 부정확한 지식을 가지고 있거나 지식을 잘못 기억해 냄 • 오해 또는 잘못된 개념을 표현함 • 지식을 알려주기를 요구함 • 지시사항을 제대로 따라 하지 못함 • 테스트를 제대로 이행하지 못함 • 기술을 제대로 수행하지 못함	• 환자의 가족을 학습과정에 참여시켜 새로운 지식을 강화하고, 환자의 불안감을 덜어준다. • 환자에게 제시되었던 실질적인 지식을 기억하고 있는지 이해도 검사와 자가 체크리스트로 평가한다. • 복막투석 실기술을 정확히 수행하는지 관찰한다. • 반복학습을 통해 지식 정도와 기술을 향상시킨다.	• 가족과 간호사의 지지는 환자의 불안감 감소에 도움을 줄 수 있다. • 교육 후 실제적인 평가도구의 사용은 지식획득 정도에 대한 정확한 측정을 가능하게 한다.

간호진단과 목표	간호사정과 평가	간호계획과 중재	이론적 근거
3. 복막투석 과정과 관련한 감염 위험성 - 감염 증상이 없다.	• 복막염의 증상을 보임(혼탁한 배액, 복통, 고열, 오한, 메스꺼움, 구토, 설사 등)	• 활력 징후를 측정한다. • 복막투석 과정에서 무균법을 철저히 지키도록 교육한다. • 감염의 증상과 대처방법을 교육한다.	• 감염으로 체온, 혈압, 맥박, 호흡수가 증가하는 증상이 있을 수 있다.
	• 출구염의 증상이 나타남(통증, 발열감, 발적, 부종, 화농 등)	• 필요하면 항생제를 투여한다.	• 무균법 불이행은 감염의 원인이 될수 있다. • 감염의 증상과 대처방법에 대한 인식 정도는 치료 예후에 영향을 미친다.
		• 혈액학적 검사 결과를 확인한다.	• 감염 시 백혈구 수와 적혈구 침강 속도가 증가할 수 있다.

[Ⅶ-15 요실금 Urinary Incontinence]

간호진단과 목표	간호사정과 평가	간호계획과 중재	이론적 근거
1. 요실금 - 요실금이 감소하거나 없다.	• 기저귀에 배뇨함 • 배뇨 요구 있음 • 잔뇨량 증가함 • 요의 있음 • 방광팽만 호소함	• 골반 근육 운동을 교육한다. • 배뇨 욕구를 사정한다. • 배뇨 양상을 사정한다. • 잔뇨량을 측정한다. • 요실금 치료과정을 설명한다. • 규칙적인 배뇨의 중요성을 설명한다. • 필요하면 유치도뇨관을 삽입하거나 단순도뇨를 시행한다. • 배뇨일지를 기록하도록 설명한다. • 4시간마다 소변을 보게 한다.	• 골반 근육과 구조적 지지가 약화되어 발생한다.
2. 불확실한 예후와 관련한 불안 - 불안이 감소되었다고 말한다. - 격심한 불안 증상이 없이 현재의 질병 상황에 대처한다.	• 불안을 호소함 • 자극과민성 (irritability) 증가함 • 걱정함 • 경직된 자세 보임 • 불면증 있음	• 불안 상태를 사정한다. • 정서적 지지를 제공한다. • .편안한 자세를 취해준다. • 신뢰 관계를 증진한다. • 수면을 격려한다. • 감정을 말로 표현하도록 한다. • 감정을 인정한다. • 경청한다. • 안심시킨다. • 불안을 조절하는 방법(심호흡/운동/이완운동/사고 중단 기법)을 교육한다. • 치료적 관계를 유지한다. • 친밀감을 보여준다. • 긍정적 피드백을 제공한다. • 의사에게 알린다.	• 주의 깊은 경청은 환자와 간호사 사이의 신뢰감을 강화시킨다.

간호진단과 목표	간호사정과 평가	간호계획과 중재	이론적 근거
3. 소변 누출로 인한 피부 손상 위험 - 피부 손상이 없다	• 가려움증 있음 • 기저귀 발진 증가함 • 기저귀에 배뇨함 • 소변 누출 있음 • 요실금 있음 • 피부발적 있음	• 발적 부위를 저자극성 비누를 사용해 청결하게 한다. • 부종 부위에 상처가 생기지 않도록 교육한다. • 젖은 기저귀를 갈아준다. • 젖은 시트를 갈아준다. • 젖은 환의를 갈아준다. • 피부 상태를 관찰한다. • 피부를 건조시킨다. • 피부를 깨끗하게 해준다. • 피부 위생의 중요성을 교육한다. • 회음부 간호를 시행한다.	

VIII 이비인후계 질환과 수술관련 간호

1. 편도선염, 아데노이드 비대증
2. 성대폴립, 후두 유두종, 구강백반, 성문하 협착증, 후두수술
3. 설암
4. 후두암
5. 부비동염
6. 만성 중이염
7. 돌발성 난청
8. 메니에르병

{ Ⅷ 이비인후계 질환과 수술관련 간호 }

[Ⅷ-1 편도선염 Chronic Tonsillitis, 아데노이드 비대증 Adenoid Vegetation]

간호진단과 목표	간호사정과 평가	간호계획과 중재	이론적 근거
1. 수술과 관련한 불안 - 격심한 불안 증상이 없이 현재의 질병 상황에 대처한다.	• 불안 있음/없음/증가/감소/호소함 • 자극과민성 있음/없음/증가함/감소함 • 걱정함 • 경직된 자세를 보임 • 불면증 있음/없음/호소함	• 불안 상태를 사정한다. • 정서적 지지를 제공한다. • 편안한 자세를 취해준다. • 신뢰 관계를 증진한다.(일관성 있고 신뢰감을 주는 행동) • 감정을 말로 표현하도록 한다. • 감정을 인정한다.(감정 이입) • 경청한다.	• 주의 깊은 경청은 환자와 간호사 사이의 신뢰감을 강화시킨다.
	• 발한 있음 • 무기력 호소함	• 수면을 격려한다. • 안심시킨다. • 불안을 조절하는 방법(심호흡/운동/이완운동/사고 중단 기법)을 교육한다. • 치료적 관계를 유지한다.(치료적 의사소통법을 사용)	• 이완운동은 긴장을 감소시키고 근육 이완을 촉진한다.
		• 친밀감을 보여준다. • 환자와 함께 있어준다. • 긍정적 피드백을 제공한다. • 의사에게 알린다.	• 환자를 안심시키고 불안을 감소시킨다.
		• 수술과 치료에 대한 적절한 정보를 제공한다.	• 적절한 정보는 환자의 조절력을 증가시키고, 불확실성을 감소시켜 불안을 감소시킨다.

간호진단과 목표	간호사정과 평가	간호계획과 중재	이론적 근거
2. 수술과 관련한 통증 - 통증이 완화되어 편안하다고 말한다	• 수술 부위 통증 있음/없음/증가/감소/호소함 • 근육 긴장 증가됨	• 통증 양상을 사정한다.	• 통증의 유무, 위치, 강도, 양상, 빈도 및 기간 등을 포함하며, 환자의 기초자료가 되며 통증이 사라질 때까지 정기적 재평가가 이루어져야 한다.
		• 통증을 인정한다. • 통증의 원인을 설명한다.	
		• 통증 완화방법을 설명한다. • 이완요법을 실시한다.	• 통증의 강도가 심한 급성 통증 환자에게는 이완요법, 전환요법, 체위 변경, 냉찜질, 더운물 찜질 등이 효과적이다.
		• 통증 부위를 지지해준다.(목 부위를 적절히 지지해주고 편안한 자세를 취해줌)	• 지지해줌으로써 통증을 감소시키며 불편감을 덜어주고 목의 과도신전을 방지하고 수술봉합 부위의 통합성을 유지하기 위해서다.
		• 통증을 완화시키는 구강함수액을 적용한다.	• sore throat을 경감시키고 통증과 부종을 완화시킨다.
		• 찬 음식(아이스크림, 얼음물)이나 부드러운 음식을 먹도록 한다. • 휴식 시간을 제공한다.(방해받지 않도록 환경을 조성함) • 원인 요소에 대해 알려준다. • 의사에게 알린다.	• 찬 음식은 통증과 수술 상처의 부종 감소에 도움이 되며 자극적인 음식은 출혈과 통증을 유발할 수 있다.
		• 처방에 따라 진통제를 투여한다.	• 통증은 심호흡을 억제시키므로 충분한 양의 진통제를 사용한다.
		• 진통제의 효과를 사정한다.	• 진통제 투여 효과를 사정하여 투여 시기, 용량, 투여 간격을 조정할 수 있으며 진통제는 통증 지각을 감소시킨다.
		• 진통제의 부작용이 있는지 확인한다.	• 과량의 진통제를 투여하게 되면 호흡 억제, 오심, 구토 등 부작용이 나타날 수 있다.

간호진단과 목표	간호사정과 평가	간호계획과 중재	이론적 근거
3. 객담배출의 어려움 및 수술 통증과 관련한 비효율적 기도 청결 -효율적으로 기침하여 객담을 배출한다. - 호흡수와 호흡음이 정상이다.	• 호흡 곤란 있음/없음/증가/감소/호소함 • 비정상적 호흡음 들림 • 심호흡을 함/못함 • 가래 있음/없음/증가/감소/호소함 • 기침 있음/없음/증가/감소/호소함 • 체온 상승함	• 호흡 양상을 관찰한다. • 호흡 곤란이 있는지 확인한다. • 폐음을 청진한다.	
		• 심호흡, 기침, 체위 변경의 중요성을 설명한다.	• 잘 시행할 수 있도록 격려하여 폐를 확장시키고 환기를 충분히 하기 위함이다.
		• 심호흡을 하도록 한다.	• 폐를 확장시키기고 무기폐를 예방하며 충분한 환기로 뇌에 산소 공급을 충분하게 한다.
		• 심한 기침, 재채기를 하지 않도록 교육한다. • 객담배출을 격려한다.	• 심한 기침은 통증과 출혈을 유발할 수 있다.
		• 흉부물리요법(흉부타진)을 시행한다.	• 분비물의 배출을 돕고 출혈의 정도를 파악하고 폐를 확장시키기 위해서다.
		• 적절한 습도를 유지해준다. • 1시간마다 보상호흡측정기를 이용하여 호흡운동을 하게 한다. • 활력 징후를 측정한다.(체온 측정) • 흉부 X선 결과를 확인한다.	• 객담이 묽어져서 배출이 용이하다.
		• 머리를 30°로 올려준다. • high Fowler's position을 취해준다.(또는 측위나 복위)	• 기관지의 위나 밖으로 분비물의 이동을 돕는다.
		• 2시간마다 체위 변경을 격려한다.	• 기관지의 위나 밖으로 분비물의 이동을 도와 배출을 용이하게 하여 수술 후 폐합병증을 예방한다.
		• 운동을 격려한다.	•수술 후 폐합병증을 예방한다.
		• 하루 2,000mL 이상의 수분을 섭취하도록 격려한다. • 처방에 따라 약물을 투여한다.(기관지확장제와 거담제를 투여)	• 점막작용을 증강시키기 위해서다.

간호진단과 목표	간호사정과 평가	간호계획과 중재	이론적 근거
4. 수술과 관련한 출혈 위험 -출혈 위험 증상이 없다.	•수술 부위에 oozing 있음/없음/증가/감소함 •수술 상처에 부종 있음/없음/증가/감소함 •수술 상처에 혈종 있음/없음/증가/감소함 •체온이 상승/하강함 •수술 상처에 통증 있음/없음/증가/감소/호소함 •수술 부위 출혈 유무 •심호흡을 못함 •blood tinged sputum/secretion 있음 •호흡 곤란 있음 •호흡수와 깊이의 변화 있음	•수술 상처에 출혈이 있는지 확인한다. •출혈 양상을 확인한다. •수술 상처에 oozing이 있는지 확인한다. •적절한 자세를 취한다.(semi Fowler's position, high Fowler's position, 측위나 복위(prone position)) •심한 기침, 재채기를 하지 않도록 교육한다. •활력 징후를 측정한다. •헤모글로빈 검사 결과를 확인한다. •aPTT검사 결과를 확인한다. •처방에 따라 약물을 투여한다. •안전 간호를 제공한다. •의사에게 알린다.	•수술 후의 출혈은 목의 공간이 좁아 기도를 압박할 수 있어 응급 지혈수술을 요하는 경우도 있을 수 있다. •출혈 양상을 사정하기 위해서다. •blood tinged secretion aspiration되지 않도록 한다. •출혈을 방지한다. •혈압과 맥박의 변화는 출혈을 사정할 수 있는 지표가 된다. •출혈 시 헤모글로빈과 헤마토크릿 수치가 감소한다.
5. 수술과 관련한 잠재적 감염 위험 -감염의 위험요인을 알고 필요한 예방조치를 할 수 있다.	•수술 상처에 통증 있음 •수술 상처에 oozing 있음 •수술 상처 주위 피부에 발적 있음 •호흡수 증가함 •체온 상승함 •맥박수 증가함 •발한 있음 •백혈구 수, 적혈구 침강 속도 증가함	•상처 감염 증상이 있는지 확인한다.(수술 부위에 발적, 열감, 통증 분비물이 있는지 관찰) •수술 상처에 oozing이 있는지 확인한다. •손씻기를 격려한다.(방문 시 손을 씻기를 격려함) •무균술을 시행한다.(간호 제공 전후에 반드시 손을 씻음)	•면역력이 약해질 때 감염으로 이어질 수 있으며 감염의 주요 증상은 발적과 상처의 작열감이다. •감염 상태를 확인하기 위해서다. •교차감염을 방지하기 위해서다.

간호진단과 목표	간호사정과 평가	간호계획과 중재	이론적 근거
	• 분비물 있음	• Chlorhexidine gargle에 대해 교육한다.	
		• 충분한 영양과 수분을 섭취하게 한다.	• 영양 결핍은 면역 반응에 영향을 미쳐 감염을 악화시킨다.
		• 활력 징후를 측정한다. • 의사에게 알린다.	• 체온, 혈압, 맥박, 호흡수의 상승은 감염의 증상이다.
		• 처방에 따라 항생제를 투여한다. • 처방에 따라 해열제를 투여한다. • 발한 증상이 있는지 확인한다.	• 예방적 항생제를 투약하는 것은 수술과 관련한 감염을 줄이는 데 도움이 된다.
		• 균배양검사 결과를 확인한다.	• 감염 시 균배양검사는 양성 반응을 보인다.
		• CBC, CRP 검사 결과를 확인한다.	• 감염되면 면역 반응으로 혈액 내 백혈구 수가 상승하고 적혈구 침강률이 상승한다.

[Ⅷ-2 성대폴립 Vocal Cord Polyp, 후두 유두종 Laryngeal Papilloma, 구강백반 Leucoplakia, 성문하 협착증 Subglottic Stenosis, 후두수술 Laryngomicro Surgery]

간호진단과 목표	간호사정과 평가	간호계획과 중재	이론적 근거
1. 수술과 관련한 불안 - 격심한 불안 증상이 없이 현재의 질병 상황에 대처한다.	• 불안 있음/없음/증가/감소/호소함 • 자극과민성 있음/없음/증가/감소함	• 불안 상태를 사정한다. • 정서적 지지를 제공한다. • 편안한 자세를 취해준다. • 신뢰 관계를 증진한다.(일관성 있고 신뢰감을 주는 행동)	
	• 걱정함 • 경직된 자세를 보임	• 수면을 격려한다. • 감정을 말로 표현하도록 한다. • 감정을 인정한다.(감정이입)	
	• 불면증 있음/없음/호소함 • 발한 있음	• 경청한다.	• 주의 깊은 경청은 환자와 간호사 사이의 신뢰감을 강화시킨다.
	• 무기력 있음/호소함	• 불안을 조절하는 방법(심호흡/운동/이완운동/사고중단 기법)을 교육한다.	• 이완운동은 긴장을 감소시키고 근육이완을 촉진한다.
		• 치료적 관계를 유지한다.(치료적 의사소통법을 사용)	• 안심시키고 불안을 감소시킨다.
		• 환자와 함께 있어준다. • 친밀감을 보여준다. • 안심시킨다. • 긍정적 피드백을 제공한다. • 의사에게 알린다.	
		• 수술과 치료에 대한 적절한 정보를 제공한다.	• 적절한 정보는 환자의 조절력을 증가시키고 불확실성을 감소시켜 불안을 감소시킨다.

간호진단과 목표	간호사정과 평가	간호계획과 중재	이론적 근거
2. 수술과 관련한 통증 - 통증이 완화되어 편안하다고 말한다.	• 수술 부위에 통증 있음/없음/증가/감소/호소함 • 근육의 긴장 증가됨	• 통증 양상을 사정한다.	• 통증의 유무, 위치, 강도, 양상, 빈도 및 기간 등을 포함하며, 환자의 기초자료가 되며 통증이 사라질 때까지 정기적 재평가가 이루어져야 한다.
		• 통증을 인정한다. • 통증의 원인을 설명한다. • 통증 완화방법을 설명한다. • 이완요법을 실시한다.	• 통증의 강도가 심한 급성 통증 환자에게는 이완요법, 전환요법, 체위 변경, 냉찜질, 더운물 찜질 등이 효과적이다.
		• 통증 부위를 지지해준다.(목부위를 적절히 지지해주고 편안한 자세를 취해줌)	• 지지해줌으로써 통증과 불편감을 감소시킨다.
		• 통증을 완화시키는 구강함수액을 적용한다.	• 통증이 감소한다
		• 찬 음식(아이스크림, 얼음물)이나 부드러운 음식을 먹도록 한다. • 휴식 시간을 제공한다.(방해받지 않도록 환경을 조성함) • 원인 요소에 대해 알려준다. • 의사에게 알린다.	• 찬 음식은 통증과 수술 상처의 부종 감소에 도움이 되며 자극적인 음식은 출혈과 통증을 유발할 수 있다.
		• 처방에 따라 진통제를 투여한다.	• 통증은 심호흡을 억제시키므로 충분한 양의 진통제를 사용한다. 진통제는 통증 지각을 감소시킨다.
		• 진통제의 효과를 사정한다.	• 진통제 투여 효과를 사정하여 진통제 투여 시기, 용량, 투여 간격을 조정할 수 있으며 진통제는 통증 지각을 감소시킨다.
		• 진통제의 부작용이 있는지 확인한다.	• 과량의 진통제를 투여하게 되면 호흡 억제, 오심, 구토 등이 나타날 수 있다.

간호진단과 목표	간호사정과 평가	간호계획과 중재	이론적 근거
3. 객담배출의 어려움과 수술 통증과 관련한 비효율적 기도 청결 - 효율적으로 기침하여 객담을 배출한다. - 호흡수와 호흡음이 정상이다.	• 호흡 곤란 있음/없음/증가/감소/호소함	• 호흡 양상을 관찰한다. • 호흡 곤란이 있는지 확인한다. • 폐음을 청진한다.	
	• 비정상적 호흡음이 들림 • 심호흡을 함/못함	• 심호흡, 기침, 체위 변경의 중요성을 설명한다.	• 잘 시행할 수 있도록 격려하여 폐를 확장시키기고 환기를 충분히 하기 위해서다.
	• 가래 있음/없음/증가/감소/호소함 • 기침 있음/없음/증가/감소/호소함	• 심호흡을 하도록 한다.	• 폐를 확장시키기고 무기폐를 예방하며 충분한 환기로 뇌에 산소 공급을 충분하게 한다.
	• 체온 상승함	• 심한 기침, 재채기를 하지 않도록 교육한다.	• 심한 기침은 통증과 출혈을 유발할 수 있다.
		• 객담배출을 격려한다. • 흉부물리요법(흉부타진)을 시행한다.	• 분비물의 배출을 돕고 과출혈의 정도를 파악하고 폐를 확장시키기 위해서다.
		• 적절한 습도를 유지해준다. • 1시간마다 보상호흡측정기(inspirometer)를 이용하여 호흡운동을 하게 한다. • 활력 징후를 측정한다.(체온 측정) • 흉부 X선 결과를 확인한다.	• 객담이 묽어져서 배출이 용이하다.
		• 머리를 30°로 올려준다. • high Fowler's position을 취해준다.(또는 측위나 복위)	• 최대의 환기를 유지하여 폐 확장을 도모한다.
		• 2시간마다 체위 변경을 격려한다. • 운동을 격려한다. • 하루 2,000mL 이상의 수분을 섭취하도록 격려한다.	• 기관지의 위나 밖으로 분비물의 이동을 도와 배출을 용이하게 하여 수술 후 폐합병증을 예방한다. • 수술 후 폐합병증을 예방한다.
		• 처방에 따라 약물을 투여한다.(기관지확장제와 거담제를 투여)	• 점막작용을 증강시키기 위해서다.

간호진단과 목표	간호사정과 평가	간호계획과 중재	이론적 근거
4. 수술과 관련한 출혈 위험 -출혈 위험 증상이 없다.	•수술 부위에 출혈 있음 •심호흡 못함 •가래, 분비물 있음 •blood tinged sputum / secretion 있음	•수술 상처에 secretion 양상을 관찰한다. •출혈 증상을 확인한다.	•수술 후 출혈은 목의 공간이 좁아 기도를 압박할 수 있으므로 응급 지혈수술을 요하는 경우도 있을 수 있다.
	•호흡 곤란(호흡수와 깊이의 변화)	•부드럽고 찬 음식을 섭취하도록 한다. •blood tinged secretion aspiration 되지 않도록 적절한 자세를 취한다.(semi Fowler's position,. Fowler's position, lateral position, prone position)	•거칠고 단단한 음식은 수술 부위를 자극해 출혈을 유발할 수 있다. •기도흡인을 방지한다.
	•발열 있음 •비정상적 호흡음 들림 •폐확장이 비대칭적임	•금식하도록 한다. •주의사항을 교육한다.(심한 기침, 재채기를 하지 않도록 교육한다.) •활력 증후를 측정한다. •의사에게 알린다.(출혈 시) •CBC 검사 결과를 확인한다.	•출혈을 예방한다. •출혈 시 헤모글로빈과 헤마토크릿 수치가 감소한다.
5. 수술과 관련한 잠재적 감염 위험 -감염의 위험요인을 알고 필요한 예방조치를 할 수 있다.	•수술 상처에 통증 있음 •수술 상처에 oozing 있음	•상처 감염 증상이 있는지 확인한다.(수술 부위에 발적, 열감, 통증, 분비물이 있는지 관찰함)	•면역력이 약해질 때 감염으로 이어질 수 있으며 감염의 주요 증상은 발적과 상처의 작열감이다.
	•수술 상처 주위 피부에 발적 있음 •호흡수 증가함	•수술 상처에 oozing이 있는지 확인한다.	•감염 상태를 확인하기 위해서다.
	•체온 상승함 •맥박수 증가함 •발한 있음 •백혈구 수, 적혈구 침강 속도 증가함 •분비물 있음	•손씻기를 격려한다.(방문 시 손씻기를 격려함) •무균술을 시행한다.(간호 제공 전후에 반드시 손을 씻음) •Chlorhexidine gargle에 대해 교육한다.	•교차감염을 방지하기 위해서다.

간호진단과 목표	간호사정과 평가	간호계획과 중재	이론적 근거
		• 의사에게 알린다. • 필요하면 항생제를 투여한다.	
		• 충분한 영양과 수분을 섭취하게 한다.	• 영양 결핍은 면역 반응에 영향을 미쳐 감염을 악화시킨다.
		• 활력 징후를 측정한다.	• 체온, 혈압, 맥박, 호흡수의 상승은 감염의 증상이다.
		• 처방에 따라 항생제를 투여한다.	• 예방적 항생제를 투약하는 것은 수술과 관련한 감염을 줄이는 데 도움이 된다.
		• 처방에 따라 해열제를 투여한다. • 발한 증상이 있는지 확인한다.	
		• 균배양검사 결과를 확인한다.	• 감염 시 균배양검사는 양성 반응을 보인다.
		• CBC, CRP 검사 결과를 확인한다.	• 감염되면 면역 반응으로 혈액 내 백혈구 수가 상승하고 적혈구 침강률이 상승한다.

[Ⅷ-3 설암 Glottic Cancer]

간호진단과 목표	간호사정과 평가	간호계획과 중재	이론적 근거
1. 수술과 관련한 불안 - 격심한 불안 증상이 없이 현재의 질병 상황에 대처한다.	• 불안 있음/없음/증가/감소/호소함 • 자극과민성 있음/없음/증가/감소함 • 걱정함 • 경직된 자세를 보임 • 불면증 있음/없음/호소함 • 발한 있음 • 무기력 있음/호소함	• 불안 상태를 사정한다. • 정서적 지지를 제공한다. • .편안한 자세를 취해준다. • 신뢰 관계를 증진한다.(일관성 있고 신뢰감을 주는 행동) • 수면을 격려한다. • 감정을 말로 표현하도록 한다. • 감정을 인정한다.(감정 이입) • 경청한다. • 안심시킨다. • 불안을 조절하는 방법(심호흡/운동/이완운동/사고 중단 기법)을 교육한다. • 치료적 관계를 유지한다.(치료적 의사소통법을 사용) • 환자와 함께 있어준다. • 친밀감을 보여준다. • 긍정적 피드백을 제공한다. • 의사에게 알린다. • 수술과 치료에 대한 적절한 정보를 제공한다.	• 주의 깊은 경청은 환자와 간호사 사이의 신뢰감을 강화시킨다. • 이완운동은 긴장을 감소시키고 근육 이완을 촉진한다. • 환자를 안심시키고 불안이 감소되게 한다. • 적절한 정보는 환자의 조절력을 증가시키고, 불확실성을 감소시켜 불안을 감소시킨다.
2. 수술과 관련한 통증 - 통증이 완화되어 편안하다고 말한다.		• 통증 양상을 사정한다. • 통증을 인정한다. • 통증의 원인을 설명한다. • 통증 완화방법을 설명한다. • 이완요법을 실시한다.	• 통증의 강도가 심한 급성 통증 환자에게는 이완요법, 전환요법, 체위 변경, 냉찜질, 더운물 찜질 등이 효과적이다.

간호진단과 목표	간호사정과 평가	간호계획과 중재	이론적 근거
		• 통증 부위를 지지해준다.(기침하는 동안 수술 부위를 지지하도록 격려하며 베개를 적절히 지지해주고 편안한 자세를 취해줌)	• 지지는 통증을 감소시키고 불편감을 덜어주며 목의 과도신전을 방지하고 수술 봉합부위의 통합성을 유지하게 해준다.
		• 통증을 완화시키는 구강함수액을 적용한다.	• sore throat을 경감시키고 통증과 부종을 완화시킨다.
		• 찬 음식(아이스크림, 얼음물)이나 부드러운 음식을 먹도록 한다.	• 찬 음식은 통증과 수술 상처의 부종 감소에 도움이 되며 자극적인 음식은 출혈과 통증을 유발할 수 있다.
		• 휴식 시간을 제공한다.(방해받지 않도록 환경을 조성함)	
		• 원인 요소에 대해 알려준다.	
		• 의사에게 알린다.	
		• 처방에 따라 진통제를 투여한다.	• 통증은 심호흡을 억제시키므로 충분한 양의 진통제를 사용한다. 진통제는 통증 지각을 감소시킨다.
		• 진통제의 효과를 사정한다.	• 진통제 투여 효과를 사정하여 투여 시기, 용량, 투여 간격을 조정할 수 있으며 진통제는 통증 지각을 감소시킨다.
		• 진통제의 부작용이 있는지 확인한다. • IV PCA 사용법을 교육하고 부작용을 관찰한다.	• 과량의 진통제를 투여하게 되면 호흡 억제, 오심, 구토 등의 부작용이 있을 수 있다.
		• 수술 상처에 출혈이 있는지 확인한다.	• 수술 후 출혈은 목의 공간이 좁아 기도를 압박할 수 있으므로 응급 지혈 수술을 요하는 경우도 있을 수 있다.

간호진단과 목표	간호사정과 평가	간호계획과 중재	이론적 근거
3. 수술 · 배액관 삽입과 관련한 출혈 위험 - 상처 부위에 출혈이 없다. - 혈액검사 결과가 정상 범위를 유지한다.	• 수술 부위에 oozing 있음/없음/증가/감소함	• 수술 상처에 oozing이 있는지 확인한다.	• 출혈 양상을 사정하기 위해서다.
	• 배액관 삽입 부위에 oozing 있음/없음/증가/감소함	• 출혈 양상을 확인한다. • hemovac 배액양상을 관찰한다. • hemovac을 clamping 한다.	• 출혈 상태를 확인하기 위해서다.
	• 배액관 제거 부위에 oozing 있음/없음/증가/감소함	• J-P 드레인 배액양상을 관찰한다. • J-P 드레인을 clamping한다.	• 출혈 상태를 확인하기 위해서다.
	• 수술 상처에 부종 있음/없음/증가/감소함	• 수술 상처에 드레싱을 한다. • 압박 드레싱을 한다. • 활력 징후를 측정한다.	• 혈압과 맥박의 변화는 출혈을 사정할 수 있는 지표가 된다.
	• 수술 상처에 혈종 있음/없음/증가/감소함	• 헤모글로빈 검사 결과를 확인한다.	• 출혈 시 헤모글로빈과 헤마토크릿 수치가 감소한다.
	• 체온이 상승/하강함	• aPTT검사 결과를 확인한다.	
	• 수술 상처에 통증 있음/없음/증가/감소/호소함	• 처방에 따라 약물을 투여한다. • 안전 간호를 제공한다. • 의사에게 알린다.	
	• 수술 상처에 oozing 있음	• 흡인한다.	
	• blood tinged sputum 있음		
	• 기관절개관 유지 중임		
4. 객담배출의 어려움 · 수술 통증과 관련한 기도 청결의 비효율성 - 효율적으로 기침하여 객담을 배출한다.	• 호흡 곤란 있음/없음/증가/감소/호소함	• 호흡 양상을 관찰한다. • 호흡 곤란이 있는지 확인한다. • 폐음을 청진한다.	
	• 비정상적인 호흡음 들림	• 심호흡, 기침, 체위 변경의 중요성을 설명한다.	• 잘 시행할 수 있도록 하기 위해서다.
	• 심호흡을 함/못함	• 심호흡을 하도록 한다.	• 폐를 확장시키고 충분한 환기를 위해서다.
	• 가래 있음/없음/증가/감소/호소함	• 기침을 하도록 한다.	

간호진단과 목표	간호사정과 평가	간호계획과 중재	이론적 근거
- 호흡수와 호흡음이 정상이다.	• 기침 있음/없음/증가/감소/호소함	• 기침하는 것을 시범 보인다.	• 피로와 과호흡을 막을 수 있다.
	• 체온이 상승함 • 기관절개관 유지중임	• 기침하는 동안 수술 상처를 지지하도록 한다.	• 기침을 좀 더 쉽게 하기 위해서다.
		• 객담배출을 격려한다.	
		• 흉부 X선 결과를 확인한다	
		• 흉부물리요법(흉부타진)을 시행한다.	• 흉부타진은 기관지벽에 붙어 있는 분비물을 떨어뜨리기 위해서다.
		• 적절한 습도를 유지해준다.	• 분비물을 묽게 하므로 배출을 용이해진다.
		• 1시간마다 보상호흡측정기(inspirometer)를 이용하여 호흡운동을 하게 한다.	• 심호흡하는 것을 도와주기 위해서다.
		• 활력 징후를 측정한다.(체온 측정)	
		• 머리를 30°로 올려준다.	• 폐확장을 도모한다.
		• high Fowler's position을 취해준다.	
		• 2시간마다 체위 변경을 격려한다.	• 기관지의 위나 밖으로 분비물의 이동을 도와 배출을 용이하게 하여 수술 후 폐합병증을 예방한다.
		• 운동을 격려한다.	• 수술 후 폐합병증을 예방한다.
		• 하루 2,000mL 이상의 수분을 섭취하도록 격려한다.	• 점막작용을 증강시키기 위해서다.
		• 처방에 따라 약물을 투여한다.(기관지확장제와 거담제 투여)	
		• 필요하면 산소를 공급한다.	
5. 수술 부위 부종 · 출혈과 관련한 비효율적 호흡 양상 - 기도개방성이 증가한다.	• 호흡수, 깊이 변화함 • 호흡음 비정상적임	• 호흡 양상을 관찰한다.(호흡음을 청진하고 호흡수 측정)	• 호흡 곤란을 확인하기 위해서다.
		• 활력 징후를 측정한다.	
		• 심호흡 방법을 알려주고 격려한다.	• 폐확장을 도모하기 위해서다.

간호진단과 목표	간호사정과 평가	간호계획과 중재	이론적 근거
- 동맥혈가스분압이 정상이다.		• semi Fowler's position을 취해 준다.	• 폐확장을 도모하기 위해서다.
		• 휴식을 격려한다.	• 충분한 휴식은 호흡 시 불필요한 에너지를 최소화한다.
		• 수술 부위 출혈과 부종 여부를 관찰한다.(호흡수, 리듬, 호흡음, 청색증 등 호흡 양상을 관찰한다.)	• 호흡 곤란을 확인하기 위해서다.
		• 수술 부위의 분비물 특성과 양을 관찰한다.	• 지나친 양은 출혈 가능성을 암시한다.
		• 필요하면 수술 부위 드레싱에 냉찜질을 한다.	• 출혈 감소와 부종 완화를 위해서다.
		• 2-4시간마다 목소리 변화를 확인하고 연하 능력을 사정한다.	• 후두 신경 손상, 성문의 부종으로 목소리 변화가 올 수 있기 때문이다.
		• 필요하면 산소를 제공하고 기도를 흡인한다.	• 기도개방성을 유지하기 위해서다.
		• 필요하면 동맥혈가스분압, 칼슘 이온 농도를 확인한다.	• 기도폐쇄와 관련한 환기기능을 점검하기 위해서다.
		• 기도흡인을 시행한다. • 기관절개관을 교환한다. • 필요하면 의사에게 알린다. • 기관절개 세트를 환자 옆에 준비한다.	
6. 구강섭취 부족과 관련한 잠재성 영양 부족 - 활동 수준과 대사 요구에 맞는 일일 영양 요구량을 섭취하여, 목표체중을 관리하고 유지하는 계획을 세운다.	• 오심 있음/없음/감소/호소함/심해짐 • 소화불량 있음/없음/증가/감소/호소함 • 식욕부진이 있음/없음/증가/감소/호소함 • 경구섭취를 잘 못함	• 영양 상태를 평가한다. • 식이섭취 상태를 관찰한다. • 경관영양에 대해 설명한다. • 경관영양을 한다. • 영양의 중요성에 대하여 교육한다.	
		• 즐겁고 편안한 분위기에서 식사하도록 격려한다.	• 불쾌한 환경, 소리, 냄새는 식욕을 저하시킨다.
		• 소량씩 자주 주입한다. • 체중을 측정한다. • 영양 상담을 의뢰한다.	

간호진단과 목표	간호사정과 평가	간호계획과 중재	이론적 근거
		• 의사에게 알린다. • 처방에 따라 약물을 투여한다. • 처방에 따라 total parenteral nutrition을 투여한다.	• 필요하면 수액 주입은 영양 상태를 증진시키고 합병증을 예방한다.
7. 연하 장애	• 연하곤란 있음/없음/증가/감소/호소함 • 사레 들림	• 연하 기능을 확인한다. • 연하곤란 식이를 제공하고 격려한다. • 연하곤란 연습 식이를 교육한다. • 적은 양의 식사를 자주 하도록 교육한다. • 식사 중 말하지 않도록 격려한다. • 삼키기 쉬운 음식을 섭취하도록 교육한다. • 삼킨 후 입안이 비었는지 확인한다. • 삼킬 때 chin tuck을 격려하고 교육한다. • 삼키는 동안 숨을 멈추도록 한다. • 앉은 자세로 식사하는 것을 격려한다. • 식사 후 앉아 있도록 격려한다. • 영양 상담을 의뢰한다. • 연하 곤란 클리닉에 의뢰한다. • 연하 곤란 식이에 대해 교육한다. • 연하 곤란 식이를 제공한다. • 금식을 하도록 한다.	• 호흡기계 장애, 경관영양과 거력이 있는 경우 연하 능력이 감소될 수 있다. • 흡인(aspiration)을 예방한다. • 연하 기능 장애 정도를 확인하여 적합한 식이를 제공하는 것이 중요하다.

간호진단과 목표	간호사정과 평가	간호계획과 중재	이론적 근거
8. 수술과 관련한 잠재성 감염 위험 - 감염의 위험요인을 알고 필요한 예방 조치를 할 수 있다.	• 배액관 삽입 부위에 통증 있음 • 수술 상처에 통증 있음 • 수술 상처에 oozing 있음 • 수술 상처 주위 피부에 발적 있음 • hemovac 삽입 부위에 발적 있음 • hemovac 삽입 부위에 누출 있음 • J-P 드레인 삽입 부위에 누출 있음 • 호흡수 증가함 • 체온 상승함 • 맥박수 증가함 • 발한 있음 • 백혈구 수, 적혈구 침강 속도 증가함 • 분비물 있음	• 삽입 부위에 감염 증상이 있는지 확인한다.	• 면역력이 약해질 때 감염으로 이어질 수 있으며 발열, 빈맥, 백혈구 수 증가, 절개 부위 압통과 발적, 화농성 배액은 상처 감염의 초기 증상이다.
		• 상처 감염 증상이 있는지 확인한다.(수술 부위에 발적, 열감, 통증, 분비물이 있는지 관찰)	• 감염 상태를 확인하기 위함이며 주요 증상은 발적과 상처나 배액관이 삽입되어 있는 절개 부위의 작열감이다.
		• 배액관의 개방성을 확인한다. • 배액양상을 확인한다.	• 감염 상태를 확인하기 위해서다.
		• 배액관 삽입 부위의 누출이 있는지 확인한다. • 수술 상처에 oozing이 있는지 확인한다.	• 감염 상태를 확인하기 위해서다.
		• 손씻기를 격려한다.(방문 시 손씻기를 격려함) • 수술 상처에 드레싱을 한다. • 무균술을 시행한다.(간호 제공 전후 반드시 손을 씻음)	• 교차감염을 방지하기 위해서다.
		• 수술 상처의 oozing 부위에 거즈를 덧대준다. • 베타딘, 클로르헥시딘, 가글을 교육한다.	• 수술 부위가 오염되는 것을 막기 위해서다.
		• 수술 상처에 드레싱을 자주 한다.(드레싱이 젖어 있지 않도록 자주 교환)	• 감염 위험을 예방하기 위해서다.

간호진단과 목표	간호사정과 평가	간호계획과 중재	이론적 근거
		• 충분한 영양과 수분을 섭취하게 한다.	• 영양 결핍은 면역 반응에 영향을 미쳐 감염을 악화시킨다.
		• 활력 징후를 측정한다.	• 체온, 혈압, 맥박, 호흡수의 상승은 감염의 증상이다.
		• 발한 증상이 있는지 확인한다.	• 감염의 지표가 된다.
		• 처방에 따라 항생제를 투여한다. • 처방에 따라 해열제를 투여한다.	• 예방적 항생제를 투약하는 것은 수술과 관련한 감염을 줄이는 데 도움이 된다.
		• 균배양검사 결과를 확인한다.	• 감염 시 균배양검사는 양성 반응을 보인다.
		• CBC 검사 결과를 확인한다	• 감염되면 면역 반응으로 혈액 내 백혈구 수가 상승하고 적혈구 침강률이 상승한다.
9. 기도흡인 위험 - 기도흡인 위험이 없다.	• tube feeding 중 aspiration됨	• 삼킬 때 고개를 약간 숙이도록 교육한다. • 삼킨 후 입안이 비었는지 확인한다. • 연하곤란 연습 식이를 교육한다.	• 식도역류를 방지하여 기도흡인을 예방할 수 있다.
		• 앉은 자세로 식사하도록 격려한다.(Fowler's나 semi Fowler's position) • 식후 30분 이상 앉아 있도록 한다. • 경관 영양을 한다. • 경관영양에 대해 교육한다. • 흡인간호를 시행한다.	• 식도역류를 방지하여 기도흡인을 예방할 수 있다.

간호진단과 목표	간호사정과 평가	간호계획과 중재	이론적 근거
10. 오랜 금식 · 비위관(Levin-tube) · 삽입과 관련한 안위 변화 - 불편감이 감소하였다고 말한다.	• 비위관 삽입 부위에 불편감 있음/없음/증가/감소/호소함 • 인후불편감 있음/없음/증가/감소/호소함 • 입 마름 호소함 • 속 쓰림 호소함	• 피부 자극 증상이 있는지 확인한다. • 피부를 깨끗하게 한다. • 구강 상태를 관찰한다. • 구강간호를 시행한다. • 클로르헥시딘 가글(chlorhexidine gargle)에 대해 교육한다. • 젖은 거즈를 입에 적용해준다. • 불편감을 인정해준다. • 긍정적으로 대응하도록 도와준다. • 비위관 위치를 확인하고 필요하면 재고정한다. • 입안의 불편감을 사정한다. • 불편감을 인정해준다.	• 비위관삽입으로 인한 피부자극 여부를 확인하기 위해서다. • 피부 자극을 예방한다. • 불편감을 감소시킨다. • gargling과 젖은 거즈를 입에 적용하여 불편감을 감소시킨다.
11. 오심 · 구토 - 오심, 구토 증상이 없다.	• 오심, 구토 있음 • 소화불량 있음/없음/증가/감소/호소함 • IV PCA 유지 중임 • IV PCA 부작용 있음/없음/증가/감소/호소함	• 오심 양상을 확인한다. • 구토 양상을 확인한다. • 머리를 올려준다.(high Fowler's position 취해줌) • 구강간호를 시행한다.(chlorhexidine gargle 시행) • 금식하도록 한다. • IV PCA 부작용을 관찰한다. • IV PCA를 잠근다. • IV PCA를 제거한다. • IV PCA 사용법을 교육한다. • 의사에게 알린다. • 침상안정을 격려한다. • 처방에 따라 약물을 투여한다.	• 오심 양상을 확인하여 즉시 대처한다 • 오심, 구토 시 기도흡인되는 것을 방지한다 • 과량의 진통제를 투여하게 되면 호흡 억제, 오심구토가 부작용 증상으로 나타난다. • 오심을 감소시키기 위해서다. • 통증 조절을 스스로 할 수 있게 하기 위해서다. • 약물은 오심, 구토를 감소시킨다.

간호진단과 목표	간호사정과 평가	간호계획과 중재	이론적 근거
12. 신체 변화와 관련한 신체상 장애 - 새로운 적응 방식을 행하고 외모에 대해 수용한다. - 자신을 긍정적으로 생각한다.	• 기관지절개관을 유지 중임 • 글로 써서 의사를 표시함 • 부정적 사고를 보임 • 언어 장애 있음 • 자아 가치관 상실함 • 건강 상태 변화를 수용하지 못함 • 걱정함 • 우울 호소함 • 비관함 • 상실감 있음	• 걱정과 두려움을 표현하도록 한다. • 감정을 인정해준다. • 경청해준다. • 공감해준다. • 긍정적 강화를 제공한다. • 무비판적·공감적 태도를 유지한다.	• 개방된 의사소통은 환자의 감정과 요구를 표현할 수 있게 해준다. • 주의 깊은 경청은 환자와 간호사 사이의 신뢰감을 강화시킨다.
		• 지지체계를 확인한다. • 가족이 지지할 수 있도록 도와준다. • 특수 분야 치료(발성)가 필요한 경우 전문가에게 의뢰한다.	• 지지체계를 활용하여 용기와 희망을 갖게 한다
		• 정보를 제공한다. • 교육자료를 제공한다.	• 정확한 사전 지식은 불안을 감소시키고 환자에게 이해증진과 지지를 제공하게 된다
		• 다른 사람과의 관계를 격려한다.(같은 질병을 가진 집단 활동 참여 주선) • 교육프로그램에 참여하도록 격려한다. • 자기간호를 할 수 있도록 교육하고, 스스로 할 수 있도록 시범을 보이도록 한다.	• 같은 그룹과의 대화는 서로의 경험과 감정을 나눌 수 있고, 문제 해결 기술과 대처법을 강화시키며 간호사는 목표에 긍정적으로 기여할 수 있다.

[Ⅷ-4 후두암 Laryngeal Cancer]

간호진단과 목표	간호사정과 평가	간호계획과 중재	이론적 근거
1. 수술과 관련한 불안 - 격심한 불안 증상 없이 현재의 질병 상황에 대처한다.	• 불안 있음/없음/증가/감소/호소함 • 자극과민성 있음/없음/증가/감소함	• 불안 상태를 사정한다. • 정서적 지지를 제공한다. • 편안한 자세를 취해준다. • 신뢰 관계를 증진한다.(일관성 있고 신뢰감을 주는 행동)	
	• 걱정함 • 경직된 자세를 보임	• 수면을 격려한다. • 감정을 말로 표현하도록 한다. • 감정을 인정한다.(감정이입)	
	• 불면증 있음/없음/호소함 • 발한 있음	• 경청한다.	• 주의 깊은 경청은 환자와 간호사 사이의 신뢰감을 강화시킨다.
	• 무기력 호소함	• 안심시킨다.	
		• 불안을 조절하는 방법(심호흡/운동/이완운동/사고 중단 기법)을 교육한다.	• 이완운동은 긴장을 감소시키고 근육 이완을 촉진한다.
		• 치료적 관계를 유지한다.(치료적 의사소통법을 사용)	• 환자를 안심시키고 불안이 감소된다.
		• 환자와 함께 있어준다. • 친밀감을 보여준다. • 긍정적 피드백을 제공한다. • 의사에게 알린다.	
		• 수술과 치료에 대한 적절한 정보를 제공한다.	• 적절한 정보는 환자의 조절력을 증가시키고, 불확실성을 감소시키므로 불안이 감소된다.
2. 수술과 관련한 통증 - 통증이 완화되어 편안하다고 말한다.	• 수술 부위에 통증 있음/없음/증가/감소/호소함 • 헤모박 삽입 부위에 통증 있음/없음/증가/감소/호소함	• 통증 양상을 사정한다.	• 통증의 유무, 위치, 강도, 양상, 빈도 및 기간 등을 포함하며, 환자의 기초자료에서 통증이 사라질 때까지 정기적 재평가를 하도록 한다.

간호진단과 목표	간호사정과 평가	간호계획과 중재	이론적 근거
	• J-P 드레인 삽입 부위에 통증 있음/없음/증가/감소/호소함	• 통증을 인정한다. • 통증의 원인을 설명한다. • 통증 완화방법을 설명한다.	
	• 근육 긴장 증가됨	• 이완요법을 실시한다.	• 통증의 강도가 심한 급성 통증 환자에게는 이완요법, 전환요법, 체위 변경, 냉찜질, 더운물 찜질 등이 효과적이다.
		• 통증 부위를 지지해준다.(기침하는 동안 수술 부위를 지지하도록 격려하며 베개를 적절히 지지해주고 편안한 자세를 취해줌)	• 통증을 감소시키고 불편감을 덜어주며 목의 과도신전을 방지하고 수술봉합 부위의 통합성을 유지하기 위해 지지해준다.
		• 통증이 완화되는 구강함수액을 적용한다.	• 통증이 감소한다.
		• 찬 음식(아이스크림, 얼음물)이나 부드러운 음식을 먹도록 한다. • 휴식 시간을 제공한다.(방해받지 않도록 환경을 조성함) • 원인 요소에 대해 알려준다. • 의사에게 알린다.	• 찬 음식은 통증과 수술 상처의 부종 감소에 도움이 되며 자극적인 음식은 출혈과 통증을 유발할 수 있다.
		• 처방에 따라 진통제를 투여한다.	• 통증은 심호흡을 억제시키므로 충분한 양의 진통제를 사용한다. 진통제는 통증 지각을 감소시킨다.
		• 진통제의 효과를 사정한다.	• 진통제 투여 효과를 사정하여 투여 시기, 용량, 투여 간격을 조정할 수 있으며 진통제는 통증 지각을 감소시킨다.
		• 진통제의 부작용이 있는지 확인한다. • IV PCA 사용법을 교육하고 부작용을 관찰한다.	• 과량의 진통제를 투여하게 되면 호흡 억제, 오심, 구토 등의 부작용이 있을 수 있다.

간호진단과 목표	간호사정과 평가	간호계획과 중재	이론적 근거
3. 수술과 배액관 삽입과 관련한 출혈 위험 - 상처 부위에 출혈이 없다. - 혈액검사 결과가 정상 범위를 유지한다.	• 수술 부위에 oozing 있음/없음/증가/감소함 • 배액관 삽입 부위에 oozing 있음/없음/증가/감소함 • 배액관 제거 부위에 oozing 있음/없음/증가/감소함 • 수술 상처에 부종 있음/없음/증가/감소함 • 수술 상처에 혈종 있음/없음/증가/감소함 • 체온 상승/하강함 • 수술 상처에 통증 있음/없음/증가/감소/호소함 • 수술 상처 oozing 있음 • blood tinged sputum 있음 • 기관절개관 유지 중임 • 수술 상처에 압박 드레싱 유지 중임	• 수술 상처에 출혈이 있는지 확인한다. • 수술 상처에 oozing이 있는지 확인한다. • 출혈 양상을 확인한다. • hemovac 배액양상을 관찰한다. • hemovac을 clamping한다. • J-P 드레인 배액양상을 관찰한다. • J-P 드레인을 clamping한다. • 수술 상처에 드레싱을 한다. • 압박 드레싱을 한다. • 활력 징후를 측정한다. • 헤모글로빈 검사 결과를 확인한다. • aPTT 검사 결과를 확인한다. • 처방에 따라 약물을 투여한다. • 안전 간호를 제공한다. • 의사에게 알린다. • 흡인한다.	• 수술 후의 출혈은 목의 공간이 좁아 기도를 압박할 수 있으며 응급 지혈 수술을 요하는 경우도 있을 수 있다. • 출혈 양상을 사정하기 위해서다. • 출혈 상태를 확인하기 위해서다. • 출혈 상태를 확인하기 위해서다. • 출혈을 방지한다. • 혈압과 맥박의 변화는 출혈을 사정할 수 있는 지표다. • 출혈 시 헤모글로빈과 헤마토크릿 수치가 감소한다.
4. 객담배출의 어려움 · 수술 통증과 관련한 기도 청결의 비효율성	• 호흡 곤란 있음/없음/증가/감소/호소함 • 비정상적 호흡음이 들림	• 호흡 양상을 관찰한다. • 호흡 곤란이 있는지 확인한다. • 폐음을 청진한다. • 심호흡, 기침, 체위 변경의 중요성을 설명한다.	• 호흡 곤란을 확인하기 위해서다. • 잘 시행할 수 있도록 격려하여 폐를 확장시키고 충분한 환기를 할 수 있기 위해서다.

간호진단과 목표	간호사정과 평가	간호계획과 중재	이론적 근거
- 효율적으로 기침하여 객담을 배출한다. - 호흡수와 호흡음이 정상이다.	• 가래 있음/없음/증가/감소/호소함 • 기침 있음/없음/증가/감소/호소함	• 심호흡을 하도록 한다.	• 폐를 확장시키기고 충분한 환기를 위해서다.
	• 체온이 상승함 • 심호흡을 함/못함	• 기침을 하도록 한다. • 기침하는 시범을 보인다.	• 피로와 과호흡을 막을 수 있다.
		• 기침하는 동안 수술 상처를 지지하도록 한다. • 객담배출을 격려한다.	• 기침을 좀 더 쉽게 하기 위해서다.
		• 흉부물리요법(흉부타진)을 시행한다.	• 흉부타진은 기관지벽에 붙어 있는 분비물을 떨어뜨리기 위해서다.
		• 적절한 습도를 유지해준다.	• 분비물을 묽게 하여 배출을 용이하게 한다.
		• 1시간마다 보상호흡측정기(inspirometer)를 이용하여 호흡운동을 하게 한다. • 활력 징후를 측정한다.(체온측정) • 흉부 X선 결과를 확인한다.	• 심호흡하는 것을 도와주기 위해서다.
		• 30°로 머리를 올려준다. • high Fowler's position을 취해준다.	• 폐확장을 도모한다.
		• 2시간마다 체위 변경을 격려한다.	• 분비물이 기관지의 위나 밖으로 이동되는 것을 도와 배출이 용이하게 되므로 수술 후 폐합병증을 예방한다.
		• 운동을 격려한다.	• 수술 후 폐합병증을 예방한다.
		• 하루 2,000mL이상 수분을 섭취하도록 격려한다. • 처방에 따라 약물을 투여한다.(기관지확장제와 거담제를 투여)	• 점막작용을 증강시키기 위해서다.

간호진단과 목표	간호사정과 평가	간호계획과 중재	이론적 근거
5. 수술 부위 부종 · 출혈과 관련한 비효율적 호흡 양상 - 기도개방성이 증가한다. - 동맥혈가스분압이 정상이다.	• 호흡수, 깊이 변화함 • 비정상적 호흡음	• 호흡 양상을 관찰한다.(호흡음을 청진하고 호흡수를 측정) • 활력 징후를 측정한다. • 심호흡 방법을 알려주고 격려한다.	• 호흡 곤란을 확인한다.
		• semi Fowler's position을 취해준다.	• 폐확장을 도모하기 위해서다.
		• 휴식을 격려한다.	• 충분한 휴식은 호흡 시 불필요한 에너지를 최소화한다.
		• 수술 부위의 출혈과 부종 여부를 관찰한다.(호흡수, 리듬, 호흡음, 청색증 등 호흡 양상을 관찰한다.)	• 지나친 양은 출혈가능성이 있음을 암시한다.
		• 수술 부위의 분비물 특성과 양을 관찰한다.	• 출혈 감소와 부종 완화를 위해서다.
		• 필요하면 수술 부위 드레싱에 냉찜질을 한다.	• 후두 신경 손상, 성문의 부종으로 목소리의 변화가 올 수 있기 때문이다.
		• 2-4시간마다 목소리 변화를 확인하고 연하 능력을 사정한다.	• 기도개방성을 유지하기 위해서다.
		• 필요하면 산소를 제공하고 기도를 흡인한다. • 필요하면 동맥혈가스분압, 칼슘이온 농도를 확인한다. • 기도흡인을 시행한다. • 기관절개관을 교환한다. • 필요하면 의사에게 알린다. • 기관절개 세트를 환자 옆에 준비한다.	• 기도폐쇄와 관련한 환기기능을 점검하기 위해서다.
6. 수술 · 마취와 관련한 배뇨 장애 - 배뇨 곤란이 없다. - 잔뇨량이 50cc 이하이다.	• 배뇨 곤란 있음 • 잔뇨감 없음/있음 (잔뇨량 100cc 이상) • 잔뇨감 호소함 • 배뇨 못함	• 배뇨 양상을 사정한다. • 방광팽만을 사정한다. • 요의가 있는지 확인한다.	• 배뇨 상태를 사정하기 위해서다.

간호진단과 목표	간호사정과 평가	간호계획과 중재	이론적 근거
	• 복부 불편감 있음 • 방광팽만 있음 • 방광팽만을 호소함 • 복부팽만 있음 • 자극과민성 있음	• 앉아서 소변보도록 도와준다.(조용한 환경과 정상적인 배뇨 자세를 취해줌)	• 프라이버시를 지켜주고 정서적인 불안감을 감소시킨다.
	• 유치도뇨관 제거 후 배뇨 못함	• 배뇨를 격려한다. • 물소리를 들려주면서 배뇨를 유도한다. • 배뇨를 증진시키는 방법을 알려준다. • 배뇨를 확인한다.	• 배뇨 반사를 유발시킴으로써 배뇨를 촉진한다.
		• 4시간마다 소변보게 한다. • 배뇨 시 아랫배를 눌러준다. • 배뇨일지를 기록하도록 설명한다.	• 점차적으로 정상적인 배뇨형태를 만들어서 방광근육을 재강화시키기 위해서다.
		• 배뇨계획을 세운다.(변기나 화장실을 이용하여 규칙적으로 배뇨하도록 계획)	• 방광의 용량을 높인 후 배뇨하게 하기 위해서다.
		• 수분섭취를 격려한다. • 수분섭취·배설량을 측정한다.	• 신기능을 유지시킨다.
		• 잔뇨 측정 목적을 설명한다.	• 환자의 협조를 얻기 위해서다.
		• 잔뇨량을 측정한다.(잔료량 측정 시 100cc 이상이면 담당의사에게 보고) • 단순도뇨를 시행한다. • 의사에게 알린다.	• 방광의 비우는 능력을 사정하기 위해서다.
		• 필요하면 처방에 따라 유치도뇨관을 삽입하고 소변을 관찰한다.	• 방광이 1,000cc 이상으로 확장되거나(무긴장성 방광) 유치도뇨를 계속 유지하고 있을 때는 방광 조직의 긴장이 상실되어 잔뇨량이 많아지며 감염될 수 있다.

간호진단과 목표	간호사정과 평가	간호계획과 중재	이론적 근거
7. 구강섭취 부족과 관련한 잠재성 영양 부족 - 활동 수준과 대사 요구에 맞는 일일 영양 요구량을 섭취하여, 목표체중을 관리하고 유지하는 계획을 세운다.	• 체중 감소함 • 오심 있음 • 소화불량 있음 • 식욕 감퇴함 • 경구섭취를 잘 못함 • 경관영양(Levin tube feeding) 중임	• 영양 상태를 평가한다. • 식이섭취 상태를 관찰한다. • 경관영양에 대해 설명한다. • 치료식이를 설명한다. • 경관영양을 시행한다. • 체중을 매일 측정한다. • 필요하면 의사에게 알린다. • 영양사와 상담하게 한다. • 필요하면 정맥주입경로(IV route)를 확보하여 수액을 주입하고 처방된 약을 투여한다. • 식사하는 동안 유쾌한 환경을 만들어준다. • 음식을 소량씩 자주 준다. • 식욕을 돋우는 온도로 음식을 제공한다.	• 통증이나 오심은 불편감을 유발하고 삼키는 것을 방해한다. • 수액 주입은 영양 상태를 증진시키고 합병증을 예방한다. • 불쾌한 환경, 소리, 냄새는 식욕을 저하시킨다.
8. 연하 장애 - 연하 능력이 증진되어 호흡 곤란, 기침, 질식 등의 증상 없이 선택한 음식, 액체를 삼킬 수 있다.	• 연하곤란 있음 • 사레 들림	• 연하 기능을 확인한다. • 연하곤란 식이를 제공하고 주의사항을 교육한다. • double swallowing을 교육하고 격려한다. • 음식을 소량씩 자주 먹고 잘 씹어 먹도록 한다. • 식사 중 말하기를 피하고 천천히 먹도록 한다. • 삼키기 쉬운 음식을 섭취하도록 하고 삼키는 동안 숨을 멈추도록 한다. • 앉은 자세로 식사하도록 한다. • 영양 상담을 의뢰한다. • 연하곤란 클리닉에 의뢰한다. • 필요하면 금식하도록 한다.	• 호흡기계 장애, 경관 영양 과거력이 있는 경우 연하 능력이 감소될 수 있다. • 연하 기능 장애 정도를 확인하여 적합한 식이를 제공하기 위해서다.

간호진단과 목표	간호사정과 평가	간호계획과 중재	이론적 근거
9. 오랜 금식 · 비위관 삽입과 관련한 안위 변화 - 불편감이 감소하였다고 말한다.	• 비위관 삽입 부위 불편감 있음/없음/증가/감소/호소함 • 인후불편감 있음/없음/증가/감소/호소함 • 입 마름 호소함 • 속 쓰림 호소함	• 피부 자극 증상이 있는지 확인한다. • 피부를 깨끗하게 한다. • 구강 상태를 관찰한다. • 구강간호를 시행한다. • 클로르헥시딘 가글(chlorhexidine gargle)에 대해 교육한다. • 젖은 거즈를 입에 적용해준다. • 불편감을 인정해준다. • 긍정적으로 대응하도록 도와준다. • 비위관 위치를 확인하고 필요하면 재고정한다. • 입안 불편감을 사정한다. • 불편감을 인정해준다.	• 비위관 삽입으로 인한 피부자극 여부를 확인하기 위해서다. • 피부 자극을 예방한다. • 불편감을 감소시킨다. • gargling과 젖은 거즈를 입에 적용함으로써 불편감을 감소시킨다.
10. 수술과 관련한 잠재성 감염 위험 - 감염의 위험요인을 알고 필요한 예방조처를 할 수 있다.	• 배액관 삽입 부위에 통증 있음 • 수술 상처에 통증 있음 • 수술 상처에 oozing 있음 • 수술 상처 주위 피부에 발적 있음 • 헤모박 삽입 부위에 발적 있음 • 헤모박 삽입 부위에 누출 있음 • J-P 드레인 삽입 부위에 누출 있음 • 호흡수 증가함 • 체온 상승함 • 맥박수 증가함 • 발한 있음	• 삽입 부위에 감염 증상이 있는지 확인한다. • 상처 감염 증상이 있는지 확인한다.(수술 부위에 발적, 열감, 통증, 분비물이 있는지 관찰) • 배액관의 개방성을 확인한다. • 배액양상을 확인한다. • 배액관 삽입 부위의 누출이 있는지 확인한다. • 수술 상처에 oozing이 있는지 확인한다. • 손씻기를 격려한다.(방문 시 손씻기를 격려함) • 무균술을 시행한다.(간호 제공의 전후 반드시 손을 씻음) • 수술 상처 드레싱을 자주한다.(드레싱이 젖지 않도록 자주 교환)	• 발적과 상처나 배액관이 삽입되어 있는 절개부위의 작열감이 감염의 주요 증상이다. • 감염 상태를 확인하기 위해서다. • 교차감염을 방지하기 위해서다. • 수술 부위가 오염되는 것을 막기 위해서다.

간호진단과 목표	간호사정과 평가	간호계획과 중재	이론적 근거
	•백혈구 수, 적혈구 침강 속도 증가함 •분비물 있음	•수술 상처 oozing 부위에 거즈 또는 화상거즈를 덧대준다. •Betadine, chlorhexidine gargle을 교육한다.	
		•충분한 영양과 수분을 섭취하게 한다.	•영양 결핍은 면역 반응에 영향을 미쳐 감염을 악화시킨다.
		•활력 징후를 측정한다. •발한 증상이 있는지 확인한다.	•체온, 혈압, 맥박, 호흡수의 상승은 감염의 증상이다.
		•처방에 따라 항생제를 투여한다. •처방에 따라 해열제를 투여한다.	•예방적 항생제를 투약하는 것은 수술과 관련한 감염을 줄이는 데 도움이 된다.
		•균배양검사 결과를 확인한다.	•감염 시 균배양검사는 양성 반응을 보인다.
		•CBC 검사 결과를 확인한다.	•감염되면 면역 반응으로 혈액 내 백혈구 수가 상승하고 적혈구 침강률이 상승한다.
11. 오심 · 구토 - 오심, 구토 증상이 없다.	•오심, 구토 있음 •소화불량 있음/없음/증가/감소/호소함 •IV PCA 유지 중임	•오심 양상을 확인한다. •구토 양상을 확인한다.	•오심 양상을 확인하여 즉시 대처한다.
		•머리를 올려준다.(high Fowler's position을 취해준다.)	•오심, 구토 시 기도흡인되는 것을 방지한다.
	•IV PCA 부작용 있음/없음/증가/감소/호소함	•구강간호를 시행한다.(chlorhexidine gargle 시행, 양치질) •금식하도록 한다.	•불편감을 감소시킨다.
		•IV PCA 부작용을 관찰한다.	•과량의 진통제를 투여하게 되면 호흡 억제, 오심, 구토 등의 부작용이 나타날 수 있다.
		•IV PCA를 잠근다. •IV PCA를 제거한다.	•오심을 감소시키기 위해서다.
		•IV PCA 사용법을 교육한다. •의사에게 알린다.	•통증 조절을 스스로 할 수 있도록 하기 위해서다.

간호진단과 목표	간호사정과 평가	간호계획과 중재	이론적 근거
		• 침상안정을 격려한다. • 처방에 따라 약물을 투여한다.	• 약물은 오심, 구토를 감소시킨다.
12. 신체 변화와 관련한 신체상 장애 - 새로운 적응 방식을 행하고 외모에 대해 수용한다. - 자신을 긍정적으로 생각한다.	• 기관지절개관 유지 중임 • 글로 써서 의사를 표시함 • 부정적 사고 있음 • 언어 장애 있음 • 자아 가치관의 상실 • 건강 상태 변화를 수용하지 못함 • 걱정함 • 우울해함 • 비관함 • 상실감 있음 • 부정적 사고를 함 • 발성 장애 있음	• 걱정과 두려움을 표현하도록 한다.(수술 후 자신의 신체적 변화 언어적 또는 비언어적으로 표현할 수 있게 해줌) • 감정을 인정해준다. • 경청해준다. • 공감해준다. • 긍정적 강화를 제공한다. • 무비판적·공감적 태도를 유지한다. • 가족이 지지할 수 있도록 도와준다. • 특수 분야 치료(발성)가 필요한 경우 전문가에게 의뢰한다. • 정보를 제공한다. • 교육자료를 제공한다. • 다른 사람과의 관계를 격려한다.(같은 질병을 가진 그룹과의 대화를 주선) • 교육프로그램에 참여하도록 격려한다. • 자기간호를 할 수 있도록 교육하고, 스스로 할 수 있는지 시범을 보이도록 한다.	• 개방된 의사소통은 환자의 감정과 요구를 표현할 수 있게 해준다. • 주의 깊은 경청은 환자와 간호사의 신뢰감을 강화시킨다. • 정확한 사전 지식은 불안을 감소시키고 환자를 이해하며, 지지를 제공함으로써 사기를 북돋아준다. • 같은 그룹과의 대화는 그들의 경험과 감정을 나눌 수 있고 문제 해결 기술과 대처법을 강화시키며 간호사는 치료 목표에 긍정적으로 기여할 수 있다.

[Ⅷ-5 부비동염 Sinusitis]

간호진단과 목표	간호사정과 평가	간호계획과 중재	이론적 근거
1. 수술과 관련한 불안 - 격심한 불안 증상 없이 현재의 질병 상황에 대처한다.	• 불안감 있음/없음/증가/감소/호소함 • 자극과민성 있음/없음/증가/감소함 • 걱정함 • 경직된 자세를 보임 • 불면증 있음/없음/호소함 • 발한 있음 • 무기력 있음/호소함	• 불안 상태를 사정한다. • 정서적 지지를 제공한다. • 편안한 자세를 취해준다. • 신뢰 관계를 증진한다. • 수면을 격려한다. • 감정을 말로 표현하도록 한다. • 감정을 인정한다. • 경청한다.	• 주의 깊은 경청은 환자와 간호사 사이의 신뢰감을 강화시킨다.
		• 안심시킨다. • 불안을 조절하는 방법(심호흡/운동/이완운동/사고중단 기법)을 교육한다.	• 이완운동은 긴장을 감소시키고 근육 이완을 촉진한다.
		• 치료적 관계를 유지한다. • 친밀감을 보여준다. • 환자와 함께 있어준다. • 긍정적 피드백을 제공한다. • 의사에게 알린다.	• 안심시키고 불안을 감소시킨다.
		• 수술과 치료에 대한 적절한 정보를 제공한다.	• 적절한 정보는 환자의 조절력을 증가시키고, 불확실성을 감소시켜 불안을 감소시킨다.
2. 수술과 관련한 통증 - 통증이 완화되어 편안하다고 말한다.	• 수술 부위에 통증 있음/없음/증가/감소/호소함 • 근육 긴장 증가됨	• 통증 양상을 사정한다. • 통증을 인정한다. • 통증의 원인을 설명한다.	
		• 통증 완화 방법을 설명한다. • 이완요법을 실시한다.	• 통증의 강도가 심한 급성 통증 환자에게는 이완요법, 전환요법, 체위변경, 냉찜질, 온찜질 등이 효과적이다.
		• 편안한 자세를 취해준다.	

간호진단과 목표	간호사정과 평가	간호계획과 중재	이론적 근거
		• 반좌위 상태에서 작은 베개로 머리를 지지한다.	• 반좌위는 폐확장을 도모하고 지지해주므로 통증을 감소시키며 불편감을 덜어주고 목의 과도신전을 방지하고 수술 봉합 부위의 통합성을 유지하는 데 유리하다.
		• 휴식 시간을 제공한다.(방해받지 않는 환경을 조성함)	
		• 의사에게 알린다.	
		• 처방에 따라 진통제를 투여한다.	• 통증은 심호흡을 억제시키므로 충분한 양의 진통제를 사용한다.
		• 진통제의 효과를 사정한다.	• 진통제 투여 효과를 사정하여 투여 시기, 용량, 투여 간격을 조정할 수 있으며 진통제는 통증 지각을 감소시킨다.
		• 진통제의 부작용이 있는지 확인한다.	• 과량의 진통제를 투여했을 때의 부작용은 되면 호흡 억제, 오심, 구토가 나타날 수 있다.
3. 객담배출의 어려움 · 수술 통증과 관련한 비율적 기도 청결 - 효율적으로 기침하여 객담을 배출한다. - 호흡수와 호흡음이 정상이다.	• 호흡 곤란 있음/없음/증가/감소/호소함 • 비정상적 호흡음 들림 • 심호흡을 함/못함 • 가래 있음/없음/증가/감소/호소함 • 기침 있음/없음/증가/감소/호소함 • 체온 상승함	• 호흡 양상을 관찰한다. • 호흡 곤란이 있는지 확인한다.	• 호흡 곤란을 확인하여 대처하기 위해서다.
		• 폐음을 청진한다.	
		• 심호흡, 기침, 체위 변경의 중요성을 설명한다.	• 잘 시행할 수 있도록 격려함으로써 폐를 확장시키고 충분한 환기를 하기 위해서다.
		• 심호흡을 하도록 한다.	• 피로와 과호흡을 막고 폐를 확장시키고 무기폐를 예방하며, 충분한 환기는 뇌에 산소 공급을 충분하게 한다.
		• 객담배출을 격려한다.	
		• 흉부물리요법(흉부타진)을 시행한다.	• 흉부타진은 기관지벽에 붙어 있는 분비물을 떨어뜨리기 위해서다.
		• 적절한 습도를 유지해준다.	• 분비물을 묽게 하여 배출을 용이하게 한다.
		• 1시간마다 보상호흡측정기(inspirometer)를 이용하여 호흡운동을 하게 한다.	• 심호흡하는 것을 도와주기 위해서다.

간호진단과 목표	간호사정과 평가	간호계획과 중재	이론적 근거
		• 활력 징후를 측정한다.(체온 측정) • 흉부 X선 결과를 확인한다. • 30°로 머리를 올려준다. • high Fowler's position을 취해 준다. • 2시간마다 체위 변경을 격려한다. • 운동을 격려한다. • 수분을 하루 2,000mL이상 섭취하도록 격려한다. • 처방에 따라 약물을 투여한다.(기관지확장제와 거담제 투여)	• 폐확장을 도모한다. • 분비물이 기관지의 상부나 밖으로 이동되는 것을 도와 배출이 용이하게 되므로 수술 후 폐합병증을 예방한다. • 수술 후 폐합병증을 예방한다. • 점막작용을 증강시키기 위해서다.
4. 수술과 관련한 출혈 위험 - 출혈 위험 증상이 없다.	• 수술 부위에 oozing 있음/없음/증가/감소함 • 수술 상처에 부종 있음/없음/증가/감소함 • 수술 상처에 혈종 있음/없음/증가/감소함 • 체온 상승/하강함 • 수술 상처에 통증 있음/없음/증가/감소/호소함 • 수술 부위에 출혈 있음	• 수술 상처에 출혈이 있는지 확인한다. • 출혈 양상을 확인한다. • 수술 상처에 삼출물(oozing)이 있는지 확인한다. • 수술 상처에 드레싱을 한다. • 압박 드레싱을 한다. • 활력 징후를 측정한다. • 헤모글로빈 검사 결과를 확인한다. • 수술 상처를 관찰하고 수술 부위에 삼출물이나 부종(edema)이 있는지 확인한다. • aPTT 검사 결과를 확인한다. • 안전 간호를 제공한다. • 의사에게 알린다. • 처방에 따라 약물을 투여한다. • 출혈 예방법을 교육한다. • 안전 간호를 제공하고 안정하도록 한다.	• 출혈유무를 확인하여 대처한다. • 출혈 상태를 확인한다. • 출혈 시 헤모글로빈과 헤마토크릿 수치가 감소한다.

간호진단과 목표	간호사정과 평가	간호계획과 중재	이론적 근거
5. 수술과 관련한 출혈 - 출혈 증상이 없다.	• 비강출혈 있음/없음/증가/감소/지속됨 • post nasal drip 있음/증가함 • 패킹 제거 후 출혈 있음/없음/출혈 계속됨 • 현기증(dizziness) 있음/없음/증가/감소/호소함	• 출혈 양상을 사정한다. • 출혈 증상을 확인한다. • 출혈 예방법을 교육한다. • 출혈 부위를 압박한다. • 불안 상태를 사정한다. • 분비물을 뱉도록 한다. • Fowler's position과 머리 숙인자세를 취해준다. • 비강 거즈를 덧대준다. • 비강 거즈를 교체한다. • 비강 패킹을 해준다. • 보스민으로 비강 패킹을 한다. • 활력 징후를 측정한다. • 의사에게 알린다. • 필요하면 nasal foley catheter를 삽입힌다. • CBC 검사 결과를 확인한다.	• 출혈 양상을 사정하여 수술 후 출혈이 있을 경우 응급대처하기 위해서다. • 출혈을 방지한다. • 기도흡인되는 것을 방지한다. • 출혈을 방지한다. • 혈압과 맥박의 변화는 출혈을 사정할 수 있는 지표가 된다. • 출혈 시 헤모글로빈과 헤마토크릿 수치가 감소한다.
6. 수술 부위 부종 · 출혈과 관련한 비효율적 호흡 양상 - 기도개방성을 유지한다.	• 코막힘 있음 • 호흡 시 불편감 있음 • 호흡 양상(호흡수, 깊이) 변함 • 호흡 곤란 있음/없음/증가/감소함 • 비정상적 호흡음 들림	• 호흡 양상을 확인한다.(호흡수, 리듬, 호흡음, 청색 증등 호흡 양상을 관찰) • 호흡 곤란이 있는지를 확인한다. • 호흡음을 청진한다. • 활력 징후를 측정한다. • Fowler's position을 취해준다. • 휴식을 격려한다. • 필요하면 수술 부위 드레싱에 냉찜질을 한다. • 집중 관찰한다.(수술 부위 출혈과 부종 여부)	• 수술 후 출혈로 인한 호흡 곤란을 사정하기 위해서다. • 폐확장을 도모하기 위해서다. • 충분한 휴식은 호흡 시 불필요한 에너지를 최소화한다. • 출혈 감소와 부종 완화를 위해서다.

간호진단과 목표	간호사정과 평가	간호계획과 중재	이론적 근거
		• 수술 상처 부위 삼출액의 배액(secretion) 양상을 관찰한다.(수술 부위) • 분비물을 뱉도록 한다.	• 지나치게 많은 양은 출혈 가능성을 암시한다.
		• 필요하면 nasal catheter를 삽입한다. • 의사에게 알린다.	• 출혈을 방지한다.
		• ABGA 검사 결과를 확인한다.	• 기도폐쇄와 관련한 환기능력을 확인하기 위해서다.
7. 수술과 관련한 잠재성 감염 위험 - 감염의 위험요인을 알고 필요한 예방 조처를 할 수 있다.	• 수술 상처에 통증 있음/없음/증가/감소/호소함 • 수술 상처에 oozing 있음/없음/증가/감소함	• 감염 증상이 있는지 확인한다. • 수술 부위에 발적, 열감, 통증, 분비물이 있는지 관찰한다.	• 면역력이 약할 때 감염으로 이어질 수 있다. 증상은 발적, 상처나 배액관이 삽입되어 있는 절개 부위의 작열감이고 분비물은 박테리아 등 미생물 성장의 매개이다.
	• 수술 상처 주위 피부에 발적 있음 / 없음 • 호흡수 증가함	• 무균술을 시행한다.(간호를 제공하기 전후 반드시 손을 씻음)	• 교차감염을 방지하기 위해서다.
	• 체온 상승함 • 맥박수 증가	• 수술 상처 oozing 부위에 거즈를 덧대준다.	• 수술 부위가 오염되는 것을 막기 위해서다.
	• 발한 있음 • 백혈구 수, 적혈구	• 수술 상처에 oozing이 있는지 확인한다.	• 감염 상태를 확인하기 위해서다.
	침강 속도 증가함 • 분비물 있음	• 수술 상처에 드레싱을 한다.	• 드레싱이 젖을 경우 세균 감염의 원인이 된다.
		• 충분한 영양과 수분을 섭취하게 한다.	• 영양 결핍은 면역 반응에 영향을 미쳐 감염을 악화시킨다.
		• 활력 징후를 측정한다.	• 체온, 혈압, 맥박, 호흡수의 상승은 감염의 증상이다.
		• 처방에 따라 항생제를 투여한다. • 처방에 따라 해열제를 투여한다.	• 예방적 항생제를 투약하는 것은 수술과 관련한 감염을 줄이는 데 도움이 된다.

간호진단과 목표	간호사정과 평가	간호계획과 중재	이론적 근거
		• 균배양검사 결과를 확인한다.	• 감염 시 균배양검사는 양성 반응을 보인다.
		• CBC, CRP 검사 결과를 확인한다.	• 감염되면 면역 반응으로 인하여 혈액 내 백혈구 수가 상승하고 적혈구 침강률이 상승한다.
8. 수술 · 마취와 관련한 배뇨 장애 - 배뇨 곤란이 없다. - 잔뇨량이 50cc 이하이다.	• 배뇨 곤란 있음 • 잔뇨감 있음(잔뇨량 100cc이상) /없음/호소함 • 배뇨 못함	• 배뇨 양상을 사정한다. • 방광팽만을 사정한다.	• 배뇨 상태를 사정하기 위해서다.
	• 복부불편감 있음 • 방광팽만 있음	• 요의가 있는지 확인한다.	
	• 방광팽만을 호소함 • 복부팽만 있음 • 자극과민성 있음	• 앉아서 소변보도록 도와준다.(조용한 환경과 정상적인 배뇨 자세를 취해줌)	• 프라이버시를 지켜주며, 정서적인 불안감을 없애주기 위해서다.
	• 유치도뇨관(foley catheter) 제거 후 배뇨 못함	• 배뇨를 격려한다. • 물소리를 들려주면서 배뇨를 유도한다. • 배뇨를 증진시키는 방법을 알려준다. • 배뇨를 확인한다.	• 배뇨 반사를 유발시킴으로 배뇨를 촉진시킬 수 있다.
		• 4시간마다 소변보게 한다. • 배뇨 시 아랫배를 눌러준다. • 배뇨일지를 기록하도록 설명한다.	• 점차적으로 정상적인 배뇨형태를 만들어줌으로써 방광근육을 재강화하기 위해서다.
		• 배뇨계획을 세운다.(변기나 화장실을 이용하여 규칙적으로 배뇨하도록 계획)	• 방광의 용량을 높인 후 배뇨하게 하기 위해서다.
		• 수분섭취를 격려한다. • 수분섭취·배설량을 측정한다.	• 신기능을 유지시킨다.
		• 잔뇨 측정의 목적을 설명한다.	• 환자의 협조를 얻기 위해서다.

간호진단과 목표	간호사정과 평가	간호계획과 중재	이론적 근거
		• 잔뇨량을 측정한다.(잔료량 측정 시 100cc 이상이면 담당의사에게 보고) • 단순도뇨를 시행한다. • 의사에게 알린다.	• 방광 비우는 능력을 사정하기 위해서다.
		• 필요하면 처방에 따라 유치도뇨관을 삽입하고 소변을 관찰한다.	• 방광이 1,000cc 이상으로 확장되거나(무긴장성 방광) 유치도뇨관을 계속 유지할 때는 방광조직의 긴장이 상실되어 잔뇨량이 많아지며 감염될 염려가 있다.
9. 오심 · 구토 - 오심이 감소하거나 없으며 구토가 일어나지 않는다.	• 오심, 구토 있음 • 소화불량 있음/없음/증가/감소/호소함	• 오심 양상을 확인한다. • 구토 양상을 확인한다. • 머리를 올려준다.(high Fowler's position을 취해줌) • 구강간호를 시행한다.(chlorhexidine gargle을 시행, 양치질) • 금식하도록 한다. • 의사에게 알린다. • 침상안정을 격려한다.	• 오심 양상을 확인하여 즉시 대처한다. • 오심, 구토 시 기도흡인되는 것을 방지한다. • 불편감이 감소된다.
		• 처방에 따라 약물을 투여한다.	• 약물은 오심, 구토를 감소시킨다.
		• 진통제의 부작용이 있는지 확인한다.	• 과량의 진통제를 투여했을 때의 부작용은 호흡 억제, 오심, 구토이다.

[Ⅷ-6 만성 중이염 Chronic Otitis Media]

간호진단과 목표	간호사정과 평가	간호계획과 중재	이론적 근거
1. 수술과 관련한 불안 - 격심한 불안 증상 없이 현재의 질병 상황에 대처한다.	• 불안감 있음/없음/증가/감소/호소함 • 자극과민성 있음/없음/증가/감소함 • 걱정함 • 경직된 자세를 보임	• 불안 상태를 사정한다. • 정서적 지지를 제공한다. • 편안한 자세를 취해준다. • 신뢰 관계를 증진한다. • 수면을 격려한다. • 감정을 말로 표현하도록 한다. • 감정을 인정한다.	
	• 불면증 있음/없음/호소함	• 경청한다.	• 주의 깊은 경청은 환자와 간호사 사이의 신뢰감을 강화시킨다.
	• 발한 있음	• 안심시킨다.	
	• 무기력 있음/호소함	• 불안을 조절하는 방법(심호흡/운동/이완운동/사고중단 기법)을 교육한다.	• 이완운동은 긴장을 감소시키고 근육 이완을 촉진한다.
		• 치료적 관계를 유지한다. • 진실감을 보여준다. • 환자와 함께 있어준다. • 긍정적 피드백을 제공한다. • 의사에게 알린다.	• 안심시키고 불안을 감소시킨다.
		• 수술과 치료에 대한 적절한 정보를 제공한다.	• 적절한 정보는 환자의 조절력을 증가시키고, 불확실성을 감소시켜 불안을 감소시킨다.
2. 수술과 관련한 통증 - 통증이 완화되어 편안하다고 말한다.	• 수술 부위에 통증 있음/없음/증가/감소/호소함	• 통증 양상을 사정한다. • 통증을 인정한다. • 통증의 원인을 설명한다.	
	• 근육 긴장 증가됨	• 통증 완화방법을 설명한다.	• 통증의 강도가 심한 급성 통증 환자에게는 이완요법, 전환요법, 체위 변경, 냉찜질, 온찜질 등이 효과적이다.
		• 이완요법을 실시한다.	• 이완운동은 긴장을 감소시키고 근육이완을 촉진한다.

간호진단과 목표	간호사정과 평가	간호계획과 중재	이론적 근거
		• 통증 부위를 지지해준다.(기침하는 동안 수술 부위를 지지하도록 격려하며 베개 사용을 통해 통증 부위를 적절히 지지해주고 편안한 자세를 취해줌) • 편안한 자세를 취해주고 환측의 반대편으로 눕게 한다. • 반좌위 상태에서 작은 베개나 모래주머니로 머리를 지지한다. • 체위 변경 시 머리와 목을 지지한다.(가능하면 환자 자신이 손으로 머리를 지지하고 움직이도록 교육한다.)	• 통증을 감소시키며 불편감을 덜어주고, 목의 과도신전을 방지하고 수술 봉합부위의 통합성을 유지하기 위해서다.
		• 찬 음식(아이스크림, 얼음물)이나 부드러운 음식을 먹도록 한다. • 휴식 시간을 제공한다.(방해받지 않도록 환경을 조성함) • 의사에게 알린다.	• 찬 음식은 인후부종과 통증 감소에 도움이 되며 자극적인 음식은 통증을 유발한다.
		• 처방에 따라 진통제를 투여한다.	• 통증은 심호흡을 억제시키므로 충분한 양의 진통제를 사용한다. 진통제는 통증 지각을 감소시킨다.
		• 진통제의 효과를 사정한다.	• 진통제 투여 효과를 사정하여 투여 시기, 용량, 투여 간격을 조정할 수 있으며 진통제는 통증 지각을 감소시킨다.
		• 진통제의 부작용이 있는지 확인한다.	• 과량의 진통제를 투여했을 때의 부작용으로 호흡 억제, 오심, 구토가 나타날 수 있다.

간호진단과 목표	간호사정과 평가	간호계획과 중재	이론적 근거
3. 객담배출의 어려움 · 수술 통증과 관련한 비효율적 기도 청결 - 효율적으로 기침하여 객담을 배출한다. - 호흡수와 호흡음이 정상이다.	• 호흡 곤란 있음/없음/증가/감소/호소함 • 비정상적 호흡음 들림 • 심호흡을 함/못함 • 가래 있음/없음/증가/감소/호소함 • 기침 있음/없음/증가/감소/호소함 • 체온 상승함	• 호흡 양상을 관찰한다. • 호흡 곤란이 있는지 확인한다. • 폐음을 청진한다.	
		• 심호흡, 기침, 체위 변경의 중요성을 설명한다.	• 잘 시행할 수 있도록 하기 위해서다.
		• 심호흡을 하도록 한다. • 기침을 하도록 한다.	• 폐를 확장시키고 환기를 하기 위해서이다.
		• 기침하는 시범을 보인다.	• 피로와 과호흡을 막을 수 있다.
		• 기침하는 동안 수술 상처를 지지하도록 한다.	• 기침을 좀 더 쉽게 하기 위해서다.
		• 객담배출을 격려한다.	
		• 흉부물리요법(흉부타진)을 시행한다.	• 흉부타진은 기관지벽에 붙어있는 분비물을 떨어뜨리기 위해서다.
		• 적절한 습도를 유지해준다.	• 분비물을 묽게 하여 배출을 용이하게 한다.
		• 1시간마다 보상호흡측정기를 이용하여 호흡운동을 하게 한다.	• 심호흡하는 것을 도와주기 위해서다.
		• 활력 징후를 측정한다.(체온 측정) • 흉부 X선 결과를 확인한다.	
		• 30°로 머리를 올려준다. • high Fowler's position을 취해준다.	• 폐확장을 도모하기 위해서다.
		• 2시간마다 체위 변경을 격려한다.	• 분비물이 기관지의 상부나 밖으로 이동되는 것을 도와 배출이 용이하게 되므로 수술 후 폐합병증을 예방한다.
		• 운동을 격려한다.	• 수술 후 폐합병증을 예방한다.
		• 수분은 하루 2,000mL이상 섭취하도록 격려한다.	• 점막작용을 증강시키기 위해서다.
		• 처방에 따라 약물을 투여한다.(기관지확장제와 거담제를 투여)	

간호진단과 목표	간호사정과 평가	간호계획과 중재	이론적 근거
4. 수술과 관련한 출혈 위험 -출혈 위험 증상이 없다.	• 수술 부위에 oozing 있음/없음/증가/감소함 • 수술 상처에 부종 있음/없음/증가/감소함	• 수술 상처에 출혈이 있는지 확인한다. • 출혈 양상을 확인한다. • 수술 상처에 oozing이 있는지 확인한다.	• 출혈 양상을 사정하여 수술 후 출혈이 있을 때 응급대처하기 위해서다. • 출혈 양상을 사정하기 위해서다.
	• 수술 상처에 혈종 있음/없음/증가/감소함 • 체온 상승/하강함	• 출혈 양상을 확인한다. • 수술 상처에 드레싱을 한다. • 압박 드레싱을 한다. • 활력 징후를 측정한다.	• 출혈을 방지한다. • 혈압과 맥박의 변화는 출혈을 사정할 수 있는 지표가 된다.
	• 수술 상처에 통증 있음/없음/증가/감소/호소함 • 수술 상처에 압박 드레싱 유지 중임	• 헤모글로빈 검사 결과를 확인한다. • aPTT 검사 결과를 확인한다. • 안전 간호를 제공한다. • 의사에게 알린다. • 처방에 따라 약물을 투여한다. • 출혈 예방법을 교육한다.	• 출혈 시 헤모글로빈과 헤마토크릿 수치가 감소한다.
5. 신체 손상 위험 -손상이 없다. -손상이 최소화되거나 예방된다.	• 현기증(dizziness) 있음/없음/증가/감소/호소함 • 현훈(vertigo) 있음/없음/증가/감소/호소함	• 현기증이 있는지 확인한다. • 신체적 손상을 예방한다. • 안전간호에 대해 교육한다. • 침대 난간을 올린다.(낙상 방지 교육) • 안전한 환경을 제공한다.(주변에 위험한 물건을 제거하는 등 안전 간호를 제공) • 천천히 움직이도록 도와준다. • 천천히 위치를 바꾸도록 교육한다. • 필요하면 도움을 요청하도록 격려한다.(간호사 호출기 사용에 대해 설명)	• 현기증, 현훈 등으로 인한 신체적 손상 위험이 있으므로 예방을 위한 안전간호가 요구된다. • 외상을 최소화하기 위해서다.

간호진단과 목표	간호사정과 평가	간호계획과 중재	이론적 근거
		• 집중 관찰한다. • 절대 안정하도록 한다. • 의사에게 알린다. • 처방에 따라 phenobabital을 투여한다.	• 약물투여로 증상을 완화한다.
6. 안위 변화 - 증상을 수용할 만큼 조절된다.	• 인후 통증 있음 • 두통 있음 • mastoid bandage를 유지 중임 • 절대 안정 중임	• 통증, 불편감의 양상을 사정한다. • 통증을 인정해준다. • 통증의 원인을 설명한다. • 통증 완화 방법을 교육한다. • 얼음 조각을 입에 물고 있도록 한다. • 부드럽고 찬 음식을 섭취하도록 한다. • 필요하면 의사에게 알린다. • 처방에 따라 약물을 투여한다. • 진통제의 효과를 확인한다. • mastoid bandage를 느슨하게 한다. • 절대안정의 필요성을 설명한다.	• gargling과 젖은 거즈를 입에 적용함으로써 불편감을 감소시킨다.
7. 수술과 관련한 잠재성 감염 위험 - 감염의 위험요인을 알고 필요한 예방 조처를 할 수 있다.	• 수술 상처에 통증 있음/없음/증가/감소/호소함 • 수술 상처에 oozing 있음/없음/증가/감소함	• 감염 증상이 있는지 확인한다.	• 면역력이 약할 때 감염으로 이어질 수 있으며 발열, 빈맥, 백혈구 수 증가, 절개부위 압통과 발적, 화농성 배액은 상처 감염의 초기 증상이다.
	• 수술 상처 주위 피부에 발적 있음 / 없음 • 호흡수 증가함 • 체온 상승함 • 맥박수 증가함 • 발한 있음	• 상처 감염 증상이 있는지 확인한다.(수술 부위에 발적, 열감, 통증, 분비물이 있는지 관찰)	• 감염 상태를 확인하기 위함이며 주요 증상은 발적, 상처나 배액관이 삽입되어 있는 절개 부위의 작열감이다.

간호진단과 목표	간호사정과 평가	간호계획과 중재	이론적 근거
	• 백혈구 수, 적혈구 침강 속도 증가함 • 분비물 있음	• 무균술을 시행한다.(간호 제공 전후에 반드시 손을 씻음)	• 교차감염을 방지하기 위해서다.
		• 수술 상처에 oozing이 있는지 확인한다.	• 감염 상태를 확인하기 위해서다.
		• 수술 상처에 드레싱을 자주한다.(드레싱이 젖어 있지 않도록 자주 교환) • 수술 상처의 oozing 부위에 거즈를 덧대준다. • 상처 부위에 3주 동안 물이 닿지 않도록 교육한다.	• 수술 부위가 오염되는 것을 막기 위해서다.
		• 충분한 영양과 수분을 섭취하게 한다.	• 영양 결핍은 면역 반응에 영향을 미치고 감염을 악화시킨다.
		• 활력 징후를 측정한다.	• 체온, 혈압, 맥박, 호흡수의 상승은 감염의 증상이다.
		• 처방에 따라 항생제를 투여한다. • 처방에 따라 해열제를 투여한다.	• 예방적 항생제를 투약하는 것은 수술과 관련한 감염을 줄이는 데 도움이 된다.
		• 균배양검사 결과를 확인한다.	• 감염 시 균배양검사는 양성 반응을 보인다.
		• CBC, CRP 검사 결과를 확인한다.	• 감염되면 면역 반응으로 인하여 혈액 내 백혈구 수가 상승하고 적혈구 침강률이 상승한다.
8. 수술과 마취와 관련한 배뇨 장애 - 배뇨 곤란이 없다. - 잔뇨량이 50 cc 이하이다.	• 배뇨 곤란 있음 • 잔뇨감 있음(잔뇨량 100cc 이상)/없음/호소함 • 배뇨 못함	• 배뇨 양상을 사정한다.	• 배뇨 상태를 사정하기 위해서다.
		• 방광팽만을 사정한다.	• 배뇨 상태를 사정하기 위해서다.
	• 복부 불편감 있음 • 방광팽만 있음	• 요의가 있는지 확인한다.	
	• 방광팽만을 호소함 • 복부팽만 있음	• 앉아서 소변보도록 도와준다.(조용한 환경과 정상적인 배뇨자	• 프라이버시를 지켜주며, 정서적인 불안감을 없애주기 위

간호진단과 목표	간호사정과 평가	간호계획과 중재	이론적 근거
	• 자극과민성(irritability) 있음	세를 취해줌)	해서다.
	• 유치도뇨관(foley catheter) 제거 후 배뇨 못함	• 배뇨를 격려한다. • 물소리를 들려주면서 배뇨를 유도한다.	• 배뇨 반사를 유발시킴으로써 배뇨를 촉진시킬 수 있다.
		• 배뇨를 증진시키는 방법을 알려준다. • 배뇨를 확인한다. • 4시간마다 소변보게 한다.	• 점차적으로 정상적인 배뇨형태를 만들어줌으로써 방광근육을 재강화하기 위해서다. • 방광의 용량을 높인 후 배뇨하게 하기 위해서다. • 신기능을 유지시킨다.
		• 배뇨 시 아랫배를 눌러준다. • 배뇨일지를 기록하도록 설명한다.	
		• 배뇨계획을 세운다.(변기나 화장실을 이용하여 규칙적으로 배뇨하도록 계획)	• 환자의 협조를 얻기 위해서다. • 방광 비우는 능력을 사정하기 위해서다.
		• 수분섭취를 격려한다. • 수분섭취·배설량을 측정한다. • 잔뇨 측정의 목적을 설명한다.	
		• 잔뇨량을 측정한다.(잔료량 측정 시 100cc 이상이면 담당의사에게 보고) • 단순도뇨를 시행한다. • 의사에게 알린다. • 필요하면 처방에 따라 유치도뇨관을 삽입하고 소변을 관찰한다.	• 방광이 1,000cc 이상으로 확장되거나(무긴장성 방광) 유치도뇨를 계속 유지할 때는 방광조직의 긴장이 상실되어 잔뇨량이 많아지며 감염될 염려가 있다.
9. 오심 · 구토 - 오심이 감소하거나 없으며 구토가 일어나지 않는다.	• 오심, 구토 있음 • 소화불량 있음/없음/증가/감소/호소함	• 오심 양상을 확인한다. • 구토 양상을 확인한다 • 머리를 올려준다.(high Fowler's position을 취해줌) • 구강간호를 시행한다.(chlorhexidine gargle을 시행, 양치질)	• 오심 양상을 확인하여 즉시 대처한다. • 오심, 구토 시 기도흡인되는 것을 방지한다. • 불편감이 감소된다.

간호진단과 목표	간호사정과 평가	간호계획과 중재	이론적 근거
		• 금식하도록 한다. • 의사에게 알린다. • 침상안정을 격려한다.	
		• 처방에 따라 약물을 투여한다.	• 약물은 오심, 구토를 감소시킨다.
		• 진통제의 부작용을 확인한다.	• 과량의 진통제를 투여했을 때의 부작용은 호흡 억제, 오심, 구토이다.

[Ⅷ-7 돌발성 난청 Sudden Sensory Neural Hearing Loss]

간호진단과 목표	간호사정과 평가	간호계획과 중재	이론적 근거
1. 감각 수용 전달 · 통합 장애와 관련한 의사소통 장애 - 비언어적 의사소통 방법으로 메시지를 전달한다. - 타인과 송환이 가능하다.	• 의사소통 장애 있음 • 청력 소실함 • 잘 안 들린다고 함/잘 듣지 못함 • 불안 호소함 • 말이 없음 • 자존감 저하 • 위축됨/위축되어 지냄 • 감정 표현에 장애 있음	• 의사소통 능력을 사정한다. • 청각 상실에 관한 감정을 표현하도록 한다.(좌절감을 표현하도록 한다.) • 비언어적 의사소통을 한다. • 그림이나 글자 카드를 이용 한다.(몸짓, 손짓, 글씨 표식, 보청기 등을 이용하여 의사소통함) • 안심시켜준다. • 간단하게 대답할 수 있도록 질문한다. • 눈을 맞추고 대화하도록 한다.(환자에게 말할 때 얼굴을 마주 보고 천천히 분명한 발음으로 말함) • 의사소통할 수 있도록 충분한 시간을 배려한다. • 이해했는지 확인한다. • 가족에게 의사소통 방법을 교육한다. • 긍정적으로 대응하도록 도와준다.	• 이해능력, 표현능력, 구음 장애 중 어느 것이 원인인지 사정하기 위해서다. • 감정은 의사소통을 증진시키거나 방해할 수 있는 마음의 상태이다. • 비언어적 의사소통법은 장애가 있는 환자와의 대화 시 의사소통 장애를 감소시킨다. • 눈 맞춤은 상호작용 의도를 반영하며 불안한 상태에서 벗어나게 한다. • 이해 수준이 떨어져 있으므로 혼돈을 피하기 위해 천천히 분명하게 말한다.
2. 청력 장애와 관련한 사회적 고립 - 사회 활동에 참여한다.	• 불안 있음/없음/증가/감소/호소함 • 불안한 행동을 보임	• 사회 활동 정도를 사정한다. • 환자의 말을 경청한다. • 환자 자신의 행동과 사회적 고립감의 상호 관계를 인식하도록 돕는다.	• 사회적 지지는 건강을 보호, 증진시키고 고립감을 감소시키는 데 도움을 준다.

간호진단과 목표	간호사정과 평가	간호계획과 중재	이론적 근거
	• 불안으로 인한 신체 증상 있음/없음/호소함	• 상실에 적응하도록 환자에게 도움이 될 수 있는 적절한 사회 자원을 소개한다. • 가족과 친지를 참여하도록 격려한다.	• 사회적으로 고립된 사람은 고립감을 해소시키는 여러 활동을 자기 스스로 시도하지 못한다.
3. 청력 상실과 관련한 절망감 - 상실에 대한 느낌을 표현한다. - 다른 사람의 도움을 기꺼이 받아들인다. - 적절한 지지체계를 활용한다. - 미래에 대한 계획을 세우기 시작한다.	• 위축되어 지냄(말이 적어지거나 소극적인 태도) • 절망감을 표현함(낙담을 표현하는 언어적 단서) • 대화를 회피함 • 시선을 못 맞춤(눈을 감음) • 슬픔을 호소함 • 우울해함 • 경구섭취 잘함/못함/안함/잘 못함/거부함/감소함 • 치료에 불참함 • 사회적 고립 있음 • 말이 적음 • 비관함	• 감정을 말로 표현하도록 한다. • 좌절의 감정을 나누도록 한다.(환자의 조심, 걱정에 대해 감정이입적인 이해를 전달) • 신체적 반응이 있는지 확인한다.(파괴적이거나 행동이 과장 된 경우에는 제재) • 사회 활동을 격려한다.(필요할 때 타인의 도움을 받도록 함) • 상실 반응을 확인한다. • 가족들이 지지할 수 있도록 도와준다. • 상담한다. • 자신의 삶에서 희망적인 요소를 확인하도록 격려한다.(퇴원과 미래에 대한 계획을 수립하도록 도와줌)	• 감정을 표현함으로써 상실을 인정할 수 있게 된다. • 절망감을 감당하지 못하면 자기파괴적으로 된다. 절망할 위험이 있는 대상을 인식하여 환자가 절망감에 빠지지 않도록 해야 한다. • 상실을 인정하고 변화에 대하여 현실적으로 생각하도록 도와준다. • 환자가 희망을 가질 때 치료가 촉진된다.

[Ⅷ-8 메니에르병 Meniere's Disease]

간호진단과 목표	간호사정과 평가	간호계획과 중재	이론적 근거
1. 발작적인 현기증 · 귀울림과 관련한 불안 - 현기증이나 귀울림을 적게 느끼게 되며 불안이 감소되었다고 말한다.	• 불안정함 • 불안 있음/없음/증가/감소/호소함 • 자극과민성 있음/없음/증가/감소함 • 걱정함 • 경직된 자세를 보임 • 불면증 있음/없음/호소함 • 두통 있음/없음/증가/감소/호소함	• 불안 상태를 사정한다. • 적절한 정보를 제공한다.(발작이 있거나 증상이 심한 경우 최대한 활동을 제한하고 조용한 환경을 유지하며 가능한 한 방문객을 제한하고 현기증과 귀울림의 강도, 시간, 간격 등을 사정하고 침대에 누워 눈을 감고 있도록 함) • 정서적 지지를 제공한다.	• 적절한 정보는 환자의 조절력을 증가시키고, 불확실성은 감소시키므로 불안을 감소시킨다. 활동과 주위의 어수선한 환경은 증상을 악화시킬 수 있다. 빛과 사람들로부터의 자극을 줄이고 조용한 환경에서 휴식을 취하는 것은 증상 완화에 도움을 준다.
	• 귀울림 • 현기증 있음 • 무기력 있음/호소함 • 발한 있음	• 편안한 자세를 취해준다. • 신뢰 관계를 증진한다. • 수면을 격려한다. • 감정을 말로 표현하도록 한다. • 감정을 인정한다. • 경청한다. • 안심시킨다. • 불안을 조절하는 방법(심호흡/운동/이완운동/사고중단 기법)을 교육한다. • 치료적 관계를 유지한다 • 친밀감을 보여준다. • 긍정적 피드백을 제공한다.	• 주의 깊은 경청은 환자와 간호사 사이의 신뢰감을 강화시킨다.
2. 평형감각 손실과 관련한 신체 손상 위험 - 손상이 없다.	• 평형감각 상실됨 • 현기증 있음/없음/증가/감소/호소함 • 쓰러짐	• 평형감각기능을 사정한다. • 절대안정을 취하도록 한다.(현기증이 있을 때는 즉시 침상안정) • 집중적으로 관찰한다. • 안전 간호를 제공한다 • 침대 난간을 올려준다.	• 평형감각을 잃어 쓰러질 수 있다. • 외상을 최소화하기 위해서다.

간호진단과 목표	간호사정과 평가	간호계획과 중재	이론적 근거
		• 안전한 환경을 제공한다. • 필요하면 도움을 요청하도록 교육한다.(보행을 삼가도록 하고 꼭 필요할 때는 보호자를 동행) • 천천히 위치를 바꾸도록 교육한다. • 천천히 움직이도록 도와준다. • 처방에 따라 약물(valium) 을 투여한다. • 약물투여 후 효과를 관찰한다.	• 증상이 심할 경우 주위 사람의 도움 없이 평형을 유지하기 어렵고 넘어질 수 있다. • 급격한 움직임은 현기증을 악화시킨다. • 약물은 현기증 등 증상을 완화해준다.
3. 청력 손실과 관련한 사회적 고립감 - 소외감 없이 사회에 적응하며 정상적인 인간관계를 유지할 수 있다.	• 우울해함 • 불안감 있음 • 외롭다고 말함 • 비관함	• 감정 상태를 사정한다. • 감정을 인정해준다. • 가족들이 지지할 수 있도록 도와준다.(보호자와 같이 있게 함) • 가족에게 의사소통 방법을 교육한다.(청력 손실에 대한 대응책으로 종이, 펜 등 보조기구 사용을 권장) • 상담한다. • 환자의 말을 경청한다. • 걱정과 두려움을 표현하도록 격려한다. • 정서적 지지를 제공한다. • 다른 사람과의 관계를 격려한다.(환자 스스로 자신의 행동과 사회적 고립감의 상호 관계를 인식하도록 도움) • 긍정적 피드백을 제공한다. • 사회 활동 정도를 사정한다.	• 감정 상태를 사정하고 감정을 나누도록 하여 정서적 안정을 도모한다. • 무리한 의사소통은 안정을 해칠 수 있다. • 고립감을 해소시키는 여러가지 활동을 자기 스스로 시도하지 못하는 환자에 대한 사회적 지지는 건강을 보호, 증진시키고 고립감을 감소시키는 데 도움을 준다.

간호진단과 목표	간호사정과 평가	간호계획과 중재	이론적 근거
4. 지식 부족과 관련한 불이행 - 환자는 식이요법에 대해 이해하고 실행한다.	• 의욕상실 보임(식이에 대한 지식이 부족하고, 고염식이를 섭취)	• 불이행의 요인을 사정한다. • 지식 정도를 평가한다. • 교육 자료를 제공한다.(환자에게 저염식이의 중요성을 설명하고 저염식이를 시행하는 방법과 정보를 제공하며 식탁 주위에 피해야 하는 음식의 종류를 게시함)	• 체내 염분 축적을 방지하기 위해서다.
		• 감정을 표현하도록 격려한다. • 개방적인 의사소통을 격려한다. • 문제를 이야기하도록 한다.	• 지지적 상담의 첫 단계는 환자와 가족의 감정을 찾아내 해소하도록 하는 것이다.
		• 신뢰 관계를 증진한다. • 말하는 내용에 공감해준다. • 긍정적 강화를 제공한다. • 지지해준다. • 교육에 가족을 포함시킨다.	• 간호사와 신뢰감이 형성되어야 환자 스스로 감정이나 문제점을 쉽게 표현할 수 있다. • 지지와 상담으로 중요한 문제를 확인하고 해결하는 과정을 돕는다.
5. 오심 · 구토 - 오심이 감소하거나 없으며 구토가 일어나지 않는다.	• 오심, 구토 있음 • 소화불량 있음/없음/증가/감소/호소함	• 오심 양상을 확인한다. • 구토 양상을 확인한다. • 구강간호를 시행한다.(chlorhexidine gargle 시행, 양치질)	• 오심 양상을 확인하여 즉시 대처한다.
		• 머리를 올려준다.(high Fowler's position을 취해줌) • 금식하도록 한다. • 의사에게 알린다. • 침상안정을 격려한다.	• 오심, 구토 시 기도흡인되는 것을 방지한다.
		• 처방에 따라 약물 투여한다.	• 약물은 오심, 구토를 감소시킨다.

참고 문헌

김조자, 노유자, 최영희, 김매자 외, 2000, 성인간호학, 서울: 현문사.

서울대학교병원, 1994, 간호진단과 계획, 서울: 서울대학교출판문화원.

서울대학교병원 간호부, 2007, 표준 간호진술문을 적용한 임상간호과정, 서울: 현문사.

이은옥, 최명애, 박상연, 이선옥, 송미순, 김달숙 외, 2002, 성인간호학, 서울: 신광출판사.

장선오, 임현호, 이정권, 이철희, 왕수건, 조재식, 2002, 이비인후과학-두경부외과학, 서울: 일조각.

{ IX 안질환과 수술관련 간호 }

1. 백내장, 녹내장
2. 망막박리, 유리체 출혈
3. 각막이식
4. 사시
5. 코눈물관 폐쇄
6. 인와 골질, 인와 공양

IX 안질환과 수술관련 간호

[IX-1 백내장 Cataract, 녹내장 Glaucoma]

간호진단과 목표	간호사정과 평가	간호계획과 중재	이론적 근거
1. 수술과 관련한 급성 통증 - 통증이 경감되거나 호소하지 않는다. - 안구 통증이 없다. - 수술 상처에 통증이 없다. - 두통이 없다.	• 안구 통증 있음 • 수술 상처에 통증 있음 • 두통 있음	• 통증 양상을 사정한다. • 처방에 따라 진통제를 투여한다. • 통증의 원인을 설명해준다. • 의사에게 알린다.	• 수술봉합사를 사용하면 눈이 많이 아플 수 있다. 봉합사는 수술 1주 정도 후 저절로 녹으며, 녹으면 눈이 아프지 않다.
2. 눈수술과 관련한 안압 상승 - 시신경 유두의 혈관과 신경 섬유의 압박이 없고 정상적인 안압(10-21mmHg)을 회복한다. - 안구 통증이 없다. - 두통이 없다. - 오심, 구토가 없다.	• 안구 통증이 증가함 • 구토함 • 두통 있음 • 오심, 구토 있음	• 안압을 측정한다. • 통증 양상을 사정한다. • 오심 양상을 확인한다. • 구토하는지 확인한다. • 머리를 낮추지 않도록 교육한다. • 안압을 상승시키는 행위를 하지 않도록 교육한다. • 처방에 따라 약물을 투여한다.	• 눈수술 후 안압이 상승할 수 있으며, 안압은 10-21mmHg가 정상이다. • 안압이 높으면 안통이나 두통이 생긴다. • 안압이 높으면 미주신경이 자극되어 오심, 구토가 발생한다. • 고개를 허리 아래로 숙이거나 물구나무서기를 하면 안압이 올라간다.

간호진단과 목표	간호사정과 평가	간호계획과 중재	이론적 근거
3. 수술과 관련한 감염 위험 - 감염의 위험요인을 알고 필요한 예방조치를 할 수 있다.	• 안대 유지 중임 • 압박안대 유지 중임 • 눈의 분비물 있음	• 안약을 점안해준다. • 안약 점안방법을 교육한다. • 안대 착용을 교육한다. • 눈에 손이 닿지 않도록 한다. • 눈을 비비지 않도록 한다. • 손씻기를 격려한다. • 손소독제 사용을 교육한다. • 손소독제를 사용하도록 격려한다.	• 환자가 안약 점안법이 익숙하지 않으면 안약병이 눈에 닿거나 안약이 제대로 점안되지 않아 감염을 일으킬 수 있다. • 입원 중에는 눈에 붙이는 거즈를 착용하고 퇴원 후에는 착용할 필요가 없다. 잘 때 무의식 중에 눈을 비비면 눈이 감염될 수 있으므로 상처가 아물고 감염 위험이 없어질 때까지 약 한 달 간 눈보호 안대를 착용한다.
4. 시각장애로 인한 자가간호 결핍 - 식사, 몸단장, 위생, 목욕, 배변과 같은 활동을 스스로 수행한다. - 안약을 스스로 잘 넣는다.	• 시력 상애 있음 • 자가간호 능력이 부족함 • 자가간호를 수행할 수 없음	• 안전한 환경을 제공한다. • 이동방법을 교육한다. • 자가간호를 교육한다. • 자가간호 방법을 교육한다. • 자가간호를 격려한다.	• 자가간호 능력이 증진되면 자기 효능감도 증진된다.

[Ⅸ-2 망막박리 Retinal Detachment, 유리체 출혈 Vitreous Hemorrhage]

간호진단과 목표	간호사정과 평가	간호계획과 중재	이론적 근거
1. 수술과 관련한 급성 통증 - 통증이 경감되거나 호소하지 않는다. - 안구 통증이 없다. - 수술 상처에 통증이 없다. - 두통이 없다.	• 안구 통증 있음 • 수술 상처에 통증 있음 • 두통 있음	• 통증 양상을 사정한다. • 처방에 따라 진통제를 투여한다. • 통증의 원인을 설명해준다. • 의사에게 알린다.	• 수술 봉합사를 사용할 때 눈이 많이 아플 수 있다. 수술 후 봉합사는 1주 정도 후에 저절로 녹으며 녹으면 눈이 아프지 않다.
2. 눈 수술과 관련한 안압상승 - 시신경 유두의 혈관과 신경 섬유의 압박이 없고 정상적인 안압(10–21mmHg)을 회복한다. - 안구 통증이 없다. - 두통이 없다. - 오심, 구토가 없다.	• 안구 통증 증가함 • 구토함 • 두통 있음 • 오심, 구토 있음	• 안압을 측정한다. • 통증 양상을 사정한다. • 오심 양상을 확인한다. • 구토하는지 확인한다. • 머리를 낮추지 않도록 교육한다. • 안압을 상승시키는 행위를 하지 않도록 교육한다. • 처방에 따라 약물을 투여한다.	• 눈 수술 후 안압이 상승할 수 있으며, 안압은 10–21mmHg가 정상이다. • 안압이 높으면 안통이나 두통이 생긴다. • 안압이 높으면 미주신경이 자극되어 오심, 구토가 발생한다. • 고개를 허리 아래로 숙이거나 물구나무 서기를 하면 안압이 올라간다.
3. 수술과 관련한 감염 위험 - 감염의 위험요인을 알고 필요한 예방조치를 할 수 있다.	• 안대 유지 중임 • 압박안대 유지 중임 • 눈의 분비물 있음	• 안약을 점안해준다. • 안약 점안방법을 교육한다. • 안대 착용에 대해 교육한다. • 눈에 손이 닿지 않도록 한다.	• 환자가 안약 점안법이 익숙하지 않으면 안약병이 눈에 닿거나 안약이 제대로 점안되지 않아 감염을 일으킬 수 있다. • 입원 중에는 눈에 붙이는 거즈를 착용하고 퇴원 후에는 착용할 필요가 없다. 잘 때 무의식 중에 눈을 비비면 눈이 감염될 수 있으므로 상처가 아물

간호진단과 목표	간호사정과 평가	간호계획과 중재	이론적 근거
		• 눈을 비비지 않도록 한다. • 손씻기를 격려한다. • 손소독제 사용을 교육한다. • 손소독제를 사용하도록 격려한다.	고 감염 위험이 없어질 때까지, 약 한 달간 눈보호 안대를 착용한다.
4. 시각장애로 인한 자가간호 결핍 - 식사, 몸단장, 위생, 목욕, 배변과 같은 활동을 스스로 수행한다. - 안약을 스스로 잘 넣는다.	• 시력 장애 있음 • 자가간호 능력이 부족함 • 자가간호를 수행할 수 없음	• 안전한 환경을 제공한다. • 이동방법을 교육한다. • 자가간호를 교육한다. • 자가간호 방법을 교육한다. • 자가간호를 격려한다. • 낙상 방지를 교육한다.	• 자가간호 능력이 증진되면 자기 효능감도 증진된다.
5. 부동 · 부적절한 자세로 인한 안위변화 - 증상을 수용할 만큼 조절된다. - 수술 후 편안하게 자세를 유지한다.	• 복위(prone position) 유지 중임 • 좌위(sitting position) 유지 중임 • 자세로 인한 불편감을 호소함 • 가슴이 답답하다고 함	• 엎드림용 베개로 머리를 지지한다.	• 망막이나 유리체 수술에서 가스나 실리콘 기름을 삽입할 때 환자가 엎드리는 자세를 유지하면 이러한 물질이 위로 뜨면서 망막을 밀어주는 효과를 낼 수 있다.
	• 호흡 시 불편감을 호소함 • 결막부종 있음 • 안검부종 있음 • 근육통 있음 • 전신불편감을 호소함	• 수술 후 치료에 도움이 되는 적절한 자세를 취하도록 설명한다.	• 1–2주 정도 적절한 자세를 유지해야 망막이 붙는다. 유리체 출혈이 있을 경우 출혈이 가라앉도록 앉는 자세를 취해야 한다.
	• 안절부절못함 • 저리듯 아프다고 함 • 절대안정 이행이 잘 안됨	• 호흡 곤란이 있는지 확인한다.	• 엎드리는 자세를 계속 유지해야 할 때는 얼굴 아래쪽에서 환기가 잘 안 되어 신선한 공기를 마시기 힘들어진다.
	• 지식 부족 있음	• 자세 유지 방법을 설명한다.	• 이마, 턱, 팔, 가슴 등이 압박을 받아 통증과 불편감을 느낄

간호진단과 목표	간호사정과 평가	간호계획과 중재	이론적 근거
			수 있으므로 가끔 앉아서 고개 숙이는 자세를 취하도록 한다.
6. 혈액응고 장애로 인한 유리체 출혈 - 유리체 출혈이 없다. - 환자는 시야가 붉어지거나 어두워짐을 호소하지 않는다.	• 검안 시 유리체 출혈이 보임 • 시야가 붉어짐을 호소함 • 시야가 어두워짐을 호소함	• 앉는 자세를 유지시킨다. • 고개를 올리고 눕는 자세를 유지시킨다. • 갑작스럽게 움직이는 것을 피하도록 한다. • 고개를 끄덕이거나 옆으로 돌리는 것, 눈동자 굴리는 것을 피하도록 한다. • 무거운 물건을 들지 않도록 한다. • 대변볼 때 힘주는 것을 피하도록 한다. • 딱딱하거나 질긴 음식을 씹지 않도록 한다. • 자세를 잘 유지해야 하는 이유를 설명한다.	• 유리체 출혈이 있으면 대체로 앉는 자세나 고개를 올리고 눕는 자세를 취하여 피가 아래로 가라앉도록 해야 한다. • 몸이 가만히 있어도 고개를 많이 움직이거나 눈동자를 돌리면 눈의 움직임이 많아져서 눈이 안정되지 않는다. • 무거운 물건을 들거나 대변볼 때 힘을 주면 망막의 혈관이 긴장하여 출혈이 유발될 수 있다. • 치아에 충격이 가해지면 그 힘이 망막혈관에도 전달이 되어 출혈이 유발될 수 있다.

[Ⅸ-3 각막이식 Keratoplasty]

간호진단과 목표	간호사정과 평가	간호계획과 중재	이론적 근거
1. 수술과 관련한 급성 통증 - 통증이 경감되거나 호소하지 않는다. - 안구 통증이 없다. - 수술 상처에 통증이 없다. - 두통이 없다.	• 안구 통증 있음 • 수술 상처에 통증 있음 • 두통 있음	• 통증 양상을 사정한다. • 처방에 따라 진통제를 투여한다. • 통증의 원인을 설명해준다. • 의사에게 알린다.	• 봉합사가 녹지 않은 수술 후 초기에는 약간의 불편감이 있으나 시간이 지나면 적응되어 괜찮아진다.
2. 눈수술과 관련한 안압 상승 - 시신경 유두의 혈관과 신경 섬유의 압박이 없고 정상적인 안압(10–21mmHg)을 회복한다. - 안구 통증이 없다. - 두통이 없다. - 오심, 구토가 없다.	• 안구 통증 증가함 • 구토함 • 두통 있음 • 오심, 구토 있음	• 안압을 측정한다. • 통증 양상을 사정한다. • 오심 양상을 확인한다. • 구토하는지 확인한다. • 머리를 낮추지 않도록 교육한다. • 안압을 상승시키는 행위를 하지 않도록 교육한다. • 처방에 따라 약물을 투여한다.	• 눈수술 후 안압이 상승할 수 있으며, 정상 안압은 10–21mmHg이다. • 안압이 높으면 안통이나 두통이 생긴다. • 안압이 높으면 미주신경이 자극되어 오심, 구토가 발생한다. • 고개를 허리 아래로 숙이거나 물구나무서기를 하면 안압이 올라간다.
3. 각막이식과 관련한 감염 위험 - 감염의 위험요인을 알고 필요한 예방조치를 할 수 있다	• 안대 유지 중임 • 압박안대 유지 중임 • 눈의 분비물 있음 • 안구 통증을 호소함	• 안약을 점안해준다. • 안약 점안방법을 교육한다. • 안대 착용에 대해 교육한다. • 눈에 손이 닿지 않도록 한다. • 눈을 비비지 않도록 한다. • 손씻기를 격려한다. • 손소독제 사용을 교육한다. • 손소독제를 사용하도록 격려한다.	• 환자에게 안약 점안법이 익숙하지 않으면 안약병이 눈에 닿거나 안약이 제대로 점안되지 않아 감염을 일으킬 수 있다. • 입원 중에는 눈에 붙이는 거즈를 착용하고 퇴원 후에는 작용할 필요가 없다. 잘 때 무의식 중에 눈을 비비면 눈이 감염될 수 있으므로 상처가 아물고 감염 위험이 없어질 때까

간호진단과 목표	간호사정과 평가	간호계획과 중재	이론적 근거
			지, 약 한 달 간 눈보호 안대를 착용한다.
4. 시각 장애로 인한 자가간호 결핍 - 식사, 몸단장, 위생, 목욕, 배변과 같은 활동을 스스로 수행한다. - 안약을 스스로 잘 넣는다.	• 시력 장애 있음 • 자가간호 능력 부족함 • 자가간호를 수행할 수 없음	• 안전한 환경을 제공한다. • 이동방법을 교육한다. • 자가간호를 교육한다. • 자가간호 방법을 교육한다. • 자가간호를 격려한다. • 낙상 방지를 교육한다.	• 자가간호 능력이 증진되면 자기 효능감도 증진된다.
5. 각막이식수술에 대한 지식 결핍으로 인한 불안 - 신체적, 심리적 편안감이 증진된다.	• 예후에 대해 불안해하며 걱정함 • 각막이식수술에 대한 지식이 부족함 • 투약의 중요성을 잘 모름	• 수술 후 예후에 대해 설명한다. • 처방된 면역 억제제를 정확히 복용해야 함을 설명한다. • 정서적 지지를 제공한다.	• 각막이식 후 이식된 각막에 대해 면역매개성의 염증 반응인 거부 반응이 나타날 수 있다.

[Ⅸ-4 사시 Strabismus]

간호진단과 목표	간호사정과 평가	간호계획과 중재	이론적 근거
1. 수술과 관련한 급성 통증 - 통증이 경감되거나 호소하지 않는다. - 안구 통증이 없다. - 수술 상처에 통증이 없다. - 두통이 없다.	• 안구 통증 있음 • 수술 상처에 통증 있음 • 두통 있음	• 통증의 원인을 설명해준다. • 통증 양상을 사정한다. • 처방에 따라 진통제를 투여한다. • 의사에게 알린다.	• 사시교정 수술은 외안근의 부착 위치를 안구 뒤쪽으로 옮겨주는 후전술, 외안근 일부를 떼어 내고 앞으로 당겨 부착하는 절제술 등을 사용하기 때문에 수술 직후 근육장력의 변화로 통증을 느낄 수 있다.
2. 수술과 관련한 감염 위험 - 감염의 위험요인을 알고 필요한 예방조치를 할 수 있다.	• 안대 유지 중임 • 암바안대 유지 중임 • 눈의 분비물 있음	• 안약을 점안해준다. • 안약 점안방법을 교육한다. • 눈에 손이 닿지 않도록 한다. • 눈을 비비지 않도록 한다. • 손씻기를 격려한다. • 손소독제 사용을 교육한다. • 손소독제를 사용하도록 격려한다.	• 환자에게 안약 점안법이 익숙하지 않으면 안약병이 눈에 닿거나 안약이 제대로 점안되지 않아 감염을 일으킬 수 있다.
3. 수술과 관련한 오심 · 구토 - 오심이 감소하거나 없으며, 구토가 일어나지 않는다.	• 오심, 구토 있음 • 구토 증상을 호소함	• 처방에 따라 진토제를 투여한다. • 머리를 올려준다. • 구강간호를 교육한다.	• 자세를 편하게 하여 안위를 증진시킨다.

[Ⅸ-5 코눈물관 폐쇄 Nasolacrimal Duct Obstruction]

간호진단과 목표	간호사정과 평가	간호계획과 중재	이론적 근거
1. 수술과 관련한 급성 통증 - 통증이 경감되거나 통증을 호소하지 않는다. - 수술 상처에 통증이 없다. - 두통이 없다.	• 수술 상처에 통증 있음 • 두통 있음	• 통증의 원인을 설명해준다. • 통증 양상을 사정한다. • 처방에 따라 진통제를 투여한다. • 의사에게 알린다.	• 눈물주머니에서 콧속으로 눈물이 흘러 들어갈 수 있는 길을 만들기 위해 눈물주머니 주위 뼈를 뚫는 수술을 하는 것이므로 한동안 이물감을 느끼게 된다.
2. 수술과 관련한 감염 위험 - 감염의 위험요인을 알고 필요한 예방조치를 할 수 있다.	• 수술 상처의 경우 드레싱 상태임 • 수술 상처에 부종 있음 • 수술 상처 주위 피부에 발적 있음 • 수술 상처에 oozing 있음	• 수술 부위에 감염 증상이 있는지 확인한다. • 수술 상처의 oozing 부위에 거즈를 덧대준다. • 눈에 손이 닿지 않도록 한다. • 눈을 비비지 않도록 한다. • 손씻기를 격려한다. • 손소독제 사용을 교육한다. • 손소독제 사용을 격려한다.	
3. 수술로 인한 비강 출혈 위험 - 비강 출혈이 없다.	• 비강 패킹 중임 • 비강출혈 있음 • 비강 패킹 제거한 상태임	• 출혈 증상이 있는지 확인한다. • 비강 패킹을 해준다. • 갑작스럽게 움직이는 것을 피하도록 한다. • 의사에게 알린다. • 뜨거운 음식 섭취를 피하도록 한다. • 수술 부위에 얼음찜질을 한다.	• 수술 후 2주 정도 소량의 피가 목으로 넘어갈 수 있다. • 뜨거운 음식을 먹으면 비강 혈관이 확장되면서 출혈이 유발될 수 있다.
4. 코막힘으로 인한 안위 변화 - 증상을 수용할 만큼 조절된다. - 수술 후 편안하게 호흡한다.	• 비강 패킹 중임 • 호흡 시 불편감 호소함 • 입으로 호흡함 • 구강건조를 호소함	• 호흡 곤란이 있는지 확인한다. • 적절한 습도를 유지한다.	• 비강출혈을 막기 위해 양비강을 패킹한 상태에서 구강호흡을 해야 하므로 적절한 습도를 유지해주어야 한다.

[Ⅸ-6 안와 골절 Orbital Fracture, 안와 종양 Orbital Tumor]

간호진단과 목표	간호사정과 평가	간호계획과 중재	이론적 근거
1. 수술과 관련한 급성 통증 - 통증이 경감되거나 호소하지 않는다. - 안구 통증이 없다. - 수술 상처에 통증이 없다. - 두통이 없다.	• 안구에 통증 있음 • 수술 상처에 통증 있음 • 두통 있음	• 통증 양상을 사정한다. • 처방에 따라 진통제를 투여한다. • 통증의 원인을 설명해준다. • 의사에게 알린다.	• 환자의 수술 부위의 상태에 따라 염증, 출혈, 부종 등이 있다. • 뺨 부위의 감각 이상이 일시적으로 악화되거나 몇 달 간 지속될 수 있다.
2. 감염 위험 - 수술 부위에 감염이 없다.	• 배액관 삽입 부위에 발적 있음 • 배액관 삽입 부위에 통증 있음	• 수술 상처를 관찰한다. • 눈에 손이 닿지 않도록 한다. • 눈을 비비지 않도록 한다. • 손씻기를 격려한다. • 손소독제 사용을 교육한다. • 손소독제를 사용하도록 격려한다.	
3. 수술과 관련한 오심·구토 - 오심이 감소하거나 없으며, 구토가 일어나지 않는다.	• 오심, 구토 있음 • 구토증상을 호소함	• 처방에 따라 진토제를 투여한다. • 머리를 올려준다. • 구강간호를 교육한다.	• 자세를 편하게 하여 안위를 증진시킨다.
4. 수술로 인한 안와 출혈 위험 - 혈액 손실의 위험이 없다. - 안와출혈로 인해 시신경이 손상되지 않는다.	• 수술 상처 부위에 oozing 있음 • 배액관 삽입 부위에 출혈 있음 • 배액관으로 배액이 잘 되지 않음 • 시력이 저하됨 • 동공이 산대됨 • 빛반사가 없음	• 수술 상처에 oozing이 있는지 확인한다. • 배액관을 관찰한다. • 배액양상을 확인한다. • 시력을 사정한다. • 동공 크기를 사정한다. • 빛반사를 사정한다. • 수술 부위에 얼음찜질을 한다.	• 수술 후 상처 부위의 배액이 잘 되지 않고 안와 속에 고여 있을 경우 이것이 시신경을 눌러 손상을 줄 수 있다. • 시신경이 손상되면 시력이 저하되고 동공이 확대되며 빛반사가 없어진다. • 얼음찜질을 통해 눈꺼풀 부종과 수술 상처 출혈을 방지할

간호진단과 목표	간호사정과 평가	간호계획과 중재	이론적 근거
		• 의사에게 알린다.	수 있다. • 안구 내 출혈이 있으면 시신경이 손상되지 않도록 응급조치를 취해야 한다.

참고 문헌

가톨릭의대 안과 · 시과학교실. 2008. 백내장. 서울: 일조각.

김달숙, 박상연, 송미순, 양영희, 이선옥, 이은옥 외. 2002. 성인간호학. 서울: 신광출판사.

김조자, 노유자, 최영희, 김매자 외. 2000. 성인간호학. 서울: 현문사.

대한안성형학회. 2004. 안성형학. 서울: 내외학술.

서울대학교병원 간호부. 2007. 표준 간호진술문을 적용한 임상간호과정. 서울: 현문사.

X 피부 질환과 수술관련 간호

X 피부 질환과 수술관련 간호

[X-1 피부 손상 Skin Damage]

간호진단과 목표	간호사정과 평가	간호계획과 중재	이론적 근거
1. 외적 요인과 관련한 피부 손상 - 피부 상태가 정상이다.	• 발적이 있음 • 수포가 있음 • 상처가 있음 • 부종 있음 • 피부층이 파괴됨	• 피부통합성 장애와 관련한 내외적 위험요인을 사정한다. • 피부통합성의 장애 정도를 사정한다.(발적, 수포, 상처, 배액 등) • 피부를 깨끗하고 건조하게 유지한다.	
		• 단백질과 수분을 적절하게 섭취하도록 한다.	• 영양 상태의 불량은 상처 치유를 지연시킨다.
		• 상처 부위는 무균적으로 드레싱한다.	• 세균 증식을 억제하기 위해서다.
		• 필요하면 보호용 크림을 사용한다.	
		• 체위를 변경해준다.	• 자극을 최소화한다.
		• 필요하면 압박 감소용 매트리스를 사용하게 한다.(공기 매트리스, 공기액화 매트리스)	
2. 피부 손상과 관련한 감염 위험 - 감염 증상이 없다.	• 발열 있음 • 발적 있음 • 통증 있음 • 체온 상승 있음 • 호흡수가 증가함 • 백혈구 수 증가함	• 활력 징후를 측정한다.	• 감염 시 맥박, 호흡, 혈압, 체온이 상승된다.
		• 감염 증상을 관찰한다. • 상처 치료 시 무균적으로 시행한다. • 드레싱을 깨끗하게 유지한다. • 단백질과 수분섭취를 권장한다.	
		• 임상검사 결과를 확인한다.	• 감염 시 백혈구 수와 적혈구 침강 속도가 증가한다.

[X-2 피부이식과 피판 Skin Graft & Flap]

간호진단과 목표	간호사정과 평가	간호계획과 중재	이론적 근거
1. 피부 손상 위험 - 조직이 점진적으로 재생한다 - 이식 부위의 피부가 깨끗하고 건조하다.	• 이식 부위의 변색 있음 • 상처 주위에 혈종 있음 • 상처 주위에 발적 있음 • 수술 상처의 주위 피부 젖어 있음 • 수술 상처에 oozing 있음 • 부종 있음 • 통증 있음 • 움직임 제한됨 • 감각 저하 있음 • 가려움증 호소함	• 상처를 관찰한다. • 수술 부위의 충격과 압박을 피하도록 한다. • 이식된 피부가 눌리지 않도록 교육한다. • 상처와 주변 조직을 깨끗하게 해준다. • 피부 병변을 만지거나 긁지 않도록 한다.	
		• 부위에 따라 이식부위를 7~10일 동안 심장보다 높게 한다.	• 정맥귀환을 돕기 위해서다.
		• 필요하면 캐스트, 스프린트, 탄력붕대 등으로 환부의 움직임을 제한한다.	• 이식 부위의 움직임은 피부 이식편의 생착을 저해한다.
		• 압박 부위를 확인한다. • 압력의 요인을 감소시켜 준다.	
		• 기상활동(ambulation activity)을 서서히 시작한다.	• 다리에 피부이식술을 한 경우는 1~2주간 걷지 않는다.
		• 필요하면 손상 부위에 국소요법을 적용한다.(wet 드레싱, saline soaking 등)	
		• 영양의 중요성을 교육한다.	• 영양 상태의 불량은 상처 치유를 지연시킨다.
2. 감염 위험 - 감염 증상이 없다.	• 체온 상승함 • 맥박수 증가됨 • 백혈구 수 증가됨	• 활력 징후를 측정한다. • 삽입 부위에 감염 증상이 있는지 확인한다.	• 감염 시 체온, 맥박, 호흡수, 혈압이 상승된다.
	• 배액관 삽입 부위에 통증 있음 • 배액관 삽입 부위에 oozing 있음 • 수술 상처에 통증 있음	• 상처에 감염 증상이 있는지 확인한다. • 배액관 개방성을 확인한다. • 배액관 삽입 부위의 누출(leakage)이 있는지 확인한다.	• 미열, 냄새, 발적, 배농, 통증, 종창은 감염의 지표이다.

간호진단과 목표	간호사정과 평가	간호계획과 중재	이론적 근거
	• 수술 상처에 oozing 있음 • 수술 상처 주위 피부에 발적 있음 • 수술 상처의 종창(swelling) 증가함 • 수술 상처 주위 피부에 압통 있음	• 배액양상을 확인한다. • 수술 상처에 드레싱을 한다. • 수술 상처 oozing 부위에 거즈를 덧대준다. • 드레싱 교환 시 무균법을 지킨다. • CBC 검사 결과를 확인한다. • 필요하면 배양검사를 실시한다. • 처방에 따라 항생제를 투여한다. • 충분한 영양을 섭취한다. • 개인위생 관리를 교육한다. • 손씻기를 격려한다. • 피부 공여부위 드레싱 제거 후 연고, 로션, lanolin 등을 발라 피부를 부드럽게 해준다.	• 습도, 주변 환경의 오염은 다른 감염의 발생을 촉진한다. • 공여부위는 10–14일 내에 상피화가 이루어져 치유된다. • 감염 발생 시 백혈구 수, 적혈구 침강 속도가 증가된다. • 충분한 영양, 단백질, 비타민 C, 무기질은 피부 재생을 촉진한다. • 교차감염을 방지하기 위해서다.
3. 급성 통증 - 통증이 완화되어 편안하다고 말한다.	• 수술 상처 통증을 있음/없음/증가/감소 호소함 • 배액관 삽입 부위의 통증 호소함 • 통증 부위를 만지지 못하게 함 • 안절부절못함 • 혈압 상승함 • 진통제 원함 • PCA 유지 중임 • 발한 있음	• 통증 양상을 사정한다. • 통증 부위를 사정한다. • 통증의 원인을 설명해준다. • 통증을 인정해준다. • 통증 부위를 지지해준다. • 통증을 조절해준다. • 통증 증가 요인을 줄여준다. • 의사에게 알린다. • 처방에 따라 진통제를 투여한다. • 필요하면 상처 치료 전후 진통제를 투여한다. • 진통제의 효과를 확인한다.	• 통증의 유무, 위치, 강도, 양상, 빈도와 기간을 사정하며 통증이 사라질 때까지 정기적으로 재평가한다. • 통증으로 인한 쇼크를 예방하기 위해서다.

간호진단과 목표	간호사정과 평가	간호계획과 중재	이론적 근거
		• 진통제의 부작용이 있는지 확인한다.	
		• 비약물적 통증 완화법을 시행한다.(심상요법, 음악요법, 이완요법)	• 환자의 관심을 통증이 아닌 다른 곳으로 돌림으로써 통증 지각을 감소시킨다.
		• 휴식 시간을 제공한다	• 점진적 이완법은 근육의 긴장과 통증 강도를 감소시킨다.
4. 출혈 위험 - 출혈 증상이 없다. - 혈액학적 검사 결과가 정상 범위이다.	• 혈압 하강함 • 맥박, 호흡수 증가 • 수술 상처에 출혈 있음	• 활력 징후를 측정한다. • 수술 상처에 출혈이 있는지 관찰한다.	• 활력 징후의 심각한 변화와 배액관의 변화, 배액량의 증가는 출혈을 의미한다.
	• 수술 상처에 oozing 있음	• 수술 상처에 oozing이 있는지 확인한다.	
	• 수술 상처에 혈종 있음	• 배액관을 관찰한다.	
	• 배액관 삽입 부위에 출혈 있음	• 배액관의 배액양상과 양을 관찰한다.	
	• 배액관 삽입 부위에 oozing 있음	• 배액관 삽입 부위의 oozing 여부를 확인한다.	
	• 소변량 감소함	• 의사에게 알린다. • 처방에 따라 약물을 투여한다.	
		• 혈액검사 결과를 확인한다. • 정서적 지지를 제공한다. • 안전 간호를 제공한다.	• 적혈구, 헤모글로빈, 혈소판 수치의 감소는 출혈이 있음을 의미한다.
		• 수분섭취량과 배설량을 측정한다.	• 출혈로 인한 체액 부족 증상을 조기에 관찰함으로써 체액 부족을 예방하기 위해서다.
5. 비효율적 기도 성결 - 객담배출이 원활하다. - 호흡수와 호흡음이 정상이다.	• 가래 있음 • 체온 상승함	• 호흡 양상을 관찰한다. • 활력 징후를 측정한다.	
	• 호흡 곤란 있음 • 호흡수 증가함 • 비정상적인 호흡음 들림	• 객담 양상을 확인한다. • 호흡 곤란이 있는지 확인한다.	• 증가된 분비물은 공기의 흐름을 방해한다.
	• 청색증 있음	• 폐음 청진을 한다.	

간호진단과 목표	간호사정과 평가	간호계획과 중재	이론적 근거
		• Fowler's position을 취해준다. • 심호흡을 격려한다. • 심호흡 방법을 교육한다.	• 반좌위는 호흡을 용이하게 하고 환기를 증가시킨다.
		• 심호흡, 기침, 체위 변경의 중요성을 교육한다. • 객담배출을 격려한다. • vibrator를 적용한다.	• 충분한 환기를 유지하는 데 도움이 된다.
		• 체위 변경을 한다.	• 체위 변경을 하면 기관지와 폐의 병변 있는 부위의 분비물이 이동되어 잘 흘러나올 수 있도록 한다.
		• 경구 수분섭취를 격려한다. • 습도를 유지한다. • 산소포화도를 측정한다.	• 점막작용을 증가시켜 분비물 배출을 용이하게 하기 위해서다.
		• 필요하면 기관지확장제, 거담제를 투여한다. • 흉부 X선 영상을 확인한다.	• 객담이 묽어져서 배출이 용이하다.
6. 말초신경혈관 기능 장애 위험 - SMC가 양호하다.	• 감각 저하 있음 • 사지 피부색에 변화 있음 • 저린감 있음 • 운동 제한 있음 • 부종 있음 • 족배동맥의 맥박 촉지 안됨	• 감각 변화를 사정한다. • 손, 발가락의 움직임을 확인한다. • 말초부종을 확인한다. • 압박 부위를 확인한다. • 족배동맥의 맥박을 촉지한다.	• 수술 부위의 손상과 관련한 합병증을 예방하기 위해 통증, 청색증, 무맥, 감각 이상 증상을 확인한다.
		• SMC를 확인한다. • 한 자세를 오래 하지 않도록 교육한다.	• 붕대, 고정, 수술요법 등으로 장기간 누워 있거나 운동 제한을 받는 경우 근력 저하나 부종, 관절 근육 구축 등이 일어나기 쉽다.
		• 수술 부위를 베개로 올려준다.	• 환부 부위를 심장보다 높게 elevation시키면 부종 완화와 혈액순환이 촉진되므로 상처치유에 도움된다.

간호진단과 목표	간호사정과 평가	간호계획과 중재	이론적 근거
		• 등장성, 등척성 운동을 격려한다. • 안전 간호를 제공한다. • 침대 난간을 올려준다.	• 근력 저하나 관절 근육의 구축을 예방하기 위해서다. • 침상에서 낙상 등의 위험이 있으므로 사고에 유의한다.
7. 운동 장애 - 관절 경축이 없고 근력이 유지된다.	• 감각 장애 있음 • 근육 강직 있음 • 관절 가동 범위가 제한됨 • 운동에 제한 있음 • 움직일 때 통증을 호소함	• 사지 근력을 평가한다. • 감각 변화를 사정한다. • 운동 기능 장애를 사정한다. • 신체 정렬을 유지해준다.	• 통증 혹은 피부의 수축으로 인하여 환자의 움직임이 제한될 수 있다.
		• 등장성 운동을 격려한다. • 등척성 운동을 격려한다. • 안전 간호를 제공한다. • 안전한 환경을 제공한다. • 운동방법을 교육한다. • 이동방법을 교육한다. • 점진적 운동프로그램을 교육한다. • 물리치료를 의뢰한다.	• 근육 탄력성 상실을 최소화하고 근육 위축을 예방하기 위해서다.

» 피부이식술의 제공 부위가 될 수 있는 부위

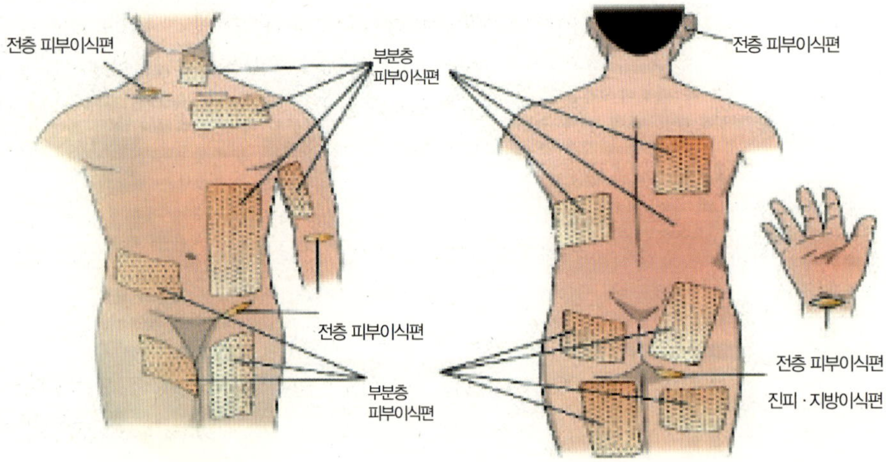

» 피판의 부위별 명칭

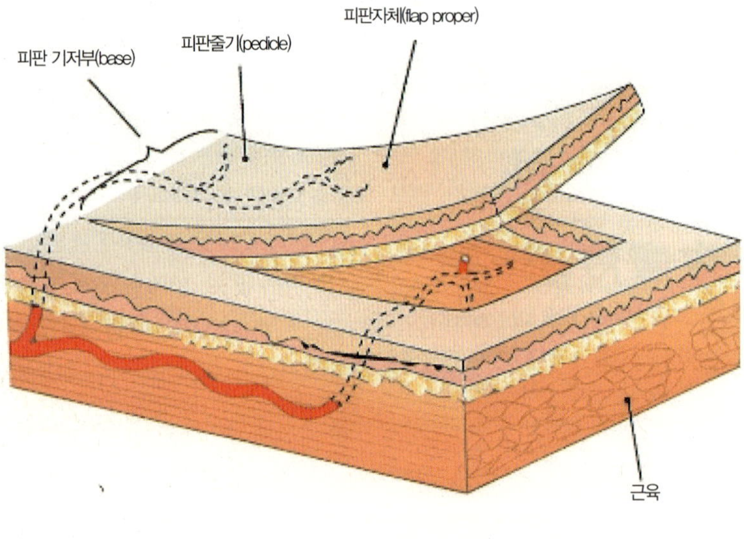

참고 문헌

강진성, 2004, 성형외과학, 서울: 군자출판사.

서울대학교병원, 2006, 간호진단과 계획, 서울: 서울대학교출판문화원.

서울대학교병원 간호부, 2007, 표준 간호진술문을 적용한 임상간호과정, 서울: 현문사.

이은옥, 서문자, 김매자, 김채숙, 한경자, 박영숙 외, 2007, 간호진단과 중재, 서울: 서울대학교출판문화원.

[X-3 화상 Burn]

간호진단과 목표	간호사정과 평가	간호계획과 중재	이론적 근거
1. 체액 부족 위험 - 활력 징후가 안정되며 전해질 수치가 정상 범위이다.	• 혈압 하강함 • 맥박 상승함 • 체온 상승함 • 피부 탄력성 저하됨 • 갈증 있음 • 허약감 있음 • 구강건조함 • 섭취량과 배설량 변화됨 • 요비중 증가함 • 혈중 헤마토크릿, 나트륨 농도 상승함 • 체중 감소함 • 의식 변화됨 • 상처 부위의 출혈, 분비물(discharge) 있음	• 활력 징후를 측정한다. • 탈수 증상이 있는지 확인한다. • 피부 상태를 관찰한다. • 수분섭취·배설량을 측정한다. • 수분섭취의 필요성에 대해 교육한다. • 수분섭취를 격려한다. • 수액으로 hydration한다. • 소변 전해질 검사 결과를 확인한다. • 혈중 전해질 검사 결과를 확인한다. • 전해질 불균형 증상이 있는지 확인한다. • 체중을 측정한다. • 의식 수준 변화가 있는지 관찰한다. • 처방에 따라 수액을 mix하여 투여한다. • 처방에 따라 약물을 정맥주사한다.	• 화상으로 인해 모세관 투과성이 증가되면 체액이 혈관 외로 배출되어 체액량 저하가 일어나게 되며, 탈수 시 저혈압, 빈맥, 갈증, 농축뇨, 허약감, 피부 탄력성 저하, 의식 저하 등의 증상이 나타난다. • 순환 혈량의 상실을 보충하기 위해서다.
2. 조직 관류 저하 - 혈액순환을 저해하는 요인을 알고 예방하며, 원활한 조직 관류가 유지되어 통증이 완화된다.	• 혼돈 있음 • 혈압 상승함 • 체중 증가함 • 부종 있음 • 요비중 감소함 • 피부 창백함	• 의식 수준 변화가 있는지 관찰한다. • 지남력을 평가한다. • 활력 징후를 측정한다. • 체중을 측정한다. • 소변 양상을 확인한다. • 소변 전해질 검사 결과를 확인한다. • 수분섭취·배설량을 측정한다. • 처방에 따라 이뇨제를 투여한다.	• 체액이 혈관 밖으로 이동하면 혈류량이 감소하고 뇌 혈류가 감소되면 의식의 저하, 혼돈이 일어날 수 있다.

간호진단과 목표	간호사정과 평가	간호계획과 중재	이론적 근거
		• 화상 부위를 상승시킨다. • 화상 부위를 압박하지 않도록 한다.	• 정맥귀환을 증가시키기 위해서다.
3. 급성 통증 - 통증이 완화되었다고 말한다.	• 통증이 증가함/감소함 • 통증 있음 • 통증 지속됨/호소함 • 혈압 상승함 • 진통제 원함 • PCA 유지함	• 통증 부위/양상/정도를 사정한다. • 통증 부위를 지지한다. • 통증을 인정해준다. • 의사에게 알린다. • 처방에 따라 진통제를 투여한다. • 필요하면 상처 치료를 전후해 진통제를 투여한다. • 진통제의 효과를 확인한다. • 진통제의 부작용이 있는지 확인한다. • 비약물적 통증 완화법을 시행한다.(심상요법, 음악요법, 이완요법) • 휴식 시간을 제공한다. • 냉찜질을 적용한다. • 냉찜질 적용 시 주의점을 설명한다.	• 환자 상태에 맞는 지속적인 진통제 주입을 통해 통증을 경감시킬 수 있다. • 통증 경감과 통증으로 인한 쇼크를 예방하기 위해서다. • 진통제의 효과를 사정하여 진통제의 투여 시기, 용량, 투여 간격을 조절할 수 있다. • 환자가 다른 환경에 집중하는 것은 환자의 관심을 통증에서 벗어나게 해준다. • 냉요법은 감각을 둔화시키므로 통증이 감소된다.
4. 감염 위험 - 정상 체온이 유지되고 상처 부위가 깨끗하다. - 화농성 배액이 없다.	• 체온 상승함 • 오한 있음 • 화농성 배액 있음 • 백혈구 수 증가함 • CRP 수치 증가함 • 상처부종, 혈종, 악취, 분비물 있음	• 활력 징후를 측정한다. • 감염 증상이 있는지 확인한다. • 염증 수치를 확인한다. • 상처 배양을 검사한다. • 혈액 배양을 검사한다. • 환자를 처치하기 전 손을 씻는다. • 상처 부위를 만지지 않도록 한다. • 침습적 행위 시 무균법을 지킨다.	• 화상으로 인해 피부통합성이 깨지면 감염 위험성이 높아진다. 외부와의 잦은 접촉과 영양 불량이 있으면 감염 우려가 높다.

간호진단과 목표	간호사정과 평가	간호계획과 중재	이론적 근거
		•화상 부위를 드레싱한다. •화상 부위를 세척한다. •화상 부위의 오염물을 제거한다.	
		•충분한 영양을 섭취하도록 한다.	•적절한 영양 공급은 면역력을 증가시켜 감염 위험도를 낮춘다.
5. 운동 장애 -관절 경축이 없고 근력이 유지된다.	•감각 장애 있음	•감각 변화를 사정한다.	
		•운동기능 장애를 사정한다.	•통증 혹은 피부의 수축으로 인하여 환자의 움직임이 제한될 수 있다.
	•피부 수축 있음	•보행 능력을 사정한다.	
	•관절 가동 범위가 제한됨	•사지 근력을 평가한다.	
		•등장성 운동을 격려한다.	•근육 탄력성 상실을 최소화하고 근육 위축을 예방하기 위해서다.
	•움직일 때 통증을 호소함	•등척성 운동을 격려한다.	
		•기능적 자세로 신체선열을 유지한다.	•경축 형성 예방을 위해 굴곡을 최소화하고 중립을 유지한다.
		•운동방법을 교육한다. •먼저 시범을 보여주고 운동하도록 격려한다. •이상 감각을 이야기하도록 설명한다. •안전 간호에 대해 교육한다. •안전한 환경을 제공한다. •물리치료를 의뢰한다.	
6. 감각 지각 장애 -감각의 이상 증상이 없다.	•numbness 있음		
	•저릿한 느낌(tingling) 있음	•감각기능 이상 부위를 사정한다.	
	•통증 증가함		
	•감각 장애 있음	•감각 변화를 사정한다.	•신경까지 손상된 심도화상일 경우 감각기능에 이상이 생길 수 있다.
	•운동 장애 있음	•사지감각을 평가한다.	
		•안전 간호를 제공한다. •안전한 환경을 제공한다. •간호사 호출기 사용을 설명한다.	

간호진단과 목표	간호사정과 평가	간호계획과 중재	이론적 근거
		•간호사 호출기를 손 닿는 곳에 둔다. •감각 저하 부위에 대한 피부 손상 예방법을 교육한다. •냉찜질 적용 시 주의사항을 설명한다. •등장성 운동을 격려한다. •등척성 운동을 격려한다.	•감각기능이 저하되면 열과 냉에 의해 손상을 입을 수 있다. •혈액순환을 증가시킨다.
7. 소양감 - 소양감이 완화되었다고 말한다.	•상처 부위에 가려움증 있음/증가함 •가려워서 잠들지 못함 •긁고 있음 •긁힌 자국 있음 •피부가 건조함	•가려운 곳에 차가운 물수건을 대준다. •건조한 피부에 오일을 발라준다. •긁지 않도록 교육한다. •손톱을 깎아준다. •면옷을 입도록 설명한다. •옷을 느슨하게 해준다. •처방에 따라 약물을 투여한다. •약물투여 후 효과를 관찰한다. •자극이 적은 로션을 사용하도록 설명한다. •적절한 습도를 유지시킨다. •피부 건조를 예방해준다. •피부 상태를 관찰한다. •피부를 깨끗하게 해준다. •기분 전환 활동을 제공한다.(텔레비전 시청, 음악 감상)	•회복이 진행되는 화상 환자에게 피부소양감이 나타날 수 있으며 땀의 제거, 자극 감소, 적절한 체위, 투약 등으로 이를 경감시킬 수 있다. •환자가 집중할 수 있는 다른 환경은 환자의 관심을 소양감에서 벗어나도록 한다.
8. 불안 - 불안이 감소되었다고 말한다.	•불안 호소함 •안절부절못함 •두려움 표현함	•불안의 정도를 사정한다. •시술과정에 대하여 설명한다. •시술 후 주의사항에 대해 설명한다. •낯선 환경에 대해 알려준다. •신뢰 관계를 형성, 유지한다. •감정을 말로 표현하도록 한다.	•적절한 정보는 환자의 조절력을 증가시키고, 불확실성을 감소시키므로 불안이 감소된다.

간호진단과 목표	간호사정과 평가	간호계획과 중재	이론적 근거
		• 경청해준다. • 말하는 내용을 공감해준다. • 가족들이 지지할 수 있도록 도와준다. • 심호흡, 이완요법 등을 실시한다. • 같은 질병에서 회복한 사람과 이야기할 기회를 제공한다.	
9. 역할 수행 장애 - 자신에 대하여 긍정적으로 말하며 조화로운 행동을 한다.	• 슬픔을 호소함 • 위축됨 • 무표정함 • 자존감 저하됨 • 의욕상실을 보임 • 역할 수행에 대한 좌절감을 표현함 • 역할 수행을 위한 신체 능력이 부족함	• 걱정과 두려움을 표현하도록 격려한다. • 환자의 말을 경청한다. • 수용적인 태도로 대한다. • 가족 내 역할을 분담한다. • 가족 구성원이 서로 감정을 나누도록 한다. • 교육프로그램에 참여하도록 격려한다. • 긍정적 강화를 제공한다. • 문제를 이야기하도록 격려한다. • 문제 해결을 하도록 도와준다. • 사회사업실에 의뢰한다. • 역할 갈등이 있는지 확인한다. • 의사 결정 과정에 참여하도록 격려한다. • 자기 효능감을 강화시킨다.	• 주의 깊은 경청은 환자와 간호사 사이의 신뢰감을 강화시킨다.

» 피부 단면에 표시한 열화상 깊이

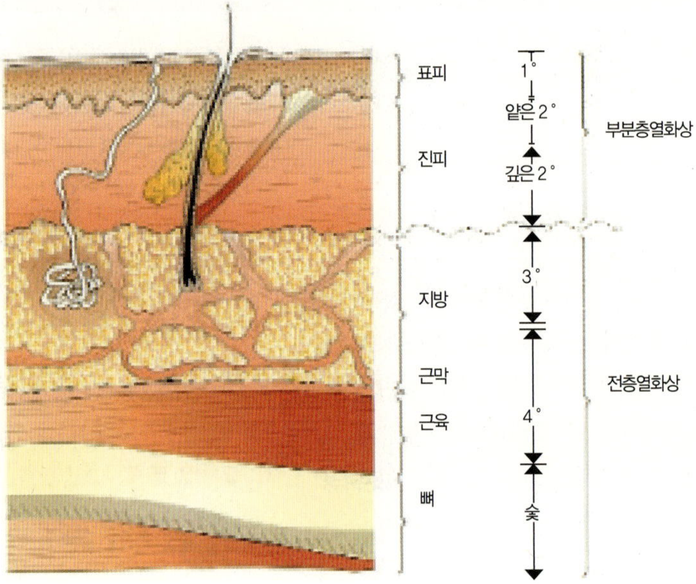

» 9의 법칙(열 화상을 입은 면적을 빠르고 쉽게 계산하는 방법)

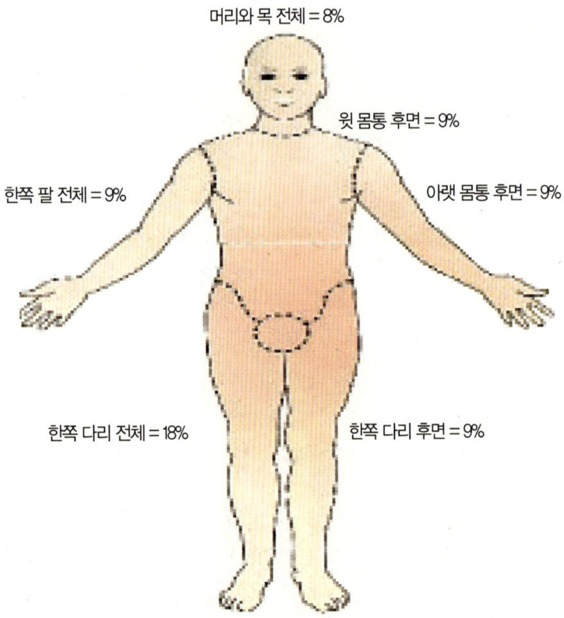

참고 문헌

강진성, 2004, 성형외과학, 서울: 군자출판사.

서울대학교병원, 2006, 간호진단과 계획, 서울: 서울대학교출판문화원.

서울대학교병원 간호부, 2007, 표준 간호진술문을 적용한 임상간호과정, 서울: 현문사.

이은옥, 서문자, 김매자, 김채숙, 한경자, 박영숙 외, 2007, 간호진단과 중재, 서울: 서울대학교출판문화원.

[X-4 피부염 Dermatitis]

간호진단과 목표	간호사정과 평가	간호계획과 중재	이론적 근거
1. 피부 손상과 관련한 만성 통증 - 소양감이 사라져 불편감이 완화되었다고 말한다.	• 소양감을 호소함 • 건조하고 발적된 피부 상태를 보임 • 불편감을 호소함	• 소양감과 관련한 불편감 정도를 사정한다. • 피부 표면을 차갑게 하고 시원한 환경을 조성한다. • 비누와 물로 씻도록 격려한다. • 피부를 자극하는 모직물이나 풀 먹인 칼라와 소맷부리는 피하도록 한다. • 필요하면 항히스타민을 투여한다. • 독서나 텔레비전 시청 등 기분전환 방법을 선택하도록 격려한다.	• 온도가 높으면 피부점막을 확장시켜 소양증을 증가시킨다. • 습진성 피부발진을 막거나 최소화할 수 있고 피부의 합텐(화학물질과 피부단백질이 결합하여 항원으로서 작용)을 제거하는 데 도움이 된다. • 기분전환은 소양감으로 집중된 관심을 분산시키는 데 도움이 된다.
2. 피부 손상과 관련한 감염 위험 - 피부가 깨끗하고 분비물이 배출되지 않는다.	• 발적 있음 • 체온 상승 있음 • 발진, 수포, 구진, 홍반 있음 • 첩포시험에서 양성 반응 나타남 • 백혈구 수, 적혈구 침강 속도 증가함	• 활력 징후를 측정한다. • 피부 상태를 사정한다. • 원인이 되는 접촉성 물질을 확인한다. • 의심되는 자극물질과 외부 환경 노출을 감소시킨다. • 손상 부위를 긁지 않도록 한다. • 감염의 지표가 되는 임상검사 결과를 사정한다. • 감염 증상을 관찰한다. • 염증시기에 따라 적절한 약물을 사용한다. • 적절한 농도의 용액을 바르고 드레싱이 건조하지 않도록 한다.	• 접촉을 피하거나 최소화하기 위해서다. • 감염 발생 시 백혈구 수, 적혈구 침강 속도가 증가된다. • 시기에 따라서 각각의 치료법에 큰 차이가 있고 약물의 부작용도 다양하다. • 급성기에는 피부 변화 속도가 빠르므로 직접 확인하면서 약물 농도를 조절하는 것이 치

간호진단과 목표	간호사정과 평가	간호계획과 중재	이론적 근거
			료에 도움이 된다.
		• 드레싱을 자주 교환하여 깨끗이 유지한다.	• 젖은 상태에서의 노출은 세균 배양의 적당한 배지가 될 수 있다.
		• 영양과 수분섭취를 돕는다.	• 충분한 영양, 단백질, 비타민 C, 무기질은 피부 재생을 촉진한다.
		• 깨끗한 환경과 조용한 분위기를 조성한다. • 모든 환자와 접촉할 때마다 손을 씻는다. • 마스크, 가운, 장갑을 포함한 적절한 격리법을 사용한다. • 매일 피부간호와 구강간호를 제공한다. • 정맥 내 시술과 드레싱 교환 시 무균법을 준수한다. • 필요하면 항생제를 투여한다.	• 피부통합성이 손상되고 개방된 창상에는 감염증으로부터의 보호와 격리가 필요하다.
3. 질병 과정 · 치료에 대한 지식 부족 - 질병 과정과 치료에 대하여 이해한다고 말한다.	• 자주 재발함	• 지식 정도를 사정한다.	
		• 피부를 긁거나 심하게 비비지 않도록 교육한다. • 손톱을 짧게 깎도록 설명한다.	• 피부 손상을 예방하기 위해서다.
	• 부적절한 외용약 사용 경험 있음	• 국소적 약물을 바르는 방법에 대하여 교육한다.	
	• 치료과정을 모름	• 피부 변화를 관찰하는 방법을 교육한다.	
		• 외상을 피하도록 주의사항을 알려준다.	• 외상은 급성 발병을 가능하게 할 수 있다.
		• 알레르기원에 노출되는 활동을 피하게 하거나 접촉을 줄일 수 있는 방법을 알려준다. • 필요하면 보호장비를 사용해야 함을 교육한다.	• 피부염의 주원인은 알레르기원에 계속 노출되는 것이다.

간호진단과 목표	간호사정과 평가	간호계획과 중재	이론적 근거
4. 각질층의 손상과 관련한 체액 부족 - 체중이 정상 범위에 있다. - 혈중 전해질수치가 정상 범위이다.	• 체중 감소 있음 • 고열 있음 • 전해질 불균형(혈중나트륨 상승) 있음 • 소변량 감소함 • 갈증 호소함 • 맥박수 증가함 • 건조한 점막 있음 • 농축된 소변 있음	• 매일 체중을 측정한다. • 활력 징후를 측정한다. • 섭취량과 배설량을 관찰한다. • 탈수 증상과 징후를 4시간마다 관찰한다. • 중심정맥압을 측정한다. • 처방된 수분을 정맥과 구강으로 투여한다.	• 눈에 보이지 않는 수분 상실을 알 수 있다. • 탈수 시 피부 탄력성이 저하되고 점막이 건조하게 되며 갈증, 허약감이 있다.
5. 각질층의 손실과 관련한 영양 불균형: 영양 부족 - 더 이상 체중 감소가 없다.	• 체중 감소 있음 • 빈혈 있음	• 체중을 측정한다. • 신체 검진, 식사력과 식사 양상을 통해 영양 상태를 사정한다. • 활력 징후를 사정한다. • 단백질, 비타민, 무기질을 보충한다.	• 영양 결핍 시 피부가 거칠어지고 피하 지방층이 얇아지며 근육의 긴장성이 상실되며 잇몸이 붓고 균열된다. • 저혈압이 나타난다.
6. 소양감과 관련한 잠재성 피부 손상 - 소양감이 완화되고 피부통합성이 완전하다.	• 소양감 있음 • 불안정해 보임 • 피부 표면 파괴됨	• 피부 상태를 사정한다 • 목욕 시 비누 사용을 금한다. • 손톱, 발톱을 짧게 깎는다. • 느슨하고 가벼운 옷을 입도록 한다. • 모직, 털 혹은 거친 옷감을 이용하지 않는다. • 긁지 않도록 교육한다. • 잠자는 동안 깨끗하고 부드러운 면 스타킹으로 손을 감싸준다. • 일정한 습도를 유지한다. • 처방된 약을 투여한다. • 콜로이드, 전분 목욕을 하게 한다. • 칼라민 로션과 올리브유를 섞은 용액을 발라준다.	• 소양감은 너무 덥거나 건조할 때 증상이 악화된다. • 소양증이 악화된다.

[X-5 대상포진 Herpes Zoster]

간호진단과 목표	간호사정과 평가	간호계획과 중재	이론적 근거
1. 후신경근 · 신경절 침범과 관련한 만성 통증	• 전구적 압통과 통증 있음	• 통증의 정도를 사정한다.	• 통증이 있는 저류 지점을 감각화시킨다.
- 수포성 발진이 최소화되고 통증이 완화된다.	• 타는 듯한 느낌 있음	• 묶지 않은 옷이나 가운을 입도록 한다.	• 가벼운 접촉 자극이 환측 신경을 흥분시키기 때문이다.
	• 지각 이상 있음	• 환측 부위의 압력을 피하도록 해준다.	• 따끔따끔한 감각이나 통증을 자극시키기 때문이다
		• 특수한 통증 또는 장기적인 통증을 호소하면 보고한다.	
		• 미지근한 물로 통목욕을 하게 하고 목욕 시 중조, Burrow's 용액을 사용한다.	• 민감한 피부결절에 대한 자극이 최소화되고 피하발진 기간이 짧아지며 통제할 수 없는 통증이나 헤르페스 신경통이 생길 가능성이 감소된다.
			• 통증이 더 심해진다.
		• 온도의 극심한 변화를 피한다. • 피부를 문지르지 않도록 한다.	• 기계적으로 비비는 것은 자극이나 외상의 원인이 된다.
	• 발한 있음	• 찬물 찜질 또는 찬물 분무를 한다.	• 소양감을 완화시키고 속발성 감염의 기회를 감소시키며 피부 청결이 유지된다.
	• 불안정해 보임	• 오락 활동에 참여하게 하여 기분을 전환시킨다.	• 다른 활동에 대한 몰두는 통증에 대한 초점을 피하기 위함이며 불편감을 감소시킨다.
		• 치료계획을 철저히 지키도록 한다.	• 합병증 출현을 감시한다.
2. 피부외상과 관련한 감염 위험	• 통증 있음 • 오한 있음	• 활력 징후와 전신 상태를 측정한다.	
- 감염 증상이 없다. - 활력 징후가 정상 범위이다.	• 백혈구 수, 적혈구 침강 속도가 증가함	• 감염 증상을 관찰한다.	
	• 분비물 있음(색깔, 양, 양상)	• 피하 표면을 거즈로 덮어 다른 것과 접촉되지 않도록 한다.	• 피부가 벗겨지는 것을 최소화시키며 가벼운 거즈는 습기를 흡수하고 파괴된 피부를 보호하며 격리시킨다.

간호진단과 목표	간호사정과 평가	간호계획과 중재	이론적 근거
		• 병변을 뜯고 짜고 긁지 않도록 한다.	• 다른감염의발생을촉진한다.
		• 상처를 보호하며 감염되지 않도록 한다.	• 병변에 가피가 형성되기 전에는 직접 접촉에 의한 감염 전달이 가능하다.
		• 신경근 결손, 반사의 변화, 삼차신경통, 눈의 통증, 안면 마비를 관찰한다.	• 신경침범이 합병증으로 나타날 수 있다.
		• 눈에 발적이 있거나 눈물이 흐르는지 관찰한다.	• 홍채염 상태에서 세균 침입을 받으면 각막열상으로 인해 시력상실을 가져온다.
3. 질병의 원인 · 과정 · 치료에 대한 지식 부족 - 환자는 원인, 질병의 과정, 치료를 이해하였다고 말한다.	• 부정확한 지식을 갖고 있거나 지식을 잘못 기억해 냄 • 잘못된 개념을 표현함	• 지식 정도를 사정한다. • 정보가 부족한 분야를 설명해준다.	
	• 지식 알려주기를 요구함	• 약물의 적당량 사용, 가능성 있는 부작용에 대한 주의점을 설명해준다.	• 약물에 대한 명확한 지식은 적당한 사용을 증신시키고 보고해야 할 부작용이 있음을 환자가 깨닫게 해준다.
	• 지시사항을 제대로 따라 하지 못함 • 기술을 제대로 수행하지 못함	• 질병의 증상·통제방법·합병증·예방에 대해 설명해준다.	• 치료에 관한 환자자신의 지식은 질병치료에 대한 협조를 증가시킨다.

[X-6 흑색종 Melanoma]

간호진단과 목표	간호사정과 평가	간호계획과 중재	이론적 근거
1. 피부절제술과 관련한 피부 손상 - 피부통합성은 완전하다. -수술 부위의 피부가 깨끗하고 건조하다.	• 통증 있음 • 부종 있음 • 수포 있음 • 발적 있음 • 혈종 있음 • 미열 있음 • 냄새 남 • 소양감 있음 • 뒤틀림 있음	• 피부 상태를 사정한다.	• 부종, 수포, 혈종 등을 관찰하기 위해서다.
		• 드레싱을 청결하고 건조하게 유지한다.	• 감염을 예방하기 위해서다.
		• 환자와 가족에게 피부 간호의 적용과 작용기전, 적절한 식이 섭취와 이것의 중요성, 피부 손상 방지법에 대해 교육한다.	
2. 수술과 관련한 감염 위험 -감염 증상이 없다.	• 체온 상승 있음 • 당기고 따끔거림 • 소양감 있음 • 농성 분비물 있음 • 통증 있음	• 활력 징후를 측정한다. • 피부 상태를 관찰한다.	
		• 감염 증상을 관찰한다.	• 미열, 냄새, 발적, 배농, 통증, 종창은 감염의 지표이다.
		• 일정거리를 유지하면서 30분 간격으로 건조기를 이용하여 말리고 노출시킨다.	• 건조한 coagulum이 형성될 때까지 사용한다.
		• 옷이나 침대보 등이 닿지 않도록 보호한다.	• 공기의 적절한 순환과 오염을 방지하기 위해서다.
		• 공여부에 붙어 있는 거즈는 저절로 떨어질 때까지 둔다.(약 10일 정도)	
		• 치유가 된 후 lanolin 등으로 문지른다.	• 매끈하고 유연하게 하기 위해서다.

[X-7 욕창 Decubitus Ulcer]

간호진단과 목표	간호사정과 평가	간호계획과 중재	이론적 근거
1. 피부 손상 - 욕창이 없다.	• 욕창 있음(부위, 사이즈, 양상) • 발적 있음 • 가려움증 있음 • 악취 있음 • 통증 있음	• 피부 위생의 중요성을 교육한다. • 피부가 습하지 않도록 교육한다. • 피부를 건조시킨다. • 침상 내 운동을 격려한다.	
		• 압박 부위를 확인한다. • 압력의 요인을 감소시켜준다. • 시트의 주름을 펴준다. • 엉덩이에 바람이 통하게 해준다. • 등에 바람이 통하게 해준다. • 침대에 발뒤꿈치가 닿지 않게 해준다. • 2시간마다 체위를 변경한다. • 뼈 돌출 부위에 패드를 대준다. • air mattress를 적용한다.	• 혈액순환의 방해 요인을 제거하기 위해서다.
	• 분비물 있음 • 드레싱을 한 상태	• 욕창 드레싱을 한다.	
	• 영양 상태를 사정함	• 균형 잡힌 식사를 하도록 격려한다. • 경구섭취를 격려한다.	

XI 혈액림프계 질환관련 간호

1. 백혈병
2. 재생불량성 빈혈
3. 조혈모세포이식
4. 림프종
5. 혈우병
6. 특발성 혈소판 감소증
7. 다발성 골수종

{ XI 혈액림프계 질환관련 간호 }

[XI-1 백혈병 Leukemia]

간호진단과 목표	간호사정과 평가	간호계획과 중재	이론적 근거
1. 응고 장애와 관련한 출혈 위험 - 출혈이 없다.	• CBC 검사 결과 혈소판 수치가 정상보다 낮음 • 혈액응고 검사 결과 응고가 지연되어 있음 • 피부에 petechia나 bruise 등 출혈 증상이 관찰됨 • 구강출혈이 있음 • 비강출혈이 있음 • 내부 장기, 뇌, 안구에 출혈 있음 • 대소변에 혈액이 섞여 있음	• 활력 징후를 측정한다.	• 출혈이 심하면 순환혈액이 감소되어 활력 징후가 변한다.
		• CBC, Coagulation panel 등 검사 결과를 확인한다.	• 혈액응고 상태를 파악하여 응고인자를 보충하여 교정해 준다.
		• 피부 상태와 피부색을 관찰한다. • 구강과 비강의 점막을 자주 확인하고 관찰한다. • 부드러운 칫솔을 사용하게 하고 구강점막을 손상시킬 수 있는 음식은 피하도록 한다.	• 혈소판이 50,000/mm^3 이하로 떨어지면 출혈이 되거나 petechia, bruise가 생길 수 있다.
		• 출혈 증상을 관찰하고 의식이나 통증 양상 등을 확인한다.(복부나 뇌출혈)	• 뇌출혈의 증상으로 두통이나 시력 변화, 의식 변화가 있다.
		• 대소변 양상을 관찰한다. • 근육, 피하주사는 피하고, 가는 바늘을 사용하며 주사 후 15분 이상 누른다.	• 혈소판이 감소되어 대소변에 육안 또는 현미경 검사 시 대소변에서 출혈이 보일 수 있다.
		• 주기적으로 비타민 K에 대한 오더를 확인하고 투여한다.	• 비타민 K는 혈액응고 요인 중 factor Ⅱ (프로트롬빈), Ⅶ, Ⅸ, Ⅹ 같은 네 가지 단백질이 합성될 때 필요하다. 비타민K의 공급이 충분하지 않으면 혈장의 프로트롬빈 수준은 하루 이내에 저하하게 되며, 혈액 응고

간호진단과 목표	간호사정과 평가	간호계획과 중재	이론적 근거
			또한 지연된다.
		• Antiplatelet/Anticoagulation drug의 복용 여부를 확인 후 투약을 변경 또는 중단하고, 출혈 예방법을 숙지시킨 후 임상검사를 자주 관찰한다. • 날카로운 물건에 부딪치지 않도록 주의한다. • 머리를 숙이고 샴푸하거나 무거운 물건을 힘주어 드는 행위를 삼가도록 한다. • 출혈 예방법을 환자와 보호자에게 교육한다.	• Antiplatelet/Anticoagulation drug은 혈액응고 시간을 길게 하고 혈소판 응집을 방해한다.
2. 면역 저하와 관련한 감염 위험 - 활력징후가 정상 범위 이내이다. - 감염 증상이 나타나지 않는다.	• 체온이 37.8℃ 이상으로 상승함 • WBC, ESR, CRP 등 혈액검사 수치 증가함 • ANC가 500 이하로 감소함 • 오한, 열감 호소함 • 전신통 있음 • 근육통 있음 • 인후통 있음 • 콧물, 기침, 가래, 호흡 곤란 등의 증상 보임 • 피부나 점막에 염증 소견 보임	• 4시간마다 활력 징후를 측정한다. • 감염 지표가 되는 임상검사를 사정한다.(WBC, ANC, ESR, CRP 등) • 모든 환자와의 접촉과 처치 전후로 손을 씻는다. • 마스크, 가운, 장갑 등을 사용하는 등 적절한 격리지침을 지킨다. • 피부청결을 위해 샤워를 시행하고, 규칙적이고 적절한 양치질과 구강함수를 통해 감염을 예방한다. • 정맥주사와 각종 처치와 드레싱 시 무균법을 지킨다. • 전염성 질환이 있는 사람과 접촉을 피하고 사람이 많이 모이는 곳의 출입을 제한한다. • 기침이나 가래, 호흡음의 변화가 있는지 확인한다.	• 감염 시 체온, 호흡, 맥박이 상승한다. • 감염에 대한 저항력이 약하므로 모든 감염원으로부터 보호하고 격리지침을 지켜야 한다. • 피부와 구강은 세균이 많이 서식하고, 쉽게 손상받을 수 있는 부위이므로 적극적으로 감염 예방간호를 한다.

간호진단과 목표	간호사정과 평가	간호계획과 중재	이론적 근거
		• 수분섭취를 격려하고 균형 잡힌 영양 섭취를 권장하며 단백질이 많은 음식을 제공한다. • 생야채와 과일은 과립구가 회복될 때까지 먹지 않도록 한다. • 피곤하지 않도록 적당한 휴식을 취하도록 한다. • 지시에 따른 항생제를 적절히 투여한다.	• 충분한 수분섭취를 통해 열과 발한으로 인한 탈수를 막고, 칼로리와 단백질이 높은 음식섭취를 통해 감염에 대한 저항력을 기른다. • 백혈병 환자는 백혈구 증식 때문에 기초대사율이 증가되어 있고 만성적인 피로가 있으므로 수면을 8시간 이상 취하도록 한다.
3. 오심 · 구토와 관련한 영양 불균형 : 영양 부족 - 대사 요구에 맞는 일일 영양 요구량을 섭취한다. - 체중 변화를 최소로 하고 목표체중을 유지한다.	• 오심, 구토로 음식을 섭취하지 못함 • 음식 섭취량이 1일 섭취 권장량에 미달됨 • 표준 체중보다 10–20% 이상 감소함 • 혈중 총단백 수치가 감소함	• 체중, 식사력과 식사 양상 등 영양 상태를 사정한다. • 섭취량과 배설량을 관찰한다. • 환자의 ANC에 따라 섭취 가능한 음식을 알려주고 그중 환자가 좋아하는 식품을 섭취하도록 유도한다. • 구강위생을 깨끗하게 유지한다. • 오심, 구토 조절을 위해 식사 전에 진토제를 투약한다.(예: Meckool, Nasea, Kytril, Lorazepam, Anzemet) • 필요하면 수액과 영양수액을 투여한다. • 항암 치료 1–2시간 전에는 음식물 섭취를 금한다. • 검사와 치료 시간을 식사 시간과 겹치지 않도록 한다. • 쾌적한 실내 환경 유지를 위해 적절한 실내 온도를 유지하고 통풍과 환기를 한다.	• 영양 상태 평가를 적절한 기초로 영양보충에 대한 치료 계획을 수립할 수 있다. • 과립구 감소 환자의 경우 음식 섭취로 인한 2차감염을 예방하기 위해 음식 섭취를 제한한다. • 구강위생으로 입안을 상쾌하게 하고 불쾌한 감정을 제거하여 식욕을 촉진한다. • 오심과 구토는 영양 섭취 감소와 전해질 불균형을 초래할 수 있으므로 수액을 공급해주고 약제를 적절히 조절해준다. • 항암제는 위점막과 구토를 조절하는 뇌 중추에 영향을 미쳐 오심과 구토를 유발할 수 있다.

간호진단과 목표	간호사정과 평가	간호계획과 중재	이론적 근거
		• 음식은 소량씩 천천히 자주 먹는다. • 단 음료를 마신다. 음료는 너무 차거나 뜨겁지 않고 시원하게 하여 먹는다. • 식사 후 너무 급격히 움직이지 말고 충분한 휴식을 취한다. • 충분한 영양 섭취의 중요성을 교육한다.	• 더운 음식은 메스꺼움을 유발할 수 있으므로 차게 해서 먹는다. • 식후 약 1시간 정도 앉아서 휴식하는 것이 좋다.
4. 질환의 진행과 관련한 통증 - 통증이 감소되었다고 한다.	• 통증을 호소함 • 얼굴을 찡그림 • 짜증을 냄 • 신통세들 원함 • 자극과민성을 보임 • 비협조적임	• 통증의 부위와 양상, 지속시간, 강도 등 속성을 확인한다. • 통증 경험이 있는지 확인한다. • 방사통이 있는지 확인한다. • 통증을 인정해준다. • 통증 조절 관리에 대한 지식 정도를 사정하고 통증 완화 방법을 설명한다. • 통증의 원인을 설명해준다. • 처방에 따라 진통제를 투여한다.(예: 모르핀, FTN patch)	• 통증이란 실질적·잠재적인 조직손상 또는 이러한 손상으로 표현되는 감각적·정서적인 불유쾌한 주관적인 경험이다. • 불면, 불안, 피로, 권태, 공포, 고독감, 우울증, 분노, 경제적 부담, 사회적 지위 상실과 종교적 갈등 등 기존 통증을 증가시킬 수 있는 요인은 많다. • 백혈병 환자의 통증은 주로 과다증식되는 Blast와 관련되는데 주로 관절통을 호소하며 Blast의 침착과 관련하여 피부 병변이 생기거나 근육통, 잇몸 통증을 호소하기도 한다.
5. 상황적 위기와 관련한 비효율적 개인 대처 - 변화된 신체상, 역할, 생활 양상에 적응한다.	• 불면증 있음 • 지나치게 부징힘 • 불이행함 • 회피 행위 있음 • 도움을 거절함	• 위기상황에 대한 대처 양상을 사정한다. • 환자의 표현을 항상 적절하게 경청하고 대응해준다.	• 환자가 절망감과 불안을 표현하게 하고 이를 격려함으로써 자존감을 유지하게 한다.

간호진단과 목표	간호사정과 평가	간호계획과 중재	이론적 근거
	• 가족이나 의료인에게 지나치게 의존함 • 집과 가족으로부터 분리됨 • 사회적 역할 변화됨 • 일상적·사회적 지지에서 이탈됨	• 새로운 처치와 간호를 수행할 때 정보를 제공한다. • 가족이나 친구가 환자를 지지하고 보조하도록 돕는다. • 암 환자 지지단체에 대한 정보를 알려준다.	• 다른 사람들과 관계를 가짐으로써 사회적으로 고립되었다는 생각을 하지 않게 하기 위해서다.
6. 퇴원 후 추후관리에 대한 지식 부족 - 퇴원 후 환자관리의 중요성을 알고 방법과 내용을 이해한다.	• 퇴원 후 관리에 대한 잘못된 개념이나 오해를 가지고 있음 • 자가간호에 대한 정보를 요구함 • 퇴원 후 관리에 대한 내용을 반복적으로 질문함	• 지식 정도를 사정한다. • 감염, 출혈, 식이요법, 항암화학 요법, 방사선 요법에 대한 교육 자료를 제공한다. • 면역력이 저하되어 있으므로 감염에 노출되지 않도록 교육한다. • 출혈 증상과 예방법에 대해 교육한다. • 사회적 지지단체와 가정간호서비스에 대한 정보를 제공한다. • 퇴원 후 병원 방문과 검사, 준비상황에 대해 교육한다.	• 지식 부족은 불안, 자가간호 결핍, 불이행 등 다양한 형태의 반응으로 나타난다. • 질환의 치료과정에 대한 정보 제공은 불안감을 감소시킬 수 있고, 환자가 치료에 더욱 협조적으로 임하게 된다.

[XI-2 재생불량성 빈혈 Aplastic Anemia]

간호진단과 목표	간호사정과 평가	간호계획과 중재	이론적 근거
1. 빈혈과 관련한 피로 - 일상생활을 유지하는 데 지장이 없다.	• CBC 검사상 헤모글로빈(Hb) 수치가 8.0g/dl 이하임 • 피부색이 창백하며 입술이나 손톱에 청색증 보임 • 피로감을 호소함 • 자주 졸음을 느끼고 간간히 수면 취함 • 휴식 요구가 높음	• CBC 결과를 확인하고 처방된 혈액을 적절히 공급한다. • 자주 피부색을 확인한다. • 피로 정도를 확인한다. • 일상생활 수행 정도를 사정한다. • 일상 활동 중 힘들어하는 내용을 확인한다. • 충분한 휴식을 취하도록 하고 중간에 자주 휴식한다. • 휴식 기간을 조절하기 위해 일상생활 활동을 재배열한다.	• 혈액 내 헤모글로빈(Hb)이 감소되어 조직으로 운반되는 산소량이 부적절한 까닭에 대사가 적절하게 이루어지지 못하여 피로감을 느끼게 된다.
2. 전신허약감과 관련한 낙상 위험 - 안전수칙을 준수하여 신체적 손상이나 낙상 없이 안전한 병원 생활을 한다.	• 현기증을 호소함 • 기운 없어 보임 • 무기력감 호소	• 일어나거나 위치를 바꿀 때는 천천히 움직이도록 한다. • 간호사 호출기 사용에 대해 설명하고 손 닿는 곳에 둔다. • 병실 바닥과 화장실 바닥에는 물기를 없애고 미끄럼 사고 예방에 대해 교육한다. • 주위 환경을 잘 살펴 안전하게 조정하고 안전수칙을 교육한다. • 침대 난간을 올려주고 낙상 방지에 대해 교육한다. • 보호자와 같이 있게 한다.	• 혈액순환이 둔화되면 보통의 경우 현기증, 시력 장애, 구역질, 때로는 실신 등의 증세를 나타낸다.

간호진단과 목표	간호사정과 평가	간호계획과 중재	이론적 근거
3. 만성질환과 관련한 자존감 저하 - 자신에 대한 긍정적 감정을 표현한다. - 일상생활 활동 수행 능력을 되찾는다.	• 긍정적 강화를 수용하지 못함 • 치료에 참여하지 못함 • 위생적, 신체적 자기간호가 이루어지지 않음 • 의료진과 눈 맞춤을 하지 않음	• 언어적·비언어적 태도를 사정한다. • 질병에 대한 감정을 표현하도록 격려한다. • 환자의 말을 경청한다. • 자기간호 활동을 스스로 하도록 도와주고 퇴원 후에도 자기간호를 지속할 수 있도록 환자와 함께 계획을 세운다. • 환자와 자주 대화하고 치료에 참여할 가족을 정하고 자주 참여시킨다. • 지역 활동과 사회 활동에 참여하도록 지지한다.	• 자신에 대한 솔직한 감정 표현을 유도하고 자기간호에 참여시키는 것은 긍정적인 자아개념을 갖게 한다.
4. 질병에 대한 지식 부족 - 질병의 증상, 치료와 간호, 향후 관리에 대해 이해했다고 한다.	• 질병과 치료에 대한 정보를 요구함 • 자신의 질병에 대한 치료나 간호에 대한 정보를 받을 수 있는 자원을 잘 모름	• 질병과 치료, 간호와 관련한 지식 수준을 사정하고 필요한 정보를 제공한다. • 진단과 치료 과정을 설명하고 질문에 성의 있게 대답한다. • 식이와 음식물 관리에 대한 영양사와의 면담을 주선한다.	• 질환과 치료과정에 대한 지식을 습득하면 불안감이 감소하고 치료에 적극 참여하는 협조적 태도를 갖게 된다.

[XI-3 조혈모세포이식 Stem Cell Transfusion]

간호진단과 목표	간호사정과 평가	간호계획과 중재	이론적 근거
1. 면역 저하와 관련한 감염 위험 - 감염 증상이 없다.	• 체온 상승됨 • 혈액검사 WBC, ESR, CRP 수치가 증가하며, ANC가 감소되어 있음	• 4시간마다 활력 징후를 측정하고 체온 상승을 관찰한다. • 감염의 지표가 되는 임상검사 결과를 사정한다.(WBC, ANC, ESR, CRP)	• 감염 시 체온, 호흡, 맥박이 상승한다.
	• 따뜻하고 홍조 띤 피부와 열감을 느낌 • 오한을 호소함 • 전신 통증, 근육통을 호소함 • 콧물, 기침, 가래 등의 증상이 있음	• 환자와의 접촉 전후 반드시 손을 씻는다. • 마스크, 가운, 장갑을 포함한 적절한 격리법을 사용한다. • 매일 피부와 구강간호를 제공한다. • 정맥 내 시술과 드레싱 교환 시 무균법을 지킨다.	• 감염에 대한 저항력이 약하므로 모든 감염원으로부터 보호되어야 한다.
		• 기침이나 가래가 있는지 확인한다. • 전염성 질환이 있는 사람과의 접촉을 피한다.	• 호흡기감염은 치명적이므로 호흡기감염 증상을 확인하여야 한다.
		• 충분한 수분섭취를 격려하고 단백질이 많은 음식을 제공한다.	• 충분한 수분을 섭취함으로써 열과 발한으로 인한 탈수를 막고 칼로리와 단백질이 높은 음식을 섭취함으로써 감염에 대한 저항력을 높인다.
		• 피곤하지 않도록 적당한 휴식을 취하게 한다.	• 기초대사율이 증가되어 있고 만성적으로 지쳐 있으므로 적어도 8시간 이상 수면하도록 한다.
		• 생야채와 과일은 익혀서 먹도록 한다.	• Neutropenia 상태와 함께, narcotics에 따른 장운동 정체(intestinal stasis)로 인하여 장내 세균이 번식하고, 점막 손상에 따라 장내 세균의 translocation이 일어나므로 감염 기회가 늘고 패혈증이 발생할 수 있다.

간호진단과 목표	간호사정과 평가	간호계획과 중재	이론적 근거
2. 항암치료 · 면역력 저하와 관련한 구강 점막 손상 - 구강점막 손상을 보이지 않는다.	• 구강 병변 있음 • 구강점막에 충혈이 있음 • 구강 whitish patch와 궤양 있음 • 구강 불편감을 호소함 • 구강 부종과 통증 있음 • 구강함수를 잘 못함 • 혀에 백태 있음 • 인후통을 호소함	• 필요하면 항생제를 투여한다. • 수시로 구강점막 상태와 구강 병변을 관찰한다. • 구강 내 병변이 의심될 경우 생리식염수, 베타딘, 니스타틴 등 가글을 격려한다. • 구강간호의 필요성을 교육하고 격려한다. • 식후, 취침 전에 규칙적으로 구강위생 활동을 실시하도록 한다. • 올바른 양치질 방법을 교육한다. • 신 과일, 양념이 강한 음식, 너무 차거나 뜨거운 음식은 피하도록 하고 부드럽고 시원한 음식을 먹도록 교육한다. • 영양과 수분섭취를 최대한으로 제공한다. • 구강통증이 심할 경우 식전이나 통증완화를 위해 진통제 gargling을 사용하도록 격려한다.(예: Lidocaine gargle) • 구강통증이 심할 경우 처방에 따라 진통제를 투여하여 통증을 조절해주도록 한다. • 구강건조증이 있는 경우 구강용 윤활제나 인공타액 등을 제공한다. • 틀니 착용 여부를 확인하고 틀니 착용법에 대해 교육한다.	• 항암제는 빠르게 증식하는 위장관의 상피세포를 손상시켜 구내염, 구각증, 설염, 식도염, 구내궤양 등을 일으킨다. <항암제의 stomatoxicity> ① Direct stomatoxicity - 상피세포의 빠른 분화는 항암제의 직접적인 영향을 받고, 치료 시작 후 2-14일 사이 상피세포가 탈락 또는 가속화된다. - 입맛의 변화, 통증 호소, 연하 곤란 → 궤양, 출혈, 감염 → 패혈증까지 일으키기도 한다. ② Indirect stomatoxicity - 항암제로 인한 골수 기능의 감소(nadir) → 감염에 대한 민감성 증가

간호진단과 목표	간호사정과 평가	간호계획과 중재	이론적 근거
3. 항암치료와 면역력 저하와 관련한 항문 주위 피부 손상 위험 - 항문 주위 피부가 손상 없이 정상이다.	• 항문 주위 피부가 벗겨져 있음 • 항문에 Abscess 있음 • 항문 주위에 종창 있음 • 항문 주위에 출혈과 분비물 있음	• 항문 주위 점막에 감염 증상이 있는지 확인한다. • 항문 주위의 피부 상태를 관찰하고 간호를 시행한다. • 배변 습관과 양상을 확인하고 변비가 있는 경우 변 완하제를 투여하고, 설사가 있는 경우 처방에 따라 지사제를 투여하여 원활한 배변 상태를 유지하도록 돕는다. • 너무 힘주어 변을 보지 않도록 한다. • 규칙적으로 배변하도록 한다. • 배변을 돕는 방법을 알려준다. • 좌욕을 1일 1회 이상 하도록 하고 베타딘(Betadine) 좌욕방법을 교육한다.	• 항암제에 의해 자연적으로 항문이 종창되거나 점막염으로 인한 통증을 경험하게 된다. • 항암화학요법을 받는 환자의 경우 힘주어 배변할 경우 항문에 균열이 생기고 손상될 수 있다. 또한 잦은 설사나 변비는 항문 주위 피부를 손상하게 할 수 있다. • 좌욕은 항문 점막의 감염을 예방하고 상처 치유에 효과적이다.
4. 구강, 식도 점막염과 관련한 통증 -통증이 없다. -통증이 잘 조절된다.	• 얼굴을 찡그림 • 통증을 호소함 • 구강점막염으로 인한 통증을 호소함 • 인후 통증을 호소하며 침을 삼키지 못함 • 항문 주위 통증을 호소함 • 명치부위 쓰림, 불편감, 통증을 호소함	• 통증 발생 부위와 양상, 지속시간, 강도를 확인한다. • 통증의 원인을 설명해준다. • 통증을 인정해준다. • 구강 통증이 있을 시 진통제가 섞인 가글을 사용하도록 격려한다. • 통증관리에 대한 지식 정도를 사정하고 통증 완화방법을 설명한다.	• 통증은 암 환자에서 볼 수 있는 가장 흔한 증상이다. 치료는 통증의 형태에 따라 달리 해야 하며, 통증의 상태를 자주 재평가하여 불필요한 고통을 덜어주어야 한다. 그리고 항암제는 빠르게 증식하는 위장관의 상피세포를 손상시켜 구내염, 구각증, 설염, 식도염, 구내궤양 등을 일으킨다. 점막염을 잘 일으키는 약제에는 MTX, doxorubicin, bleomycin, vinca alkaloid 등이 있다.

간호진단과 목표	간호사정과 평가	간호계획과 중재	이론적 근거
		• 처방에 따라 진통제를 투여한다.(예: 모르핀, 펜타닐 패치 등) • 진통제 효과와 진통 지속시간을 확인한다. • 진통제 사용량이 많을 때에는 호흡수를 관찰하며 환자의 의식을 사정한다. • 식도와 위장관을 보호하기 위해 처방에 따른 제산제를 투여한다.	• 마약성 진통제는 변비나 오심, 졸음, 호흡이 느려지는 부작용이 올 수 있다. <진통제 투여 기본 원칙> ① 가능한 한 경구로(by mouth) ② 진통제를 순서에 따라 단계적으로(by the ladder) ③ 개개 환자의 적정 용량을(by the individual) ④ 수시 아닌 일정 시간 간격을 두고(by the clock) ⑤ 부작용과 환자 심리 상태 등에 대한 지속적이고 세심한 배려를 하면서 투여할 것을 강조한다.
5. 이식편대숙주 반응과 관련한 설사 - 설사가 감소하거나 설사로 인한 피부 손상 없이 이식편대숙주 반응 시기를 보낸다.	• 하루 3회 이상 또는 하루 500cc 이상의 묽거나 물과 같은 변을 봄 • 배변 시 긴급함이 있음 • 복부경련 있음 • 복부불편감 있음 • 복부 통증을 호소함 • 불수의적 배변이 있음 • 장음이 증가함	• 배변 양상을 확인한다. • 배변의 횟수와 양, 시간 등을 자세히 기록해 둔다. • 경구섭취량을 측정한다. • 복부 통증이 심하거나 설사 지속 시 일시적으로 금식하도록 한다. • 대변 균배양검사를 통해 감염 증상이 있는지 확인한다. • 필요하면 기저귀를 착용하도록 한다. • 변 완하제를 복용할 경우 잠시 중단하도록 하고 부작용에 대해 교육한다. • 복부 검진을 하고 복부 통증 양상을 확인한다. • 항문 주위에 피부 손상이 있는지 확인한다.	• 설사의 원인은 화학요법, 약물, 스트레스, 자극성 음식물, 위와 장의 감염이나 질병, 장 수술, 방사선, 이식편대숙주 반응 등이 될 수 있다. • 설사는 유해한 장의 내용물을 배출하려고 하는 자기방어 반응의 표시일 때가 많으므로 지사제는 함부로 쓰지 않으며, 반드시 의사의 지시를 따른다.

간호진단과 목표	간호사정과 평가	간호계획과 중재	이론적 근거
		• 체중 변화를 살핀다. • 수분섭취를 격려하고 수액요법을 진행한다.	
		• 설사 시 부족해질 수 있는 전해질(Na, K)을 사정한다. • 칼륨이 많이 들어 있으나 설사를 유발하지 않는 음식을 권장한다.(사과즙, 사과주스, 바나나, 복숭아, 자두 넥타, 삶거나 으깬 감자 등)	• 설사는 수분 상실과 혈액 내 전해질 화학검사 결과에 변화를 일으킬 수 있다.
		• 너무 뜨겁거나 찬 음식을 피하도록 한다. • 양념이 강한 음식과 자극적인 음식의 섭취를 피하게 한다. • 심신의 안정과 보온을 꾀하며, 수분을 충분히 섭취한다.	• 자극적인 음식은 잡곡으로 만든 밥, 떡, 빵 그리고 밀가루, 기름에 부쳤거나 기름진 음식, 견과류, 생과일이나 야채, 가루반죽으로 만든 빵이나 과자류, 사탕, 젤리, 양념이 강한 음식과 일부 약초 등이다.
6. 이식편대숙주 반응과 관련한 피부 손상 - 피부 손상이 점진적으로 치유된다.	• 긁거나 피부 가려움증을 호소함 • 의식과 시각, 청각, 촉각 등의 감각 장애 있음 • 부종이 있음 • 피부가 얇아짐 • 피부가 건조해짐 • 설사가 지속됨 • 요실금이 있음 • 변실금이 있음 • 황달이 관찰됨	• 피부 상태를 자주 살핀다. 특히 머리, 손, 발바닥, 사타구니 등 피부가 약해 쉽게 손상되는 부위를 잘 살피도록 한다.	• 공여자의 새로운 면역세포들이 이식받은 환자의 각종 조직 내에 있는 면역 세포들을 공격하여 주로 피부장애를 일으키게 된다. 그중 급성 이식편대숙주 반응(acute GVHD)은 주로 손, 발바닥에 생기며, 붉은 반점이 보이고 소양감을 느끼게 되며, 만성 이식편대 숙주반응(chronic GVHD)는 피부가 화상을 입은 것처럼 경화되는 양상을 보인다.
	• Direct-bilirubin 수치가 증가되어 있음	• 부종 부위 압력을 감소시켜주고 상처가 생기지 않도록 교육한다. • air-mattress를 제공한다.	

간호진단과 목표	간호사정과 평가	간호계획과 중재	이론적 근거
		• 체위 변경을 격려하고 시행한다. • 접착성 테이프를 조심스럽게 제거한다. • 피부 위생의 중요성을 교육하고 피부가 습하지 않도록 해준다. • 영양의 중요성을 교육하고 식이섭취를 격려한다. • 피부 상태를 청결하게 유지하고 가려운 곳에는 처방된 로션을 발라준다.	
7. 불확실한 예후와 관련한 불안 - 불안이 감소되었다고 말한다.	• 긴장되어 보임 • 불안함을 호소함 • 무력감의 증가 • 두려움 있음 • 부적절한 행동 함 • 부산한 행동 보임 • 신경질적인 행동 보임 • 불면 있음 • 불필요한 동작을 함	• 불안의 정도를 사정한다. • 불안 요인을 사정하고 없애준다. • 관심을 보여주고 감정을 표현하도록 지지와 격려를 해준다. • 치료적인 의사소통법을 사용한다. • 음악 감상, TV 시청 등 기분 전환요법을 시행한다. • 가족과 함께 있도록 하고 이를 지지한다.	• 불안 행동을 유발시키는 요인을 확인하여 상황에 대처하기 위해서다.
8. 이식과정에 대한 이해력 부족과 관련한 비효율적 대응 - 이식과정에 대한 전반적인 내용을 이해하고 무균실 생활지침을 준수한다.	• 간호지시를 따르지 않음 • 감정 표현에 장애가 있음 • 거부감을 보임 • 이식 치료과정을 수용하지 못함 • 비협조적임	• 이식과정에 대한 이해 정도를 사정한다. • 이식과정을 환자 수준에 맞도록 철저하게 교육한다. • 감정을 말로 표현하도록 한다. • 개방적인 의사소통을 격려함 • 이식 전 무균실 견학과 먼저 치료받은 환자를 만나게 하여 자신감과 친숙함을 가지도록 한다.	• 지식 부족은 불안, 자가간호 결핍, 불이행 등 다양한 형태의 반응으로 나타난다. • 부족한 지식을 보충해줌으로써 환자는 자발적으로 간호지시에 참여하게 된다.

간호진단과 목표	간호사정과 평가	간호계획과 중재	이론적 근거
		• 거부감의 대상에 대해 긍정적으로 대처할 수 있도록 이해를 돕는다. • 각종 처치나 검사 등이 치료에 필요한 이유를 잘 교육한다. • 간호지시를 따름으로써 원활하게 무균실 생활을 보낼 수 있음을 이해시킨다.	

[XI-4 림프종 Lymphoma]

간호진단과 목표	간호사정과 평가	간호계획과 중재	이론적 근거
1. 악성종양과 관련한 고체온 - 정상 체온을 유지한다.	• 발열 있음 • 땀 흘리고 있음 • 발한 증가함 • 빠른 호흡 있음 • 맥박수 증가됨 • 안면홍조 있음	• 2시간 간격으로 체온을 측정한다. • 고체온의 위험성을 설명한다. • 몸을 노출시킨다. • 면 종류의 얇은 옷을 입히고 두꺼운 침요를 덮지 않게 한다. • 땀을 자주 흘리면 침구를 자주 갈아준다. • 필요하면 미온수로 닦아준다. • 냉찜질을 적용한다.	
		• 경구 수분섭취를 격려한다. • 필요하면 정맥으로 수분을 공급한다.	• 상실된 수분을 보충하고 충분한 순환량, 정맥을 통한 수분 균형과 소변량을 유지하기 위해서다.
		• 조용하고 편안한 환경을 제공하여 최대의 휴식을 도모한다.	• 고열 환자는 강한 불빛이나 소음에 자극될 수 있으므로 되도록 조용하고 편안한 환경을 유지한다.
2. 식욕부진과 관련한 영양 부족 - 활동 수준과 대사 요구에 맞는 일일 영양 요구량을 섭취하여, 목표체중을 관리하고 유지하는 계획을 세운다.	• 구강병변 있음 • 경구섭취 안함 • 구강통증 있음 • 오심, 구토 있음 • 식욕부진 증가함 • 소화불량 있음 • 설사 있음	• 매일 체중을 측정한다. • 영양 상태를 사정한다. • 섭취량과 배설량을 측정한다. • 통증이나 오심을 경감시키는 투약을 실시한다. • 편안한 식사 환경을 제공한다.	
		• 식사 전 구강간호를 제공한다.	• 구강이 청결하면 식욕이 증가한다.
		• 기호식품을 파악하여 제공한다. • 영양가 있는 음식을 소량씩 자주 먹도록 하고 환자가 음식을 선택하도록 돕는다. • 필요하면 비경구적 영양 투여를 실시한다.	

간호진단과 목표	간호사정과 평가	간호계획과 중재	이론적 근거
		• 혈중 전해질 검사를 확인한다.	• 음식물 섭취가 신체 요구량에 못 미칠 경우 전해질 불균형이 나타난다.
3. 응고 장애와 관련한 잠재성 체액량 부족 - 출혈이 없다. - 혈소판과 혈액응고 검사 결과가 정상 범위 이내이다.	• 혈소판 감소됨 • 멍이 잘 들고, 자반 형성됨 • 코피를 자주 흘림 • 대소변에 피가 섞임 • 잇몸에서 피가 남	• 활력 징후를 측정한다. • 출혈 증상을 관찰한다. • 대소변에 혈액이 섞여 있는지 관찰한다. • 구강점막을 자주 관찰한다. • 부드러운 칫솔을 사용하며, 구상함수를 하게 한다. • 아스피린계 복용을 금한다. • 근육주사는 되도록 피하고, 주사 시에는 가는 바늘을 사용하여 주사 후에는 15분 이상 누른다. • 응고검사 결과를 확인한다. • 머리가 아프거나 시력에 변화가 있는지 자주 사정한다.	• 출혈이 되면 순환혈액이 적어지므로 활력 징후가 변한다. • 혈소판이 50,000/μl 이하로 떨어지면 출혈, 멍, 자반이 생길 수 있다. • 혈소판이 떨어지면 대소변에 육안과 현미경적으로 소변출혈이 보일 수 있다. • 아스피린은 혈액응고시간을 길게 하고 혈소판 응집을 방해한다. • 주사 부위를 누르면 응고 형성이 빨라질 수 있다. • 혈액응고 인자를 검사를 통해 환자의 혈액응고 상태를 확인하고, 부족하면 교정해주기 위해서다. • 머리가 아프거나 시력에 변화가 있고 의식이 나빠지는 증상은 뇌출혈의 증상이다.
4. 상황적 위기와 관련한 비효율적 개인 대처 - 변화된 신체상, 역할, 생활양상에 적응한다.	• 불면증 있음 • 사회적 역할 변화됨 • 집과 가족으로부터 분리됨 • 가족, 의료인에게 지나치게 의존함	• 위기상황에 대한 대처 양상을 사정한다. • 새로운 처치와 간호를 수행할 때 정보를 제공한다. • 표현한 행위에 대해 반응한다.	

간호진단과 목표	간호사정과 평가	간호계획과 중재	이론적 근거
	• 절망감 • 일상생활 활동을 수행하지 못함 • 일상적, 사회적 지지에서 이탈됨 • 도움을 거부하거나 거절함 • 지나치게 부정함	• 환자의 말을 경청한다. • 암 환자 단체에 대한 정보를 알려준다. • 가족이나 친구가 환자를 지지하고 보조하도록 돕는다.	• 환자가 절망감과 불안을 표현하게 하고 이를 격려함으로써 자존감을 유지하게 한다. • 다른 사람들과 관계를 가짐으로써 사회적으로 고립되었다는 생각을 하지 않게 하기 위해서다.
5. 항암제 등 약물투여와 관련한 오심 · 구토 - 오심이 감소하거나 없으며, 구토가 일어나지 않는다.	• 오심 있음 • 구토 있음	• 오심 양상을 확인한다. • 구강간호를 시행한다. • 소량씩 자주 나누어 식사를 하게 한다. • 기호식품을 섭취하도록 격려한다. • 새콤 달콤한 음식을 먹도록 격려한다. • 먹기 싫을 때에는 억지로 먹지 않도록 한다. • 환자가 싫어하는 모든 냄새(음식 냄새, 연기, 향수 등)를 가능한 피하도록 한다. • 항암제 투여 시에는 억지로 많이 먹지 않도록 한다. • 오심을 일으키는 행동을 제한하도록 한다. • 구토를 일으키는 행동을 제한하도록 한다. • 처방에 따라 진토제를 투여한다.	• 오심과 구토는 항암제가 위 자체에 영향을 주거나, 구토를 관장하는 뇌의 특정 부위를 자극하기 때문에 발생한다. • 구강위생은 미각을 촉진한다. • 구토를 줄이는 약을 투여받거나, 먹는 것을 조절함으로써 구토를 줄일 수도 있다. • 심한 냄새와 소음은 오심과 구토 반응을 일으킬 수 있다. • 식전에 항구토제를 투여하는 것은 식욕상실을 예방하기 위해서다.

간호진단과 목표	간호사정과 평가	간호계획과 중재	이론적 근거
6. 만성질환과 관련한 자존감 저하 - 자신에 대하여 긍정적 감정을 표현한다. - 일상생활의 활동 수행 능력을 되찾는다.	• 긍정적 강화를 수용하지 못함 • 치료에 참여하지 않음 • 자기간호에 대한 책임 부족 • 눈 맞춤을 하지 않음	• 언어적, 비언어적 태도를 사정한다. • 질병에 대한 감정을 표현하도록 격려한다. • 환자의 말을 경청한다. • 환자에게 관심을 표현한다. • 퇴원 후에도 자기간호를 지속하도록 환자와 함께 계획을 세운다. • 지역 활동과 사회 활동에 참여하도록 지지한다. • 자기간호 활동을 스스로 하도록 도와준다.	• 자신에 대한 표현을 솔직하게 하고 자기간호에 참여시킴으로써 긍정적인 자기개념을 갖게 하기 위해서다.
7. 저항력 감소와 관련한 잠재성 감염 - 감염 증상이 나타나지 않는다. - 활력 징후가 정상 범위 이내이다.	• 통증, 근육통 있음 • 전신허약감 있음 • 백혈구 수, 적혈구 침강 속도의 증가 • 따뜻하고 홍조 띤 피부임 • 발한 있음 • 균배양검사 양성 반응	• 4시간마다 활력 징후를 측정한다. • 감염의 지표가 되는 임상검사를 사정한다.(백혈구 수, 적혈구 침강 속도) • 모든 환자와 접촉 시 손을 씻는다. • 마스크, 가운, 장갑을 포함한 적절한 격리법을 사용한다. • 전염성 질환이 있는 사람과의 접촉을 피한다. • 정맥 내 시술과 드레싱 교환 시 무균법을 지킨다. • 8시간마다 폐음을 청진하고 기침이나 가래가 있는지 확인한다. • 수분섭취와 단백질이 많은 음식을 제공한다.	• 감염 시 체온, 호흡, 맥박이 상승된다. • 면역이 저하된 상태이므로 격리가 필요하다. • 감염에 대한 저항력이 약하므로 모든 감염원에게서 격리되어야 한다. • 감염을 줄이기 위하여 정맥주입선을 48시간마다 교환한다. • 호흡기 감염에 걸리면 치명적이므로 호흡기 이상을 확인하기 위해서다. • 수분섭취는 열과 발한 때문에 오는 탈수를 막고, 칼로리와 단백질이 높은 음식의 섭취는 감염에 대항할 수 있게 해준다.

간호진단과 목표	간호사정과 평가	간호계획과 중재	이론적 근거
		• 생야채와 과일은 익혀서 먹도록 한다. • 피곤하지 않도록 적당한 휴식을 취하도록 한다. • 필요하면 항생제를 투여한다.	• 생야채와 과일에는 균이 있을 수 있으므로 익혀 먹는다. • 쉽게 피로해지므로 충분한 휴식을 취하도록 한다.
8. 불확실한 예후와 관련한 불안 - 불안이 감소되었다고 말한다.	• 긴장되어 보임 • 불안함을 호소함 • 무력감의 증가 • 두려움 있음 • 부적절한 행동 함 • 부산한 행동을 함 • 신경질적인 행동을 함 • 불면 있음 • 불필요한 동작을 함	• 불안의 정도를 사정한다. • 환자와 같이 있는 시간을 늘린다. • 간호사가 가까이 있다는 것을 알려서 안심하게 한다. • 질문과 관심을 말로 표현하도록 격려한다. • 가족을 간호에 참여시킨다. • 여러 치료적 중재방안과 질병 과정을 설명해준다. • 관심과 느낌을 표현하도록 지지와 격려를 해준다. • 환자와 가족에게 치료의 절차를 설명한다. • 환자의 불안에 영향을 미치는 가족과 친구에 대해 사정하고 점차적으로 방문 시간을 조정한다. • 치료적인 의사소통법을 사용한다. • 음악 감상, TV 시청 등 기분 전환요법을 시행한다.	• 불안행동을 유발시키는 요인을 확인하여 상황에 대처하기 위해서다.
9. 질병에 대한 지식 부족 - 질병의 증상, 치료와 간호사항을 이해하였다고 말한다.	• 질병과 치료과정에 대해 질문함 • 정보를 요구함 • 정보를 제공받을 수 있는 자원을 잘 모름	• 질병, 치료와 관련한 지식 수준을 사정한다. • 질병과 관련한 정보를 제공한다. • 진단과 치료의 모든 절차를 설명하고 질문에 성의 있게 답한다.	• 질병에 대한 정확한 지식은 의료진의 치료나 간호행위에 협조적으로 반응하는 데 도움된다.

간호진단과 목표	간호사정과 평가	간호계획과 중재	이론적 근거
		• 처방된 식이와 치료 시 주의사항에 대해 설명해주며, 영양사와 각 전문 의료인과의 면담을 주선한다.	
10. 질병과 관련한 구강점막 장애 - 구강 내 병변이 없다.	• 구강건조 있음 • 구강통증 있음 • 구강 반점과 출혈 있음	• 근무교대 시마다 구강점막 상태를 사정한다. • 구강점막과 관련한 병리적 상태와 치료방법을 설명해준다.	
	• 구강 내 무감각 있음 • 구취 있음 • 타액 분비의 부족 또는 감소 있음 • 혀의 균열 있음 • 혀의 변색, 홍반 있음	• 식사 전후 구강간호를 실시한다.	• 식사 전의 구강세척은 식욕을 자극하고 입안을 상쾌하게 하며, 식후나 취침 전 구강세척은 치아에 남은 찌꺼기와 치식을 제거한다. • 구강 내 손상을 최소화시키며 구강위생은 미각을 증진시킨다.
	• 혀의 궤양 있음	• 칫솔은 부드러운 것을 사용하고 자주 가글액을 사용하여 입안을 헹구도록 한다. • 수용성 윤활제를 입술에 자주 발라 부드럽게 해준다. • 점막을 자극하는 음식은 피한다. • 신 음식, 맵고 짠 음식, 온도가 너무 차거나 뜨거운 음식, 단단한 음식을 피한다. • 필요하면 영양사와 상담한다. • 필요하면 항생제를 투여한다.	• 혈소판 감소 환자나 노인의 경우 상피가 얇아지고 타액이 감소하여 손상받기 쉬우므로 부드러운 칫솔을 사용한다.

[XI-5 혈우병 Hemophilia]

간호진단과 목표	간호사정과 평가	간호계획과 중재	이론적 근거
1. 혈액응고 장애와 관련한 출혈(출혈 위험) - 혈액의 손실이 없다.	• 출혈 경향 있음 • 두통 있음 • 현기증 있음 • 피부가 창백함 • 결막출혈 있음 • 비강출혈, post nasal drip 있음 • 구강, 잇몸출혈 있음 • 객혈 있음 • 복부 통증, 팽만 있음 • 혈종(hematoma, hemarthrosis) 있음 • 질 출혈 있음 • 혈변, 흑색변, 혈뇨 있음 • 혈액응고 인자 결핍(factoc Ⅷ, Ⅸ 인자) • 혈액응고지연 (aPTT 수치 연장)	• 활력 징후를 측정한다. • 지남력을 평가한다. • 저혈량 증상이 있는지 확인한다. • 머리를 갑자기 움직이지 않도록 교육한다. • 머리를 심장 높이보다 낮추지 않도록 교육한다. • 비강 패킹을 해준다. • 압박 드레싱을 한다. • 복부둘레를 측정한다. • 복부팽만감이 있는지 확인한다 . • 복부 통증 양상을 확인한다.	
		• 관절의 통증과 종창, 관절강 내 출혈 증상을 관찰한다. • 잠혈, 혈뇨, 혈변이 있는지 확인한다. • 혈액응고 검사 결과를 확인한다.	• 혈우병은 혈관절증, 근육 내 또는 상당량의 피하 내 혈종, 구강 내 출혈, 비출혈, 장요근 내 출혈, 혈뇨 등이 나타난다. • 국소적인 출혈 부위는 상처 부위의 직접적인 압박이나 젤폼(gelform) 혹은 fibrine foam으로 막아주는 것 또는 트롬빈(thrombin)과 같은 국소적인 지혈제 사용으로 일시적인 조절이 가능하다.
		• Aspirin, NSAIDs 약물의 섭취를 금한다.	• 혈소판기능을 저하시키는 Aspirin과 NSAIDs는 금기이다.
		• 급성 출혈이 있는 경우 부족 인자를 보충한다.	• 혈액응고 인자를 보충하기 위하여 신선냉동혈장(fresh frozen plasma)을, Ⅷ인자 보충을 위해 cryoprecipitate를 투여한다.

간호진단과 목표	간호사정과 평가	간호계획과 중재	이론적 근거
2. 비정상적인 혈액 수치(혈액응고 인자 변화)**와 관련한 신체 손상 위험** - 대상자와 가족은 위험 요인을 규명하고 감소시킨다.	• 출혈 경향 있음 • 골절부위에 혈종 있음 • 관절 강직 있음 • 근력 감소함 • 서혜부 통증 있음	• 의식 상태를 사정한다. • SMC를 확인한다. • 활력 징후를 측정한다. • 쇼크 증상(차고 축축한 피부, 혈압 하강, 빈맥, 호흡수 증가, 의식변화, 소변량 감소)이 있는지 확인한다. • 위험 수준을 사정한다. • ROM 운동을 하도록 한다. • 외상, 낙상, 충돌, 자살 방지 교육을 실시한다. • 간호사 호출기 사용에 대해 설명한다.	• 혈우병에서 가장 흔한 초기 출혈을 보이는 관절은 발목이지만, 무릎과 팔목 관절의 출혈도 흔하다. 대부분의 근육 내 출혈은 외부에서 보이며 엉덩허리근 내 출혈은 대량이므로 서혜부 통증과 함께 혈액량 감소에 의한 쇼크를 유발할 수 있다.
3. 만성질환과 관련한 보호자 역할 부담감 - 보호자 역할 부담감을 감소시킬 수 있는 계획을 세울 수 있다.	• 역할에 대한 갈등 있음 • 가족이 환자를 소홀히 돌봄 • 돌보는 행위를 거부함 • 비협조적임 • 사회생활 유지가 어려움 • 경제적 어려움을 호소함 • 보호자가 지지를 잘하지 못함 • 환자 간호에 대한 걱정 있음 • 환자에 대한 분노감 있음	• 보호자의 감정 상태를 사정한다. • 경청해준다. • 정서적 지지를 제공한다. • 가족과 상담한다. • 가족 구성원이 서로 감정을 나누도록 한다. • 가족 내 역할 분담을 하도록 한다. • 긍정적 생각을 하도록 격려한다. • 가정 간호사에게 의뢰한다. • 사회사업실에 의뢰한다.	

간호진단과 목표	간호사정과 평가	간호계획과 중재	이론적 근거
	•가슴이 답답하다고 함 •신경질적임 •울고 있음		
4. 안녕상태의 손상과 관련한 사회적 고립 - 다른 사람과의 의미 있는 관계는 외로움과 거절의 느낌이 조절되거나 감소되게 해준다.	•의욕상실 보임 •대화를 거부함 •무력감이 있음 •부정함 •비관함 •부적절한 반응을 보임 •공황 상태 있음 •대인관계를 회피함 •사회적 고립 있음 •치료 지시를 따르지 않음	•감정을 표현하도록 격려한다. •감정을 인정해준다. •긍정적 강화를 제공한다. •의사소통을 증진시킨다. •위험요인을 사정한다. •안전한 환경을 제공한다. •치료적 관계를 유지한다. •효과적인 대응방법을 배우도록 도와준다. •암 환자 단체에 대한 정보를 알려준다.	•다른 사람과 관계를 가짐으로써 사회적으로 고립되었다는 생각에서 벗어날 수 있도록 하기 위해서다.
5. 질병으로 인한 생물학적 통합성과 관련한 불안 - 대상자는 신체적, 심리적 편안감이 증진된다.	•질병의 영향에 대해 걱정함 •두통 있음 •밤 동안 깊은 수면을 취하지 못함 •불안을 호소함 •질병에 대해 강하게 부정함	•불안의 정도를 사정한다. •불안 수준을 낮추도록 도와준다. •불안 증상에 대해 교육한다. •치료과정을 설명한다. •시간을 갖고 의사 결정을 하도록 도와준다. •심리적·신체적 안위를 유지시킨다. •환경적 자극을 줄인다.	•불안행동을 유발시키는 요인을 확인하여 상황에 대처하기 위해서다. •질병에 대한 이해를 도움으로써 환자와 간호사 사이의 신뢰는 증대되고 불안은 감소된다. •자극적인 환경은 불안을 증가시킬 수 있다.

[XI-6 특발성 혈소판 감소증 Idiopathic Thrombocytopenic Purpura]

간호진단과 목표	간호사정과 평가	간호계획과 중재	이론적 근거
1. 혈액응고 장애와 관련한 출혈(출혈 위험) - 혈액의 손실이 없다.	• 출혈 경향 있음 • 혈소판 감소됨 (20,000/μl 이하) • 항혈소판 인자 있음 • 점상출혈과 반상출혈 있음 • 결막출혈 있음 • 비강출혈, post nasal drip 있음 • 구강, 잇몸 출혈 있음 • 월경과다 있음 • 혈변, 흑색변, 혈뇨 있음 • 출혈 시간(BT) 지연됨	• 활력 징후를 측정한다. • 머리를 갑자기 움직이지 않도록 교육한다. • 머리를 낮추지 않도록 교육한다. • 비강을 패킹해준다. • 잠혈, 혈뇨, 혈변이 있는지 확인한다. • 저혈량 증상이 있는지 확인한다. • 혈액응고 검사 결과를 확인한다. • 타박상을 입지 않도록 한다. • 혈소판 수혈을 한다. • 스테로이드 사용으로 인한 부작용을 관찰한다.	• 혈소판이 20,000/μl 이하로 감소된 상태에서는 피부, 점막, 중추신경계, 관절, 근육 등 신체 모든 장기에서 자연발생적인 출혈이 발생한다. • ITP에서는 수혈한 혈소판도 항체에 의해 곧 파괴되어 일시적 효과밖에 없기 때문에 응급시에만 사용된다. • 스테로이드는 비상 식균 세포의 식균 작용을 억제하므로 출혈 경향을 완화시키고 혈소판 감소를 방지하는 효과가 있다.
2. 혈소판 수치 저하와 관련한 신체 손상 위험 - 대상자와 가족은 환경적 위험요인을 규명하고 감소시킨다.	• 출혈 경향 있음 • 혈소판 수치 감소함 • 점상출혈과 반상출혈 있음	• 출혈 예방법을 교육한다. • 출혈 경향이 있는지 확인한다. • 타박상을 입지 않도록 교육한다. • 혈소판 수치를 확인한다.	
3. 치료과정의 불충분한 지식과 관련한 불안 - 대상자의 신체적, 심리적 편안감이 증진된다.	• 질병의 영향에 대해 걱정함 • 밤 동안 깊은 수면을 이루지 못함 • 불안을 호소함	• 불안 상태를 사정한다. • 불안 정도를 점수화한다. • 불안 수준을 낮추도록 도와준다. • 불안 증상에 대해 교육한다.	• 적절한 정보는 불안을 감소시킨다.

간호진단과 목표	간호사정과 평가	간호계획과 중재	이론적 근거
	• 질병에 대해 강하게 부정함	• 치료과정을 설명한다. • 시간을 갖고 의사 결정을 하도록 도와준다. • 심리적·신체적 안위를 유지시킨다. • 환경적 자극을 줄인다.	• 자극적인 환경은 불안을 증가시킬 수 있다.

[XI-7 다발성 골수종 Multiple Myeloma]

간호진단과 목표	간호사정과 평가	간호계획과 중재	이론적 근거
1. 골절과 관련한 통증 - 통증을 호소하지 않는다.	• 골절부위에 통증 있음 • 신음 소리를 냄 • 얼굴을 찡그림 • 통증을 호소함 • 통증 정도를 측정함 • 진통제를 원함	• 통증 부위, 정도, 양상 등을 사정한다. • 필요하면 진통제를 투여한다. • 진통제 투여 후 그 효과를 사정한다. • 편안한 자세를 취해주고 이완요법을 격려한다. • 활동을 제한하고 침상안정을 시킨다.	 • 진통제는 통증 지각을 감소시킨다. • 진통제 투여 효과를 사정하여 진통제 투여 시기, 용량, 투여 간격을 조정할 수 있다. • 긴장을 감소시켜 통증에 대한 반응을 완화한다. • 골절부위에 대한 압박을 감소시켜 통증을 완화시킬 수 있다.
2. 화학요법제의 혈관외 침투와 관련한 조직 손상 - 소식이 점신적으로 새생한다.	• 혈관 밖 유출 있음 • 주사 부위의 발적/통증/부종/괴사 있음	• 약을 투여하기 전 정맥 내 주사바늘이 정확히 삽입되었는지 그 부위를 사정한다. • 가능한 한 큰 정맥을 이용한다. • 정맥주사 부위의 혈관 밖 유출이 있는지 사정한다. • 환자가 정맥주사 주위에 통증, 열감 혹은 부종을 호소하면 즉시 약물투여를 중지한다. • 정맥주입경로(IV route) 내에 남아 있는 약제와 혈액을 모두 흡입, 빼낸다. • needle로 혈관 밖 유출부위에 천자를 해준다. • 혈관 밖 유출부위를 관찰한다. • 혈관 밖 유출부위를 심장 위치보다 높게 올려준다. • 약제에 따라 냉찜질을 적용한다. • 약제에 따라 온찜질을 적용한다.	• 조기 확인과 처치는 조직손상의 정도를 국한시킨다. • 가는 정맥에 비해 혈관 밖의 침윤이 적다. • 즉각적인 약물의 투여중지는 조직손상의 악화를 막을 수 있다. • 잔존해 있는 약물로 인한 조직손상을 최소화할 수 있다.

간호진단과 목표	간호사정과 평가	간호계획과 중재	이론적 근거
		• DMSO 연고를 발라준다. • 일혈 부위에 압력을 주지 않고 압박 멸균 드레싱을 한다.	
3. 위장관계 운동 감소와 관련한 변비 위험 - 적어도 3일에 한 번 배변한다.	• 배변 횟수 감소함 • 대변 못 봄 • 단단한 변을 봄 • 복부불편감 있음 • 복부팽만 있음 • 장음 약함 • 보행(ambulation)을 못함	• 배변 양상을 사정한다. • 경구 수분섭취와 섬유소 섭취를 격려한다. • 규칙적으로 배변하도록 한다. • 배변 시 편안한 환경을 제공한다. • 적절한 운동을 한다. • 처방에 따라 변 완하제를 투여한다.	• 수분과 섬유질이 많은 식품은 배변의 수분량을 증가시키며 변의 굳기를 정상적으로 만들어준다. • 스트레스는 장의 긴장도를 증가시켜 장의 연동운동을 방해한다. • 운동은 위장관을 자극시켜 배변 반사를 촉진한다.
4. 소변량 감소와 관련한 조직 관류 저하 : 신장 - 신장계 조직의 산소 공급과 조직 관류를 적절하게 유지한다.	• 체중이 증가함 • 피로감 있음 • 소변량 감소함 • 전신부종 있음 • 혈액투석 실시하고 있음 • BUN/Cr 수치 증가함	• 매일 체중을 측정한다. • 소변 양상을 확인한다. • 섭취량과 배설량을 관찰한다. • 평소 식습관을 확인하고 식이 제한의 필요성을 설명한다. • 필요하면 이뇨제를 투여한다. • 혈중 전해질 검사 결과를 확인한다. • 24시간 소변 검사 결과를 확인한다.	• 배설량보다 섭취량이 많을 때 과도한 수분이 조직에 남는다. • 염분의 과량섭취는 조직 내에 수분을 축적하게 한다.
5. 악성종양으로 인한 대사 변화와 관련한 고칼슘혈증 - 혈중이온화 칼슘 전해질을 정상 범위인 1.05–1.35 mEq/L 수준으로 유지한다.	• 계속 졸려함 • 감각 장애 있음 • 골절 있음 • 변비 있음 • 오심, 구토 있음 • 배뇨량 감소함 • 전신허약감 있음	• 의식 수준을 사정한다. • 오심, 구토 양상을 확인한다. • 근 경련이 있는지 확인한다. • 골절이 있는지 확인한다. • X선 영상 결과를 확인한다.	• 고칼슘혈증은 중추신경계와 말초신경계의 기능을 손상시킨다. • 고칼슘혈증은 종양이 뼈를 파괴하는 데서 기인한다. • 증가된 혈청칼슘은 대부분 뼈에서 유리된 것이다.

간호진단과 목표	간호사정과 평가	간호계획과 중재	이론적 근거
	• 혈중 칼슘(Ca) 수치가 정상 이상임 • 혈중 ionized calcium 수치가 증가함	• 수분섭취·배설량을 측정한다. • hypercalcemia 증상이 있는지 확인한다. • 혈중 칼슘 검사 결과를 확인한다. • 혈중 ionized calcium 검사 결과를 확인한다. • 칼슘 섭취를 제한하도록 한다. • 처방에 따라 Normal saline을 투여한다.	• 적절한 수액 공급은 칼슘의 배출을 촉진한다.
		• 처방에 따라 Pamidronate를 투여한다.	• Pamidronate는 파골세포의 기능을 억제하여 골의 재흡수와 turnover를 줄여준다.
		• 처방에 따라 칼시토닌을 투여한다. • 혈액투석을 실시한다.	• 칼시토닌은 혈액에서 골수조직으로 Ca^{2+}의 이동을 촉진하여 조골세포의 활성도를 증가시키고, Ca^{2+} 유리를 억제하여 혈액내 Ca^{2+} 농도를 감소시키는 작용을 한다.
6. 악성종양과 관련한 활동의 지속성 장애 위험 - 원하는 활동 수준으로 호전된다.	• 전신허약감 있음 • 통증 있음	• 보행 능력을 사정한다. • 보조기를 사용하도록 격려한다.	• 능동적 활동 수준을 증가시킬 수 있다.
	• 보행 장애 있음 • 피로를 호소함 • 활동이 감소됨	• 능동적, 수동적 관절 운동을 실시한다.	• 근육 탄력성 상실을 최소화하고 관절 경축을 예방하기 위해서다.
		• 물리치료 또는 운동요법 프로그램에 참여하도록 격려한다. • 자기간호 활동을 격려한다. • 이완요법에 대해 교육한다.	• 일상생활 동작을 능동적으로 수행하면 활동 수준을 호전시킬 수 있다.
		• 활동 중 휴식 시간을 갖도록 격려한다.	• 적절한 휴식은 피로 회복에 도움이 된다.

간호진단과 목표	간호사정과 평가	간호계획과 중재	이론적 근거
7. 기동성 장애와 관련한 낙상 위험 - 낙상이 일어나지 않거나 낙상의 우려가 감소된다.	• 보행 장애 있음 • 보조기 착용 중임 • 피로를 호소함 • 어지러움 있음	• 기동력 장애 정도를 사정한다. • 간호사 호출기를 환자의 손이 닿는 곳에 둔다. • 안전 간호를 제공한다. • 낙상 방지교육을 환자와 가족에게 실시한다. • 적절한 조명을 제공한다. • 침대 난간을 올려준다. • 고무창이 달린 신발을 신도록 한다. • 화장실 바닥이 미끄럽지 않도록 한다. • 보호자와 같이 있도록 한다.	• 교육은 낙상 사고를 막을 수 있는 가장 효과적인 방법 중 하나이다. • 낙상을 예방하기 위해서다. • 미끄러짐을 방지해준다.

참고 문헌

대한혈액학회, 2006, 혈액학, 서울: 이퍼블릭.

서문자, 이정희, 김영숙, 이향련, 박춘자, 유성자 외, 2000, 성인간호학, 서울: 수문사.

서울대학교병원 간호부, 2008, 표준 간호진술문을 적용한 임상간호과정, 서울: 현문사.

전시자, 김강미자, 박정숙, 이미화, 조경순, 김희경 외, 2005, 성인간호학, 서울: 현문사.

{ XII 면역계 질환 간호 }

1. 류머티스성 관절염
2. 전신성 홍반성 낭창
3. 후천성 면역결핍증

{ XII 면역계 질환 간호 }

[XII-1 류머티스성 관절염 Rheumatoid Arthritis]

간호진단과 목표	간호사정과 평가	간호계획과 중재	이론적 근거
1. 관절 변형과 활동의 지속적 장애 -관절 경축이 없고 관절 범위 운동이 정상이다.	•관절에 부종 있음	•관절 범위 운동의 정도, 관절 변형 정도를 사정한다.	
	•발적 있음 •열감 있음 •촉진 시 압통 있음	•필요하면 온랭요법과 파라핀 팩을 적용한다.	•온랭요법의 교대 실시는 염증을 완화시켜준다. 파라핀 팩은 변형된 관절에 더 많은 체열과 혈액, 영양분을 공급하므로 노폐물 제거에 도움을 준다.
	•근육, 인대, 건 등이 짧아지고 팽팽해짐	•운동과 자기치료를 위하여 물리치료사와 작업치료사에게 의뢰한다.	•관절 범위 운동은 근육과 관절의 경축을 예방하고 조직의 기능을 유지한다.
	•관절 비대 있음	•능동적, 수동적 관절 운동을 하도록 도와준다.	
	•아탈구와 변형 있음	•목발이나 지팡이와 같은 보행기구나 부목을 적용한다.	•염증이 있는 관절을 쉬게 하기 위해서다.
		•4시간 간격으로 체위를 변경한다.	•체위 변경은 근육의 피로를 예방하고 관절 경직을 경감시킨다.
2. 관절 변형과 관련한 자가간호 결핍 -보조기구를 사용하여 일상 활동을 할 수 있다.	•척골일탈(ulnar deviation)로 인한 손가락의 변형 있음	•일상 활동의 수행 정도를 사정한다.	
		•자기간호와 일상 활동 수행 시 도움을 준다.	•적절하게 도와줌으로써 환자는 필요 없는 체력소모를 예방할 수 있다.
	•손목운동에 제한 있음 •손가락이 굳어짐	•긴 손잡이 기구, 고무 손잡이 기구 등 변형된 기구 등을 제공한다.	•변형된 기구를 사용함으로써 관절이나 미세근육의 기능을 보존할 수 있다.

간호진단과 목표	간호사정과 평가	간호계획과 중재	이론적 근거
	• 물건을 잘 집을 수 없음	• 4-6시간마다 보행을 하도록 격려한다. • 통증의 정도, 양상, 지속시간을 사정한다.	• 보행은 신체의 전 기능을 유지시키는 데 도움을 준다.
3. 관절 변형 · 염증과 관련한 통증 - 통증이 완화되었다고 말한다.	• 관절 경축 있음 • 근육 긴장도 증가함 • 통증 있음 • 통증 부위를 만지지 못하게 함 • 찡그린 얼굴 표정을 함	• 통증의 정도, 양상, 지속시간을 사정한다.	• 통증은 염증의 정도, 침범된 관절, 환자의 인내심 그리고 통증 양상 등에 따라 다르게 나타난다. 통증에 대한 객관적인 자료수집은 환자의 더 나은 안위도모를 위해 필요하다.
		• 처방된 진통제나 소염제를 투여한다.	• 진통제나 소염제는 염증을 완화시키고 통증을 경감시켜 준다.
		• 투여된 약과 환자의 통증 경험의 상관관계를 논의한다.	• 논의를 통해 진통제를 계속 투여할지 바꿀지 정할 수 있다.
		• 투여된 약에 대한 환자의 반응과 부작용을 관찰한다.	• 모든 약물은 특별한 약 작용과 그에 따른 부작용이 있다. 특히 소염제는 주의해야 될 약의 부작용이 있음을 알고 있어야 한다.
		• 압통이 느껴지는 관절이나 근육에 온습 또는 얼음 마사지를 실시한다.	• 온습 마사지는 근육을 풀어주고 노폐물을 제거시켜준다. 얼음 마사지는 혈관을 수축시켜 부종을 가라앉히고 신경 말단부 자극을 경감시켜준다.
		• 환자가 통증에 대한 경험이나 느낌을 적절하게 표현하도록 격려한다.	• 감정적 환기를 시켜준다.
		• 음악, 미술, 게임 등 전환요법을 실시하도록 격려한다.	• 기분전환은 통증 경험을 잊게 해주고 장시간 통증을 느끼지 않게 해준다.

간호진단과 목표	간호사정과 평가	간호계획과 중재	이론적 근거
4. 신체허약 · 통증과 관련한 역할 수행 장애 - 변화된 역할이나 새로운 역할에 만족을 표현한다.	• 식사 준비, 청소 등 집안일 수행의 어려움을 표현함	• 역할 수행 정도를 사정한다.	
	• 역할 수행 능력에 변화 있음	• 환자가 배워야 할 역할행위에 대해 설명한다.	
	• 역할에 대한 실망을 표현함	• 역할 수행에 영향을 미치는 정보를 제공한다.	
	• 혼란 있음	• 적절한 지지그룹과 지지체계를 이용한다.	
	• 역할에 참여하는 것을 거부함	• 성취에 대해 칭찬해준다.	
5. 통증 · 관절 경직과 관련한 수면장애 - 충분한 수면을 취했음을 말한다.	• 수면제를 복용함 • 불면 있음 • 피로감 호소함	• 환자의 수면 양상을 사정한다.	
		• 취침 전 온욕을 격려한다. • 취침 시 등 마사지를 해준다.	• 온욕은 염증이 있는 관절의 혈행을 증진시키며 근육을 풀어주고 굳어진 근육을 이완시켜준다.
		• 등과 양다리 사이에 베개를 넣어 지지해준다.	• 등에 베개를 대어줌으로써 근육의 긴장을 풀어준다. 침대는 낮고 평평한 것이 환자의 안위와 안전에 좋다.
		• 침요는 항상 구김이 없도록 펴주며 젖은 침요는 갈아준다.	• 깨끗하고 건조된 침요는 환자의 피부와 욕창 예방에 도움이 된다.
		• 필요하면 침대 난간을 올려준다.	• 낙상을 예방하기 위해서다.
		• 필요하면 진통제나 안위를 증진시키는 약을 투여한다.	
		• 취침 시 따뜻한 우유나 스낵 종류를 제공한다.	• 우유에 함유된 L-트립토판(L-tryptophan)은 진정 작용을 하며, 허기는 휴식과 수면에 방해가 된다.
	• 정서적 불안정 있음	• 조용한 환경을 만들어준다.	

간호진단과 목표	간호사정과 평가	간호계획과 중재	이론적 근거
6. 신체상 변화와 관련한 신체상 장애 - 자신의 신체상에 대해 긍정적으로 말한다.	• 변형된 손발 모양에 대해 호소함	• 신체상과 변형기형에 대한 관심도를 사정한다. • 변형된 관절과 관절 운동 장애에 대해 기분전환을 하도록 격려한다.	• 기분전환은 감정을 순환시켜준다.
	• 신발과 장갑의 착용에 대해 힘들어함 • 신체 변형이 드러나는 의복 착용을 기피함	• 가족, 친구와 대화를 하도록 격려한다. • 환자의 감정 표현을 돕고, 표현된 감정을 수용하고 있음을 전달해준다. • 환자가 책임성 있는 일과 역할에 참여할 수 있도록 격려한다. • 유사 경험자와의 사회적 관계를 마련해준다.	• 가족과의 대화는 스트레스를 감소시켜주고, 환자의 가족 내 역할을 유지시켜주며 환자의 긍정적인 견지를 강화시켜준다.

[XII-2 전신성 홍반성 낭창 Systemic Lupus Erythematous]

간호진단과 목표	간호사정과 평가	간호계획과 중재	이론적 근거
1. 피로와 관련한 활동의 지속성 장애 - 정상적인 근력과 관절 운동 범위를 유지한다. - 환자 스스로 이동할 수 있다.	• 침상에서의 활동, 이동, 이상 등 주거 환경 내에서 마음대로 움직이지 못하거나 기동 자체를 시도하려 하지 않음	• 활동 이상과 기동성 장애 정도를 사정한다.	
	• 침상안정이나 치료 목적 때문에 움직일 수 없음	• 수동적·능동적 관절 운동을 격려한다. • 2시간마다 체위 변경을 시킨다.	• 근육과 관절의 유연성을 유지하기 위해서다.
	• 근육 강도, 조절력, 크기의 제한 있음	• 점진적으로 기동성을 증가시켜 환자의 제한된 상태 안에서 최대 기동성을 유지한다. • 기동요법을 발전시키기 위해 물리치료사에게 의뢰하며 환자의 능동적인 참여를 권한다. • 환자와 보호자에게 관절 운동, 이동, 피부 관찰, 기동요법에 대해 교육시킨다. • 운동 수행 시의 어려움과 이에 관련한 부정적 감정이나 좌절을 표현하게 한다. • 운동 시 칭찬을 통해 수행을 강화시킨다.	
2. 염증과 관련한 만성 통증 - 통증이 완화되었다고 말한다.	• 언어로 통증을 표현함	• 통증 정도를 사정한다.	
	• 신체 일부를 보호하거나 방어하는 행동을 함	• 안위를 증진시키는 간호를 수행한다.(마사지, 목욕, 체위 변경, 이완요법)	
	• 산만하게 행동함	• 환자와 함께 기분전환 활동을 계획한다.(독서, 공예, TV 시청)	

간호진단과 목표	간호사정과 평가	간호계획과 중재	이론적 근거
		• 적절한 정보를 제공한다. • 방해받지 않는 휴식 시간을 지속하도록 환경을 조성한다.	
	• 통증을 느낄 때 짓는 특유한 얼굴 표정을 지음	• 통증 완화를 위해 지시된 열요법이나 냉요법을 실시한다. • 베개나 부목을 이용하여 통증 부위를 적절히 지지해주고 편안한 자세를 취하도록 해준다.	• 통증의 내성을 증가시키기 위해서다.
	• 근육 강도에 변화 있음	• 필요 시 진통제를 투여하고 약물 효과를 관찰한다.	
3. 오심 · 구토와 식욕 감퇴와 관련한 영양 불균형: 영양 부족 - 체중 감소가 없다. - 대사 요구에 맞는 식이를 섭취한다.	• 체중 감소 있음 • 허약감을 호소함 • 피로감을 호소함 • 반복된 부적절한 음식을 섭취함 • 근육 강도에 변화 있음	• 영양 상태를 사정한다. • 매일 같은 시각에 체중을 측정한다. • 수분섭취량과 배설량을 관찰한다. • 필요하면 정맥으로 수액을 공급한다. • 치료식이를 제공한다. • 환자에게 처방된 식이의 제한점 내에서 환자가 좋아하는 음식을 파악하여 제공한다.	
		• 구강간호를 실시한다. • 필요 시 영양사에게 의뢰한다.	• 구강위생은 미각을 증진시킨다.
		• 필요 시 고영양요법을 시행하고 혈당, 요비중 검사를 실시한다.	• 갑작스런 고영양요법으로 고혈당, 수분 배설량 증가가 나타날 수 있다.
4. 외적 요인과 관련한 감염 위험 - 감염 증상이 없다. - 백혈구 수와 배양검사 결과가 정상이다.	• 기동성 장애로 침상생활을 함	• 활력 징후를 측정한다.	
	• 화학요법을 실시함 • 스테로이드 치료 중임	• 환자에게 간호 제공을 전후하여 올바른 손씻기를 수행한다. • 4시간마다 체온을 측정한다. • 임상검사 결과를 확인한다.	• 감염의 가능성을 최소화하기 위해서다.

간호진단과 목표	간호사정과 평가	간호계획과 중재	이론적 근거
		• 식사 전후, 변기, 소변기 등을 사용한 후 손을 닦도록 교육한다. • 적절한 수분섭취를 교육한다. • 충분한 영양 섭취를 하도록 권유한다. • 환자의 면역기능이 저하되어 있으면 역격리시킨다. • 환자, 가족에게 올바른 손씻기, 감염 위험을 증가시키는 요인, 감염 증상과 징후에 대해 교육한다.	• 적당한 영양과 수분섭취는 신체의 방어기능을 증진시킨다.
	• 정맥관을 가지고 있음	• 정맥수액 주입 시 정맥바늘은 72시간마다, 수액관은 24시간마다 교환한다.	
5. 외모 변화와 관련한 신체상 장애 - 신체상의 변화를 인정한다. - 신체상 변화에 대한 느낌을 다른 사람에게 말한다. - 자신에 대한 긍정적인 감정을 표현한다.	• 신체 일부를 고의적으로 또는 비의도적으로 감추거나 과잉 노출시킴	• 신체상 장애 정도를 사정한다. • 환자의 자기인식을 수용해 준다. • 간호에 대한 결정과 선택에 환자를 참여시킨다. • 적극적으로 환자가 자기간호를 수행하도록 격려한다.	
	• 면회객을 거부하거나 옆 환자를 피하기도 함	• 언어로 감정을 표현할 수 있는 기회를 제공한다. • 신체 기능이 증진되고 있음을 지적해준다. • 환자가 적응하려고 노력할 때 격려해준다. • 유사문제를 지닌 다른 사람과 만날 수 있도록 조정해준다.	

간호진단과 목표	간호사정과 평가	간호계획과 중재	이론적 근거
6. 조절기능 장애와 관련한 체액 과다 - 체중이 정상 범위이다. - 전해질, 크레아티닌, 혈중 요질소가 정상 범위이다.	• 부종 있음	• 섭취량과 배설량을 관찰한다.	
	• 혈압 하강 있음	• 활력 징후를 측정한다.	
	• 혈색소, 헤마토크릿 수치 저하됨	• 혈중요질소, 크레아티닌, 전해질, 헤마토크릿 검사 결과를 확인한다.	
	• 호흡 곤란 있음 • 체중 증가 있음	• 일정한 시간에 체중을 측정한다.	
	• 혈액순환 장애 있음	• 2시간마다 체위를 변경시킨다.	
	• 부종 있음	• 피부 상태와 부종 상태를 관찰한다.	• 섭취량보다 배설량이 적으면 수분이 체내에 축적된다.
	• 배설량 감소함	• 수분과 염분 섭취를 제한한다.	
7. 부종과 관련한 잠재성 피부 손상 위험 - 부종이 감소되고 피부의 손상이 없다.	• 피부 탄력성에 변화 있음	• 피부 상태와 변화를 사정한다.	
		• 필요하면 예방적 피부 간호 장치를 사용한다.(양털, 베개, 패드를 대줌)	
		• 피부를 청결하고 건조하게 유지하도록 한다.	
		• 필요 시 윤활제를 바른다.	
		• 자극성 비누 사용을 피하고 세척한 후 맑은 물로 피부를 잘 닦는다.	
		• 공기패드를 대주거나 혈액순환 증진을 위해 마사지를 한다.	
		• 모포를 건조하고 청결하며 주름지지 않도록 유지시킴으로써 환자의 피부와 마찰이 심하지 않게 한다.	• 압력받는 부위를 제거하기 위해서다.
		• 적당한 수분과 고단백 음식을 섭취하도록 격려한다.	• 피부 손상 시 영양이 불충분하면 치료가 지연된다.

[XII-3 후천성 면역결핍증 Aquird Immune Deficiency Syndrome]

간호진단과 목표	간호사정과 평가	간호계획과 중재	이론적 근거
1. 불안 - 신체적, 심리적 편안감이 증진된다.	• 긴장 증가함 • 두려움 있음 • 신경질적임 • 불면 있음 • 행동양상 변화됨 • 발한 증가함 • 안면 긴장 있음 • 배뇨 곤란 있음 • 침묵함 • 정서적 지지 부족함	• 불안 상태를 사정한다. • 신체적 반응이 있는지 관찰한다. • 감정을 말로 표현하게 한다. • 신체적 안위를 유지시킨다. • 가급적 환자와 많은 시간을 보낼 수 있도록 업무계획을 세운다. • 가족이 지지할 수 있도록 도와준다. • 긍정적 강화를 제공한다. • 잘못된 믿음을 정정해준다. • 대응방법을 지지해준다. • 이완요법에 대해 교육한다.	• 역할 변화에 대한 느낌을 가족구성원이 함께 인식하고 대화하는 것이 중요하다. 좌절감으로 인해 가족 기능이 파괴될 수도 있다.
2. 면역기능 저하와 관련한 감염 위험 - 감염 증상이 없다. - 감염의 위험요인을 알고 필요한 예방 조처를 할 수 있다.	• 발열 있음 • 오한 있음 • 식은땀 흘림 • 통증 있음 • 기침 있음 • 가래 있음 • 호흡 곤란함 • 구강병변 있음 • 두통 있음 • 권태감 느낌 • 시력 장애 있음 • vesicle 있음	• 활력 징후를 측정한다. • 감염 증상이 있는지 확인한다. • 피부 상태를 관찰한다. • CD4 검사 결과를 확인한다. • 감염의 원인, 위험, 경로 등을 교육한다. • 개인위생 관리에 대해 교육한다. • 손씻기를 격려한다. • 가글에 대해 교육한다. • 좌욕하도록 격려한다. • 영양 상태를 평가한다. • 영양 상태를 증진시킨다.	• 혈압·맥박·호흡수·체온 상승은 감염의 지표이다. • 가능한 한 감염의 근원과 접촉하는 기회를 차단한다. • 충분한 영양 섭취는 감염에

간호진단과 목표	간호사정과 평가	간호계획과 중재	이론적 근거
		• 저균식을 제공한다.	대한 저항력을 높여준다. • 생야채와 과일에는 미생물이 있을 수 있기 때문이다.
3. 고체온 - 체온이 정상 범위이다.	• 체온이 정상보다 상승됨 • 홍조 띤 따뜻한 피부임 • 호흡수와 심박동수 증가함 • 혈압 상승함 • 두통 있음 • 전신 또는 특정 부위에 통증 있음 • 안절부절못함 • 혼돈 있음 • 경련, 발작 있음	• 활력 징후를 측정한다. • 체온을 2시간마다 측정한다. • 냉요법을 적용한다. • 처방된 수액을 정맥으로 투여한다. • 섭취량과 배설량을 측정한다. • 임상검사 결과를 확인한다. • 최대한 휴식하도록 한다. • 온도가 조절된 쾌적한 환경을 조성한다.	• 탈수로 인하여 상실된 수분을 보충하고 충분한 순환혈액량을 유지하기 위해서다. • 감염 발생 시 백혈구 수와 적혈구 침강 속도가 증가한다.
4. 섭취량 감소와 관련한 영양 부족 - 더 이상 체중이 감소하지 않는다. - 음식 섭취량이 증가한다.	• 설사 있음 • 체중 감소됨 • 권장량에 못 미치는 부적절한 음식을 섭취함 • 구강궤양 있음 • 구강 내 염증 있음 • 음식에 대한 흥미 결핍 있음	• 영양 상태를 사정한다. • 기호식품을 파악하여 제공한다. • 매일 체중을 측정한다. • 섭취량과 배설량을 관찰한다. • 임상검사 결과를 확인한다. • 구강간호를 실시한다. • 활동을 제한한다. • 식사 전에 휴식의 기회를 제공한다. • 필요하면 영양사에게 의뢰한다. • 처방된 수액을 정맥으로 투여한다.	• 대사 요구량을 충족시키지 못하면 체중이 감소한다. • 깨끗한 구강은 입맛을 증진시킬 수 있다. • 에너지를 보존하기 위해서다. • 식사 전의 휴식은 연동운동을 진정시키고 식사에 필요한 에너지를 증진시킨다.

간호진단과 목표	간호사정과 평가	간호계획과 중재	이론적 근거
5. 부적절한 정보와 관련한 비효율적 대응 - 적절한 행동을 취하고 의사 결정을 내린다. - 질병으로 인한 충격과 이에 대한 느낌을 의료진과 의논한다. - 건강 상태에 대해 이해하였다고 말한다. - 이용 가능한 지지체제를 확인하고 이용한다.	• 환자는 의미 있는 사람들이 자신의 건강 문제에 보이는 반응에 관심을 표현함 • 거부감 있음 • 공포 반응 보임 • 가족의 지지체계 부족함 • 대인관계를 회피함 • 부적절한 행동을 함 • 분노 있음 • 상실감 있음 • 죄책감 있음 • 자살 충동 있음 • 사회적으로 고립됨	• 가족들이 이해할 수 있도록 돕는다. • 대응방법을 지지해준다. • 걱정과 두려움을 표현할 수 있도록 돕는다. • 질병에 대해 설명해준다. • 치료과정을 설명해준다. • 이해할 수 있는 용어로 정보를 제공한다. • 치료과정에 가족을 참여시킨다. • 의사 결정 기회를 준다. • 신체적 반응이 있는지 관찰한다. • 잘못된 믿음을 정정해준다. • 환자가 아님을 알려준다.	• 대상자가 사회에서 격리되는 행동 변화를 주시하고 격리·외로움의 느낌을 표현하도록 해야 하기 때문이다. • 대상자가 지지체계와 대응기전을 확인하도록 돕기 위해서다.
6. 전염 위험 - 질병의 전염 방식을 안다.	• HIV 양성임	• 질병에 대한 지식 정도를 확인한다. • HIV 감염과 관련한 잘못된 지식을 교정한다. • 감염의 원인 위험, 경로 등을 교육한다. • privacy를 유지해준다. • 성생활에 대해 상담한다. • 치료과정을 설명한다.	

XIII 이식관련 간호

1. 폐이식
2. 심장이식
3. 신장이식
4. 간이식

{ XIII 이식관련 간호 }

[XIII-1 폐이식 Lung Transplantation]

간호진단과 목표	간호사정과 평가	간호계획과 중재	이론적 근거
1. 불확실한 예후와 관련한 불안 - 대상자는 신체적, 심리적 편안감이 증진된다.	• 가슴이 답답하고 뛴다고 호소함 • 걱정, 근심, 신경과민 있음 • 도피, 회피행동 보임 • 심박동 증가, 혈압 증가, 호흡수 증가 • 발한, 떨림 있음 • 반복적 행동 보임 • 근육 긴장도 증가함 • 집중력 장애 있음 • 자신의 삶에 대해 부정적으로 말함 • 밤 동안 깊은 수면을 취하지 못함	• 불안의 정도를 사정하고 가족과 같이 있게 한다. • 가능한 한 일정한 사람이 보호자로 있도록 설명한다. • 환자의 말을 경청하고, 공감해준다. • 환자의 감정을 표현하도록 격려하고, 감정을 인정해준다. • 환자의 요구에 따라 간결하고 정확한 정보를 제공해준다.(수술 전 처치, 수술 경로, 과정, 수술 후 치료과정) • 이식간호 전문가와 상담하도록 한다. • 불안을 조절하는 방법(심호흡/이완운동/사고중단 기법)을 교육한다. • 불필요한 자극을 줄여주고, 충분한 휴식을 취하도록 한다.	• 불안은 환자의 학습 능력, 삶의 질, 질병에 대한 면역성, 치료에 대한 반응에 영향을 미친다. • 환자의 감정을 이해하면 환자의 대처능력이 증가된다. • 적당한 정보제공은 불안을 예방할 수 있다. • 이완요법은 불안한 상황에서 횡문근에서 평활근으로 퍼져가는 근육의 긴장을 줄여준다.
2. 기침 반사 소실, 점액 생산 변화로 인한 비효율적 기도 청결	• 가래 있음 • 가래소리 들림 • 기관지 분비물 증가함 • 빠른 호흡 있음	• 호흡수를 측정한다. • 호흡 양상을 관찰한다. • Fowler's position을 취해준다.	• 횡격막이 제 위치에 자리하게 하고 분비물을 쉽게 배출시키고 폐의 환기를 돕는다.

간호진단과 목표	간호사정과 평가	간호계획과 중재	이론적 근거
- 기도개방성이 증가되어 충분한 환기를 유지한다.	• 기침 있음 • 호흡 곤란 있음 • 비정상적인 호흡음 들림 • grunting sound 들림 • 불안 있음 • 발한 증가함	• 흡인이 필요한지 사정한다.	• 흡인의 필요유무를 신속히 감지해야 탈포화(desaturation)를 막을 수 있다.
		• 흡인간호(suction)를 시행한다.	• 페이식 시 이식될 폐의 신경을 제거하는데 이는 자율신경계 교통분지를 차단하므로 섬모 운동부전을 초래하거나 기침 반사 소실, 점액 생산 변화로 인해 기도개방 유지불능이 나타난다.
		• 호흡음을 청진한다.	• 흡인간호 전후의 호흡음 사정을 통해 효과를 평가할 수 있다.
		• 산소를 흡입한다.	• 흡입 전후 100% 산소 공급으로 탈포화를 막는다.
		• 처방에 따라 약물을 투여한다.	• 점액 용해제와 기관지확장제가 객담배출을 돕는다.
		• nebulizer 사용법을 교육한다. • nebulizer를 적용한다.	• 가습과 객담 용해제는 분비물 제거에 용이한 형태인 액체 형태로 유지시켜주고 점막전색을 방지해준다.
		• 하루 2,000mL 이상의 수분을 섭취하도록 격려한다.	• 수분은 분비물을 액화시킨다.
		• 체위배액을 시행한다. • vibrator 사용법을 교육한다. • vibrator를 적용한다.	• 체위배액과 흉부물리요법으로 말초기도에서부터 중심 기도로 분비물을 이동시키고, 폐조직을 재팽창시키며, 호흡근을 효율적으로 이용하도록 도와준다.
		• 1시간마다 보상호흡측정기(inspirometer)를 이용하여 호흡 운동을 하게 한다.	• 내상사에세 더 깊이 호흡하게 하여 흡입 공기량을 서서히 증가시킨다.

간호진단과 목표	간호사정과 평가	간호계획과 중재	이론적 근거
3. 수술 후 면역 억제제 치료와 관련한 감염 위험 - 감염의 위험요인을 알고 필요한 예방 조치를 할 수 있다.	• 체온 상승함 • 백혈구 수 증가함 • 심호흡 못함 • 열감 있음 • 식은땀 있음 • 근육통 있음	• 활력 징후를 측정한다. • 폐음을 청진한다.	• 감염 시 혈압, 맥박, 체온, 호흡수가 상승된다. 특히, 폐이식 후 장기 생존을 제한하는 가장 큰 요인인 폐쇄성 세기관지염의 조기발견과 적극치료가 요구된다.
	• 수술 상처에 출혈 증가함 • 수술 상처에 혈종 있음 • 수술 상처에 통증 증가함 • 수술 상처에 부종(edema) 증가됨 • 수술 부위에 oozing 있음	• 정상적 방어 기전을 돕는 활동을 강화한다. • 필요하면 장갑, 마스크, 가운을 착용한다. • 손을 씻는다. • 방문객을 제한한다.	• 병원체, 숙주, 환경 사이의 균형이 깨질 때 감염이 발생한다. • 면역기능이 저하되어 있으므로 감염에 노출될 기회를 줄이기 위해서다.
	• 면역 억제제 복용 중임 • 경구섭취 감소됨	• 저균식을 제공한다. • 균형 잡힌 식사를 격려한다. • 피부를 깨끗하게 해주고, 피부 병변을 만지거나 긁지 않도록 교육한다.	• 영양 상태 불량은 신체 방어 기전을 저하시킨다.
		• 피부 상태, 구강 상태, 각종 삽관 부위, 배액의 성상, 상처 치유 상태를 관찰한다. • 감염의 지표가 되는 임상검사 결과를 사정한다. • 요로감염 증상(빈뇨, 작열감, turbid urine, 열, chilling, 옆구리 통증) 있는지 확인한다.	• 수술, 도뇨관 유지, 배액관 보유, 정맥주입 등은 정상 피부와 점막을 파괴하며 미생물의 접근을 가능하게 한다.
		• 처방된 항생제나 면역글로불린(immunoglobulin)을 투여한다.	• 면역기능을 강화하기 위해서다.

간호진단과 목표	간호사정과 평가	간호계획과 중재	이론적 근거
4. 수술과 관련한 통증 - 통증이 경감되거나 호소하지 않는다.	• 통증 있음 • 진통제 원함 • 근육 긴장도 증가함	• 기침하는 동안 수술 부위를 지지하도록 격려한다. • 통증 양상을 사정한다. • 통증 완화방법을 설명한다. • 처방에 따라 진통제를 투여한다. • 진통제의 효과를 확인한다. • 전환요법을 실시한다.	• 수술 상처 통증으로 인해 폐 확장을 제한되고, 이는 호흡 기능을 저해한다. • 통증 지각을 감소시킨다.
5. 계속적인 면역 억제제 치료에 대한 지식 부족 - 계속적인 약물 치료의 목적과 중요성을 말할 수 있다. - 정확한 양의 면역 억제제를 정확한 시간에 복용한다.	• 지시사항을 제대로 이행하지 못함 • 기술을 제대로 수행하지 못함 • 지식 제공을 요구함 • 투약에 협조적임	• 정기적인 검진의 중요성을 교육한다. • 이식전문 간호사에게 상담을 의뢰한다. • 부작용에 따른 증상 발견 시 즉각적으로 연락하여 치료 받아야 함을 설명한다. • 다음과 같은 내용을 교육한다.(투약, 거부증상과 징후, 정상 검사치, 체온, 몸무게 측정, 식이와 생활양식의 제한, 정기적인 추후 관리)	• 프레드니졸론은 intracellular 효소를 방해하여 DNA, RNA 합성을 억제하고 cell mediated 면역 반응을 줄이므로 감염, 상처 회복 지연, 혈압 상승, 칼슘흡수 지연 등의 부작용이 있다. • 일부 면역 억제제는 고혈압, 부종, 빈맥, 신장해, 요량 감소, 다뇨, 고혈당, 고칼륨혈증, 진전, 두통, 사지경직 등의 부작용이 있다.
6. 위기상황과 관련한 개인의 비효율적 대응 위험성 - 개인적 환경 내에서 자극적인 상황을 변화시키기 위해 적절한 행동을 취하고 의사 결정을 내린다.	• 간호지시를 따르지 않음 • 건강 상태 변화를 수용하지 못함 • 가족의 지지를 호소함 • 낙담의 말을 함 • 눈 맞춤 없음 • 대화를 거부함	• 자신의 느낌을 표현할 수 있는 기회를 제공한다. • 과거에 성공적이었던 긍정적인 대응전략을 이용하도록 격려한다.	• 정상적인 신체 기능과 자가 간호 능력 상실은 무력감, 분노, 슬픔을 느끼게 한다. 이러한 느낌의 개방적 표현은 대상자가 대응을 시작할 수 있도록 도울 수 있다. • 효과적인 대응 활동의 사용은 절망감과 무력감을 줄여준다.

간호진단과 목표	간호사정과 평가	간호계획과 중재	이론적 근거
	•돌보는 행위를 거부함 •반응 없음 •부적절한 정서 상태를 보임 •부적절한 행동을 보임 •부정적 반응 있음 •불신감을 보임 •불안 있음 •수동적임 •신경질적임	•초기에는 환자의 자기간호 의존을 허용하고 점진적으로 수준이 향상되도록 한다. •일상생활 수행과 의사 결정을 가능한 한 많이 스스로 통제하도록 한다. •회복을 촉진시키는 모든 독립적인 활동을 지지하고 칭찬한다. •신뢰감 있는 인간관계를 형성한다. •불필요한 환경 자극 요인을 확인하고 감소시킨다. •환자가 수행한 대처 행위에 대해 환자에게 느낌을 묻고 칭찬한다. •심리전문 상담가에게 의뢰한다.	•간호계획에 대한 적극적 참여는 대상자에게 통제감을 주고 독립을 회복할 수 있도록 돕는다. •정서적인 지지와 격려는 대상자가 독립성을 얻도록 동기를 부여한다. •두려움과 불안을 감소시킨다. •소음과 잦은 방해는 필요한 수면을 감소시키고 대처능력을 변화시킨다.
7. 치료요법의 비효율적 이행 - 환자와 가족이 질병으로부터의 회복과 재발 또는 합병증 예방에 요구되는 건강 행위를 추구하려는 의지를 나타낸다.	•가족의 지지체계 부족함 •가족이 부적절하게 위기대처를 함 •가족인 환자 상태에 대해 미리 염려함 •가족이 환자를 소홀히 돌봄 •무조건 부정하는 태도를 보임 •의사 결정 능력 부	•가족 결속력을 증진시킨다. •가족들이 이해하도록 돕는다. •건강 문제에 대한 이해 정도를 사정한다. •가족을 교육에 포함시킨다. •교육프로그램에 참여하도록 격려하고 교육자료를 제공한다. •문제를 해결할 수 있는 가능한 대안을 열거하거나 우선순위를 정하도록 도와준다.	•효과적인 가족관계 증진은 가족 구성원 각자가 자신과 타인의 감정을 이해하는 데 도움을 준다. •신체적 불편감은 퇴원 후 사회에 나가면 사회심리적 문제들에 직면하게 되므로 간호사는 환자와 가족이 사회심리문제를 이해하고 극복할 수 있도록 도와주는 방법을 탐색해야

간호진단과 목표	간호사정과 평가	간호계획과 중재	이론적 근거
	족함		한다.
	• 의지 부족함 • 적극성 결여됨	• 사회사업실에 의뢰하거나 사회사업사와 면담하도록 도와준다.	
	• 정보에 대해 부적절하게 이해함	• 정서적 지지의 중요성을 설명한다.	
	• 치료에 불참함	• 지지적 집단치료를 제공한다.	
	• 치료 지시를 따르지 않음	• 지역사회 자원을 알려준다.	

참고 문헌

김분한 외 번역. 2007. 성인간호학. (Joyce M. Black, Jane Hokanson Hawks, Annabelle M. Keene, *Medical-Surgical Nursing*). 서울: 정담미디어

김조자 외. 2007. 성인간호학. 서울: 현문사.

서문자, 이향련, 이정희, 박춘자, 최철자, 박오장 외. 2004. 성인간호학. 서울: 수문사.

서울대학교병원 간호부. 2007. 임상간호과정. 서울: 현문사.

서울대학교병원 간호부. 2007. 표준 간호진술문을 적용한 임상간호과정. 서울: 현문사.

서울대학교병원 간호부. 2006. 호흡기계 환자 간호. 서울: 서울대학교병원 간호수련실.

중환자전문간호교육과정협의회 번역. 2007. 순환 · 호흡기계 중환자 간호. (Hudak, Carolyn M., Gallog Barbara M., Morton, Patricia Gonce, *Critical Care Nursing: A Holistic Approach*). 서울: 군자출판사.

Carpenito-Moyet, L. J., 2004. *Nursing Diagnosis: Application to Clinical Practice* (10th Ed.). Philadelphia: Lippincott Williams & Wilkins.

[XIII-2 심장이식 Heart Transplantation]

간호진단과 목표	간호사정과 평가	간호계획과 중재	이론적 근거
1. 흉골절개 부위 통증과 관련한 비효율적 기도 청결 - 기도개방성이 증가되어 충분한 환기를 유지한다.	• 수술 상처에 통증 있음 • 수술 상처의 통증으로 가래 뱉기 어렵다고 호소함 • 가래소리 들림 • 가래 잘 뱉지 못함 • 비정상적 동맥혈 가스분압 있음 • 산소포화도 떨어짐	• 체온을 측정한다. • 호흡 양상을 사정한다. • 처방에 따라 진통제를 투여한다. • IV PCA를 눌러준다. • 복대를 적용한다. • 통증 부위를 지지해준다. • 반좌위를 취해준다. • 심호흡, 기침, 체위 변경에 대해 교육한다. • ambulation하도록 격려한다. • 보상호흡측정기(inspirometer) 사용법을 교육한다. • 흉곽타진을 시행한다. • 흉부물리요법을 시행한다. • 수분섭취를 격려한다.	• 심장이식은 흉골절개로 인해 호흡 시 심한 통증을 느끼며, 통증은 폐확장을 제한시킨다. • 수술 상처에 대한 지지는 기침 시 통증을 감소시키는 효과가 있다. • 반좌위는 호흡을 용이하게 하며 환기를 증가시킨다. • 효과적인 기침은 객담을 배출시키는 데 필요하고 무기폐를 방지한다. • 조기이상과 반복적인 운동은 무기폐와 폐렴을 방지한다. • 수분섭취는 분비물을 묽게 해준다.
2. 과도한 기도 분비물과 관련한 가스교환 장애 - ABGA가 정상 범위이다.	• 가래소리 들림 • 가래 잘 뱉지 못함 • 호흡 곤란 있음 • 과다호흡 있음 • 고탄산혈증 있음 • 기관지 분비물 증가함 • 기침 증가함 • 무호흡 있음 • 폐활량 감소함	• 활력 징후를 측정한다. • 호흡 양상을 사정한다. • 2시간마다 저산소증의 증상을 관찰한다. • ABGA 검사 결과를 확인한다. • 처방에 따라 산소를 투여한다. • 환기를 용이하게 하는 자세를 취해준다.	• 환자의 호흡 상태를 지속적으로 사정하여 비정상적인 상태를 조기발견한다.

간호진단과 목표	간호사정과 평가	간호계획과 중재	이론적 근거
		• 심호흡, 기침, 체위 변경에 대해 교육한다.	• 효과적인 기침은 객담을 배출시키는 데 필요하고 무기폐를 방지한다.
		• 흉곽타진을 시행한다. • 흉부물리요법을 시행한다. • 분비물을 흡인한다. • 통증으로 인해 객담배출이 어려운 경우 처방에 따라 진통제를 투여한다. • 처방에 따라 기관지확장제와 거담제를 투여한다.	
		• ambulation하도록 격려한다. • 필요하면 인공호흡기를 사용한다.	• 조기이상과 반복적인 운동은 무기폐와 폐렴을 방지한다.
3. 면역 기능 저하와 관련한 감염 위험 - 감염의 위험요인을 알고 필요한 예방 조처를 할 수 있다.	• 체온 상승함 • 백혈구 수 증가함 • 심호흡을 못함 • 열감 있음 • 식은땀 있음 • 근육통 있음 • 수술 상처의 출혈 증가함 • 수술 상처에 혈종 있음 • 수술 상처에 통증 증가함 • 수술 상처에 부종(edema) 증가됨 • 수술 부위에 oozing 있음 • 면역 억제제 복용 중임 • 경구섭취 감소됨	• 활력 징후를 측정한다. • 백혈구 검사 결과를 확인한다. • 감염 증상이 있는지 확인한다. • 매일 수술 상처를 드레싱한다. • 봉합선과 흉관 삽입 부위의 발적, 통증, 화농성 분비물이 나타나는지 매일 사정한다. • 각종 삽관, 정맥주입 등 침습적 처치 시 무균술을 적용한다. • 피부 상태를 관찰한다. • 구강 상태를 관찰한다. • Nystatin gargle에 대해 교육한다. • 클로르헥시딘 가글에 대해 교육한다. • 구강간호를 시행한다.	• 감염 시 혈압, 맥박, 체온, 호흡수가 상승된다. • 수술 3-4일 후 체온 상승과 백혈구 증가는 감염을 의미한다. • 수술, 도뇨관 유지, 배액관 보유, 정맥주입 등은 정상 피부와 점막을 파괴하며 미생물의 접근을 가능하게 한다. • 정상적인 구강 내 박테리아균과 곰팡이균이 면역 억제제를 사용하는 이식환자에게는 상기도감염의 원인이 될 수 있다.

간호진단과 목표	간호사정과 평가	간호계획과 중재	이론적 근거
		• 심호흡, 기침, 체위 변경의 중요성을 교육한다. • 감염 예방을 위한 주의사항을 교육한다. • 손씻기를 격려한다. • 방문객을 제한한다. • 마스크를 반드시 착용하도록 한다. • 멸균 증류수를 마시도록 교육한다. • 저균식 섭취에 대해 교육한다. • 균형 잡힌 식사를 하도록 격려한다. • 처방된 항생제를 투여한다.	• 감염 예방에 대한 교육과 방문객 제한은 감염에 노출될 기회를 줄이기 위해서다. 장기 거부 반응을 막기 위한 면역 억제 치료는 신체의 면역기능을 저하시켜 기회감염과 이차감염의 위험성을 증가시킨다. • 영양 상태의 불량은 신체 방어 기전을 저하시킨다.
4. 거부 반응과 관련한 조직 관류 저하 : 심폐계 - 심폐조직계 조직의 산소 공급과 조직 관류를 적절하게 유지한다.	• 체온 상승함 • 백혈구 수 증가함 • 열감 있음 • 혈압 저하됨 • 맥박수 증가됨 • 맥박 강도 감소함 • 흉부 불편감 있음 • 부정맥 있음 • 경정맥 팽대 있음 • 청색증 있음 • 피로를 호소함 • 피부 탄력성 저하됨 • 호흡 곤란 있음 • 기침 있음 • rale 들림	• 급성 거부 반응의 증상을 사정한다. • 체온 상승과 빈맥을 관찰한다. • 심전도 변화를 확인한다. • 울혈성 심부전 증상을 확인한다.	• 초급성 거부 반응은 수시간 내 발생하며 증여자의 lymphocyte에 대한 항체 형성이 원인이다. • 아급성 거부 반응은 4-5일 후에 발생할 수 있으며 mononeuclear cell의 infiltration 이 원인으로 부종과 기능부전을 나타낸다. • 수개월 후 거부 반응이 나타날 수 있으며 fibrosis와 반흔 조직을 형성하여 점진적 기능부전을 초래한다. • 심장이식 후 거부 반응으로 인해 울혈성 심부전이나 부정맥 등이 나타날 수 있다.

간호진단과 목표	간호사정과 평가	간호계획과 중재	이론적 근거
		• 호흡 양상을 사정한다. • 처방된 면역 억제 약물을 투여한다. • 면역 억제제 치료의 목적, 예상되는 작용, 부작용에 대해 교육한다. • 매일 혈중 면역 억제제 농도를 관찰한다. • 심내막 조직검사에 대해 설명한다. • 정기적인 검진의 중요성을 설명한다. • 걱정과 불안을 표현할 수 있도록 도와준다. • 이식전문 간호사에게 상담을 의뢰한다. • 부작용에 따른 증상을 발견하면 즉각 연락하여 치료 받아야 함을 설명한다. • 다음과 같은 내용을 교육한다.(투약, 거부 증상과 징후, 정상 검사치, 체온, 몸무게 측정, 식이와 생활양식의 제한, 정기적인 추후 관리)	• 대부분의 거부 반응은 cyclosporine과 같은 면역 억제제로 인해 잠행성을 보이고 초기에는 무증상이다. 따라서 정기적 우심실 조직검사(endomyocardial biopsy)를 통해 거부 반응을 초기에 발견할 수 있고 거부 반응에 따른 손상(injury)을 최소화 할 수 있다. 이식 후 1주일째 검사를 시작하고, 이후 점차 시행 간격을 늘려 이식 1년 후부터는 1년에 한 번 정도 시행한다.
5. 계속적인 면역 억제제 치료에 대한 지식 부족 - 계속적인 약물치료의 목적과 중요성을 말할 수 있다.	• 지시사항을 제대로 이행하지 못함 • 치료에 비협조적임 • 지식을 알려주기를 요구함	• 면역 억제제 치료의 목적, 예상되는 작용, 부작용에 대해 교육한다. • 약의 용량, 복용방법을 자세하게 설명한다. • 정기적인 검진의 중요성을 설명한다. • 이식전문 간호사에게 상담을 의뢰한다.	• 프레드니졸론은 intracellular enzyme을 방해하여 DNA, RNA 합성을 억제하고 cell mediated immune response를 줄이므로 감염, 상처 회복 지연, 혈압 상승, 칼슘흡수 지연 등의 부작용이 있다. • 일부 면역 억제제는 고혈압, 부종, 빈맥, 신장애, 소변량 감소, 다뇨, 고혈당, 고칼륨혈증,

간호진단과 목표	간호사정과 평가	간호계획과 중재	이론적 근거
		• 부작용에 따른 증상이 발견되면 즉각 연락하여 치료받아야 함을 설명한다. • 다음과 같은 내용을 교육한다.(투약, 거부 반응증상과 징후, 정상 검사치, 체온, 몸무게 측정, 식이와 생활양식의 제한, 정기적인 추후관리)	진전, 두통, 사지경직 등의 부작용이 있다.

참고 문헌

고성희, 김명애, 이영희, 김현경. 2002. 포켓 간호진단 가이드. 서울: 현문사.

서문자, 이향련, 이정희, 박춘자, 최철자, 박오장, 김영숙, 최경옥 외. 2004. 성인간호학. 서울: 수문사.

서울대학교병원 간호부. 2007. 표준 간호진술문을 적용한 임상간호과정. 서울: 현문사.

이은옥, 최명애, 박상연, 이선옥, 송미순, 김달숙 외. 2002. 성인간호학. 서울: 신광출판사.

전시자, 김강미자, 박정숙, 이미화, 조경순, 김희경 외. 2005. 성인간호학. 서울: 현문사.

최정신. 1996. 간호진단과 이론적 근거. 서울: 현문사.

Brunner, L. S., Smeltzer, S. C., 2004. *Brunner & Suddarth's Text book of Medical-surgical nursing* (10th Ed.). Philadelphia: Lippincott Williams & Wilkins.

McCloskey, J. C., Bulechek G. M., *Nursing Interventions Classification* (NIC) (7th Ed.). St. Louis: Mosby.

[XIII-3 신장이식 Kidney Transplantation]

간호진단과 목표	간호사정과 평가	간호계획과 중재	이론적 근거
1. 불확실한 예후와 관련한 불안 - 불안의 느낌을 확인하고 말로 표현한다. - 불안 반응을 관찰할 때, 낮은 정도의 불안 수준에 있다. - 치료에 참가하고 정상적인 휴식, 수면, 식욕을 보인다.	• 가슴이 답답하고 뛴다고 호소함 • 걱정, 근심, 신경과민 있음 • 도피, 회피행동을 보임 • 심박동 증가, 혈압 증가, 호흡수 증가 • 발한, 떨림 있음 • 반복적 행동 보임 • 근육 긴장도 증가 • 집중력 장애 있음 • 자신의 삶에 대해 부정적으로 말함 • 밤 동안 깊은 수면을 취하지 못함	• 불안의 정도를 사정하고 가족과 같이 있게 한다. • 가능한 한 일정한 사람이 보호자로 있도록 설명한다. • 환자의 말을 경청하고, 공감해 준다. • 환자의 감정을 표현하도록 격려하고, 감정을 인정해준다. • 환자의 요구에 따라 간결하고 정확한 정보를 제공한다.(수술 전 처치, 수술경로, 과정, 수술 후 치료과정) • 이식간호 전문가와 상담하도록 한다. • 불안을 조절하는 방법(심호흡/이완운동/사고중단 기법)을 교육한다. • 불필요한 자극을 줄여주고, 충분한 휴식을 취하도록 한다.	• 불안은 환자의 학습 능력, 삶의 질, 질병에 대한 면역성, 치료에 대한 반응에 영향을 미친다. • 환자의 감정을 이해하면 환자에 대한 대처능력을 증가시킬 수 있다. • 적당한 정보제공은 불안을 예방할 수 있다. • 이완요법은 불안한 상황에서 횡문근에서 평활근으로 퍼져가는 근육의 긴장을 줄여준다.
2. 만성질환과 관련한 역할 수행 장애 - 지지그룹과 효과적으로 의사소통을 하며 역할갈등이 해결되었음을 말로 표현한다. - 환경 속에서의 상황, 규범 그리고 기대에 맞지 않는 행동과 자기표현이 감소되어 역할 수행이 정상적으로 이루어진다.	• 대수술, 만성질환에 따른 역할 수행 능력에 변화 있음 • 분노, 우울 있음 • 역할에 대한 양가감정 있음 • 새로운 역할을 배우는 데 어려움이 있음 • 위축 있음 • 가족들의 역할 분담 과중됨	• 역할 수행과 변화를 사정한다. • 충분한 설명으로 신장이식술에 대한 이해를 돕는다. • 환자에게 변화된 능력과 어떻게 그것이 역할 수행에 영향을 주는지에 대한 정보를 제공한다. • 역할 기대를 지지하는 현재의 가치체계와 믿음에 대한 존중을 보여준다. • 사회사업 분야나 적절한 지지그룹에 대한 정보를 제공한다.	• 역할은 삶에 의미와 가치를 주고 사회에 대한 소속감을 증진시킨다. • 역할 수행 장애, 역할 긴장은 개인의 육체적인 병이나 발달단계의 기대에 대처하는 능력을 더 위태롭게 한다.

간호진단과 목표	간호사정과 평가	간호계획과 중재	이론적 근거
3. 수술 후 면역 억제 치료와 관련한 감염 위험 - 감염 증상이 없다. - 환자는 감염의 위험성과 예방법을 말할 수 있다.	• 체온, 호흡, 맥박, 혈압 상승됨 • 백혈구 수 증가함 • 적혈구 침강 속도 증가함 • 수술 상처, 배액관 삽입 부위의 발적, 통증, 분비물이나 배액량이 증가함 • 배액관 삽입 부위의 악취, 불편감 있음 • 림프선 확대됨 • 발진, 발한, 발열 있음 • 구내염 있음 • 감기 증상 있음 • 요로감염 증상 있음 • 정맥염 있음	• 활력 징후를 측정한다. • 정상적 방어 기전을 돕는 활동을 강화한다. • 필요하면 장갑, 마스크, 가운을 착용한다. • 간호 제공을 전후해 올바른 손씻기를 한다. • 감염 질환이 있는 방문객을 제한한다. • 멸균 증류수, 저균식을 제공하고, 충분한 칼로리와 균형 잡힌 식사를 하도록 한다. • 매일 피부 간호와 구강간호를 제공한다. • 피부를 깨끗하게 해주고, 피부 병변을 만지거나 긁지 않도록 교육한다. • 피부 상태, 구강 상태, 각종 삽관 부위, 배액의 성상, 상처 치유 상태를 관찰하고 기록한다. • 감염의 지표가 되는 임상검사 결과를 사정한다. • 수액교환은 24시간마다, 드레싱교환은 24~48시간마다 시행하되, 무균법을 준수한다. • 요로감염 증상(빈뇨, 작열감,	• 감염 시 혈압, 맥박, 체온, 호흡수가 상승된다. • 병원체, 숙주, 환경 사이의 균형이 깨질 때 감염이 발생한다. • 면역기능이 저하되어 있으므로 감염에 노출될 기회를 줄이기 위해서다. • 영양 상태가 불량하면 신체 방어기전이 저하된다. • 장기 거부 반응을 막기 위한 면역 억제 치료는 신체의 면역기능을 저하시켜 기회감염과 이차감염의 위험성을 증가시킨다. • 정상적인 구강 내의 박테리아균과 곰팡이균도 면역 억제제를 사용하는 이식환자에게는 상기도감염의 원인이 될 수 있다. • 수술, 도뇨관 삽입, 배액관 보유, 정맥주입 등은 정상 피부와 점막을 파괴하며 미생물의 접근을 가능하게 한다.

간호진단과 목표	간호사정과 평가	간호계획과 중재	이론적 근거
		turbid urine, 열, chilling, 옆구리 통증)이 있는지 확인한다. • 처방된 항생제나 면역글로불린(immunoglobulin)을 투여한다.	• 면역기능을 강화하기 위해서다.
4. 수술과 관련한 통증 - 통증이 경감되거나 호소하지 않는다.	• 강력한 통증을 말로 표현함 • 통증 부위를 만지지 못하게 함 • 얼굴의 통증 표현 • 얕고 잦은 호흡 보임 • 근육 긴장도 증가함	• 통증 부위를 사정하고 통증 부위를 지지해준다. • 통증의 정도와 양상을 사정한다. • 호흡 양상을 사정하고 기록한다. • 현재 또는 과거에 사용한 통증 완화법(약물, 비약물요법)이 효과를 평가한다. • 처방된 약물을 투여하고 그 효과를 관찰, 기록한다. • 통증 전환요법, 이완요법에 대해 교육한다. • 진통제의 용량, 복용방법을 자세히 설명한다.	• 과거력과 현재 통증 정도의 사정으로 투약용량과 간격이 조절될 수 있다. • 수술 상처 통증으로 인해 폐 확장을 제한하여 호흡 기능을 저해한다.
5. 계속적인 면역 억제제 치료에 대한 지식 부족 - 계속적인 약물 치료의 목적과 중요성을 말할 수 있다. - 정확한 양의 면역 억제제를 정확한 시간에 복용한다.	• 지시사항을 제대로 이행하지 못함 • 기술을 제대로 수행하지 못함 • 지식을 제공받고자 함 • 투약에 협조적임	• 정기적인 검진의 중요성을 설명한다. • 이식전문 간호사에게 상담을 의뢰한다. • 부작용에 따른 증상이 발견되면 즉각적으로 연락하여 치료를 받아야 함을 설명한다. • 다음과 같은 내용을 교육한다.(투약, 거부 증상과 징후, 정상 검사치, 체온, 몸무게 측정, 식이와 생활양식의 제한, 정기적인 추후 관리)	• 프레드니졸론은 intracellular 효소를 방해하여 DNA, RNA 합성을 억제하고 cell mediated 면역 반응을 줄이므로 감염, 상처 회복 지연, 혈압 상승, 칼슘흡수지연 등의 부작용이 있다. • 일부 면역 억제제는 고혈압, 부종, 빈맥, 시장애, 요량 감소, 다뇨, 고혈당, 고칼륨혈증, 진전, 두통, 사지경직 등의 부작용이 있다.

간호진단과 목표	간호사정과 평가	간호계획과 중재	이론적 근거
6. 조절기전과 관련한 체액 과다 - 체중이 정상 범위에 있다. 혈중 전해질수치가 정상 범위에 있다. - 부종이 감소된다. 혈중 전해질 수치가 정상 범위에 있다. 활력 징후가 정상 범위로 유지된다.	• 체중 증가함 • 하지 또는 전신부종 있음 • 복부둘레 증가함 • 수분전해질 불균형 상태임 • 섭취량이 배설량보다 많음 • 중심정맥압 상승함 • 흉부 촬영 시 폐울혈이 있음 • 핍뇨 있음 • 호흡 양상이 변함 • 호흡곤란을 호소함 • 맥박이 떨어짐 • 안절부절못함 • 호흡 곤란을 호소함 • 쇠약감 있음 • 요비중 증가함 • 염분수치 과다해짐	• 아침 식사 전에 체중을 측정한다. • 섭취량과 배설량을 관찰한다. • 수분과 식이 제한의 필요성을 설명한다. • 소변량과 색을 관찰한다. • 부종이 있는 사지를 올려준다. • 호흡수를 측정하고, 호흡 양상을 관찰한다. • 헤모글로빈, 헤마토크릿, 요질소, 크레아티닌, 동맥혈가스분압, 전해질, 일반혈액검사 결과를 확인한다. • 필요하면 산소를 투여한다. • 의식 상태를 확인한다. • 반좌위를 유지한다. • 체위 변경을 2시간마다 실시한다. • 체액 과다에 대한 지식 정도를 평가한다. • 처방에 따라 약물을 투여한다. • 염분 섭취를 제한한다.	• 혈관 내의 정수압과 간질액(조직액)의 삼투압은 체액 균형을 유지하도록 한다. 체액 과량은 수분과 나트륨의 과도섭취·순환 감소와 조절기전의 장애를 초래하여 수분이 축적되므로 이뇨제를 투여한다.
7. 위기상황과 관련한 개인의 비효율적 대응 - 현재의 상황을 수용하여 올바른 반응이나 행동으로 대처한다. 문제해결 능력이 증가한다.	• 가족과 의료인에 대해 지나치게 의존함 • 일상생활 활동의 수행 장애 있음 • 사회적 역할기능의 부족 • 불행감 있음 • 미래지향성 결여됨	• 문제 해결 능력과 사회 활동 양상을 사정한다. • 지지체계를 활용한다. • 능동적으로 사회생활에 참여하는 역할 연습을 적극 권장한다. • 간호의 계속성을 유지하고 치료적 관계를 형성한다.	• 역할은 삶에 의미와 가치를 주고 사회 소속감을 증진시킨다. • 치료적 관계를 통해 환자의 대처능력을 증가시킬 수 있다.

간호진단과 목표	간호사정과 평가	간호계획과 중재	이론적 근거
	•융통성 결여됨 •방어적으로 회피함 •일상적·사회적 지지에서의 이탈 있음 •도움을 거부하거나 거절함 •지나치게 부정함 •불이행함	•신뢰감 있는 인간관계를 형성한다. •불필요한 환경 자극 요인을 확인하고 감소시킨다. •초기에는 환자의 자기간호 의존을 허용하되 점진적으로 자가간호 수준을 향상시킨다. •환자가 수행한 대처 행위에 대해 환자에게 느낌을 묻고 칭찬해준다. •필요하면 심리전문 상담가에게 의뢰한다.	
8. 치료 요법의 비효율적 이행 - 환자와 가족은 질병으로부터의 회복과 재발 또는 합병증 예방에 요구되는 건강 행위를 추구할 의지를 나타낸다.	•가족간에 무관심함 •가족의 지지를 호소함 •가족의 부적절한 위기대처와 의사 결정 영향 있음 •무조건 부정적인 태도를 보임 •건강 상태에 대한 이해가 부족함 •재발에 대한 두려움과 불안 있음 •질병에 대해 강하게 부정함 •치료 요법을 부적절하게 수행함 •치료 지시를 따르기 어렵다고 함	•가족 결속력을 증진시킨다. •가족이 서로 이해하도록 도와준다. •건강 문제에 대한 이해 정도를 사정한다. •가족을 교육에 참여시킨다. •교육프로그램에 참여하도록 격려하고 교육자료를 제공한다. •문제에 대해 해결 가능한 대안을 열거하거나 우선순위를 정하도록 도와준다. •사회사업실에 의뢰하거나 사회사업사와 면담하도록 도와준다. •정서적 지지의 중요성을 설명한다. •지지적 집단치료를 제공한다. •지역사회 자원을 알려준다.	•인간의 기본욕구인 신체적, 정서적·사회적·인지적·영적 욕구 등이 충족되지 못할 때 여러 문제가 발생한다. •신체적 불편감은 퇴원 후 사회에 나갈 때, 사회심리적 문제들에 직면하게 할 수 있으므로 간호사는 환자와 가족이 사회적심리 문제를 이해하고 환자와 가족이 극복할 수 있도록 도와주는 방법을 탐색한다.

참고 문헌

서문자, 이정희, 김영숙, 이향련, 박춘자, 유성자 외, 1999, 성인간호학, 서울: 수문사.

서울대학교병원 간호부, 2007, 표준간호진술문을 적용한 임상간호과정, 서울: 현문사.

Carpenito-Moyet, L. J., 2004, *Nursing Diagnosis: Application to Clinical Practice* (10th Ed.), Philadelphia: Lippincott Williams & Wilkins.

NANDA, 2001, *Nursing Diagnosis: Definition & Classification 2001-2002*, Philadelphia: Ja Majors Co.

[XIII-4 간이식 Liver Transplantation]

간호진단과 목표	간호사정과 평가	간호계획과 중재	이론적 근거
1. 수술 전 후 과정에 대한 불충분한 지식과 관련한 불안 - 불안의 느낌을 확인하고 말로 표현한다. - 불안 반응이 관찰되면 낮은 정도의 불안 수준에 있다. - 치료에 참가하고 정상적인 휴식, 수면, 식욕을 보인다. - 수술 후 삶에 대한 긍정적인 생각을 말로 표현한다.	• 걱정, 근심, 신경과민 있음 • 도피, 회피의 행동 보임 • 심박동 증가, 혈압 증가, 호흡수 증가됨 • 발한, 떨림 있음 • 반복적 행동을 보임 • 근육 긴장도 증가함 • 집중력 장애 있음 • 거부함 • 위축 있음 • 수술 이후 삶에 대해 부정적으로 표현함	• 불안의 정도를 사정하고 함께 있어준다. • 환자의 말을 경청하고, 감정이입을 한다. • 환자의 요구에 따라 간결하고 정확한 정보를 제공한다.(수술 전 처치, 수술경로, 과정, 수술 후 치료과정) • 이완요법, 전환요법을 활용한다. • 불필요한 자극을 줄인다. • 이식간호 전문가와 상담하도록 한다.	• 불안은 환자의 학습 능력, 삶의 질, 질병에 대한 면역성, 치료에 대한 반응에 영향을 미친다. • 감정 이입을 통한 이해는 환자의 대처능력을 증가시킬 수 있다. • 정확한 정보제공은 불안을 예방할 수 있다. • 이완요법을 하면 불안한 상황에서 횡문근으로부터 평활근으로 퍼져가는 근육의 긴장을 줄인다.
2. 만성질환과 관련한 역할 수행 장애 - 지지그룹과 효과적으로 의사소통을 하며 역할갈등이 해결되었음을 말로 표현한다.	• 역할 수행 능력이 변화함 • 분노, 우울 있음 • 역할에 대한 양가감정 있음 • 새로운 역할을 배우는 데 어려움이 있음 • 위축됨 • 가족의 역할 분담 과중됨	• 역할 수행과 변화를 사정한다. • 충분한 설명을 통해 간이식술에 대한 이해를 돕는다. • 환자에게 변화된 능력이 역할 수행에 미치는 영향에 대해 정보를 제공한다. • 역할 기대를 지지하는 현재의 가치 체계와 믿음에 대한 존중을 보여준다. • 사회사업 분야나 적절한 지지그룹에 대한 정보를 제공한다.	• 역할은 삶에 의미와 가치를 주고 사회에 소속감을 증진시킨다. • 역할 수행 장애, 역할 긴장은 개인의 육체적인 병이나 발달단계의 기대에 대처하는 능력을 더 위태롭게 한다.

간호진단과 목표	간호사정과 평가	간호계획과 중재	이론적 근거
3. 수술 후 면역 억제 치료로 인한 면역 저하와 관련한 잠재성 감염 위험 - 감염 증상이 없다. - 환자는 감염의 위험성과 예방법을 말하고 스스로 시행할 수 있다.	• 체온, 맥박수 증가 또는 감소함 • 백혈구 증가함 • 적혈구 침강 속도가 증가함 • 창상 부위의 발적, 통증, 화농성 배액 있음 • 수술 상처에 oozing 있음 • 수술 상처에 부종(edema) 증가됨 • 발진, 발한 있음 • 열감 있음	• 감염 예방을 위한 주의사항을 교육한다. • 감염 질환이 있는 방문객을 제한한다. • 저균식을 제공한다. • 멸균 마스크를 착용시킨다. • 멸균 증류수를 마시도록 교육한다. • 니스타틴 가글과 헥사메딘 가글을 하도록 교육한다. • 수술 부위에 감염 증상이 있는지 확인한다. • 손 세척과 장갑, 마스크, 덧가운을 사용한다. • 활력 징후를 측정한다.	• 장기 거부 반응을 막기 위한 면역 억제 치료는 신체의 면역 기능을 저하시켜 기회감염과 이차감염의 위험성을 증가시킨다.
		• 피부 상태, 구강 상태, 각종 삽관 부위, 배액의 성상, 상처 치유 상태를 관찰하고 기록한다.	• 수술, 도뇨관 삽입, 배액관 보유, 정맥주입 등은 정상 피부와 점막을 파괴하며 미생물의 접근을 가능하게 한다. • 정상적인 구강 내 박테리아균과 곰팡이균도 면역 억제제를 사용하는 이식환자에게는 상기도감염의 원인이 될 수 있다.
		• 감염의 지표가 되는 임상검사 결과를 사정한다. • 수액교환은 24시간마다 시행하되, 드레싱 교환은 24-48시간마다 시행하되 무균법을 준수한다. • 매일 피부 간호와 구강간호를 제공한다. • 기관 내 흡인술을 무균적으로 시행한다. • 흉부물리요법을 시행한다.	• 장기 거부 반응을 막기 위한 면역 억제 치료는 신체의 면역 기능을 저하시켜 기회감염과 이차감염의 위험성을 증가시킨다.

간호진단과 목표	간호사정과 평가	간호계획과 중재	이론적 근거
		• 처방된 항생제를 투여한다.	
4. 수술 상처 통증과 관련한 비효율적인 기도 청결 - 환자는 수술 상처를 지지하고 객담을 뱉을 수 있다. - 흉부 X선 영상을 볼 때 정상이다.	• 수술 상처에 통증 있음 • 수술 상처 통증으로 인해 가래 뱉기 어렵다고 호소함 • 객담을 뱉지 못함 • 가래소리 들림 • 폐의 진동음 있음 • 비정상적 동맥혈 가스분압 • 산소포화도 저하됨	• 호흡 양상을 사정하고 기록한다. • 처방된 진통제를 투여한다. • PCA를 눌러준다. • 반좌위를 취해주고, 2시간마다 체위를 변경한다. • 호흡법을 교육한다.(횡격막 호흡, 복식호흡) • 보상호흡측정기(inspirometer) 사용법을 교육한다. • 복대를 착용하고, 심호흡과 기침 시 상처 부위를 지지하여 준다. • 흉곽타진과 진동법으로 호흡을 돕는다.	• 간이식은 절개 부위가 넓은 상복부 절개이므로 호흡 시 심한 통증을 느끼며, 통증은 폐 확장을 제한시킨다. • 반좌위는 호흡을 용이하게 하며 환기를 증가시킨다. • 수술 상처의 지지는 기침 시 통증을 감소시키는 효과가 있다.
5. 무기폐 · 횡격막 신경 손상 · 늑강 내 삼출물과 관련한 가스교환 장애 - 동맥혈가스분압이 정상 범위이다. pH: 7.38–7.46 pCO: 32–46mmHg pO: 74–108mmHg HCO: 21–29mmol/L	• 가래를 잘 뱉지 못함 • 이산화탄소분압 상승 • 의식 흐려짐 • 비정상적 호흡음 있음 • 청색증 있음 • 빈맥 있음	• 2시간마다 저산소증의 증상을 관찰한다. • 활력 징후, 동맥혈가스분압, 심전도를 관찰한다. • 필요하면 산소를 투여한다. • 필요하면 인공호흡기를 사용한다. • 분비물을 흡인한다. • 환기를 용이하게 하는 자세를 취해준다. • 2시간마다 흉부물리요법, 체위배액을 시행한다. • 처방된 진통제, 기관지확장제와 거담제를 투여한다.	• 간이식수술은 인접 부위 횡격막을 손상시켜 횡격막 신경의 손상을 초래할 수 있고, 우측 폐 허탈(collapse)을 초래할 수 있다. • 병변이 없는 쪽의 폐를 아래쪽으로 향하게 하는 측위는 건강한 조직의 관류를 증가시킨다.

간호진단과 목표	간호사정과 평가	간호계획과 중재	이론적 근거
6. 수술 · 신독성 약물과 관련한 잠재성 체액 과다 - 정상 범위 내에서 체액 균형을 유지한다. - 부종이 감소된다. - 혈중 전해질 수치가 정상 범위이다.	• 전신적 부종이 증가함 • 빠른 호흡이 있음 • 체중 증가됨 • 섭취량이 배설량보다 많음 • 경정맥 팽대됨	• 활력 징후와 중심정맥압을 측정한다. • 매일 체중을 측정한다. • 피부 탄력성과 사지부종 유무를 사정한다. • 일반혈액검사와 혈중 전해질 검사 결과를 사정한다. • 처방에 따라 이뇨제를 투여한다. • 처방에 따라 Half saline을 투여한다. • 필요하면 매 시간 소변의 양과 색을 측정한다. • 배액관의 배액양을 확인한다.	• 순환혈액량의 증가 또는 감소는 중심정맥압을 변화시킨다.(정상: 5–15cmH_2O) • 수술과 관련한 스트레스는 항이뇨호르몬(ADH)과 알도스테론 분비를 증가시켜 체액 과량을 초래한다. • 적절한 요량 유지는 급성 세뇨관 괴사, 혈관 내 용혈을 예방할 수 있다. • 수술 전의 신 증후군, 신관류 감소, 대량출혈, 일부 면역 억제제의 신독성은 체액 불균형을 일으켜 핍뇨를 초래한다.
7. 수술과 관련한 통증 - 통증이 완화되어 편안하다고 말한다.	• 강력한 통증을 말로 표현함 • 통증 부위를 만지지 못하게 함 • 얼굴 표정을 찡그림 • 얕고 잦은 호흡이 있음 • 근육 긴장도 증가함	• 통증의 정도와 양상을 사정한다. • 현재 또는 과거에 사용한 통증 완화법(약물, 비약물요법)의 효과를 평가한다. • 처방된 약물을 투여하고 그 효과를 관찰, 기록한다. • 환자와 함께 비약물요법을 검토하여 적용한다. - 이완요법: 호흡 조절 방법 - 전환요법: 상상요법, TV, 라디오 청취	• 과거력과 현재 통증 정도의 사정으로 투약용량과 간격이 조절될 수 있다. • 심한 복부 절개통은 폐확장을 제한하여 호흡 기능을 저해한다.

간호진단과 목표	간호사정과 평가	간호계획과 중재	이론적 근거
8. 거부 반응과 관련한 조직 관류 저하 - 간기능검사 결과가 정상이다. - 활력 징후가 정상이다.	• 고열(38° 이상) 있음 • 식욕상실을 보임 • 우울해함 • 상복부 통증 있음 • 관절통, 근육통 있음 • 이식한 간에 종창 있음	• 급성 거부 반응의 증상을 사정한다. • 체온 상승과 빈맥을 관찰한다. • 담즙의 배액량과 색을 시간별로 기록한다.	• 초급성 거부 반응은 수시간 내 발생하며 증여자의 lymphocyte에 대한 항체 형성이 원인이다. • 아급성 거부 반응은 4-5일 후 발생할 수 있으며 mononeuclear cell의 infiltration 이 원인이 되어 부종과 기능부전을 나타낸다.
	• 부종, 복수 있음 • 빌리루빈 상승됨	• 혈액응고 장애 징후를 관찰한다.	
	• Transaminase 상승됨 • Alkalne phos-phatase 상승함 • GOT/GPT 상승함 • 백혈구 수 증가됨 • 빈맥 있음 • 뇌증 있음 • 황달 보임	• 간기능검사 수치를 사정한다. (bilirubin,transaminase, alkalinephosphatase, 5'nucleotidase, amylase, 알부민) • 처방된 면역 억제 약물을 투여한다. • 매일 혈중 면역 억제제의 농도를 관찰한다. • 치료 목적을 설명해준다. • 걱정과 불안을 표현할 수 있도록 도와준다.	• 수개월 후 거부 반응이 나타날 수 있으며 이는 fibrosis와 반흔 조직을 형성하여 점진적 기능부전을 초래한다.
9. 계속적인 면역 억제제 치료에 대한 지식 부족 - 계속적인 약물 치료의 목적과 중요성을 말할 수 있다. - 정확한 양의 면역 억제제를 정확한 시간에 복용한다.	• 지시사항을 제대로 이행하지 못함 • 치료에 비협조적임 • 지식을 제공받고자 함	• 면역 억제제 치료의 목적, 예상되는 작용, 부작용에 대해 교육한다. • 약의 용량, 복용방법을 자세하게 설명한다. • 정기적인 검진의 중요성을 설명한다. • 이식전문 간호사에게 상담을 의뢰한다.	• 프레드니졸론은 intracellular enzyme을 방해하여 DNA, RNA 합성을 억제하고 cell mediated immune response를 줄이므로 감염, 상처 회복 지연, 혈압 상승, 칼슘흡수 지연 등의 부작용이 있다.
		• 부작용에 따른 증상을 발견하면 즉각 연락하여 치료를 받아야 함을 설명한다.	• 일부 면역 억제제를 복용하면 고혈압, 부종, 빈맥, 신장해, 요량감소, 다뇨, 고혈당, 고칼륨혈증, 진전, 두통, 사지경직

간호진단과 목표	간호사정과 평가	간호계획과 중재	이론적 근거
		• 다음과 같은 내용을 교육한다.(투약, 거부 증상과 징후, 정상 검사치, 체온, 몸무게 측정, 식이와 생활양식의 제한, 정기적인 추후 관리)	등의 부작용이 있다.

참고 문헌

서문자, 이정희, 김영숙, 이향련, 박춘자, 유성자 외, 1999, 성인간호학, 서울: 수문사.

서울대학교병원 간호부, 2007, 표준 간호진술문을 적용한 임상간호과정, 서울: 현문사.

Carpenito-Moyet, L. J., 2004, *Nursing Diagnosis: Application to Clinical Practice* (10th Ed.), Phiiladelphia: Lippincott Williams & Wilkins.

NANDA, 2001, *Nursing Diagnosis: Definition & Classification 2001-2002*, Philadelphia: Ja Majors Co.

XIV 기타

{ XIV 기타 }

[XIV-1 패혈증 Sepsis]

간호진단과 목표	간호사정과 평가	간호계획과 중재	이론적 근거
1. 의식 수준 장애와 관련한 가스교환 장애 - 호흡수와 동맥혈가스 분압이 정상 범위이다.	• 호흡 곤란 있음 • 기도 내 분비물을 배출시키지 못함 • 과잉탄산증 있음 • 저산소증 있음 • 청색증 있음 • 혼돈, 졸림 현상 있음	• 활력 징후를 측정한다. • 의식 수준을 사정한다.	• 동맥혈가스분압은 산소화와 가스교환 장애를 가장 정확하게 나타낸다. 호흡수, 심박동수, 부정맥 등은 간접적으로 가스교환 상태를 나타낸다.
		• 반좌위를 취해준다.	• 편안한 자세를 통한 충분한 환기와 관류의 조화는 산소를 증강시킨다.
		• 체위배액법, 타진을 실시한다. • 필요하면 기관지확장제, 거담제를 투여한다.	• 폐확장을 도모하기 위해서다.
		• 산소를 공급한다.	• 동맥 내 산소분압을 80mmHg로 유지한다.
		• 이완요법을 가르치고 수행하도록 한다.	• 산소 소모량을 줄이기 위해서다.
		• 필요하면 흡인한다.	• 수포음이 들리면 즉시 흡인하여 분비물을 제거한다.
		• 연고를 발라준다.	• 산소요법 적용 시 피부가 자극되므로 바셀린연고를 발라준다.
2. 말초혈관부전으로 인한 조직 관류 저하 - 혈압이 정상이다.	• 저혈량증 있음 • 혈압 저하됨 • 국소조직의 빈혈 보임	• 활력 징후와 의식 수준을 사정한다. • 중심정맥압을 관찰한다. • 수분섭취량과 배설량을 관찰한다.	• 동맥혈산소분압을 최대화시키기 위해서다. • 조직 관류를 증가시키고 순환량을 유지시키기 위함이다.

간호진단과 목표	간호사정과 평가	간호계획과 중재	이론적 근거
- 의식 수준이 정상 범위이다.		• 산소를 공급한다. • 필요하면 정맥으로 수액을 투여한다. • 동맥혈가스분압, 혈중요질소, 크레아티닌 검사 결과를 확인한다.	• 동맥 내 산소분압을 80mmHg로 유지한다. • 정맥 정체는 혈전증을 발생시키기 때문이다. • 동맥혈가스분압이 산소화와 가스교환 장애를 가장 정확하게 나타내준다.
3. 질병과 관련한 고체온 - 체온이 정상 범위이다.	• 홍조 띤 피부임 • 호흡 상승함 • 빈맥 있음 • 발작, 경련 있음	• 2시간마다 체온을 측정한다 • 냉찜질을 시행한다. • 적절한 수분섭취를 권장한다. • 필요하면 정맥으로 수액을 투여한다.	• 고체온 지속 시 다른 신체기관에 영향을 주므로 2시간마다 측정해서 중재할 필요가 있다. • 피부 표면을 기화시키며 열을 떨어뜨린다. • 발열 시 과량체액 손실로 탈수가 되면 피부 긴장도가 감소되고 점막이 손실된다.
4. 부동과 관련한 피부 손상 위험 - 피부 손상이 없으며 정상적 피부 상태를 유지한다.	• 피부 탄력성의 변화 있음 • 골격의 돌출 있음 • 장기적 침상안정과 부동 상태에 있음 • 영양 상태 이상을 보임	• 피부 상태를 사정한다. • 2시간마다 체위를 변경한다. • 피부를 청결하고 건조하게 유지시킨다. • 마사지를 시행한다.	• 신체 압박 시 순환 장애로 인한 피부 손상이 일어난다. • 1-2시간 지속되는 압력은 조직을 괴사시키는 병리적 변화를 일으킨다. • 습기는 표피를 파괴하여 피부저항력을 떨어뜨린다. • 감각 장애로 인해 온도 감각 저하가 나타난다.
5. 객담배출 능력 저하와 관련한 비효율적 기도 청결 - 기도개방성이 증가되어 충분한 환기를 유지한다.	• 가래소리 들림 • 기관지 분비물 증가함 • 기침 증가함 • 동맥혈 pH가 정상 이하임 • 호흡 곤란 있음 • 청색증 있음	• 필요하면 기도흡인을 한다. • 흉부물리요법을 실시한다. • 필요하면 정맥으로 수액을 공급한다. • 적절한 습도를 유지한다. • 가습된 산소를 제공한다. • 동맥혈가스분압 결과를 확인한다.	• 폐의 확장을 돕기 위해서다. • 수포음이 들리면 즉시 흡인하여 분비물을 제거한다. • 분비물을 묽게 하면 배출을 용이하다. • 동맥 내 산소분압을 80mmHg로 유지한다.

간호진단과 목표	간호사정과 평가	간호계획과 중재	이론적 근거
	• grunting sound 들림 • SaO_2 감소함	• 필요하면 거담제, 스테로이드, 항생제 등을 투여한다.	• 객담배출을 용이하게 한다.
6. 가족 역할 변화와 관련한 가족 기능 장애 - 가족은 상호지지의 기능적인 체계를 유지한다.	• 가족이 환자를 소홀히 돌봄 • 가족 간의 갈등 있음 • 가족의 지지체계 부족함 • 역할 수행에 대한 좌절감 표현함	• 가족 기능의 효율성을 사정한다. • 간호사와 가족과의 건강한 관계를 형성한다.	• 가족 구성, 가족의 대처 행위, 의사소통 양상, 환자 건강 문제에 대한 가족의 자세, 대책 마련의 정도를 파악하는 것이 필요하다.
		• 가족 구성원의 개인적인 반응(예: 위축, 저항)을 수용하여 지지적 간호를 제공한다.	• 간호사와의 신뢰감이 형성되면 가족 구성원이 자신들의 감정이나 문제점을 쉽게 표현할 수 있다.
		• 환자의 질병, 치료와 간호 방법, 예후에 대해 가족에게 교육한다. • 가족 상호 간에 지지와 정보를 제공할 수 있는 가족회의를 열게 한다.	• 가족 내 의사소통을 촉진시켜 가족의 에너지를 생산적 방향으로 이끌어 갈 수 있다.
		• 가족 구성원들이 모여 환자 간호에 대해 스스로 계획하고 분담하여 상호지지를 하도록 도와준다. • 원활한 가족 기능의 유지를 위해 환자가 맡았던 역할을 나머지 구성원들이 재분담하도록 한다.	• 가정 경제 유지, 식사 준비, 장보기, 세탁, 청소, 가족 구성원들에게 정서적 지지 제공하기 등 다양한 역할이 있을 수 있다.
		• 가용 자원에 대한 정보를 가족에게 제공해준다. • 과정을 통하여 가족들의 사생활을 보장해준다.	• 의사소통 기술, 가족 스트레스와 대처 기술, 가족 기전, 건전한 가족의 기능 등에 관한 교육이 필요하다.

간호진단과 목표	간호사정과 평가	간호계획과 중재	이론적 근거
7. 감염과 관련한 영양 불균형: 영양 부족 - 활동 수준과 대사 요구에 맞는 일일 영양 요구량을 섭취하여, 목표체중을 관리하고 유지하는 계획을 세운다.	• 체중 감소함 • 섭취량 부족함 • 식욕부진 있음 • 오심, 구토 있음 • 입맛이 없다고 호소함	• 신체검진, 식사력과 식사 양상을 통해 영양 상태를 사정한다. • 환자가 선호하거나 싫어하는 음식, 식사 시간에 대하여 말하게 한다. • 식욕을 증진시킬 수 있는 환경을 조성한다. • 검사와 치료 시간을 식사 시간과 겹치지 않도록 조정한다. • 통증이나 오심을 경감시키는 약을 투여한다. • 필요하면 영양사에게 의뢰한다. • 식사 전 구강위생 간호를 실시한다.	• 영양 결핍 시 피부가 거칠어지고 피하 지방층이 얇아지며, 근육의 긴장성이 상실되는 한편 잇몸이 붓고 균열이 온다. 정서 상태는 불안정하고 저혈압, 체중 감소 등이 나타난다. • 불쾌한 환경, 소리, 냄새는 식욕을 저하시킨다. • 통증이나 피로는 식욕을 저하시킨다. • 구강위생은 미각을 증진시킨다.

[XIV-2 원인 불명의 발열 Fever of Unknown Origin]

간호진단과 목표	간호사정과 평가	간호계획과 중재	이론적 근거
1. 열조절중추 이상 · 신체대사 작용 장애와 관련한 고체온 - 정상 체온을 유지한다.	• 발열 있음 • 홍조 띤 피부임 • 호흡수 증가함 • 빈맥 있음 • 경련 있음 • 갈증 있음 • 섬망 있음	• 활력 징후를 측정한다. • 몸을 노출시키고 미온수로 닦아준다. • 처방에 따라 정맥으로 수분을 공급한다. • 수분섭취를 격려한다. • 섭취량과 배설량을 관찰한다. • 조용하고 편안한 환경을 제공하여 최대 휴식을 도모한다.	• 고열로 빈맥, 빈호흡이 나타날 수 있다. • 열을 체외로 증발시키기 위해서다. • 정맥을 통한 수분 균형 유지를 통해 상실한 수분을 보충하고 충분한 순환량을 유지하기 위해서다. • 체액 부족 시 체온이 더 상승할 수 있기 때문이다. • 신장과 순환기능을 사정하기 위해서다. • 고열로 인해 열량 소모가 많아져 충분한 휴식이 필요하다. • 고열 환자는 강한 불빛이나 소음에 자극될 수 있으므로 되도록 조용하고 편안한 환경을 유지한다.
2. 원인 모를 열과 관련한 불안 - 원인 모를 열로 인한 불안의 증상 없이 현재의 질병 상황에 대처한다.	• 안절부절못함 • 막연한 불안 있음 • 불안정함	• 불안의 정도를 사정한다. • 환자의 감정을 말로 표현하도록 도와주고 격려해준다. • 환자와 가족에게 모든 절차와 치료 행위를 설명해준다. • 환자의 말을 경청한다. • 환자의 활동에 영향을 미치는 가족과 친구에 대해 사정하고, 방문 시간을 적절히 조정한다.	• 불안을 표현하면 훨씬 편안함을 느낀다. • 신뢰하는 사람이 옆에 있으면 안정감을 느낀다. • 경청을 해주면 환자가 더욱 안심할 수 있다.

간호진단과 목표	간호사정과 평가	간호계획과 중재	이론적 근거
3. 소화흡수 장애와 관련한 영양 부족 - 체중이 정상으로 유지된다.	• 식욕부진 있음 • 탈수 있음 • 체중 감소됨 • 섭취량 부족함	• 영양 상태와 식습관을 사정한다.	• 식습관은 개인의 기호, 문화와 종교, 경제 요인, 가족의 식사 양상, 영양지식에 영향받는다.
		• 체중을 측정한다.	• 대사 요구량을 충족시키지 못하면 체중이 감소하고, 건강 사태가 불량해지며, 신체 성장 능력이 저하된다.
		• 탈수 증상과 징후를 사정한다.	• 탈수 시 피부 긴장도가 감소되고 점막이 손실된다.
		• 섭취량과 배설량을 정확하게 측정한다.	• I/O는 과잉의 수분이 신장을 통해 소변으로 배설되었는지 알 수 있다.
		• 수분섭취를 권장한다.	• 발열, 발한이 있는 경우는 과량의 체액 손실이 예상되어 탈수가 우려된다.
		• 식사 전 구강위생 간호를 실시한다.	• 구강위생은 미각을 증진시킨다.
		• 영양사와 상의하여 고열량, 고단백, 쉽게 소화되는 음식을 제공한다.	• 정상적인 삼두입을 유지하려면 적절한 단백질 섭취가 필요하다. 육류, 생선, 조류, 콩, 달걀, 치즈에 단백질이 많다.
4. 전신허약감과 관련한 낙상 위험 - 안전수칙을 준수하여 신체적 손상이나 낙상 없이 안전한 병원 생활을 한다.	• 현기증을 호소함 • 기운 없어 보임 • 무기력감을 호소함	• 일어나거나 위치를 바꿀 때는 천천히 행하도록 한다.	• 심장으로의 혈액순환이 둔화될 경우 보통 현기증, 시력 장애, 구역질, 때로는 실신 등의 증세를 나타낸다.
		• 간호사 호출기 사용에 대해 설명하고 환자의 손이 닿는 곳에 둔다.	• 무리하게 움직일 경우 낙상 위험이 있다.
		• 병실 바닥과 화장실 바닥은 물기를 없애고 미끄럼 사고 예방을 교육한다.	
		• 주위 환경을 잘 살펴 안전하게 조정하고 안전수칙을 교육한다.	

간호진단과 목표	간호사정과 평가	간호계획과 중재	이론적 근거
		• 침대 난간을 올려주고 낙상 방지에 대해 교육한다. • 보호자와 같이 있게 한다.	
5. 질병과 관련한 피로 - 신체적·인지적·감성적·사회적 영역을 자극하면서 균형을 이룰 수 있는 활동에 참여한다.	• 무기력을 호소함 • 권태감 있음 • 기운 없어 보임 • 전신허약감 있음 • 피로를 호소함	• 피로 정도를 확인한다. • 피로에 대해 가족과 의논할 수 있는 기회를 제공한다. • 침상안정을 하도록 격려한다. • 소량의 음식을 자주 먹도록 격려한다. • 충분한 휴식을 취하도록 격려한다. • 충분한 수면을 취하도록 도와준다.	• 피로는 조직 회복과 독성물질의 처리에 필요한 높은 대사성의 요구 때문에 생긴다. • 고단백질, 고칼로리 음식 보충물을 조금씩 자주 섭취하면 영양 상태가 좋아지고, 피로는 감소된다.

[XIV-3 쇼크 Shock]

간호진단과 목표	간호사정과 평가	간호계획과 중재	이론적 근거
1. 저혈류량 · 정맥 귀환 저하와 관련한 조직 관류 저하 - 활력 징후가 정상 범위이다. - 의식 수준이 정상 범위이다. - 심폐조직의 산소 공급과 조직 관류를 적절하게 유지한다.	• 차고 축축한 피부임 • 사지부종 있음 • 말초맥박이 불규칙해지거나 촉지할 수 없음 • 소변량 감소됨 • 혈중요질소와 크레아티닌 상승함 • 흉통 있음 • 부정맥 있음 • 호흡 곤란 있음 • 안정부절못함	• 활력 징후를 측정한다.	• 활력 징후는 환자 상태의 기본적인 정보를 제공한다. 저혈압과 맥박수의 증가는 쇼크를 의미한다.
		• 피부색, 온도를 확인한다. • 말초맥박, 호흡 곤란을 사정한다.	• 신체 중요기관이 혈류감소를 보이는 첫 번째 보상기전 중 하나가 말초혈관 수축이다.
		• 동맥혈가스분압, 대사성 산증, 혈중젖산농도를 확인한다.	• 조직 관류 저하로 인한 혐기성 대사는 혈중 젖산점도를 증가시키며 점차 대사성 산증을 야기한다.
		• 섭취량과 배설량을 측정한다. • 혈중요질소와 크레아티닌 검사 결과를 확인한다.	• 소변량 감소는 저혈량이나 심근수축력의 감소로 심박출량이 감소되어 신 혈류량이 저하되어 나타난다. • 소변량 감소, 혈중요질소/크레아티닌의 증가는 신기능 저하를 나타낸다.
		• 부정맥과 심부전·심근경색증의 증상과 징후를 관찰한다.	• 관상동맥의 혈류 감소는 심근의 허혈 상태를 가져오며, 이는 부정맥을 야기시키고 심근경색으로 심근의 괴사 부위가 확대될 수 있다.
		• 호흡음을 청진하고 호흡 양상을 관찰한다.	• 폐울혈은 폐모세혈관의 정수압을 증가시키며 수포음이나 천명음을 동반할 수 있다. 과호흡은 저산소혈증을 동반하거나 누기폐, 기관지 경련, 폐울혈의 증상을 보이며, 보상기전으로 산혈증(acidosis)을 보이기도 한다.

간호진단과 목표	간호사정과 평가	간호계획과 중재	이론적 근거
		• 의식 수준의 변화를 관찰한다. • 환경을 조용하게 유지한다.	• 뇌혈류는 직접적으로 대동맥 혈류압과 관계된다. 혈류 감소는 조직의 저산소증을 초래하며, 의식 수준의 변화를 가져온다.
2. 저산소증과 관련한 급성 통증 - 통증이 완화되었다고 말한다.	• 흉통 혹은 복통 • 호흡수 증가 • 맥박수 증가	• 통증의 정도, 지속 시간, 부위를 사정한다.	• 통증은 저산소증·저산소혈증과 관계되거나 관상동맥의 혈류 부족으로 야기될 수 있다. 복부의 통증은 저혈압으로 인한 장간막의 저산소혈증과 관계되기도 한다. 말초 부위의 통증은 혈전 생성 가능성을 생각할 수 있다.
		• 필요하면 진통제를 투약하며 효과를 관찰한다. • 조용하고 안정된 환경을 제공한다. • 활동과 휴식을 교대로 취하도록 한다.	• 마약제제는 호흡부전과 저혈압 상태를 초래할 수 있다. • 휴식하면 심근과 조직의 산소요구량이 감소된다.
3. 혈액 · 체액 손실과 관련한 체액 부족 - 혈중 전해질 검사 결과가 정상이다. - 피부의 탄력성이 정상이다.	• 소변량 감소됨 • 갈증 있음 • 약하고 빠른 맥박 있음 • 혈압 감소됨 • 피부의 탄력성 감소됨 • 점막이 건조함 • 의식 수준 변화	• 중심정맥압을 포함한 활력 징후를 측정한다. • 매일 환자의 체중을 측정한다. • 섭취량과 배설량을 측정한다. • 피부의 탄력성, 점막의 습한 정도를 관찰한다. • 체액 부족과 관련한 검사 결과를 관찰한다. • 처방된 수액을 투여한다.	• 동맥혈산소분압을 최대화시키기 위해서다. • 조직 관류를 증가시키고 순환량을 유지시키기 위해서다. • 빠른 체중 증가는 부종을 나타낼 수 있다. • I/O는 과잉의 수분이 소변으로 배설되었는지, 신장을 통해 배설되었는지를 보여준다. • 정맥 정체는 혈전증을 발생시키기 때문이다. • 신부전증과 산독증의 지표이다.
4. 질병의 심각성과 관련한 불안	• 안절부절못함 • 불안정함	• 불안의 수준을 사정한다.	• 치료적 활동은 불안을 야기할 수 있다.

간호진단과 목표	간호사정과 평가	간호계획과 중재	이론적 근거
- 불안이 감소되었다고 말한다.		• 치료과정을 간략하게 설명한다. • 공포, 관심사 등을 표현하도록 격려한다. • 환자 가족에게 환자상태에 대한 가장 최근의 정보를 제공한다.	• 환자의 의식이 또렷하지 않더라도 정보를 제공하는 것은 매우 중요하며 불안을 완화시키는 데 도움을 줄 수 있다. • 의사소통은 불안을 감소시키는 데 도움이 될 수 있다. • 간략한 정보의 제공은 가족에게 예후를 알도록 해주며 심리적 욕구를 충족시켜준다.
5. 감각 이상 · 부동과 관련한 피부 손상 위험 - 피부 손상이 없다.	• 부동 상태임 • 요실금 있음 • 기저귀 발진 증가함	• 피부 상태를 관찰한다. • 피부 위생의 중요성을 교육한다. • 뼈 돌출 부위에 패드를 대준다. • 발적 부위를 제외한 피부를 마사지하도록 교육한다. • 시트의 주름을 펴준다. • 피부를 건조하게 한다. • 피부를 깨끗하게 해준다. • 회음부 간호를 시행한다. • 2시간마다 체위를 변경한다. • 저자극성 비누를 사용하도록 설명한다. • 너무 뜨거운 물로 목욕하지 않도록 한다.	• 신체 압박 시 순환 장애로 인한 피부 손상이 일어난다. • 습기는 표피를 파괴하여 피부저항력을 떨어뜨린다. • 1–2시간 지속되는 압력은 조직을 괴사시키는 병리적 변화를 일으킨다. • 감각 장애로 온도감각 저하가 나타난다.
6. 소변량 감소와 관련한 조직 관류 저하: 신장 - 신장계 조직의 산소 공급과 조직 관류를 적절하게 유지한다.	• 체중이 증가함 • 피로감 있음 • 소변량 감소함 • 전신부종 있음 • 혈액투석을 실시하고 있음 • BUN/Cr 수치 증가함	• 매일 체중을 측정한다. • 소변 양상을 확인한다. • 필요하면 이뇨제를 투여한다. • 혈중 전해질 검사 결과를 확인한다.	• 소변량 감소는 저혈량이나 심근수축력의 감소로 심박출량이 감소되어 신혈류량이 저하되어 나타난다.

간호진단과 목표	간호사정과 평가	간호계획과 중재	이론적 근거
		• 24시간 소변 검사 결과를 확인한다. • 섭취량과 배설량을 관찰한다. • 평소 식습관을 확인하고 식이 제한의 필요성을 설명한다.	• 소변량 감소, 혈중요질소/크레아티닌의 증가는 신기능 저하를 나타낸다. • I/O는 과잉의 수분이 소변으로 배설되었는지, 신장을 통해 배설되었는지를 보여준다.
7. 흡수 · 대사와 관련한 영양 불균형: 영양 부족 - 활동 수준과 대사 요구에 맞는 일일 영양 요구량을 섭취하여, 목표체중을 관리하고 유지하는 계획을 세운다.	• 식사량 적음 • 표준 체중보다 10~20% 이상 감소됨 • 소화 장애 있음	• 신체검진, 식사력, 식사 양상을 통해 영양 상태를 사정한다. • 오심을 일으키는 활동을 제한한다. • 아침에 영양이 풍부한 식사를 제공한다. • 소량의 식사를 자주 제공한다. • 매일 체중을 측정한다. • 섭취량과 배설량을 관찰한다. • 임상검사 결과를 관찰한다. • 알코올 섭취를 금한다. • 구강간호를 격려한다.	• 영양 결핍 시 피부가 거칠어지고 피하 지방층은 얇아지며 근육의 긴장성이 상실되고, 잇몸이 붓고 균열이 온다. 정서 상태가 불안정하고 저혈압, 체중 감소 등이 나타난다. • 식욕부진은 낮 동안 더 악화된다. • 손상된 간세포의 회복을 돕기 위해서다. 환자의 소화와 대사에 문제가 있을 때 단백질과 지방을 줄인다. • 대사 요구량을 충족시키지 못하면 체중이 감소하고, 건강 사태가 불량해지며, 신체 성장 능력이 저하된다. • I/O는 과잉의 수분이 소변으로 배설되었는지, 신장을 통해 배설되었는지를 보여준다. • 알코올은 간 독성물질이다. • 구강위생은 미각을 증진시킨다.
8. 허약감과 관련한 활동의 지속성 장애 - 원하는 활동 수준으로 호전된다.	• 피로감 있음 • 활력 감소됨 • 활동을 회피함	• 활동 내구성을 사정하고 견딜 수 있는 정도로 활동을 증진시킨다.	• 활동 후 산소결핍 유무를 사정하기 위하여 수축기 혈압의 저하, 이완기 혈압의 증가, 호흡에 있어서 호흡수와 리듬의 변화 유무, 의식의 변화나 혼

간호진단과 목표	간호사정과 평가	간호계획과 중재	이론적 근거
	•활동 시 호흡 곤란을 호소함 •휴식 요구 증가함	•필요하면 자가간호를 도와주고, 가능한 한 환자를 격려한다. •활동 참여 시 환자의 생리적 변화를 관찰한다. •치료적 활동-휴식 패턴의 중요성을 환자와 가족에게 알린다. •활동 중 휴식 시간을 갖도록 격려한다.	돈, 허약증, 조절 불능, 청색증, 불균형 상태나 창백증의 유무를 확인한다. •환자가 활동에 대해 우선순위를 매기고 활동과 휴식에 대해 자신의 에너지를 적절하게 조정하도록 한다.

[XIV-4 방사선요법 Radiation Therapy]

간호진단과 목표	간호사정과 평가	간호계획과 중재	이론적 근거
1. 방사선 치료와 관련한 피부 손상 - 피부 손상이 점진적으로 치유된다.	• 피부 병변 있음 • 손상 부위 피부색 변함 • 피부 병변 통증 있음 • 발적 있음	• 피부 상태를 관찰한다. • 치료 부위 피부를 건조시킨다. • 피부가 습하지 않도록 교육한다.	• 정상 세포도 이온화된 방사선에 노출되면 암세포와 마찬가지로 손상을 받고, 고용량 방사선 조사 시 모세관의 손상, 섬유화, 궤양을 일으킬 수 있다.
		• 면직물 의복을 입게 한다. • 치료 부위는 물로만 닦으며 물기를 말릴 때는 피부를 가볍게 두드리고 문지르지 않도록 한다.	• 자극을 최소화한다.
		• 피부 병변을 만지거나 긁지 않도록 한다.	• 피부는 방사선조사를 받으면 노화되고 상처나 감염에 민감한 피부로 변한다.
		• 치료받은 후 그 부위에 열을 적용하지 않는다. • 치료 부위에 직접 햇빛 또는 찬바람을 쏘이거나 차게 하지 않는다. • 연고를 발라준다.	• 치료받은 피부는 수년 동안 열이나 햇빛에 민감하다.
2. 방사선 치료와 관련한 감염 위험 - 감염의 위험요인을 알고 필요한 예방 조처를 할 수 있다.	• 백혈구 수 감소함 • ANC 감소함	• 활력 징후를 측정한다. • 감염 증상이 있는지 확인한다.	• 골수와 림프조직은 방사선에 매우 민감하고, 골반이나 다른 주요 골수 부분이 조사될 때 골수기능이 억제된다.
		• ANC, CBC 검사 결과를 확인한다.	• 백혈구는 적혈구보다 방사선에 더 쉽게 손상을 받으므로 백혈구 수가 감소된다.
		• 감염 예방을 위한 주의사항을 교육한다. • 손씻기를 격려한다. • 마스크를 착용하도록 한다.	• 구강, 코, 액와, 직장 주변과 회음부 주변은 정상 세균총이 있고 면역력이 약해지면 감염으로 이어질 수 있다.

간호진단과 목표	간호사정과 평가	간호계획과 중재	이론적 근거
		• 베타딘, 클로르헥시딘, 나이스타딘 가글에 대해 교육한다. • 좌욕하도록 격려한다. • 격리지침을 준수하도록 교육한다. • 무균법을 지킨다. • 저균식을 제공한다.	• 백혈구가 1,000 이하일 때 주의를 요한다.
3. 방사선 치료와 관련한 피로 - 신체적·인지적·감성적·사회적 영역을 자극하면서 균형을 이룰 수 있는 활동에 참여한다.	• 계속 졸림 • 무기력을 호소함 • 권태감 있음 • 기운 없어 보임 • 전신허약감 있음 • 피로를 호소함	• 피로 정도를 확인한다. • 피로에 대해 가족과 의논할 수 있는 기회를 제공한다. • 침상안정을 하도록 격려한다 • 충분한 휴식을 격려한다. • 충분한 수면을 취하도록 도와준다. • 소량의 음식을 자주 먹도록 격려한다.	• 방사선치료의 결과로서 피로가 나타난다. • 피로는 조직 회복과 독성물질의 처리에 필요한 높은 대사성 요구 때문에 생긴다. • 고단백질, 고칼로리 음식 보충물을 조금씩 자주 섭취하면 영양이 적절하게 증가되고, 피로는 감소된다.
4. 방사선 치료와 관련한 영양 부족 - 활동 수준과 대사 요구에 맞는 일일 영양 요구량을 섭취하여, 목표체중을 관리하고 유지하는 계획을 세운다.	• 경구섭취를 잘 못함 • 체중 감소함 • 입맛이 없다고 호소함 • 구내염 있음 • 오심, 구토 있음	• 영양 상태를 평가한다. • 체중을 측정한다. • 식이섭취 상태를 관찰한다. • 기호식품 섭취를 격려한다. • 구강간호를 격려한다. • 식사 전 오심을 조절해준다. • 정맥주입경로(IV route)를 확보하여 수액을 주입한다. • 혈중알부민 검사 결과를 확인한다.	• 대사성 요구 때문에 평상시보다 많은 열량이 요구된다. • 구강건조는 불편감을 유발하고 삼키는 것을 방해한다. • 집중적인 공급(경관 영양, TPN)은 영양 상태를 증진시키고 합병증을 예방한다.
5. 방사선 치료와 관련한 구강점막 손상 - 구강점막 손상 증상이 보이지 않는다.	• 구강병변 있음 • 구강통증 있음 • 혀에 궤양 있음 • 혀에 백태 있음 • 아구창 있음	• 구강병변을 관찰한다. • 처방에 따라 진통제를 투여한다. • 진통제가 섞인 구강함수제를 사용하도록 교육한다.	• 머리나 목 부위의 방사선 치료는 구강점막 내에 궤양을 일으킬 수 있다.

간호진단과 목표	간호사정과 평가	간호계획과 중재	이론적 근거
	• 인후통 있음 • 구강 궤양 있음 • 잇몸 출혈 있음	• 부드럽고 찬 음식을 섭취하도록 격려한다. • 구강간호를 시행한다. • 알코올이 함유된 구강함수액을 피하게 한다. • 생리식염수로 가글하도록 격려한다. • 베타딘, 클로르헥시딘, 나이스타딘 가글에 대해 교육한다.	• 구강간호는 박테리아 debris를 감소시키고 산을 중화시켜, 정상 점막과 잇몸을 보호한다.
6. 방사선 치료와 관련한 설사 - 설사가 감소한다.	• 설사 있음 • 수분전해질 불균형 상태임 • 복부 통증 있음 • 장음 증가함	• 배변 양상을 확인한다. • 복부 통증 양상을 확인한다. • 장음을 청진한다. • 수분섭취·배설량을 측정한다. • 탈수 증상이 있는지 확인한다. • 전해질 불균형 증상이 있는지 확인한다. • 처방에 따라 수액을 투여한다. • 입안을 물이나 음료수로 자주 축이도록 격려한다. • 저잔사식이를 하도록 교육한다. • 처방된 지사제를 투여한다.	• 골반 내 방사선조사로 인해 설사가 발생할 수 있다. • 장운동을 저하시킨다. • 소화 능력이 약해진 환자의 경우 고열량, 고단백질, 저잔사식이가 요구된다.
7. 방사선치료와 관련한 신체상 장애 - 새로운 적응 방식을 행하고 외모에 대해 수용한다.	• 외모에 변화 있음 • 탈모 있음	• 감정을 말로 표현하도록 한다. • 감정을 인정해준다. • 걱정과 두려움을 표현하도록 격려한다. • 경청한다. • 정보를 제공한다. • 치료 완료 후 머리카락이 다시 날 수 있음을 알려준다. • 모자를 쓰도록 권유한다. • 빗질, 머리 감는 횟수 줄이기 등 머리간호를 교육한다.	• 간호사는 치료의 전 과정 동안 환자를 사정하며, 부작용에 대한 정보를 제공하여 환자를 이해하고, 지지를 제공함으로써 사기를 북돋우고 치료 목표에 긍정적으로 기여할 수 있다. • 정상 세포 중에도 분열 성장이 빠른 일부세포(모낭)의 경우 방사선의 영향을 받는다. • 방사선치료는 머리나 목 부위에 탈모를 일으킬 수 있다.

참고 문헌

이은옥, 최명애, 박상연, 이선옥, 송미순, 김달숙 외. 2002. 성인간호학. 서울: 신광출판사.

[XIV-5 화학요법 Chemotherapy]

간호진단과 목표	간호사정과 평가	간호계획과 중재	이론적 근거
1. 화학요법과 관련한 약물 부작용 - 약물 치료와 관련하여 가능한 심각한 효과와 부작용을 경험하지 않는다.	• 항암제 주입 중임 • 약물 부작용 있음 • 오심, 구토 있음 • 설사 있음 • 변비 있음 • 탈모 있음 • 혈관 밖 유출 있음 • 약물에 대한 과민 반응 있음	• 투약을 중지한다. • 항암화학요법 부작용(오심, 구토, 설사, 구내염, 탈모증, 골수 기능 저하)이 있는지 확인한다. • needle로 혈관 밖 유출부위를 천자한다. • DMSO 연고를 발라준다. • 항암화학요법에 대해 교육한다. • 항암화학요법의 부작용에 대해 교육한다. • 항암화학요법의 부작용 관리법에 대해 교육한다. • 약물투여에 의해 일어날 수 있는 반응임을 설명하고 안심시켜준다.	• 대부분의 항암제는 빠르게 성장하는 암세포뿐 아니라 정상세포 중 빠른 세포분열과 증식의 특징을 갖는 조혈기관, 위장관, 모낭 등에 영향을 준다. 이 밖에 약물에 따라 과민 반응이나 혈관 외 누출로 인한 피부조직 손상이 있을 수 있다.
2. 화학요법과 관련한 감염 위험 - 감염의 위험요인을 알고 필요한 예방 조처를 할 수 있다.	• 백혈구 수 감소함 • ANC 감소함	• 감염 증상이 있는지 확인한다. • 감염 예방을 위한 주의사항을 교육한다. • 손씻기를 격려한다. • 마스크를 착용하도록 한다. • 베타딘, 클로르헥시딘, 나이스타딘 가글에 대해 교육한다. • 좌욕을 하도록 격려한다. • 활력 징후를 측정한다. • 격리지침을 준수하도록 교육한다. • 무균법을 지킨다. • 저균식을 제공한다. • CBC, ANC 검사 결과를 확인한다.	• 대부분의 항암제는 혈액세포를 만들어내는 골수의 기능을 저하시킨다. • 구강, 코, 액와, 직장·회음부 주변에는 정상 세균총이 있고 면역력이 약해지면 감염으로 이어질 수 있다.

간호진단과 목표	간호사정과 평가	간호계획과 중재	이론적 근거
3. 화학요법과 관련한 피로 - 신체적·인지적·감성적·사회적 영역을 자극하면서 균형을 이룰 수 있는 활동에 참여한다.	• 계속 졸림 • 무기력을 호소함 • 권태감 있음 • 기운 없어 보임 • 전신허약감 있음 • 피로를 호소함	• 피로 정도를 확인한다. • 피로에 대해 가족과 의논할 수 있는 기회를 제공한다. • 침상안정을 하도록 격려한다. • 소량의 음식을 자주 먹도록 격려한다. • 충분한 휴식을 취하도록 격려한다. • 충분한 수면을 취하도록 도와준다.	• 피로는 조직 회복과 독성물질의 처리에 필요한 높은 대사성의 요구로 발생하며, 스스로 느끼기에 일상적인 수준의 일의 양으로도 육체적·정신적 역량이 감소하고 소진되어 휴식으로도 완화되지 않을 수 있다.
4. 화학요법과 관련한 영양 부족 - 활동 수준과 대사 요구에 맞는 일일 영양 요구량을 섭취하여, 목표체중을 관리하고 유지하는 계획을 세운다.	• 체중 감소함 • 식욕부진 있음 • 구내염 있음 • 오심, 구토 있음 • 경구섭취를 잘 못함 • 전신허약감 있음	• 영양 상태를 평가한다. • 식이섭취 상태를 관찰한다. • 기호식품 섭취를 격려한다. • 구강간호를 격려한다. • 식사 전 오심을 조절해준다. • 혈중 알부민 검사 결과를 확인한다. • 정맥주입경로(IV route)를 확보하여 수액을 주입한다.	• 대부분의 항암제는 위장관의 상피세포에 영향을 주어 입안이 헐고 오심, 구토, 설사 등을 유발할 수 있다.
5. 화학요법과 관련한 구강점막 손상 - 구강점막 손상 증상이 보이지 않는다.	• 구강병변 있음 • 구강통증 있음 • 혀에 궤양 있음 • 혀에 백태 있음 • 아구창 있음 • 인후통 있음 • 구강 궤양과 잇몸 출혈 있음	• 구강병변을 관찰한다. • 처방에 따라 진통제를 투여한다. • 구강간호를 시행한다. • 알코올이 함유된 구강함수액을 피하게 한다. • 생리식염수로 가글하도록 격려한다. • 베타딘, 클로르헥시딘, 나이스타딘 가글에 대해 교육한다. • 진통제가 섞인 구강함수제를 사용하도록 교육한다. • 부드러운 음식물을 섭취하도록 격려한다.	• 항암제는 구강점막 상피세포를 손상되게 해 입안이 헐고 통증을 느낄 수 있다. • 구강간호로 박테리아 debris를 감소시키고 산을 중화시키며, 정상 점막과 잇몸을 보호한다.

간호진단과 목표	간호사정과 평가	간호계획과 중재	이론적 근거
6. 화학요법과 관련한 설사 - 설사가 감소한다.	• 설사 있음 • 수분전해질 불균형 상태임 • 복부 통증 있음 • 장음 증가함	• 배변 양상을 확인한다. • 수분섭취·배설량을 측정한다. • 탈수 증상이 있는지 확인한다 • 저잔사식이를 하도록 교육한다. • 처방에 따라 수액을 투여한다. • 입안을 자주 물이나 음료수로 축이도록 격려한다. • 장음을 청진한다. • 복부 통증 양상을 확인한다. • 처방된 지사제를 투여한다. • 전해질 불균형 증상이 있는지 확인한다.	• 대부분의 항암제는 위장관의 상피세포에 영향을 주게 되며, 일부 항암제의 경우 심한 설사를 유발할 수 있다. • 소화 능력이 약해진 환자의 경우 고열량, 고단백질, 저잔사식이가 요구된다.
7. 화학요법과 관련한 신체상 장애 - 새로운 적응 방식을 행하고 외모에 대해 수용한다.	• 외모의 변화 있음 • 탈모 있음	• 감정을 말로 표현하도록 한다. • 감정을 인정해준다. • 걱정과 두려움을 표현하도록 격려한다. • 경청한다. • 정보를 제공한다. • 빗질, 머리 감는 횟수 줄이기 등 머리간호를 교육한다. • 치료 완료 후 머리카락이 다시 날 수 있음을 알려준다. • 모자를 쓰도록 권유한다.	• 간호사는 치료의 전 과정 동안 환자를 사정하며, 부작용에 대한 정보를 제공하여 환자를 이해하고, 지지를 제공함으로써 사기를 북돋우고 치료 목표에 긍정적으로 기여할 수 있다. • 정상 세포 중에도 분열 성장이 빠른 모낭은 항암제의 영향을 받는다. 탈모는 머리카락뿐만 아니라 신체의 다른 부위에서도 나타날 수 있다.

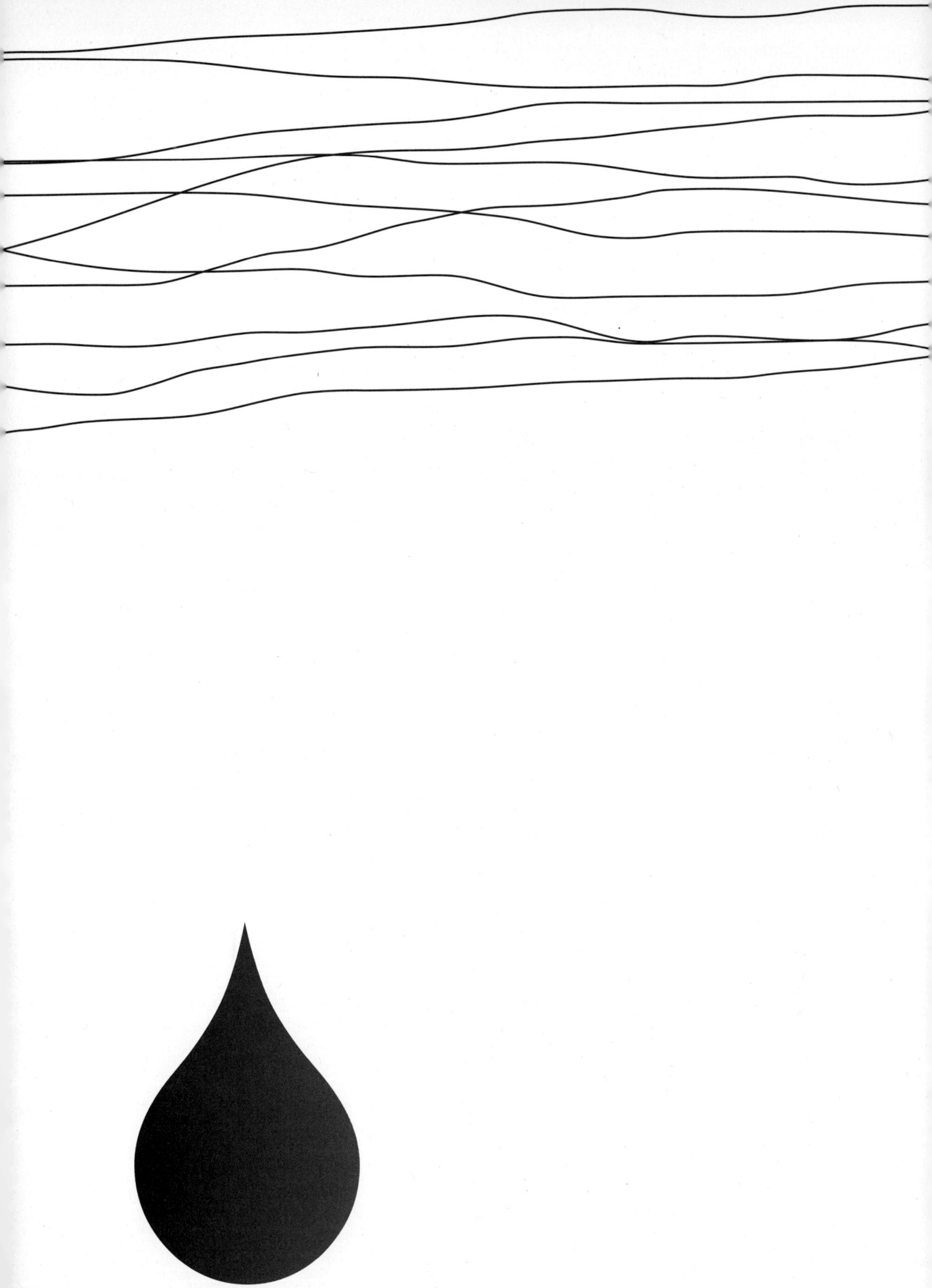

모성간호

{ 모성간호 }

1. 정상 분만
2. 고위험 분만
3. 임신성 고혈압
4. 제왕절개술
5. 자연 유산
6. 자궁외 임신
7. 모유수유
8. 소파수술
9. 조기진통
10. 자궁절제술
11. 질식 자궁절제술
12. 근치적 자궁절제술
13. 난소절제술
14. 복강경을 이용한 수술
15. 자궁경을 이용한 수술
16. 바톨린 낭종
17. 골반내 감염

{ 모성 간호 }

[1 정상 분만 Normal Delivery]

간호진단과 목표	간호사정과 평가	간호계획과 중재	이론적 근거
1. 급성 통증(산전) - 통증이 경감되거나 통증을 호소하지 않는다.	• 자궁수축 있음/없음/증가함/감소함	• 진통 간격을 확인한다.	• 진통 간격이란 자궁수축 시작부터 다음 수축까지의 시간을 말한다. • 기간이란 자궁이 단단하게 수축할 때부터 이완될 때까지를 의미하며, 강도는 자궁근육의 단단한 정도를 뜻하며 보통 약함, 보통, 강함으로 표현한다.
	• 분만통증 있음/없음/증가함/감소함/호소함 • 분만진통에 잘 대처함	• 통증 양상을 사정한다. • 통증 부위를 사정한다. • 통증의 원인을 설명해준다. • 통증을 인정한다. • 통증 부위를 지지해준다. • 통증 완화방법을 설명한다. • 라마즈 출산법을 교육한다.(호흡법, 연상법, 이완법) • 마사지를 해준다.	• 신체적 이완과 마사지는 통증을 경감시킬 수 있다.
	• 회음부 작열감 있음/없음/증가함/감소함/호소함 • 진통제 투여하였으나 통증 지속됨	• 처방에 따라 진통제를 투여한다. • 무통분만 과정을 교육한다. • 무통분만을 위해 경막 외 마취 시 주의사항에 대해 교육한다. • 자가 통증조절기에 대해 교육한다.	• 산과적 진통 완화란 약물의 작용에 의하여 의식이나 감각을 일시적으로 잃게 하는 마취 방법의 이용, 약물을 사용하여 진통의 괴로움을 경감시켜 무통 상태를 유지시키는 감통방법 모두를 일컫는다.

간호진단과 목표	간호사정과 평가	간호계획과 중재	이론적 근거
2. 급성 통증(산후) - 통증이 경감되거나 통증을 호소하지 않는다.	• 회음절개 부위에 통증 있음/없음/증가함/감소함/호소함 • 하복부 통증 있음/없음/증가함/감소함/호소함 • 산후통 있음/없음/증가함/감소함/호소함 • 회음절개 부위에 부종 있음/없음/증가함/감소함 • 회음절개 부위에 혈종 있음/없음/증가함/감소함	• 통증 양상을 사정한다. • 통증 부위를 사정한다. • 통증의 원인을 설명해준다. • 통증을 인정해준다. • 통증 부위를 지지해준다. • 통증 완화방법을 설명한다. • 처방에 따라 진통제를 투여한다. • 좌욕을 하도록 한다. • Heat lamp를 적용한다. • 얼음찜질을 적용한다. • 얼음찜질을 20분 이내로 적용하도록 교육한다.	• 좌욕은 회음절개 부위의 회복을 증진시키고 통증을 경감시켜주므로 최소한 1주일 이상 시행한다. • 냉요법을 적용한 피부 온도가 15℃가 될 때 냉요법의 혈관 수축 효과는 최대에 이른다. 피부 온도가 15℃ 이하로 내려가면 다시 혈관이 확장되기 시작한다.
3. 안위 변화 - 증상을 수용할 만큼 조절된다.	• 금식 중임 • 갈증 있음/없음/증가함/감소함/호소함 • 구강건조 있음/없음/증가함/감소함/호소함 • 오심 있음/없음/증가함/감소함/호소함	• 입에 젖은 거즈를 대준다. • 구강간호를 격려한다. • 얼음 조각을 물고 있도록 한다. • 오심 양상을 확인한다. • 오심의 원인을 설명한다. • 처방의 따라 약물을 정맥주사한다.	• 분만 동안의 수분섭취 제한과 수분 소실로 인해 대부분의 산모들이 분만 후 갈증을 느끼고 수분섭취를 요구한다. 그러나 과다한 양의 수분을 급하게 마시면 오심, 구토가 유발될 수 있다.
4. 태아 상태 위험 - 임신, 분만 진행과정 중 태아가 정상 상태를 유지한다.	• 양막파열 확인함 • 태변 착색 있음/없음 • 제대 탈출 있음/없음 • 질 분비물 있음/없음/증가함/감소함	• 질 검진을 위해 분만실로 보낸다. • 태변 착색이 있는지 확인한다.	• 임부를 안심시키고 협조를 얻기 위해서다.

간호진단과 목표	간호사정과 평가	간호계획과 중재	이론적 근거
	• 질 출혈 있음/없음/감소함/증가함		
	• 태동 있음/없음	• 태아 심박동수를 측정한다. • 태아심음 양상을 관찰한다. • 초음파 관련 검사를 위해 초음파실로 보낸다.	• 태아 심박동수의 정상 범위는 1분당 120–160회이다. 태아의 빈맥과 서맥은 태아에게 이상이 있다는 것을 의미한다. 원인을 파악하여 신속히 대처해야 태아 저산소증을 예방, 치료할 수 있다.
	• fetal deceleration이 있음/없음 • fetal heart rate가 감소함/증가함 • fetal heart tone variability가 있음/없음	• 진통 시작 시간을 확인한다. • 진통 지속 시간을 확인한다. • 진통 간격을 확인한다.	• 간혹 산모가 호소하는 진통과 기록지에 그려진 양상이 다를 수 있으므로 손으로도 확인한다.
		• fetal 모니터에 대해 설명한다. • fetal 모니터를 시작한다. • continuous Toco로 모니터를 시행한다. • electric fetal 모니터를 적용한다. • Non stress Test에 대해 교육한다. • Non stress Test, Fetal Acoustic test 결과를 확인한다.	• 지속적인 태아감시 동안에서 태아심음은 태아곤란증의 직접적인 지표가 된다.
		• 좌측위를 취해준다.	• 왼쪽 옆으로 눕는 체위는 자궁의 관류를 증진시키고 하대정맥에 압력을 주지 않아 태아-태반 혈액순환 작용을 증진시킨다.
		• 산소흡입을 시작한다. • 심호흡을 하도록 한다.	• 태아의 저산소증을 예방하기 위해서다.

간호진단과 목표	간호사정과 평가	간호계획과 중재	이론적 근거
5. 모체 상태 위험 - 임신, 분만 진행과정 중 모체가 정상 상태를 유지한다.	• 자궁수축 있음/없음	• 출산력을 확인한다. • 분만 형태를 확인한다. • 분만 과정을 설명한다. • 정맥주입경로(IV route)를 확보하여 수액을 주입한다. • 금식을 확인한다. • 산전 진찰 여부를 확인한다. • 임신 약물 복용에 확인한다. • 담당의사에게 알린다.	• 산모를 안심시키고 협조를 얻기 위해서다.
	• 이슬 있음/없음 • 질 점적출혈(vaginal spotting) 있음/없음/증가함/감소함 • 출혈 있음/없음/증가함/감소함	• 이슬이 있는지 확인하고 산모용 패드를 대준다. • 양수 관련 검사를 위해 분만장의 초음파실로 보낸다.	
	• 질 분비물 있음/없음/증가함/감소함 • 분만 통증 있음/없음/증가함/감소함/호소함	• 진통 시작 시간, 지속시간, 간격을 확인한다.	
		• fetal 모니터에 대해 설명한다. • fetal 모니터를 시작한다. • continous Toco 모니터를 시행한다. • electric fetal 모니터를 적용한다. • 태아 심박동수를 측정하고, 태아심음 양상을 관찰한다. • 양막파열 시간을 확인한다. • 분만 중 간호를 제공한다	• 전자 태아감시기로 자궁수축과 태아심음을 동시에 감지 할 수 있다. 자궁수축은 외부·내부방법으로 측정할 수 있다. • 태아감시의 목적은 분만 동안 태아의 스트레스와 질식을 감지하기 위해서다. • 산전 출산준비교실에서 배운 호흡법, 이완법, 연상법을 실시한다. 이는 근육의 긴장·에너지 소모와 대사산물을 감소시켜 통증을 경감시키고, 에너지를 보존할 수 있으며, 분만시간을 단축하는 데 효과가 있다.
	• 자궁경부 개대 있음/없음	• 분만 진행 상태를 확인한다.	
	• 질 내 거즈 패킹 중임 /제거됨	• 분만 중 약물을 투여한다. • 유도분만 과정을 교육한다. • 인공적 양막파열 시간을 확인한다.	

간호진단과 목표	간호사정과 평가	간호계획과 중재	이론적 근거
		• pushing 방법을 교육한다. • 진통실로 옮긴다. • 태반 만출 내용(시간, 수행자, 형태, 길이, 무게)을 확인한다. • 태반 만출 직후 자궁퇴축 상태를 확인한다.	
6. 출혈 위험 - 혈액 손실의 위험이 없다.	• 질 출혈 있음/없음/증가함/감소함 • 질에서 spotting 있음/없음/증가함/감소함 • 질 내 거즈 패킹 중임/제거됨 • 회음절개 부위에 혈종 있음/없음/증가함/감소함 • 회음절개 부위에 출혈 있음/없음/증가함/감소함 • 회음절개 부위에 oozing 있음/없음/증가함/감소함 • 혈압 측정이 안됨 • 혈압이 저하됨 • 자궁 저부가 단단하게 촉지됨/부드럽게 촉지됨 • 산후출혈 있음/없음/증가함/감소함 • 오로 있음/없음/증가함/감소함 • 피부가 창백함 • 빈맥 있음/없음	• 활력 징후를 측정한다. • 자궁 저위를 측정한다. • 오로를 관찰한다. • 출혈 증상이 있는지 확인한다. • 의사와 함께 질 검진을 위해 분만실로 옮겨 질경 검진을 수행 한다. • 자궁 저부를 마사지한다 • 필요하면 자궁 저부에 얼음 찜질팩을 대준다. • 오로를 관찰한다. • 산모패드를 교환한다.	• 출혈 시 혈압의 저하, 호흡수, 맥박이 증가한다. • 자궁이완은 산후출혈의 주요한 원인이다. 산후 자궁퇴축부전과 지연은 자궁이완의 원인이 되고 수분 내에서 다량의 출혈이 갑작스레 초래된다. • 분만 후 계속해서 자궁을 마사지하는 것은 필요치 않고 바람직하지도 않다. 그러나 자궁이 이완되는 것 같으면 자궁이 수축될 때까지 원형으로 견고하면서도 부드럽게 마사지해 주어야 한다.

간호진단과 목표	간호사정과 평가	간호계획과 중재	이론적 근거
	• 현기증 있음/없음/증가함/감소함/호소함		
7. 출혈 - 혈액의 손실이 없다.	• 질 출혈 있음/없음/증가함/감소함 • 질 점적출혈(Vaginal spotting) 있음/없음/증가함/감소함 • 질 내 거즈 패킹 중임/제거함	• 활력 징후를 측정한다. • 자궁 저위를 측정한다. • 오로를 관찰한다. • 출혈 증상이 있는지 확인한다. • 의사와 함께 질 검진을 위해 분만실로 옮겨 질경 검진을 수행한다.	• 출혈 시 혈압의 저하, 호흡수, 맥박이 증가한다. 실혈로 혈관 내 혈액량이 감소되면 혈압이 저하된다. 자궁이완은 산후출혈의 가장 흔한 증상이다.
	• 회음절개 부위에 혈종 있음/없음/증가함/감소함 • 회음절개 부위에 출혈 있음/없음/증가함/감소함	• 자궁 저부를 마사지해준다. • 자궁 저부에 얼음찜질팩을 대준다. • 오로를 관찰한다. • 산모패드를 교환한다. • 출혈 양상을 확인한다. • 의사에게 알린다. • 필요하면 CBC 결과를 확인한다.	• 자궁 저부를 손으로 부드럽게 마사지하면 자궁근섬유가 수축된다. • 출혈 시 헤마토크릿 수치가 감소한다.
	• 회음절개 부위에 oozing 있음/없음/증가함/감소함 • 혈압 측정이 안 됨 • 혈압이 저하됨 • 자궁 저부가 단단하게 촉지됨/부드럽게 촉지됨 • 산후출혈 있음/없음/증가함/감소함 • 오로 있음/없음/증가함/감소함	• 절대안정하도록 한다. • 집중 관찰한다. • 시간당 소변량을 측정한다. • 수분섭취·배설량을 측정한다. • 필요하면 유치도뇨관(foley catheter) 삽입한다.	• 다량 출혈 시 체액 부족으로 인해 소변량이 감소할 수 있다.
	• 피부가 창백함 • 빈맥 있음/없음/	• 유치도뇨관을 통해 소변을 관찰한다.	

간호진단과 목표	간호사정과 평가	간호계획과 중재	이론적 근거
	증가함/감소함 • 현기증 있음/없음/감소함/증가함	• 필요하면 정맥주입경로(IV route)를 확보하여 수액을 주입한다. • 처방에 따라 N/S 투여한다. • 금식하도록 한다. • 필요하면 수혈을 시작한다. • 수혈 중 환자 상태를 관찰한다. • 수혈을 중단한다. • 수혈 후 환자 상태를 관찰한다. • 출혈에 대해 설명한다. • 혈소판 수치를 확인한다. • 산소 흡입을 시작한다. • 산소포화도를 모니터한다.	• 다량 출혈 시 혈색소 부족으로 산소 부족을 유발할 수 있다.
8. 감염 위험 - 감염의 위험요인을 알고 필요한 예방 조처를 할 수 있다. - 감염의 증상이 없다.	• 체온 상승함/측정함 • 양수 누출 있음/없음/증가함/감소함 • 양막파열 있음/없음 • 조기 양막파열된 상태임	• 활력 징후를 측정한다. • 양막파열 양상을 사정한다.(형태, 색깔, 양, 냄새) • 양막파열 시간을 확인한다. • 회음부 패드를 교환해준다. • 회음부 위생간호를 해준다. • 감염 증상을 확인한다. • 처방에 따라 항생제를 투여한다. • 필요하면 CBC 결과를 확인한다. • 필요하면 CRP 결과를 확인한다. • 감염 예방을 위한 주의사항을 교육한다. • 의사에게 알린다.	• 감염되면 체온이 상승되고 맥박이 빨라지며 호흡수가 빨라진다. • 분비물은 박테리아 등 미생물 성장의 매개체이다. • 감염되면 면역 반응으로 혈액 내 백혈구 수가 상승하고 적혈구 침강률이 상승한다.

참고 문헌

서울대학교병원 간호부, 2007, 표준 간호진술문을 적용한 임상간호과정, 서울: 현문사.
여성건강간호교과연구회, 2003, 여성건강간호학, 서울: 수문사.

[2 고위험 분만 High Risk Delivery]

간호진단과 목표	간호사정과 평가	간호계획과 중재	이론적 근거
1. 비효과적인 자궁수축과 관련한 급성 통증 - 극도의 피로 상태가 되지 않는다. - 통증을 조절하는 유용한 방법들을 이해한다.	• 자궁수축 없음 • 분만통증 없음 • 분만진통에 잘 대처하지 못함 • 피로를 호소함 • 우울해함 • 혈압이 상승됨	• 진통 간격을 확인한다. • 통증 양상을 사정한다. • 통증 부위를 사정한다. • 통증을 인정해준다. • 통증의 원인을 설명해준다. • 통증 완화방법을 설명한다. • 라마즈 출산법을 교육한다.(호흡법, 연상법, 이완법) • 마사지를 해준다.	• 주의전환이란 통증의 감지를 말단으로 옮겨 놓는 것으로서 통증과 대처하기 위하여 자주 이용된다. 주로 이용되는 방법에는 라마즈식 호흡법, 이완법, 자궁수축 동안의 규칙적인 호흡 등이 있다.
2. 분만 지연과 관련한 불안 - 불안이 감소됨을 말한다.	• 불안을 호소함 • 불안으로 인한 신체 증상 있음 • 진료과정과 예후에 대하여 불안해하며 걱정하고 있음	• 불안 증상을 관찰한다. • 정서 상태를 사정한다. • 활력 징후를 측정한다. • 분만 진행 상태를 확인한다. • 감정을 표현하도록 격려한다. • 경청해준다. • 공감해준다. • 표현을 지지한다. • 정서적 지지를 제공한다. • 심호흡을 하도록 한다. • 편안한 자세를 취해준다. • 보호자와 같이 있게 한다.	• 불안은 말로 표현될 때 감소될 수 있다.
3. 지연된 분만과 관련한 태아 상태 위험 - 태아심박동수가 정상이다.	• fetal deceleration이 있음 • fetal heart tone variability 없음/감소함	• 태아심박동수를 사정한다. • 태아심음양상을 관찰한다. • electronic fetal 모니터를 적용한다.	• 태아심박동수의 정상 범위는 1분에 120~160회이다.

간호진단과 목표	간호사정과 평가	간호계획과 중재	이론적 근거
	• 양막파열 있음 • 태변착색 있음	• 좌측위로 체위를 변경한다. • 심호흡을 하도록 한다. • 산소를 흡입한다. • 태변착색을 확인한다. • 초음파검사를 시행한다. • 진통 간격을 확인한다. • 진통 지속시간을 확인한다. • 응급 제왕절개수술을 준비한다.	• 태반과 태아 간의 적절한 순환은 임부가 왼쪽으로 누워 있을 때 가장 좋으며 이것은 커진 자궁이 임부의 하대정맥을 누르지 않도록 하기 위해서다. 왼쪽 옆으로 눕는 체위는 자궁의 관류를 증진시키고 하대정맥에 압력을 주지 않아 태아 태반 혈액순환 작용을 증진시킨다.
4. 제한된 수분섭취 · 지연된 분만과 관련한 체액 부족 - 혈중 전해질수치가 정상이다.	• 농축된 소변봄 • 소변량이 감소됨 • 수분전해질 불균형 상태임 • 피부가 건조함 • 갈증을 호소함	• 수분섭취·배설량을 측정한다. • 소변 양상을 사정한다. • 소변 전해질 검사 결과를 확인한다. • 피부 상태를 관찰한다. • 구강간호를 시행한다. • 정맥주입경로(IV route)를 확보하여 수액을 주입한다.	• 필요한 수분을 공급하기 위해서다. • 소변량이 감소하면 짙은 색으로 된다. • 구강건조는 불편감을 유발하고 삼키는 것을 방해한다. 구강간호는 구강건조를 경감시켜준다. 체액 부족 시 구강이 건조하고 혀에 백태가 끼며 갈증을 자주 호소하고 피부조직에 탄력성이 소실되며 점막이 건조해진다.

[3 임신성 고혈압 Pregnacy Induced Hypertension]

간호진단과 목표	간호사정과 평가	간호계획과 중재	이론적 근거
1. 고혈압 - 혈압이 140/90mmHg 이하 수준을 유지한다.	• 두통 있음/감소함/증가함/ 없음/호소함 • blurred vision이 있음/없음/증가함/감소함/호소함 • 명치부위의 불편감 있음/없음/감소함/증가함/호소함 • 명치부위의 통증 있음/없음/증가함/감소함/호소함 • 혈압 상승됨 • 부종 있음/없음/증가함/감소함	• 활력 징후를 측정한다. • 두통 양상을 사정한다. • 명치부위의 불편감이나 통증을 사정한다. • 시야가 흐린 증상이 있는지 사정한다.	• 중증의 자간전증에는 지속되는 두통, 시각장애, 눈앞의 번쩍임, 명치부위의 통증, 구토, 무감각, 근육경련 등의 증상이 있다.
		• 수분섭취·배설량을 측정한다. • 매일 체중을 측정한다. • 매일 urine 알부민을 측정한다. • 고단백식이를 섭취하도록 한다. • 저염식이를 섭취하도록 한다. • 자극이 적은 환경을 유지한다. • 침상안정을 하도록 한다.	• 수분정체는 임신성 고혈압에서 매우 중요하며, 신장에서부터 형성되는 소변량 감소는 점진적인 신장 기능의 손상과 관련된다.
		• 방문객을 제한한다. • 절대 안정하도록 한다. • 정맥주입경로(IV route)를 확보한다.	• 심리적 안정을 도모하기 위해서다.
		• 필요하면 산소를 공급한다.	• 태아와 산모의 저산소증을 예방하기 위해서다.
		• 필요하면 약물요법을 실시한다.(MgSO4 주입, 항고혈압제) • 약물 부작용에 대해 교육한다.	• $MgSO_4$의 중독 증상이 생기면 초기에는 화끈거림, 갈증, 오한, 심부건 반사 감소, 저혈압, 무기력이 나타나며 후기 증상으로는 중추신경 억제, 호흡마비, 순환계 허탈 상태가 나타난다.
2. 태아 상태 위험 - 태아가 정상 상태를 유지한다.	• 태동 있음/없음/증가함/감소함 • fetal deceleration이 있음/없음	• 태아심박동수를 측정한다. • 태아심음 양상을 관찰한다. • 지속적인 전자 태아감시기를 연결한다.	• 지속적인 태아감시 동안의 태아심음은 태아곤란증의 직

간호진단과 목표	간호사정과 평가	간호계획과 중재	이론적 근거
			접적인 지표가 된다.
	• fetal heart rate 감소함/증가함 • fetal heart tone variability 있음/없음	• 태아 질식이 감지되면 산모를 왼쪽 옆으로 눕게 한다. • 심호흡하도록 한다. • 필요하면 산소흡입을 시작한다. • 필요하면 정맥주입경로(IV route)를 확보하여 수액을 주입한다. • 수액으로 hydration한다. • 자궁수축을 확인한다. • 질 분비물을 확인한다. • 필요하면 담당의사에게 알린다. • 필요하면 응급 제왕절개 수술을 준비한다.	• 태반과 태아 간의 적절한 순환은 임부가 왼쪽으로 누워 있을 때 가장 좋다. 커진 자궁이 임부의 하대 정맥을 누르지 않도록 하기 위해서다. 왼쪽 옆으로 눕는 체위는 자궁의 관류를 증진시키고 하대정맥에 압력을 주지 않으므로 태아-태반의 혈액순환 작용을 증진시킨다.
3. Seizures - 불수의적인 근육의 경축 또는 이완이 없다. - 경련 발작이 나타나지 않으며 고혈압이 조절된다. - 경련 발작 중 손상을 받지 않는다.	• Seizures와의 유사 증상 있음/없음 • 의식소실이 있음/없음/의식 회복함 • 의식 수준의 변화 있음/없음 • 자간전증 증상이 있음/없음	• 정맥주입경로(IV route)를 확보하여 수액을 주입한다. • aura가 있는지 확인한다. • aura를 사정한다. • 경련이 나타나면 시작 시간, 지속시간, 발작 시 신체 동작 등과 같은 발작 특성을 관찰, 기록한다.	
		• 경련 시 입에 거즈로 감싼 설압자를 넣어준다. • 기도개방을 확인한다.	• 경련 도중 생길 수 있는 치아 손상과 기도 질식을 예방하기 위해서다.
		• 고개를 옆으로 돌려준다. • 기도개방을 유지한다. • sedation시킨다. • 필요하면 항경련제를 투여한다. • 필요하면 흡인한다. • 필요하면 처방에 따라 항경련	• 기관 내 흡인을 예방하기 위해서다.

간호진단과 목표	간호사정과 평가	간호계획과 중재	이론적 근거
		제를 투여한다. • 안전 간호를 제공한다. • 필요하면 산소흡입을 시작한다. • privacy를 유지해준다. • 산모 상태를 사정한다. • 의사에게 알린다.	
4. 약물 부작용 - 약물 치료와 관련하여 가능한 한 심각한 효과와 부작용을 경험하지 않는다.	• 사지허약감과 전신허약감 있음/없음 • 호흡 곤란 있음/없음 • $MgSO_4$ 주입 중임 • 심부건 반사 있음/없음	• 약물 부작용에 대하여 교육한다. • 약물 부작용을 확인한다. • 약물에 대해 교육한다. • 약물에 의해 일어날 수 있는 반응임을 설명하고 안심시킨다. • Magrol의 antidote인 calcium gluconate를 즉시 사용할 수 있도록 침상 옆에 비치한다. • 심부건 반사를 사정한다. • 부작용이 심하면 약물을 변경한다. • 약물투여를 중지한다. • 혈중 마그네슘 결과를 확인한다. • 의사에게 알린다.	• $MgSO_4$ 중독 증상으로 인하여 초기에는 화끈거림, 갈증, 오한, 심부건 반사 감소, 저혈압, 무기력이 나타나며, 후기 증상으로는 중추신경 억제, 호흡 마비, 순환계 허탈 상태가 나타난다.
5. 체액 과다 - 부종이 감소된다. - 수분 정체가 조절됨에 따라 갑작스런 체중 증가를 보이지 않는다. - 활력 징후가 정상 범위로 유지된다.	• 하지부종 있음/없음/증가함/감소함 • 부종 있음/없음/증가함/감소함 • 전신부종 있음/없음/증가함/감소함 • 단백뇨 있음 • 농축뇨 있음	• 매일 체중을 측정하고 사지의 부종 정도를 관찰한다. • 부종 부위의 압력을 감소시킨다. • 피부가 손상되지 않도록 교육한다. • 다리를 올려준다. • 수분섭취·배설량을 측정한다.	• 1주일에 450g 정도의 체중 증가는 정상적이며 900g 이상 증가할 때는 지속적 관찰과 주의를 요한다. • 신 혈류와 사구체 투과율이 감소되면 신장피질의 주요 부분이 괴사되어 핍뇨, 무뇨, 질

간호진단과 목표	간호사정과 평가	간호계획과 중재	이론적 근거
	• 소변량 감소 있음 • 기침 있음/없음/증가함/감소함/호소함 • 호흡 곤란 있음/없음/증가함/감소함/호소함 • 수분전해질 불균형 상태임	• 소변 양상을 사정한다. • 고단백식이 섭취를 권장한다. • 저염식이에 대해 교육한다. • 식사 중 수분섭취를 제한한다. • 12시간 소변을 수집한다. • 24시간 소변을 수집한다. • 시간당 소변량을 측정한다. • 필요하면 소변 전해질 검사 결과를 확인한다.	소혈증이 나타난다. • 정상 삼투압을 유지하려면 적절한 단백질식이가 필요하고 다량의 나트륨 섭취는 수분 정체를 증가시킨다. • 단백뇨는 자간전증의 중요한 증상으로, 24시간 요 중에 단백질이 300mg 이상 존재할 때를 말한다.
6. 폐부종 - 폐부종의 증상이 조절되거나 감소된다.	• 호흡 곤란 있음/없음/증가함/감소함/호소함 • 기침 있음/없음/증가함/감소함/호소함 • 농축뇨 있음 • 소변량 감소함 • 혈압 상승됨	• 활력 징후를 측정한다. • 호흡 양상을 사정한다. • Fowler's position을 취해준다. • figh/semi Fowler's position을 취해준다. • 좌측위를 취해준다. • 매일 체중을 측정한다. • 수분섭취·배설량 측정한다. • 시간당 소변량을 측정한다. • 필요하면 산소 흡입을 시작한다. • 산소포화도를 측정한다. • 지속적인 전자 태아 감시기를 연결한다. • 심호흡을 하도록 한다. • ABGA 검사 결과를 확인한다. • 흉부 X선 결과를 확인한다. • 의사에게 알린다.	• 앙와위에서는 하대정맥을 누르므로 태아에게 운반되는 혈류량이 감소한다. • 산모와 태아의 저산소증을 예방하기 위해서다.

참고 문헌

서울대학교병원 간호부, 2007, 표준 간호진술문을 적용한 임상간호과정, 서울: 현문사.

여성건강간호교과연구회, 2003, 여성건강간호학, 서울: 수문사.

[4 제왕절개술 Cesarean Section]

간호진단과 목표	간호사정과 평가	간호계획과 중재	이론적 근거
1. 불안 - 대상자의 신체적, 심리적 편안감이 증진된다. - 자신의 감정과 불안 상태를 적절하게 표현한다.	• 수술 전 불안감을 표현함 • 걱정함 • 수술에 대해 걱정함 • 진료과정과 예후를 걱정함 • 불안 있음 • 불안하다고 함 • 불안이 줄었다고 함 • 불안으로 인해 신체적 증상 있음 • 불안감을 행동으로 보임 • 질병의 영향에 대해 걱정함 • 울고 있음	• 수술 전 불안에 대하여 사정한다. • 수술과 수술 후 예상되는 증상에 대해 정확하고 간결하게 설명한다. • 표현을 지지한다. • 정서 상태를 사정한다. • 감정을 인정해주고 지지한다. • 감정 상태를 사정한다. • 경청하고 공감해준다 • 불안 증상을 관찰한다. • 불안을 완화시켜준다. • 정서적 지지를 제공한다. • 산모 상태를 사정한다. • 태아심음을 측정한다. • privacy를 유지해준다.	• 불안은 말로 표현될 때 감소될 수 있다. • 막연하고 불명확한 상황은 불안을 증가시킨다.
2. 급성 통증 - 통증이 경감되거나 통증을 호소하지 않는다. - 편안해한다.	• 수술 상처에 통증 있음/없음/증가함/감소함/호소함 • 척수 마취 후 두통 있음/없음/증가함/감소함/호소함 • 척수 마취 후 요통 있음/없음/증가함/감소함/호소함 • 통증 있음/없음/증가함/감소함/호소함 • 호흡수 증가함 • 맥박수 증가함	• 통증 부위를 사정한다. • 통증을 인정해준다. • 통증의 원인을 설명한다. • 통증 부위를 지지해준다. • 자세 변경을 해준다. • 자가 통증조절기에 대해 설명한다. • 자가 통증조절기의 사용법을 설명한다. • 처방에 따라 진통제를 투여한다. • 진통제의 효과를 관찰한다. • 진통제의 부작용을 관찰한다.	• 통증 부위를 사정함으로써 통증 원인을 정확히 설명할 수 있고 대처할 수 있다. • 통증 부위를 지지하면 통증을 경감시킬 수 있다. • 진통제 투여 효과를 사정하여 진통제 투여 시기, 용량, 투여 간격을 조정할 수 있다.

간호진단과 목표	간호사정과 평가	간호계획과 중재	이론적 근거
	• 고통스런 표정임 • 신음 소리를 냄 • 진통제를 요구함 • 편안해 보임 • 편안해함		
3. 안위 변화 - 증상을 수용할 수 있을 만큼 조절된다.	• chilling 있음/없음/증가함/감소함/호소함 • shivering 있음/없음/증가함/감소함/호소함 • 자세로 인한 불편감 있음/없음/증가함/감소함/호소함 • 척수 마취 후 하지 감각 이상 있음/없음/증가함/감소함/호소함 • 갈증 있음/없음/증가함/감소함/호소함	• 담요를 덮어준다. • 베개를 이용해 지지해준다. • 체위를 변경해준다. • 올바른 자세를 유지해준다. • 신체적 불편감을 제거해준다. • 신체적 안위를 유지시킨다. • 정서적 지지를 해준다. • 마취 회복 정도를 사정한다. • 자세 유지방법에 관하여 설명해준다. • 입에 젖은 거즈를 대준다. • 머리를 올리지 않은 상태에서 좌우로 체위 변경을 해준다.	• 올바른 자세를 하면 불편감이 완화된다.
4. 출혈 위험 - 혈액 손실의 위험이 없다.	• 수술 상처에 oozing 있음/없음/증가함/감소함 • 수술 상처에 출혈 있음/없음 • 질 출혈 있음/없음 • 혈압 측정이 안됨 • 혈압이 저하됨	• 활력 징후를 측정한다. • 수술 상처에 모래주머니를 적용한다. • 자궁 저위를 측정한다. • 오로를 관찰한다. • 출혈 증상이 있는지 확인한다.	• 수술 상처에 모래주머니를 적용하면 모래주머니의 압력을 통해 지혈 효과를 낼 수 있다. • 자궁 저위는 태반 만출 직후 정중선의 배꼽과 치골의 중간에 위치한다. 이후 서서히 상승해 다음 날까지 배꼽 부위에 위치하다가 산후 2일부터는 매일 1cm(1FB)씩 하강해 산후 10일 경에는 복부에서 촉진되지 않는다.

간호진단과 목표	간호사정과 평가	간호계획과 중재	이론적 근거
	• 자궁 저부가 단단하게 촉지됨 • 자궁 저부가 부드럽게 촉지됨 • 산후출혈 있음/없음/증가함/감소함 • 오로 있음/없음/증가함/감소함 • 피부가 창백함 • 빈맥 있음/없음 • 현기증 있음/없음/증가함/감소함/호소함	• 자궁 저부를 마사지해준다. • 필요하면 자궁 저부에 얼음 찜질팩을 대준다. • 산모패드를 교환한다. • 의사에게 알린다. • CBC 검사와 전해질 검사 결과를 확인한다	• 자궁에 남아 있는 혈액을 배출시키기 위해서다.
5. 출혈 - 혈액의 손실이 없다.	• 질 출혈 있음/없음/증가함/감소함 • 혈압 측정 안됨 • 혈압 저하됨 • 맥박수 증가함 • 자궁 저부가 단단하게 촉지됨/부드럽게 촉지됨 • 산후출혈 있음/없음/증가함/감소함 • 오로 있음/없음/증가함/감소함 • 피부가 창백함 • 빈맥 있음/없음 • 현기증 있음/없음/증가함/감소함/호소함 • 수술 상처에 출혈 있음/없음/증가함/감소함	• 활력 징후를 측정한다. • 자궁 저위를 측정한다. • 오로를 관찰한다. • 출혈 증상이 있는지 확인한다. • 자궁 저부를 마사지해준다. • 필요하면 자궁 저부에 얼음찜질팩을 대준다. • 산모 패드를 교환하고 패드 무게를 측정한다. • 출혈 양상을 확인한다. • 출혈 부위를 확인한다. • 출혈 부위를 압박한다. • 수술 상처에 모래주머니를 대준다. • 수술 상처를 관찰한다. • 수술 상처의 출혈을 확인한다. • 쇼크 증상(차고 창백한 피부, 혈압 하강 빈맥, 호흡수 증가, 혼수, 소변량 감소)을 확인한다. • 쇼크 position을 취해준다.	• 자궁 저위는 태반 만출 직후 정중선의 배꼽과 치골의 간에 위치한다. 이후 서서히 상승해 다음날까지 배꼽 부위에 위치하다가 산후 2일부터는 매일 1cm(1FB)씩 하강해 산후 10일 경에는 복부에서 촉진되지 않는다. • 수술 상처에 모래주머니를 적용하면 모래주머니의 압력을 통해 지혈 효과를 낼 수 있다.

간호진단과 목표	간호사정과 평가	간호계획과 중재	이론적 근거
	• 수술 상처에 혈종 있음/없음/증가함/감소함	• 의사에게 알린다. • 필요하면 CBC와 혈액응고 결과를 확인한다. • 집중 관찰한다. • 복부둘레를 측정한다. • 금식하도록 한다. • 시간당 소변량을 측정한다. • 수분섭취·배설량을 측정한다. • 유치도뇨관(foley catheter)을 삽입한다. • 유치도뇨관을 통해 소변을 관찰한다. • 절대 안정하도록 한다. • 정서적 지지를 제공한다.	• 복부둘레를 측정함으로써 비정상적인 내부출혈의 지속 여부를 알 수 있다. • 다량 출혈 시 체액 부족으로 인하여 소변량이 감소될 수 있다.
6. 체액 부족 - 활력 징후가 안정된다. - 섭취량과 배설량의 균형이 유지된다. - 소변 비중이 정상 범위로 유지된다. - 전해질 수치가 정상 범위이다.	• 갈증 있음/없음/증가함/감소함/호소함 • 탈수 증상 있음/없음/증가함/감소함(혈압 하강, 빈맥, 열, 피부 탄력성 감소, 갈증 호소, 농축뇨, BUN 상승, 헤마토크릿 상승, 의식 변화) • 소변량 감소함	• 구강간호를 시행한다. • 구강점막을 사정한다. • 입에 젖은 거즈를 물려준다. • 수분섭취·배설량을 측정한다. • 필요하면 수액으로 hydration을 시작한다. • 시간당 소변량을 측정한다. • 핍뇨를 사정한다. • 필요하면 유치도뇨관을 통해 소변을 관찰한다. • 저혈량 증상을 사정한다. • 필요하면 혈중 전해질 검사 결과를 확인한다. • 필요하면 소변 전해질, 소변 삼투질 농도(osmorality) 검사 결과를 확인한다. • 처방에 따라 약물을 정맥주사한다.	• 구강건조를 경감시켜준다. • 필요한 수분을 공급하기 위해서다. • 체액 부족 시 혈중 나트륨과 헤마토크릿 수치가 증가한다.

간호진단과 목표	간호사정과 평가	간호계획과 중재	이론적 근거
7. 오심 · 구토 - 오심이 감소하거나 없다. - 구토가 일어나지 않는다.	• 오심 있음/감소함/ 없음/증가함 • 오심, 구토 있음/감소함/ 없음/증가함 • 자가 통증조절기 유지 중임 • 자가 통증조절기의 부작용 있음	• 오심 양상을 확인한다. • 구토 양상을 사정한다. • 구강간호를 시행한다. • 자가 통증조절기의 부작용을 관찰한다. • 자가 통증조절기를 잠근다. • 자가 통증조절기를 제거한다. • 의사에게 알린다. • 처방에 따라 약물을 투여한다.	• 자가 통증조절기의 과다 사용은 오심, 구토를 유발할 수 있다.

참고 문헌

서울대학교병원 간호부. 2007. 표준 간호진술문을 적용한 임상간호과정. 서울: 현문사.

여성건강간호교과연구회. 2003. 여성건강간호학. 서울: 수문사.

[5 자연 유산 Spontaneous Abortion]

간호진단과 목표	간호사정과 평가	간호계획과 중재	이론적 근거
1. 출혈과 관련한 조직 관류 저하: 자궁 태반 - 질 출혈이 감소된다. - 활력 징후가 정상 범위이다.	• 하복부 통증 있음 • 혈압이 저하됨 • 맥박수 증가됨 • 농축된 소변봄 • 질 출혈 있음 • 피부가 건조함	• 활력 징후를 측정한다. • 출혈 양상을 확인한다. • 수분섭취·배설량을 측정한다. • CBC결과를 확인한다. • 피부 상태를 관찰한다. • 처방에 따라 약물을 투여한다. • 정맥주입경로(IV route)를 확보하여 수액을 주입한다. • 자궁 저부를 마사지한다.	• 불완전한 태아 만출, 응고인자의 변화, 자궁이완 등으로 인해 탈락막의 표면과 융모병변에 출혈이 발생한다. • 피부 탄력성 저하, 건조한 피부는 탈수의 증상이다.
2. 조직손상과 관련한 감염 위험 - 감염 증상이 없다. - 혈액검사 결과가 정상 범위이다.	• 체온 상승함 • 열감 증가함 • 맥박수 증가됨 • 질 분비물 증가함	• 활력 징후를 측정한다. • 질 분비물 양상을 관찰한다. • 회음부에 감염 증상이 있는지 확인한다. • CBC 결과를 확인한다. • 회음부 패드 교환법에 대해 교육한다. • 좌욕하도록 격려한다. • 처방에 따라 항생제를 투여한다.	• 감염되면 체온이 상승하고 맥박이 빨라지며 호흡수가 빨라진다. • 분비물은 박테리아 등 미생물 성장의 매개체이다. • 감염되면 면역 반응으로 혈액 내 백혈구 수가 증가하고 적혈구 침강률이 상승한다.
3. 자궁경련과 관련한 급성 통증 - 통증이 경감되었다고 말한다.	• 자궁수축 있음 • 복부 통증 호소함 • 분만통증 있음 • 분만진통에 잘 대처하고 있음 • 혈압이 상승됨 • 피로를 호소함	• 진통 간격을 확인한다. • 통증 양상을 사정한다. • 통증 부위를 사정한다. • 통증을 인정해준다. • 통증의 원인을 설명해준다. • 편안한 자세를 취해준다.	

간호진단과 목표	간호사정과 평가	간호계획과 중재	이론적 근거
		• 심호흡 방법을 교육한다. • 마사지를 해준다. • 처방에 따라 진통제를 투여한다.	• 주의전환이란 통증의 감지를 말단으로 옮겨 놓는 것으로 통증과 대처할 때 자주 이용된다. 주로 이용되는 방법에는 라마즈식 호흡법, 이완법, 자궁수축 동안의 규칙적인 호흡 등이 있다. 진통이 점차 강해질수록 규칙적인 호흡은 이완과 주의전환에 도움이 된다.
4. 태아상실과 관련한 불안 - 불안이 감소되었다고 표현한다.	• 불안을 호소함 • 무표정함 • 시선을 마주치지 않음 • 울고 있음 • 불안으로 인한 신체증상 있음 • 진료과정과 예후에 대하여 불안해하며 걱정하고 있음	• 불안 증상을 관찰한다. • 정서 상태를 사정한다. • 활력 징후를 측정한다. • 유산관련 정보를 제공한다. • 감정을 표현하도록 격려한다. • 경청해준다. • 공감해준다. • 표현을 지지한다. • 정서적 지지를 제공한다. • 이완요법을 실시한다. • 편안한 자세를 취해준다. • 보호자와 같이 있게 한다.	• 막연하고 불명확한 상황은 불안을 증가시킨다. • 불안은 말로 표현함으로써 감소될 수 있다.
5. 태아상실과 관련한 슬픔 - 상실과 관련한 감정이나 생각을 말로 표현한다.	• 감정 변화가 있음 • 부적절한 감정을 표현함 • 비통감 호소함 • 상실감 있음 • 의욕상실 호소함 • 잘 자지 못함 • 죄책감 있음	• 감정을 표현하도록 격려한다. • 경청해준다. • 공감해준다. • 태아에 대한 죄책감이 있는지 확인한다. • 긍정적 강화를 제공한다. • 보호자와 같이 있게 한다. • 슬픔의 단계를 수용하도록 도와준다. • 정서적 지지를 제공한다. • 조용한 환경을 유지한다.	

[6 자궁외 임신 Ectopic Pregnancy]

간호진단과 목표	간호사정과 평가	간호계획과 중재	이론적 근거
1. 급성 통증 - 통증이 경감되었다고 말한다.	• 호흡수 증가함 • 맥박수 증가함 • 표정이 고통스러움 • 신음 소리를 냄 • 복부 통증을 호소함 • 안절부절못하는 정도를 확인함	• 통증 양상을 사정한다. • 통증 부위를 사정한다. • 통증을 인정해준다. • 통증의 원인을 설명해준다. • 편안한 자세를 취해준다. • 처방에 따라 진통제를 투여한다.	
2. 출혈과 관련한 조직 관류 저하: 자궁 태반 - 활력 징후가 정상 범위이다. - 혈액검사가 정상 범위이다.	• 복부 통증 있음 • 혈압 저하됨 • 맥박수 증가됨 • 농축된 소변봄 • 피부가 건조함	• 활력 징후를 측정한다. • 출혈 양상을 확인한다. • 소변 양상을 사정한다. • 수분섭취·배설량을 측정한다. • CBC 결과를 확인한다. • 피부 상태를 관찰한다. • 정맥주입경로(IV route)를 확보하여 수액을 주입한다.	• 소변량이 감소하고 짙은 색으로 된다. • 필요한 수분을 공급하기 위해서다. • 피부 탄력성 저하, 건조한 피부는 탈수의 증상이다.
3. 수술과 관련한 불안 - 불안이 완화되었다고 말한다.	• 울고 있음 • 수술 전 불안감을 표현함 • 수술에 대해 걱정함 • 불안으로 인해 신체적 증상 있음 • 진료과정과 예후에 대하여 불안해하고 걱정함	• 불안 증상을 관찰한다. • 수술 전 불안에 대해 사정한다. • 정서 상태를 사정한다. • 활력 징후를 측정한다. • 수술과 수술 후 예상되는 증상에 대해 정확하고 간결하게 설명한다. • 감정을 표현하도록 격려한다. • 경청해준다. • 공감해준다. • 표현을 지지한다. • 정서적 지지를 제공한다. • 이완요법을 실시한다. • 편안한 자세를 취해준다. • 보호자와 같이 있게 한다.	• 막연하고 불명확한 상황은 불안을 증가시킨다. • 불안은 말로 표현될 때 감소될 수 있다.

[7 모유수유 Breast Feeding]

간호진단과 목표	간호사정과 평가	간호계획과 중재	이론적 근거
1. 효과적 모유수유 - 모유수유를 성공적으로 수행하고 유지한다.	• 엄마젖 먹이기 시작함 • 엄마젖 먹이기 잘함 • 정상 유두임 • 편평 유두임 • 함몰 유두임 • 바른 수유 자세를 취함 • 여러 수유 자세를 알고 있음 • 유방울혈로 인한 통증 있음/없음/증가함/감소함/호소함 • 유륜울혈 있음/없음/증가함/감소함	• 엄마젖 먹이기 결정을 지지한다. • 엄마젖 먹이기 장점에 대해 교육한다. • 모유수유에 대해 교육한다. • 엄마젖 물리는 자세를 교육한다. • 엄마젖 물리는 방법을 교육한다. • 젖을 15분 이상 충분히 물리도록 한다. • 자주 수유하도록 한다. • 유륜까지 깊숙이 물리도록 한다. • 유방울혈이 있는지 확인한다. • 유방관리에 대해 교육한다. • 유방간호를 시행한다. • 엄마젖 먹일 때 도와준다. • 등을 베게로 지지한다. • 편안한 자세를 취해준다. • 교육자료를 제공한다. • 교육프로그램에 참여하도록 한다.	<엄마젖의 장점> ① 엄마젖은 소화가 잘되어 위장질환과 설사질환을 예방한다. ② 엄마젖에는 면역성분이 많고, 유아의 턱과 안면 근육의 발달을 돕고 충치도 예방한다. ③ 영아돌연사증후군 발생의 위험이 감소되고, 지능발달과 EQ(감성지수) 발달에 도움이 된다. ④ 엄마의 체중을 감소시킨다. ⑤ 산후출혈을 예방할 수 있다.
2. 비효과적인 모유수유 - 모유수유를 만족스럽고 효과적으로 자신 있게 수행한다.	• 엄마젖 먹이려는 욕구가 있음 • 엄마젖 먹이기가 불충분함 • 유방울혈로 인한 통증 있음/없음/	• 엄마젖 먹이기 결정을 지지한다. • 엄마젖 먹이기를 격려한다. • 엄마젖 먹이기를 교육한다. • 엄마젖 먹이기의 장점에 대해 교육한다.	

간호진단과 목표	간호사정과 평가	간호계획과 중재	이론적 근거
	증가함/감소함/호소함 • 수유 자세가 바르지 않음 • 엄마젖 먹이기를 시작함 • 유륜울혈 있음/없음/증가함/감소함 • 정상 유두임 • 편평 유두임 • 함몰 유두임 • 여러 수유 자세를 알고 있지 못함 • 엄마젖 먹이기를 잘 못함	• 엄마젖 물리는 자세와 방법을 교육한다. • 젖을 15분 이상 충분히 물리도록 한다. • 유륜까지 깊숙이 물리도록 한다. • 자주 수유하도록 한다. • 등을 베개로 지지한다. • 편안한 자세를 취해준다. • 엄마젖 먹일 때 도와준다. • 신생아의 상체를 45–60°의 반쯤 앉은 자세로 수유하도록 한다. • 교육자료를 제공한다. • 교육프로그램에 참여하도록 한다. • 유방울혈이 있는지 확인한다. • 유방관리에 대해 교육한다. • 유방간호를 시행한다. • 정서적 지지를 제공한다.	• 한쪽을 15–20분 이상 빨아야 지방성분이 많이 포함된 후유를 먹을 수 있다. • 유방이 아기의 코를 누르지 않도록 하기 위해서다. • 엄마는 한쪽 손의 엄지를 유방의 위, 다른 손가락들을 유방의 아래에 두고, 유륜이 조금 떨어진 위치에서 C자 또는 L자 모양으로 유방을 받쳐준다. • 유방과 유두를 닦을 때는 비누를 사용하면 유두를 보호하는 천연오일이 씻겨나가서 유두가 건조해지므로 깨끗한 물로 씻는 것만으로 충분하다.
3. 모유수유 장애 - 모유수유를 성공적으로 수행하고 유지한다.	• 엄마젖을 먹이려는 욕구가 있음 • 엄마젖의 양이 부족함 • 유방울혈로 인한 통증 있음/없음/증가함/감소함/호소함 • 유륜울혈이 있음/없음/증가함/감소함 • 정상 유두임	• 예정된 수유방법을 확인한다.(엄마젖, 인공, 혼합) • 엄마젖 먹이기 결정을 지지한다. • 엄마젖 먹이기의 장점에 대해 교육한다. • 엄마젖 먹이기에 대해 교육한다. • 엄마젖 먹이기를 격려한다. • 유방울혈이 있는지 확인한다. • 수유 전 유방관리에 대해 교육한다.	

간호진단과 목표	간호사정과 평가	간호계획과 중재	이론적 근거
	• 편평 유두임	• 유방간호를 시행한다.	
	• 함몰 유두임	• 수유방법을 교육한다.	
	• 의지 부족함		
	• 산모가 엄마젖 먹이기를 거부함	• 젖을 15분 이상 충분히 물리도록 한다.	
	• 엄마젖 먹이기를 금기함	• 편안한 자세를 취해준다. • 엄마젖 물리는 자세에 대해 교육한다.	
	• 엄마젖 먹이기를 중단함	• 엄마젖 물리는 방법을 교육한다. • 엄마젖을 먹일 때 도와준다. • 교육자료를 제공한다. • 교육프로그램에 참여하도록 격려한다.	
		• 필요하면 유축기로 엄마젖을 규칙적으로 짜도록 격려한다. • 필요하면 엄마젖 모음법과 저장법에 대해 교육한나. • 정서적 지지를 제공한다. • 필요하면 엄마젖 먹이기를 중단시킨다. • 의사에게 알린다.	<유축기 이용해 젖 짜는 방법> ① 손을 씻고 유축기에 젖이 닿게 되는 모든 부분을 세척하고 소독한다. ② 유축기를 유방에 대고 흡입 정도를 조정한 다음, 편안한 자세를 취한다. ③ 1분에 30-60 회 정도 자동적으로 반복하므로 적당량의 젖이 계속 나오게 되며 유축기의 압력은 너무 높게 하지 않는다.

참고 문헌

서울대학교병원 간호부. 2007. 표준 간호진술문을 적용한 임상 간호과정. 서울: 현문사.

여성건강간호교과연구회. 2003. 여성건강간호학. 서울: 수문사.

[8 소파수술 Dilatation & Evacuation]

간호진단과 목표	간호사정과 평가	간호계획과 중재	이론적 근거
1. 자궁수축과 관련한 통증 -통증이 감소되었다고 말한다.	• 자궁수축 있음 • 복부 통증을 호소함 • 혈압 상승됨 • 피로를 호소함	• 통증 양상을 사정한다. • 통증 부위를 사정한다. • 통증을 인정해준다. • 통증의 원인을 설명해준다. • 편안한 자세를 취해준다. • 처방에 따라 진통제를 투여한다.	
2. 수술과 관련한 불안 -불안이 감소되었다고 말한다.	• 울고 있음 • 수술 전 불안감을 표현함 • 수술에 대해 걱정함 • 불안으로 인한 신체적 증상 있음 • 진료과정과 예후에 대해 불안해하고 걱정함	• 불안 증상을 관찰한다. • 수술 전 불안에 대하여 사정한다. • 정서 상태를 사정한다. • 활력 징후를 측정한다. • 수술과 수술 후 예상되는 증상에 대해 정확하고 간결하게 설명한다. • 감정을 표현하도록 격려한다. • 경청해준다. • 공감해준다. • 표현을 지지한다. • 정서적 지지를 제공한다. • 이완요법을 실시한다. • 편안한 자세를 취해준다. • 보호자와 같이 있게 한다.	• 막연하고 불명확한 상황은 불안을 증가시킨다. • 불안은 말로 표현될 때 감소될 수 있다.
3. 출혈과 관련한 조직 관류 저하: 자궁태반 -활력 징후가 정상 범위이다. -혈액검사가 정상 범위이다.	• 복부 통증 있음 • 혈압 저하됨 • 맥박수 증가됨 • 농축된 소변봄 • 피부가 건조함	• 활력 징후를 측정한다. • 출혈 양상을 확인한다. • 소변 양상을 사정한다. • 수분섭취·배설량을 측정한다. • CBC 결과를 확인한다. • 피부 상태를 관찰한다. • 정맥주입경로(IV route)를 확보하여 수액을 주입한다.	• 출혈이 있으면 소변량이 감소되고 짙은 색으로 변한다. • 필요한 수분을 공급하기 위해서다. • 피부 탄력성 저하, 건조한 피부는 탈수의 증상이다.

간호진단과 목표	간호사정과 평가	간호계획과 중재	이론적 근거
4. 수술과 관련한 감염 위험 - 감염 증상이 없다. - 혈액검사 결과가 정상 범위이다.	• 체온 상승함 • 열감 증가함 • 맥박수 증가됨 • 질 분비물 증가함	• 활력 징후를 측정한다. • 질 분비물 양상을 관찰한다. • 혈액검사 결과를 확인한다. • 회음부 패드 교환법에 대해 교육한다. • 좌욕하도록 격려한다. • 처방에 따라 항생제를 투여한다.	• 감염되면 체온이 상승되고 맥박이 빨라지며 호흡수가 빨라진다. • 분비물은 박테리아 등 미생물 성장의 매개체이다. • 감염되면 면역 반응으로 혈액 내 백혈구 수가 상승하고 적혈구 침강률이 상승한다.

[9 조기진통 Preterm Labor]

간호진단과 목표	간호사정과 평가	간호계획과 중재	이론적 근거
1. 자궁수축과 관련한 태아 상태 위험 - 임신, 분만 진행과정 중 태아가 정상 상태를 유지한다.	• 태동 없음 • fetal deceleration 있음 • fetal heart tone variability 없음 • fetal heart tone variability 감소함 • 자궁수축 있음 • 자궁경부 개대됨 • 양막파열 있음 • 제대탈출 있음	• 태아심박동수를 사정한다. • 태아심음 양상을 관찰한다. • electronic fetal 모니터를 적용한다. • 좌측위로 체위를 변경한다. • 침상안정하도록 한다. • 산소를 흡입한다. • 질분비물 양상을 관찰한다. • 초음파검사를 시행한다. • 자궁수축을 측정한다. • 수액을 주입한다. • 처방에 따라 약물을 투여한다. • 응급 제왕절개수술을 준비한다.	• 태아심박동수의 정상 범위는 1분당 120-160회이다. • 태반과 태아 간의 적절한 순환은 임부가 왼쪽으로 누워 있을 때 가장 좋다. 이것은 커진 자궁이 임부의 하대정맥을 누르지 않도록 하기 위해서다. 왼쪽 옆으로 눕는 체위는 자궁의 관류를 증진시키고 하대정맥에 압력을 주지 않아 태아-태반 혈액순환 작용을 증진시킨다.
2. 양막파열과 관련한 감염 위험 - 감염 증상이 없다. - 혈액검사 결과가 정상 범위이다.	• 체온 상승함 • 열감 증가함 • 맥박수 증가됨 • 질 분비물 증가함 • 양수 누출(leakage) 있음 • 조기양막파열된 상태임	• 감염 증상이 있는지 확인한다. • 감염 예방을 위한 주의사항을 교육한다. • 활력 징후를 측정한다. • 질 분비물 양상을 관찰한다. • 혈액검사 결과를 확인한다. • 소변배양검사 결과를 확인한다. • 회음부 패드 교환법에 대해 교육한다. • 회음부 간호를 시행한다. • 처방에 따라 항생제를 투여한다.	• 감염되면 체온이 상승되고 맥박이 빨라지며 호흡수가 빨라진다. • 분비물은 박테리아 등 미생물 성장의 매개체이다. • 감염되면 면역 반응으로 혈액 내 백혈구 수가 상승하고 적혈구 침강률이 상승한다.

간호진단과 목표	간호사정과 평가	간호계획과 중재	이론적 근거
3. 침상안정과 관련한 변비 위험 - 적어도 3일에 한 번 배변한다.	• 하복부불편감 있음 • 속이 더부룩하다고 함 • 식사량이 적음 • 변비를 호소함 • 단단한 변을 봄 • 대변 못 봄 • 침상안정 중임	• 경구섭취를 격려한다. • 수분을 하루 2,000mL 이상 섭취하도록 격려한다. • 고섬유질식이 섭취를 격려한다. • 고섬유질식이에 대하여 교육한다. • 규칙적으로 배변하도록 한다. • 대변 양상을 확인한다. • 배변 습관을 사정한다. • 변 완하제를 투여한다.	
4. 조기분만 위험과 관련한 불안 - 불안이 감소되었다고 말한다.	• 울고 있음 • 불인 있음 • 감정에 변화 있음 • 불안으로 인한 신체적 증상 있음 • 진료과정과 예후에 대해 불안해하고 걱정함	• 불안 증상을 관찰한다. • 정서 상대를 사정한다. • 활력 징후를 측정한다. • 예상되는 증상에 대해 정확하고 간결하게 설명한다. • 긍정적 강화를 준다. • 감정을 표현하도록 격려한다. • 경청해준다. • 공감해준다. • 표현을 지지한다. • 정서적 지지를 제공한다. • 이완요법을 실시한다. • 충분한 수면을 취하게 한다. • 가족과 같이 있게 해준다. • 가족과 의사 결정을 하도록 한다. • 가족과 걱정을 나누도록 한다.	• 막연하고 불명확한 상황은 불안을 증가시킨다. • 불안은 말로 표현될 때 감소될 수 있다.
5. 조기 진통억제제 투여와 관련한 약물 부작용	• 심계항진 있음 • 빈맥 있음 • 안면홍조 있음 • 진전(tremor) 있음 • 혈중 칼륨 수치가 정상 이하임	• 심계항진을 사정한다. • 폐부종 증상을 확인한다. • 폐울혈 증상을 확인한다. • 흉부 X선을 확인한다. • 호흡 곤란을 확인한다. • 호흡수를 측정한다.	• 분만억제제로 가장 흔히 사용되는 Yutopar는 자궁의 평활근과 혈관, 기관지 평활근에 위치해 있는 β2 아드레날린 수용기에 선택적으로 영향을 미친다. β2 수용기의 활성화는

간호진단과 목표	간호사정과 평가	간호계획과 중재	이론적 근거
- 약물치료와 관련하여 가능한 한 심각한 효과와 부작용을 경험하지 않는다.	• 가슴이 답답하다고 함 • 흉부 불편감 있음 • 호흡 시 불편감 호소함	• 호흡 양상을 관찰한다. • 약물 부작용을 교육한다. • 고칼륨식이에 대해 교육한다. • 고칼륨식이 섭취를 격려한다. • 혈중 칼륨(potassium) 결과를 확인한다. • 혈중 전해질 검사 결과를 확인한다. • 의사에게 알린다. • 약물에 의해 일어날 수 있는 반응임을 설명하고 안심시킨다. • Yutopar 주입을 중지한다. • Yutopar 주입 속도를 변경한다. • 부작용이 심하여 약물투여를 중지한다. • 부작용이 심하여 약물을 변경한다.	세포 내 유리칼슘을 감소시켜 자궁의 수축력을 감소시키기 때문에 적당히 사용하면 수축을 멈추게 할 수 있다. 그런데 Yutopar는 심장과 소장에 위치한 ß1 수용기도 동시에 자극하기 때문에 저혈압과 빈맥을 초래할 수 있다. 또한 칼륨이 세포로 이동하여 저칼륨혈증이 일어날 수 있고, 이에 따라 혈당과 혈장인슐린 상승이 동반될 수 있다.

참고 문헌

서울대학교병원 간호부, 2007, 표준 간호진술문을 적용한 임상간호과정, 서울: 현문사.

여성건강간호교과연구회, 2003, 여성건강간호학, 서울: 수문사.

[10 자궁절제술 Hysterectomy]

간호진단과 목표	간호사정과 평가	간호계획과 중재	이론적 근거
1. 수술과 관련한 통증 - 통증이 완화되어 참을 만하다고 말한다.	• 신음 소리를 냄 • 움직이지 않음 • 안절부절못함 • 통증 있음을 강렬하게 말함 • 수술 상처 통증을 호소함 • 수술 상처에 통증 있음 • IV PCA 유지 중임 • IV PCA 부작용 없음	• 통증의 양상, 정도, 부위, 간격을 사정한다. • 통증을 인정해준다. • 통증의 불편감을 말로 표현 하게 한다. • 필요하면 진통제를 투여하고 약물의 효과와 부작용을 관찰한다. • 보조물을 이용하여 통증 부위를 적절히 지지해주고 편안한 자세를 취해준다. • 편안한 환경을 조성한다.	
	• 수술 상처에 복대 적용 중임	• 심호흡과 등 마사지 등 이완요법을 적용한다. • IV PCA를 눌러준다. • IV PCA 부작용을 관찰한다. • 의사에게 알린다.	• 관문통제이론에 따르면 등 마사지 등은 통증 지각을 감소시킨다.
2. 유치도뇨관 삽입과 관련한 배뇨 장애 - 잔뇨량이 50cc 이하이다.	• 야뇨증이 있음 • 빈뇨 있음 • 요도 통증이 심함 • 배뇨 곤란 있음 • 방광팽만 있음 • 배뇨 시 치골 위에 불편감 있음 • 잔뇨감 있음 • 잔뇨량이 100cc 이상임	• 배뇨 양상을 사정한다. • 방광팽만을 확인한다. • 물소리를 들려주면서 배뇨를 시도한다. • 배뇨 시 편안한 환경을 제공한다.	• 배뇨 반사를 증진시킨다.
		• 잔뇨량을 측정한다. • 잔뇨측정 목적을 설명한다. • 수분섭취량과 배설량을 측정한다.	• 잔뇨량이 100cc 이상이면 요정체를 의심한다.
		• 필요하면 일시적 도뇨를 실시한다. • 담당의사에게 알린다. • 처방에 따라 방광의 수축을 자극하는 약물을 투여한다.	• 방광이 과도팽만될 때 소변은 요관을 통해 신장으로 역류되어 신장 손상을 일으키므로 도뇨를 한다.

간호진단과 목표	간호사정과 평가	간호계획과 중재	이론적 근거
		•4시간마다 소변을 보게 한다. •배뇨일지를 기록하게 한다.	
3. 분비물과 관련한 비효율적 기도 청결 - 호흡음과 호흡수가 정상 범위 내에 있다. - 수술 후 합병증이 나타나지 않는다. - 청진상 폐음이 깨끗하다.	• 기침이 비효율적임 •빈호흡이 있음 •발열이 있음 •수포음, 잡음 있음 •가래 있다고 호소함 •가래가 잘 안 나온다고 호소함 •심호흡을 못함 •가래를 잘 뱉지 못함	•호흡 양상을 사정한다. •객담의 양과 특성을 관찰한다. •심호흡, 기침, 체위 변경의 중요성을 설명한다. •심호흡하도록 한다. •기침을 하도록 한다. •기침하는 것을 시범 보인다. •기침하는 동안 수술 상처를 지지하도록 한다. •반좌위를 취해준다. •흉부 타진법을 해준다. •체온을 측정한다. •1시간마다 보상호흡측정기를 이용하여 호흡 운동하게 한다. •흉부 X선 결과를 확인한다.	•부동 상태는 충분한 환기를 유지할 수 없다. •반좌위는 폐확장을 도모하여 호흡을 용이하게 한다.
4. 장폐색증 위험 - 장폐색증이 발생하지 않고 정상 식이의 진행이 가능하다.	•하복부 통증 •가스배출이 안됨 •장운동이 없음 •식사 후 불편감 있음 •오심, 구토가 있음 •장운동이 약함 •복부팽만감 있음	•통증 양상을 사정한다. •복부팽만감을 확인한다. •장음을 청진한다. •식후 불편감을 확인한다. •오심, 구토의 유무를 확인한다. •ambulation을 하도록 한다. •ambulation의 필요성에 대해 설명한다. •금식하도록 한다. •복부 X선을 확인한다.	•장폐색이 있는 경우 식후 오심, 구토가 나타난다.
5. 변비 위험 - 정상 배변이 가능하다.	•대변을 못 봄 •대변 양상이 변화됨 •배변 시 힘들어함 •변비를 호소함 •식사량이 적음	•배변 습관을 사정한다. •배변 양상을 사정한다. •경구 수분섭취를 격려한다. •고섬유질식이 섭취를 격려한다. •규칙적인 운동을 하도록 한다. •의사에게 알린다.	

간호진단과 목표	간호사정과 평가	간호계획과 중재	이론적 근거
		• 처방에 따라 약물을 투여한다.	
6. 출혈 위험 - 출혈증상을 조기발견하여 출혈이 없다.	• 수술 상처에 oozing 있음 • 헤모박 유지 중임 • J-P 드레인 유지 중임 • 수술 상처에 oozing 없음	• 수술 상처에 oozing을 관찰한다. • 수술 상처의 oozing 부위에 거즈를 덧대준다. • 의사에게 알린다. • 활력 징후를 측정한다. • J-P 드레인 배액양상을 관찰한다. • 헤모박의 배액양상을 관찰한다. • CBC 검사 결과를 확인한다.	• 출혈을 조기사정할 수 있다.
7. 감염 위험 - 감염을 조기발견하여 적절한 조치를 취한다.	• 수술 상처에 oozing 있음 • 헤모박 유지 중임 • J-P 드레인 유지 중임 • 수술 상처에 oozing 없음 • 체온이 상승함	• 활력 징후를 측정한다. • 수술 상처의 oozing을 관찰한다. • J-P 드레인 배액양상을 관찰한다. • 헤모박 배액양상을 관찰한다. • 유치도뇨관(foley catheter)를 통한 소변양상을 관찰한다. • CBC 검사 결과를 확인한다. • 소변검사 결과를 확인한다. • 수술 상처의 oozing 부위에 거즈를 덧대준다. • 의사에게 알린다. • CRP 검사 결과를 확인한다.	
8. 오심 - 오심이 감소하거나 없다.	• IV PCA 유지 중임 • IV PCA 부작용을 호소함/있음/없음	• IV PCA 부작용을 관찰한다. • IV PCA를 잠근다. • IV PCA를 제거한다. • IV PCA 사용법을 교육한다. • 의사에게 알린다. • 안정하게 한다. • 처방에 따라 진토제를 투여한다.	• IV PCA에 사용되는 약의 부작용 중에 오심, 구토가 있다.

간호진단과 목표	간호사정과 평가	간호계획과 중재	이론적 근거
9. 감염 위험 - 감염의 위험요인을 알고 필요한 예방조치를 할 수 있다.	• 정맥주입경로 유지 중임 • 정맥관 삽입부위 통증이 있음	• 정맥관 삽입부위를 관찰한다.	
		• 정맥주입경로(IV route)를 변경한다.	
		• 냉찜질을 적용한다.	• 발열, 발적(염증 반응)이 있을 때 적용한다.
		• 온찜질을 적용한다.	• 염증 반응이 사라졌을 때 적용한다.

[11 질식 자궁절제술 Vaginal Hysterectomy]

간호진단과 목표	간호사정과 평가	간호계획과 중재	이론적 근거
1. 수술과 관련한 통증 - 통증이 완화되어 참을 만하다고 말한다.	• 신음 소리를 냄 • 움직이지 않음 • 안절부절못함 • 통증이 있음을 강렬하게 말함 • 수술 상처 통증을 호소함 • 수술 상처에 통증 있음 • IV PCA 부작용 없음 • IV PCA 유지 중임	• 통증의 양상, 정도, 부위, 간격을 사정한다. • 통증을 인정해준다. • 통증의 불편감을 말로 표현 하게 한다. • 필요하면 진통제를 투여하고 약물의 효과와 부작용을 관찰한다. • 편안한 환경을 조성한다. • 심호흡과 등 마사지 등 이완요법을 적용한다. • IV PCA를 눌러준다. • IV PCA 부작용을 관찰한다. • 의사에게 알린다.	• 관문통제이론에 따르면 등 마사지 등은 통증 지각을 감소시킨다.
2. 유치도뇨관 삽입과 관련한 배뇨 장애 - 잔뇨량이 50cc 이하이다.	• 야뇨증이 있음 • 빈뇨가 있음 • 요도 통증이 심함 • 배뇨 곤란 있음 • 방광팽만 있음 • 배뇨 시 치골 위의 불편감 있음 • 잔뇨감 있음 • 잔뇨량이 100cc 이상임	• 배뇨 양상을 사정한다. • 방광팽만을 확인한다. • 물소리를 들려주면서 배뇨를 시도한다. • 배뇨 시 편안한 환경을 제공한다. • 잔뇨량을 측정한다. • 잔뇨측정 목적을 설명한다. • 수분섭취량과 배설량을 측정한다. • 필요하면 일시적 도뇨를 실시한다. • 담당의사에게 알린다. • 처방에 따라 방광의 수축을 자극하는 약물을 투여한다. • 4시간마다 소변을 보게 한다. • 배뇨일지를 기록하게 한다.	• 배뇨 반사를 증진시킨다. • 잔뇨량이 100cc 이상이면 요정체를 의심한다. • 방광이 과도팽만될 때 소변은 요관을 통해 신장으로 역류되어 신장 손상을 일으키므로 도뇨를 한다.

간호진단과 목표	간호사정과 평가	간호계획과 중재	이론적 근거
3. 장폐색증 위험 - 장폐색증이 발생하지 않고 정상 식이의 진행이 가능하다.	• 하복부 통증 있음 • 가스배출이 안 됨 • 장운동이 없음 • 식사 후 불편감 있음 • 오심, 구토가 있음 • 장운동이 약함 • 복부팽만감 있음	• 통증 양상을 사정한다. • 복부팽만감을 확인한다. • 장음을 청진한다. • 식후 불편감을 확인한다. • 오심, 구토 유무를 확인한다. • ambulation을 하도록 한다. • ambulation의 필요성에 대해 설명한다. • 금식하도록 한다. • 복부 X선을 확인한다.	• 장폐색이 있는 경우 식후 오심, 구토가 나타난다.
4. 변비 위험 - 정상 배변이 가능하다.	• 대변을 못 봄 • 대변 양상이 변화됨 • 배변 시 힘들어 함 • 변비를 호소함 • 식사량이 적음	• 배변 습관을 사정한다. • 배변 양상을 사정한다. • 경구 수분섭취를 격려한다. • 고섬유질식이 섭취를 격려한다. • 규칙적인 운동을 하도록 한다. • 의사에게 알린다. • 처방에 따라 약물을 투여한다.	
5. 출혈 위험 - 출혈 증상을 조기발견하여 출혈이 없다.	• 질 출혈 있음	• 출혈 양상을 사정한다. • 의사에게 알린다. • 활력 징후를 측정한다. • CBC 검사 결과를 확인한다. • 회음부 패드를 교환해준다.	• 출혈을 조기사정할 수 있다.
6. 감염 위험 - 감염을 조기발견하여 적절한 조치를 취한다.	• 질 내 거즈 패킹 중임 • 체온 상승함 • 수술 상처에 통증 있음 • 회음부에 불편감 있음 • 유치도뇨관(foley catheter) 유지 중임	• 활력 징후를 측정한다. • 통증 양상을 사정한다. • 통증 부위를 사정한다. • 베타딘(Betadine) 좌욕에 대해 교육한다. • 베타딘 좌욕을 하도록 한다. • 유치도뇨관을 통해 소변 양상을 관찰한다. • CBC 검사 결과를 확인한다. • 소변검사 결과를 확인한다.	

간호진단과 목표	간호사정과 평가	간호계획과 중재	이론적 근거
		• 의사에게 알린다. • CRP 검사 결과를 확인한다.	
7. 오심 - 오심이 감소하거나 없다.	• IV PCA 유지 중임 • IV PCA 부작용을 호소함/있음/없음	• IV PCA 부작용을 관찰한다. • IV PCA를 잠근다. • IV PCA를 제거한다. • IV PCA 사용법을 교육한다. • 의사에게 알린다. • 안정하도록 한다. • 처방에 따라 진토제를 투여한다.	• IV PCA에 사용되는 약의 부작용 중에 오심, 구토가 있다.
8. 감염 위험 - 감염의 위험요인을 알고 필요한 예방조치를 할 수 있다.	• 정맥주입경로를 유지 중임 • 정맥관 삽입부위에 통증이 있음 • 정맥관 삽입부위에 발적 있음	• 정맥관 삽입부위를 관찰한다. • 정맥주입경로(IV route)를 변경한다. • 냉찜질을 적용한다. • 온찜질을 적용한다.	• 발열, 발적(염증 반응)이 있을 때 적용한다. • 염증 반응이 사라졌을 때 적용한다.

[12 근치적 자궁절제술 Radical Hysterectomy]

간호진단과 목표	간호사정과 평가	간호계획과 중재	이론적 근거
1. 수술과 관련한 통증 - 통증이 완화되어 참을 만하다고 말한다.	• 신음 소리를 냄 • 움직이지 않음 • 안절부절못함 • 강렬하게 통증을 말함 • 수술 상처의 통증을 호소함 • 수술 상처에 통증 있음 • IV PCA 부작용 없음 • IV PCA 유지 중임 • 수술 상처에 복대 적용 중임	• 통증의 양상, 정도, 부위, 간격을 사정한다. • 통증을 인정해준다. • 통증의 불편감을 말로 표현 하게 한다. • 필요하면 진통제를 투여하고 약물의 효과와 부작용을 관찰한다. • 보조물을 이용하여 통증 부위를 적절히 지지해주고 편안한 자세를 취해준다. • 편안한 환경을 조성한다. • 심호흡과 등 마사지와 같은 이완요법을 적용한다. • IV PCA를 눌러준다. • IV PCA 부작용을 관찰한다. • 의사에게 알린다.	• 관문통제이론에 따르면 등 마사지 등은 통증 지각을 감소시킨다.
2. 유치도뇨관 삽입과 관련한 배뇨 장애 - 잔뇨량이 50cc 이하이다.	• 야뇨증 있음 • 빈뇨 있음 • 요도 통증이 심함 • 배뇨 곤란 있음 • 방광팽만 있음 • 배뇨 시 치골 위에 불편감 있음 • 잔뇨감 있음 • 잔뇨량이 100cc 이상임	• 배뇨 양상을 사정한다. • 방광팽만을 확인한다. • 물소리를 들려주면서 배뇨를 시도한다. • 배뇨 시 편안한 환경을 제공한다. • 잔뇨량을 측정한다. • 잔뇨측정 목적을 설명한다. • 수분섭취량과 배설량을 측정한다. • 필요하면 일시적 도뇨를 실시한다.	• 배뇨 반사를 증진시킨다. • 잔뇨량이 100cc 이상이면 요정체를 의심한다. • 방광이 과도팽만될 때 소변은 요관을 통하여 신장으로 역류되어 신장 손상을 일으키므로 도뇨를 한다.

간호진단과 목표	간호사정과 평가	간호계획과 중재	이론적 근거
		• 담당의사에 알린다. • 처방에 따라 방광의 수축을 자극하는 약물을 투여한다. • 4시간마다 소변을 보게 한다. • 배뇨일지를 기록하게 한다.	
3. 분비물과 관련한 비효율적 기도 청결 - 호흡음과 호흡수가 정상 범위 내에 있다. - 수술 후 합병증이 나타나지 않는다. - 청진상 폐음이 깨끗하다.	• 기침이 비효율적임 • 빈호흡이 있음 • 발열이 있음 • 수포음, 잡음 있음 • 가래 있다고 호소함 • 가래가 잘 안 나온다고 호소함 • 심호흡을 못함 • 가래를 잘 뱉지 못함	• 호흡 양상을 사정한다. • 객담의 양과 특성을 관찰한다. • 심호흡, 기침, 체위 변경의 중요성을 설명한다. • 심호흡하도록 한다. • 기침을 하도록 한다. • 기침하는 시범을 보인다. • 기침하는 동안 수술 상처를 지지하도록 한다. • 반좌위를 취해준다. • 흉부 타진법을 해준다. • 체온을 측정한다. • 1시간마다 보상호흡측정기(inspirometer)를 이용하여 호흡운동을 하게 한다. • 흉부 X선 결과를 확인한다.	• 부동 상태는 충분한 환기를 유지할 수 없다. • 반좌위는 폐확장을 도모하여 호흡을 용이하게 한다.
4. 장폐색증 위험 - 장폐색증이 발생하지 않고 정상 식이의 진행이 가능하다.	• 하복부 통증 • 가스배출이 안됨 • 장운동이 없음 • 식사 후 불편감 있음 • 오심, 구토가 있음 • 장운동이 약함 • 복부팽만감 있음	• 통증 양상을 사정한다. • 복부팽만감을 확인한다. • 장음을 청진한다. • 식후 불편감을 확인한다. • 오심, 구토의 유무를 확인한다. • ambulation을 하도록 한다. • ambulation의 필요성에 대해 설명한다. • 금식하도록 한다. • 복부 X선을 확인한다.	• 장폐색이 있는 경우 식후 오심, 구토가 나타난다.

간호진단과 목표	간호사정과 평가	간호계획과 중재	이론적 근거
5. 변비 위험 - 정상 배변이 가능하다.	• 대변을 못 봄 • 대변 양상이 변화됨 • 배변 시 힘들어 함 • 변비를 호소함 • 식사량이 적음	• 배변 습관을 사정한다. • 배변 양상을 사정한다. • 경구 수분섭취를 격려한다. • 고섬유질식이 섭취를 격려한다. • 규칙적인 운동을 하도록 한다. • 의사에게 알린다. • 처방에 따라 약물을 투여한다.	
6. 출혈 위험 - 출혈 증상을 조기발견하고 출혈이 없다.	• 수술 상처에 oozing 있음 • 헤모박 유지 중임 • J-P 드레인 유지 중임 • 수술 상처에 oozing 없음	• 수술 상처의 oozing을 관찰한다. • 수술 상처 oozing 부위에 거즈를 덧대준다. • 의사에게 알린다. • 활력 징후를 측정한다. • J-P 드레인 배액양상을 관찰한다. • 헤모박 배액양상을 관찰한다. • CBC 검사 결과를 확인한다.	• 출혈을 조기사정할 수 있다.
7. 감염 위험 - 감염을 조기발견하여 적절한 조치를 취한다.	• 수술 상처에 oozing 있음 • 헤모박 유지 중임 • J-P 드레인 유지 중임 • 수술 상처에 oozing 없음 • 체온 상승함	• 활력 징후를 측정한다. • 수술 상처의 oozing 관찰한다. • J-P 드레인 배액양상을 관찰한다. • 헤모박 배액양상을 관찰한다. • 유치도뇨관(foley catheter)을 통한 소변 양상을 관찰한다. • CBC 검사 결과를 확인한다. • 소변검사 결과를 확인한다. • 수술 상처의 oozing 부위에 거즈를 덧대준다. • 의사에게 알린다. • CRP 검사 결과를 확인한다.	

간호진단과 목표	간호사정과 평가	간호계획과 중재	이론적 근거
8. 오심 - 오심이 감소하거나 없다.	• IV PCA 유지 중임 • IV PCA 부작용을 호소함/있음/없음	• IV PCA 부작용을 관찰한다. • IV PCA를 잠근다. • IV PCA를 제거한다. • IV PCA 사용법을 교육한다. • 의사에게 알린다. • 안정되게 한다. • 처방에 따라 진토제를 투여한다.	• IV PCA에 사용되는 약의 부작용 중에 오심, 구토가 있다.
9. 감염 위험 - 감염의 위험요인을 알고 필요한 예방 조치를 할 수 있다.	• 정맥주입경로 유지 중임 • 정맥관 삽입부위 통증이 있음	• 정맥관 삽입부위를 관찰한다. • 정맥주입경로(IV route)를 변경한다. • 냉찜질을 적용한다. • 온찜질을 적용한다.	• 발열, 발적(염증 반응)이 있을 때 적용한다. • 염증 반응이 사라졌을 때 적용한다.
10. 말초신경혈관 기능 장애 위험 - 하지부종이 발생하지 않는다.	• 하지부종 있음 • 다리 불편감 호소함	• 말초관류를 사정한다. • 말초부종을 확인한다. • 다리를 올려준다. • 다리를 꼬지 않도록 한다. • 의사에게 알린다. • 처방에 따라 약물을 투여한다. • antiembolic stocking을 적용해 준다.	

[13 난소절제술 Oophorectomy]

간호진단과 목표	간호사정과 평가	간호계획과 중재	이론적 근거
1. 수술과 관련한 통증 - 통증이 완화되어 참을 만하다고 말한다.	• 신음 소리를 냄 • 움직이지 않음 • 안절부절못함 • 통증을 강렬하게 말함 • 수술 상처의 통증을 호소함 • 수술 상처에 통증 있음 • IV PCA 부작용 없음 • IV PCA 유지 중임 • 수술 상처에 복대 적용 중임	• 통증의 양상, 정도, 부위, 간격을 사정한다. • 통증을 인정해준다. • 통증의 불편감을 말로 표현 하게 한다. • 필요하면 진통제를 투여하고 약물의 효과와 부작용을 관찰한다. • 보조물을 이용하여 통증 부위를 적절히 지지해주고 편안한 자세를 취해준다. • 편안한 환경을 조성한다. • 심호흡과 등 마사지 등 이완요법을 적용한다. • IV PCA를 눌러준다. • IV PCA 부작용을 관찰한다. • 의사에게 알린다.	• 관문통제이론에 따르면 등 마사지 등은 통증 지각을 감소시킨다.
2. 유치도뇨관 삽입과 관련한 배뇨 장애 - 잔뇨량이 50cc 이하이다.	• 야뇨증이 있음 • 빈뇨가 있음 • 요도 통증이 심함 • 배뇨 곤란 있음 • 방광팽만 있음 • 배뇨 시 치골 위의 불편감 있음 • 잔뇨감 있음 • 잔뇨량이 100cc 이상임	• 배뇨 양상을 사정한다. • 방광팽만을 확인한다. • 물소리를 들려주면서 배뇨를 시도한다. • 배뇨 시 편안한 환경을 제공한다. • 잔뇨량을 측정한다. • 잔뇨측정 목적을 설명한다. • 수분섭취량과 배설량을 측정한다. • 필요하면 일시적 도뇨를 실시한다. • 담당의사에 알린다. • 처방에 따라 방광의 수축을 자극하는 약물을 투여한다.	• 배뇨 반사를 증진시킨다. • 잔뇨량이 100cc 이상이면 요정체를 의심한다. • 방광이 과도팽만될 때 소변은 요관을 통해 신장으로 역류되어 신장 손상을 일으키므로 도뇨를 한다.

간호진단과 목표	간호사정과 평가	간호계획과 중재	이론적 근거
		• 4시간마다 소변을 보게 한다. • 배뇨일지를 기록하게 한다.	
3. 분비물과 관련한 비효율적 기도 청결 - 호흡음과 호흡수가 정상 범위 내에 있다. - 수술 후 합병증이 나타나지 않는다. - 청진상 폐음이 깨끗하다.	• 기침이 비효율적임 • 빈호흡이 있음 • 발열이 있음 • 수포음, 잡음 있음 • 가래 있다고 호소함 • 가래 잘 안 나온다고 호소함 • 심호흡을 못함 • 가래를 잘 뱉지 못함	• 호흡 양상을 사정한다. • 객담의 양과 특성을 관찰한다. • 심호흡, 기침, 체위 변경의 중요성을 설명한다. • 심호흡을 하도록 한다. • 기침을 하도록 한다. • 기침하는 시범을 보인다. • 기침하는 동안 수술 상처를 지지하도록 한다. • 반좌위를 취해준다. • 흉부타진법을 해준다. • 체온을 측정한다. • 1시간마다 보상호흡측정기를 이용하여 호흡운동하게 한다. • 흉부 X선 결과를 확인한다.	• 부동 상태에서는 충분한 환기를 유지할 수 없다. • 반좌위는 폐확장을 도모하여 호흡을 용이하게 한다.
4. 장폐색증 위험 - 장폐색증이 발생하지 않고 정상 식이의 진행이 가능하다.	• 하복부 통증 있음 • 가스배출이 안됨 • 장운동 없음 • 식후 불편감 있음 • 오심, 구토 있음 • 장운동 약함 • 복부팽만감 있음	• 통증 양상을 사정한다. • 복부팽만감을 확인한다. • 장음을 청진한다. • 식후 불편감을 확인한다. • 오심, 구토의 유무를 확인한다. • ambulation을 하도록 한다. • ambulation의 필요성에 대해 설명한다. • 금식하도록 한다. • 복부 X선을 확인한다.	• 장폐색이 있는 경우 식후 오심, 구토가 나타난다.
5. 변비 위험 - 정상 배변이 가능하다.	• 대변을 못 봄 • 대변 양상이 변화됨 • 배변 시 힘들어함 • 변비를 호소함	• 배변 습관을 사정한다. • 배변 양상을 사정한다. • 경구 수분섭취를 격려한다. • 고섬유질식이 섭취를 격려한다.	

간호진단과 목표	간호사정과 평가	간호계획과 중재	이론적 근거
	• 식사량이 적음	• 규칙적인 운동을 하도록 한다. • 의사에게 알린다. • 처방에 따라 약물을 투여한다.	
6. 출혈 위험 - 출혈 증상을 조기발견하고 출혈이 없다.	• 수술 상처에 oozing 있음 • 헤모박 유지 중임 • J-P 드레인 유지 중임 • 수술 상처에 oozing 없음	• 수술 상처의 oozing을 관찰한다. • 수술 상처의 oozing 부위에 거즈를 덧대준다. • 의사에게 알린다. • 활력 징후를 측정한다. • J-P 드레인 배액양상을 관찰한다. • 헤모박 배액양상을 관찰한다. • CBC 검사 결과를 확인한다.	• 출혈을 조기사정할 수 있다.
7. 감염 위험 - 감염을 조기발견하여 적절한 조치를 취한다.	• 수술 상처에 oozing 있음 • 헤모박 유지 중임 • J-P 드레인 유지 중임 • 수술 상처에 oozing 없음 • 체온 상승함	• 활력 징후를 측정한다. • 수술 상처의 oozing을 관찰한다. • J-P 드레인 배액양상을 관찰한다. • 헤모박 배액양상을 관찰한다. • 소변줄(foley catheter)을 통한 소변양상을 관찰한다. • CBC 검사 결과를 확인한다. • 소변검사 결과를 확인한다. • 수술 상처의 oozing 부위에 거즈를 덧대준다. • 의사에게 알린다. • CRP 검사 결과를 확인한다.	
8. 오심 - 오심이 감소하거나 없다.	• IV PCA 유지 중임 • IV PCA 부작용을 호소함/있음/없음	• IV PCA 부작용을 관찰한다. • IV PCA를 잠근다. • IV PCA를 제거한다. • IV PCA 사용법을 교육한다. • 의사에게 알린다. • 안정하게 한다.	• IV PCA에 사용되는 약의 부작용 중에 오심, 구토가 있다.

간호진단과 목표	간호사정과 평가	간호계획과 중재	이론적 근거
		• 처방에 따라 진토제를 투여한다.	
9. 감염 위험 - 감염의 위험요인을 알고 필요한 예방조치를 할 수 있다.	• 정맥주입경로 유지 중임 • 정맥관 삽입부위 통증이 있음	• 정맥관 삽입부위를 관찰한다. • 정맥주입경로(IV route)를 변경한다. • 냉찜질을 적용한다. • 온찜질을 적용한다.	• 발열, 발적(염증 반응)이 있을 때 적용한다. • 염증 반응이 사라졌을 때 적용한다.
10. 안위 변화 - 편안한 일상생활이 가능하다.	• 안면 홍조 있음 • 식은땀 있음 • 열감 있음	• 원인 요소를 알려준다. • 정서적 지지를 해준다. • 의사에게 알린다. • 환의를 갈아입혀준다. • 처방에 따라 약물을 투여한다.	• 난소절제로 인하여 폐경 증상이 나타날 수 있다.

[14 복강경을 이용한 수술 Pelviscopic Operation]

간호진단과 목표	간호사정과 평가	간호계획과 중재	이론적 근거
1. 급성 통증 - 통증이 경감되거나 통증을 호소하지 않는다.	• 수술 상처에 통증 호소함/있음/없음/증가/감소함 • IV PCA 유지 중임 • IV PCA 부작용 없음	• 통증 양상을 사정한다. • PCA 사용법을 교육한다. • IV PCA를 눌러준다. • IV PCA를 보충해준다. • IV PCA 부작용을 관찰한다.	• 통증 조절을 스스로 할 수 있도록 하기 위해서다. • PCA 부작용이 나타나 통증 조절을 할 수 없게 되는지 사정하기 위해서다.
	• 수술 상처에 복대 적용 중임	• 통증 부위를 지지해준다. • 기침하는 동안 수술 상처를 지지하도록 한다. • 의사에게 알린다. • 처방에 따라 진통제를 투여한다.	• 지지해줌으로써 통증을 감소시킬 수 있다.
2. 출혈 위험 - 혈액 손실의 위험이 없다.	• 수술 상처에 oozing 없음/있음/증가함/감소함	• 수술 상처의 oozing을 관찰한다. • 수술 상처의 oozing 부위에 거즈를 덧대준다. • 의사에게 알린다. • 활력 징후를 측정한다.	• 출혈 양상을 사정하기 위해서다. • 출혈 상태를 확인하기 위해서다. • 혈압과 맥박의 변화는 출혈 사정의 지표가 된다.
	• 헤모박 유지 중임 • J-P 드레인 유지 중임	• J-P 드레인 배액양상을 관찰한다. • 헤모박 배액양상을 관찰한다. • CBC 검사 결과를 확인한다.	• 출혈 상태를 확인하기 위해서다. • 출혈 상태를 확인하기 위해서다. • 출혈을 사정할 수 있는 지표가 된다.
3. 감염 위험	• 수술 상처에 oozing 없음/있음/증가함/감소함	• 활력 징후를 측정한다. • 수술 상처의 oozing을 관찰한다.	• 맥박과 체온의 상승은 감염을 사정할 수 있는 지표가 된다.

간호진단과 목표	간호사정과 평가	간호계획과 중재	이론적 근거
-감염의 위험요인을 알고 필요한 예방조치를 할 수 있다.	• 헤모박 유지 중임 • J-P 드레인 유지 중임 • 소변줄(foley catheter) 유지 중임 • 체온 상승함/하강함	• J-P 드레인 배액양상을 관찰한다 • 헤모박 배액양상을 관찰한다. • 소변줄(foley catheter)을 통해 소변을 관찰한다. • CBC 검사 결과를 확인한다. • 소변검사 결과를 확인한다. • 수술 상처의 oozing 부위에 거즈를 덧대준다. • 의사에게 알린다.	• 감염 상태를 확인하기 위해서다. • 요로감염 상태를 확인하기 위해서다. • 감염 사정의 지표가 된다. • 수술 부위가 오염되는 것을 막기 위해서다.
4. 비효율적 기도 청결 -기도개방성이 증가되어 충분한 환기를 유지한다.	• 심호흡을 못함 • 심호흡함 • 가래를 잘 뱉어내지 못함 • 가래 있다고 호소함 • 가래가 잘 안 나온다고 호소함 • 가래 증가함/감소함/있음 • 기침 있음/없음/증가함/감소함/호소함/지속됨 • 체온 상승함 • 보상호흡측정기 사용 중임	• 심호흡, 기침, 체위 변경의 중요성을 설명한다. • 심호흡하도록 한다. • 기침을 하도록 한다. • 기침하는 시범을보인다. • 기침하는 동안 수술 상처를 지지하도록 한다. • 객담배출을 격려한다. • 흉부타진을 해준다. • 1시간마다 보상호흡측정기(inspirometer)를 이용하여 호흡운동을 하게 한다. • 적절한 습도를 유지해준다. • 체온을 측정한다. • 흉부 X선 결과를 확인한다.	• 잘 시행할 수 있도록 하기 위해서다. • 충분한 환기를 위해서다. • 기침을 좀 더 쉽게 하기 위해서다. • 기관지벽에 붙어 있는 분비물을 떨어뜨리기 위해서다. • 심호흡하는 것을 도와주기 위해서다. • 기관지에 붙은 분비물이 쉽게 떨어지도록 돕기 위해서다.
5. 배뇨 장애 -소변배설의 장애를 최소화하거나 경험하지 않는다.	• 배뇨 곤란을 호소함 • 방광팽만을 호소함 • 잔뇨감 있음 • 소변줄 제거 후 배뇨하지 못함	• 배뇨 양상을 사정한다. • 방광팽만을 사정한다. • 물소리를 들려주면서 배뇨를 시도한다. • 배뇨를 격려한다.	• 배뇨 상태를 사정하기 위해서다.

간호진단과 목표	간호사정과 평가	간호계획과 중재	이론적 근거
	• 배뇨함 • 배뇨 곤란 없음 • 잔뇨감 없음	• 4시간마다 소변보게 한다. • 배뇨일지를 기록하게 한다. • 담당의사에게 알린다. • 잔뇨측정 목적을 설명한다. • 단순도뇨를 시행한다. • 잔뇨량을 측정한다.	• 방광의 용량을 높힌 후 배뇨하게 하기 위해서다. • 방광 비우는 능력을 사정하기 위해서다. • 환자의 협조를 얻기 위해서다. • 방광 비우는 능력을 사정하기 위해서다.
6. 장폐색증 위험 - 장폐색증이 오지 않고 정상적인 장운동을 유지한다.	• 하복부 통증 있음/없음/증가/감소함 • 가스배출 안 됨 • gas passing 잘됨 • 장운동이 있다고 함 • 장음 약함 • 오심, 구토 있음 • 구토함 • 식사 후 불편감 없음 • SOW 후 불편감 있음/없음/증가함/감소함/호소함 • ambulation을 잘함	• 통증 양상을 사정한다. • 복부팽만감을 확인한다. • 장음을 청진한다. • 장 마비 증상을 확인한다. • 식후 불편감을 확인한다. • ambulation하도록 한다. • 보행기(walker)를 이용하여 ambulation하도록 한다. • 금식하도록 한다. • 의사에게 알린다. • 복부 X선을 확인한다.	• 장폐색증 상태를 확인하기 위해서다. • 장운동 상태를 확인하기 위해서다. • 장운동을 돕기 위해서다.
7. 안위 변화 - 증상을 수용할 만큼 조절된다.	• 흉부 불편감 있음/없음 • 흉부불편감증가함/감소함/호소함 • 통증 있음/감소함	• 흉부불편감을 확인한다. • 안심시켜준다. • 통증의 원인을 설명해준다. • 이완요법을 실시한다. • 체위를 변경해준다. • 의사에게 알린다.	• 복강경 수술에 사용되었던 가스가 횡경막을 자극하기 때문이다.

간호진단과 목표	간호사정과 평가	간호계획과 중재	이론적 근거
	• 통증 증가함 • 통증 호소함	• 처방에 따라 약물을 투여한다.	
8. 변비 위험 - 적어도 3일에 1회 배변한다.	• 대변보지 못함 • 대변봄 • 대변 양상이 변화됨 • 배변 시 힘들어함 • 변비 감소됨	• 배변 습관을 사정한다. • 배변 양상을 사정한다. • 경구 수분섭취를 격려한다. • 고섬유질식이 섭취를 격려한다. • 균형 잡힌 식사를 하도록 한다. • 규칙적으로 배변하도록 한다. • 의사에게 알린다. • 처방에 따라 약물을 투여한다.	• 변비 관련요인을 확인하기 위해서다. • 배변의 용이를 위해서다. • 규칙적인 배변 습관은 배변을 용이하게 한다.
9. 오심 - 오심이 감소하거나 없다.	• IV PCA 유지 중임 • IV PCA 부작용 호소함/있음/없음/감소함	• IV PCA 부작용을 관찰한다. • IV PCA를 잠근다. • IV PCA를 제거한다. • IV PCA 사용법을 교육한다. • 의사에게 알린다. • 오심이 있을 경우 누워 있게 한다. • 처방에 따라 진토제를 투여한다.	• 관련요인을 파악하기 위해서다. • 오심의 감소를 위해서다.
10. 감염 위험 - 감염의 위험요인을 알고 필요한 예방조치를 할 수 있다.	• 정맥관 삽입부위에 통증 있음 • 정맥주입경로(IV route)를 유지 중임	• 정맥관 삽입부위를 관찰한다. • 정맥주입경로(IV route)를 변경한다. • 냉찜질을 적용한다.	• 감염 위험을 예방하기 위해서다. • 염증과 화농을 예방하거나 지연시키기 위해서다.

[15 자궁경을 이용한 수술 Hysteroscopic Operation]

간호진단과 목표	간호사정과 평가	간호계획과 중재	이론적 근거
1. 급성 통증 - 통증이 경감되거나 통증을 호소하지 않는다.	• 시술 부위의 통증 호소함/있음/증가함/감소함	• 통증 양상을 사정한다. • 의사에게 알린다. • 처방에 따라 진통제를 투여한다.	
2. 출혈 위험 - 혈액 손실의 위험이 없다.	• 질 출혈 없음/있음/증가함/호소함 • 질 내 거즈 패킹 중임/제거한 상태임	• 출혈 양상을 확인한다. • 의사에게 알린다. • 활력 징후를 측정한다. • CBC 검사 결과를 확인한다.	• 출혈 양상을 사정하기 위해서다. • 혈압과 맥박의 변화는 출혈 사정의 지표가 된다. • 출혈을 사정할 수 있는 지표가 된다.
3. 감염 위험 - 감염의 위험요인을 알고 필요한 예방조치를 할 수 있다.	• 질 분비물 없음/있음/증가함/감소함/호소함 • 체온 상승함/하강함	• 활력 징후를 측정한다. • 질 분비물 양상을 관찰한다. • CBC 검사 결과를 확인한다. • 의사에게 알린다.	• 맥박과 체온의 상승은 감염 사정의 지표가 된다. • 감염 상태를 확인하기 위해서다. • 감염을 사정할 수 있는 지표가 된다.

[16 바톨린 낭종 Bartholiln's Gland Cyst]

간호진단과 목표	간호사정과 평가	간호계획과 중재	이론적 근거
1. 급성 통증 - 통증이 경감되거나 통증을 호소하지 않는다.	• 회음부 통증 호소함/있음/증가함/감소함	• 통증 양상을 사정한다. • 좌욕방법을 교육한다. • 좌욕하도록 격려한다. • 좌욕해준다. • 의사에게 알린다. • 처방에 따라 진통제를 투여한다.	• 통증을 경감시키기 위해서다.
2. 출혈 위험 - 혈액 손실의 위험이 없다.	• 수술 상처에 문제 없음 • 수술 상처에 출혈 감소함/없음/있음/증가함	• 수술 상처를 관찰한다. • 수술 상처에 출혈이 있는지 확인한다. • 의사에게 알린다. • 활력 징후를 측정한다. • CBC 검사 결과를 확인한다.	• 출혈 양상을 사정하기 위해서다. • 출혈 상태를 확인하기 위해서다 • 혈압과 맥박의 변화는 출혈을 사정할 수 있는 지표가 된다. • 출혈을 사정할 수 있는 지표가 된다.
3. 감염 위험 - 감염의 위험요인을 알고 필요한 예방조치를 할 수 있다.	• 수술 상처에 문제 없음 • 수술 상처에 통증 있음/증가함/감소함/호소함 • 수술 상처에 혈종 있음/없음/증가함/감소함 • 체온 상승함/하강함	• 활력 징후를 측정한다. • 수술 상처를 관찰한다. • 압통이 있는지 확인한다. • CBC 검사 결과를 확인한다. • 의사에게 알린다. • 베타딘(Betadine) 좌욕에 대해 교육한다. • 베타딘 좌욕을 하도록 격려한다. • 베타딘 좌욕을 해준다.	• 맥박과 체온의 상승은 감염 사정의 지표가 된다. • 감염 상태를 확인하기 위해서다. • 감염을 사정할 수 있는 지표가 된다.
4. 배뇨 장애 - 소변배설의 장애를 최소화하거나경험하지 않는다.	• 회음부 불편감 있음/호소함/증가함	• 배뇨 양상을 사정한다. • 방광팽만을 사정한다. • 물소리를 들려주면서 배뇨를 시도한다.	• 배뇨 상태를 사정하기 위해서다.

간호진단과 목표	간호사정과 평가	간호계획과 중재	이론적 근거
	• 배뇨함 • 배뇨 곤란 없음/있음 • 잔뇨감 없음/있음/호소함	• 배뇨를 격려한다. • 4시간마다 소변보게 한다. • 배뇨일지를 기록하게 한다. • 담당의사에게 알린다. • 잔뇨측정 목적을 설명한다. • 단순도뇨를 시행한다. • 잔뇨량을 측정한다.	• 방광의 용량을 높인 후 배뇨하게 하기 위해서다. • 방광 비우는 능력을 사정하기 위해서다. • 환자의 협조를 얻기 위해서다. • 방광 비우는 능력을 사정하기 위해서다.
5. 안위 변화 - 증상을 수용할 만큼 조절된다.	• 배뇨 시 통증 있음/없음 • 배변 못함 • 상처 부위의 불편감 감소함/호소함/있음/없음/증가함 • 앉은 자세로 균형 유지 불가능함/유지함 • 앉을 수 있음	• 감정을 말로 표현하도록 한다. • 감정을 표현하도록 격려한다. • 베개로 지지해준다. • 좌욕하도록 격려한다. • 좌욕해준다. • 좌욕방법을 교육한다. • 체위를 변경해준다. • 의사에게 알린다 • 처방에 따라 약물을 투여한다.	• 통증을 경감시키고, 편안하게 하기 위해서다.
6. 변비 위험 - 적어도 3일에 한 번 배변한다.	• 대변보지 못함 • 대변봄 • 대변 양상 변화됨 • 배변 시 힘들어 함 • 변비 감소함 • 회음부 불편감 있음/없음/증가함/감소함/호소함	• 배변 습관을 사정한다. • 배변 양상을 사정한다. • 경구 수분섭취를 격려한다. • 고섬유질식이 섭취를 격려한다. • 균형 잡힌 식사를 하도록 한다. • 규칙적으로 배변하도록 한다. • 의사에게 알린다. • 처방에 따라 약물을 투여한다.	• 변비 관련요인을 확인하기 위해서다. • 배변을 용이하게 하기 위해서다. • 규칙적인 배변습관인 배변을 용이하게 한다.

[17 골반내 감염 Pelvic Inflammatory Disease]

간호진단과 목표	간호사정과 평가	간호계획과 중재	이론적 근거
1. 급성 통증 - 통증이 경감되거나 통증을 호소하지 않는다.	• 하복부 통증 호소함/있음/감소함	• 통증 양상을 사정한다. • 통증을 조절해준다. • 처방에 따라 약물을 투여한다.	
2. 감염 - 감염과 관련한 병원체를 통제하고 합병증을 예방하거나 치료한다.	• 체온 상승함/하강함 • 질 분비물 있음/증가함/호소함/감소함/없음	• 활력 징후를 측정한다. • 감염 증상이 있는지 확인한다. • 처방에 따라 항생제 투여를 시작한다. • 처방에 따라 항생제를 투여한다.	
	• chilling 있음/없음/호소함/증가함/감소함 • CRP 수치 감소함/증가함	• CBC 검사 결과를 확인한다. • CRP 검사 결과를 확인한다.	• 감염이 있음을 나타내는 검사 지표이다.
3. 고체온 - 정상 체온을 유지한다.	• 체온 상승함 • 열감 있음/없음/호소함/증가함/감소함	• 활력 징후를 측정한다. • 경구 수분섭취를 격려한다. • 냉찜질을 적용한다. • 담요를 덮지 않도록 한다.	• 열전도로 체온을 하강시킨다. • 열을 발산시켜 체온을 하강시킨다.
	• 전신 권태감 호소함/증가함/감소함 • chilling 있음/증가함/호소함	• 수분섭취의 필요성에 대해 교육한다. • 수액으로 hydration을 시작한다.	
	• shivering 감소함/없음/있음/증가함/호소함 • 맥박수 증가됨	• 정맥주입경로(IV route)를 확보하여 수액주입한다.	
	• 수분전해질 불균형 상태 • 발한 있음/증가함	• 탈수 증상이 있는지 확인한다.	• 체온 상승으로 인해 세포 내의 액이 상실된다.

간호진단과 목표	간호사정과 평가	간호계획과 중재	이론적 근거
4. 불안 - 대상자의 신체적, 심리적인 편안감이 증대된다.	• 불안 호소함 • 수면장애 있음 • 식욕부진 있음/감소함/호소함 • 신경 예민함 • 잘 먹지 못함 • 잘 자지 못함 • 자존감 저하 • 지식 부족 있음 • 진료과정과 예후에 대해 불안해하며 걱정함	• 감정을 말로 표현하도록 한다. • 감정을 표현하도록 격려한다. • 경청해준다. • 공감해준다. • 표현을 지지한다. • 안심시켜주고 대안적 방법을 설명한다. • 치료과정을 설명한다. • 검사 결과를 설명한다. • 치료적 관계를 유지한다. • 수면을 취하도록 도와준다.	
5. 약물 부작용 - 약물치료와 관련하여 가능한 한 심각한 효과와 부작용을 경험하지 않는다.	• 식욕부진 호소함/있음/증가함/감소함/없음 • 오심 있음 • 오심 호소함/없음 • 오심을 유발하는 약을 투여 중임	• 약물 부작용을 교육한다. • 약물 부작용이 있는지 확인한다. • 약물에 의해 일어날 수 있는 반응임을 설명하고 안심시킨다. • 의사에게 알린다. • 처방에 따라 약물을 투여한다.	• 치료 효과가 나타나기까지 적절한 기간의 약물투여가 필요하다.

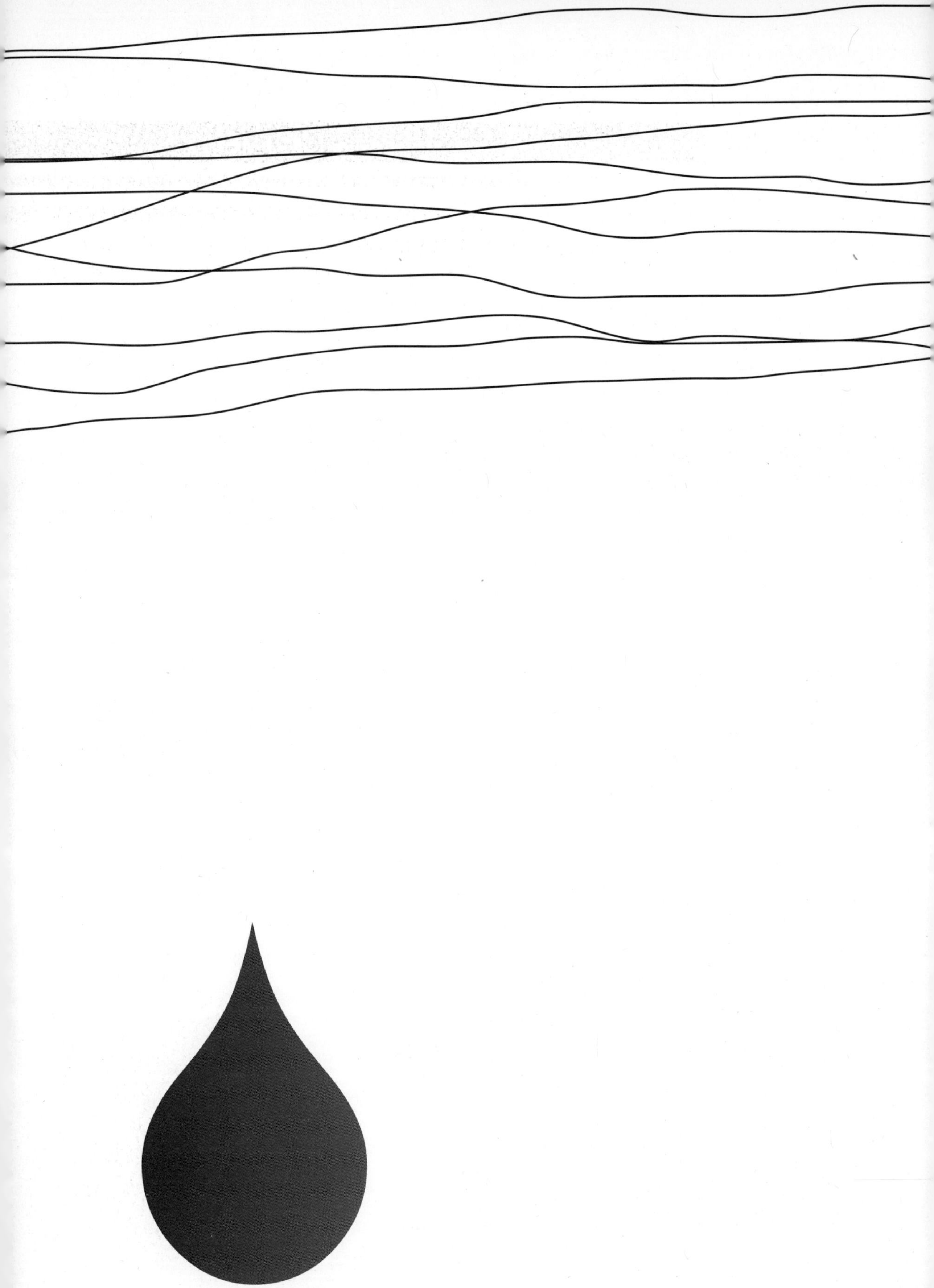

정신간호

정신간호

정신간호

[1 정신분열성, 망상성과 기타 정신 장애 Schizophrenic, Delusional & Other Psychotic Disorders]

간호진단과 목표	간호사정과 평가	간호계획과 중재	이론적 근거
1. 망상적 사고 · 환청과 관련한 폭력 위험 - 자신 또는 타인에게 해를 주지 않는다.	• 임박한 공격을 시사하는 행동(꽉 쥔 주먹, 적대적이고 위협적인 말)	• 폭력 행동과 관련한 환자의 지각 정도를 사정한다.	• 환자와 타인의 안전을 보장하기 위해 필요하면 즉각적인 중재가 이루어져야 한다.
	• 흥분, 초조함 있음 • 정서적으로 불안해함	• 자극이 적은 환경을 유지한다.	• 불안은 자극적인 환경에서 증가한다. 의심이 많고 초조한 환자는 상대방을 위협적인 존재로 지각할 수 있다.
	• 자기파괴적인 행동을 함	• 환자의 행동을 자주 관찰한다.	• 흥분, 혼돈상태에서 자신이나 타인을 해치는 데 사용하지 못하도록 하기 위해서다.
		• 환경에서 해가 될 만한 물건을 모두 제거한다. • 조용한 태도를 유지하고 전달한다. • 폭력 행동의 우려가 심한 경우 언어적 접근을 통해 스스로 통제 할 수 있도록 격려한다.	• 불안은 전염성이 있으므로 치료자에게서 환자로 전달될 수 있다.
		• 운동 등 신체 활동을 통해 불안으로 인한 폭력 행동을 전환시킨다.	• 신체 운동은 억압된 긴장을 완화시키는 안전하고 효과적인 방법이다.

간호진단과 목표	간호사정과 평가	간호계획과 중재	이론적 근거
		• 필요하다면 충분한 수의 직원을 확보하여 환자에게 힘을 보여준다. • 필요하면 정온제를 투여한다. • 필요하면 격리하거나, 억제대를 적용할 수 있다. • 격리 또는 억제되어 있는 경우 15분마다 관찰한다.	• 상황에 대한 통제를 가한다는 증거를 환자에게 보여주는 의미가 있으며 직원의 신체적 안전을 보장해준다. • 환자의 안전을 유지하기 위해서다.
2. 자기내면으로의 철회와 관련한 감각 지각 장애 - 환각을 나타내지 않고, 현실을 검증할 수 있다.	• 혼자 말하고 웃음 • 환각에 집중하려는 자세 • 집중력 저하됨 • 부적질한 반응 보임 • 지남력 장애	• 환각의 징후를 관찰한다. • 어떠한 행동을 할 것이라고 알리기 전에 환자와 접촉하는 것을 삼간다. • 수용적인 태도로 대한다. • 다른 사람들은 그와 같은 환각을 경험하지 않음을 알리고 환각을 강화시키지 않는다. • 환각의 시기를 불안이 증가하는 시기와 연관하여 이해하도록 돕는다. • 환자의 주의를 환각으로부터 다른 곳으로 돌리도록 한다. • 환각이 지속되는 경우 라디오를 듣거나 텔레비전을 보거나 '저리 가' '중지' 등의 기법을 통해 행동을 의식적으로 조절하도록 한다.	• 조기중재는 환각의 지시에 따른 공격적인 반응을 막을 수 있다. • 위협적인 것으로 지각하여 공격적인 태도로 반응할 수 있다. • 환각의 내용을 치료진과 나눌 수 있으며 이는 지시적 환청으로 인한 위험성을 줄일 수 있도록 해준다. • 환각이 실재하지 않음을 환자가 알도록 하기 위해서다. • 불안 상승을 방지하는 방법을 학습할 수 있다면 환각이 제거될 수 있다. • 대인 활동 또는 실제 상황에 참여하는 것은 현실감을 갖도록 해준다. • 환청을 분산시키는 데 도움이 된다.

간호진단과 목표	간호사정과 평가	간호계획과 중재	이론적 근거
3. 퇴행과 관련한 사회적 고립 - 집단 활동에 자발적으로 참여한다.	• 방에 혼자 있음 • 무언증 보임 • 자신의 생각에 집착함 • 상대방의 접근에 대한 반응이 없음	• 사회적 활동 양상을 사정한다. • 짧고 잦은 접촉을 함으로써, 수용적인 태도를 보여준다. • 무조건적인 긍정적인 존중을 보인다. • 집단 활동을 하는 동안 함께 있도록 한다. • 정직하게 환자를 대하고 모든 약속을 잘 지킨다. • 접촉을 삼가도록 한다. • 필요하면 정온제를 투여한다. • 불안이 증가되는 증상을 인식시키고 그 반응이 중단되는 방법을 교육한다. • 자발적으로 타인과 상호작용하는 것을 인정해주고 긍정적 강화를 하도록 한다.	• 가치감을 증진시킨다. • 가치 있는 인간으로 믿고 있음을 전달한다. • 신뢰하는 사람이 옆에 있으면 정서적으로 안정된다. • 신뢰 관계의 토대이다. • 의심이 많은 환자의 경우 접촉을 위협적인 행위로 지각할 수 있다. • 위축과 의심 같은 부적응 행동은 불안이 증가하는 시기 동안 나타난다. • 긍정적 강화는 자존감을 증진시키고 바람직한 행동을 반복하도록 해준다.
4. 신뢰 부족과 관련한 비효율적 개인대처 - 의심과 투사를 하지 않고 적응적인 대처 기술을 사용한다.	• 의심함 • 자존감 저하됨 • 방어기제를 부적절하게 사용함	• 환자를 정직하게 대하고 모든 약속을 지킨다. • 가능한 한 동일한 치료사가 환자를 돌보도록 한다. • 신체적 접촉을 피한다. • 환자가 볼 수 있는 장소에서 웃거나 속삭이거나 조용히 이야기하는 것을 피한다. • 창의적인 접근방법을 사용하여 음식 섭취를 격려한다. 음식에 독이 들어 있다고 믿기 때문에 직접 음식을 덜어 먹게 하고 통조림은 직접 열도록 한다.	• 이것은 신뢰 관계의 토대이다. • 신뢰 관계 형성을 위해서다. • 의심하는 환자는 위협적인 것으로 지각할 수 있다. • 의심하는 환자는 타인이 자신에 대해 말하고 있다고 믿으며 비밀스런 행위는 망상을 강화시킨다. • 의심이 많은 환자는 음식이나 약에 독이 들어 있다고 생각하여 버리려고 한다. • 의심 많은 환자에게 위협이 되기 때문이다.

간호진단과 목표	간호사정과 평가	간호계획과 중재	이론적 근거
		• 약을 삼켰는지 정확히 확인한다. • 경쟁적인 활동을 피하고 치료자와 1:1관계를 유지한다. • 솔직한 감정을 말로 표현하도록 격려한다. • 수동적이고 사무적이면서도 친밀한 접근을 한다.	 • 덜 위협적이기 때문이다.
5. 약해진 자아에 대한 위협과 관련한 사고과정 장애 - 망상적 사고를 경험하지 않는다.	• 망상적 사고 보임 • 주의집중 장애 있음 • 지나친 경계심 보임 • 현실에 대해 잘못 해석함 • 부적절한 사회적 행동 보임 • 의사 결정, 문제 해결 장애 있음 • 계산 능력 손상됨	• 사고과정의 장애 정도를 사정한다. • 잘못된 믿음에 대한 요구를 수용함을 전달하고 망상에 동의하지 않음을 전달한다. • 망상에 대해 논쟁하거나 부정하지 않는다. • 환자가 망상과 불안이 증가된 시기와 연결시킬 수 있도록 돕는다. • 현실을 강화하고 현실에 초점을 둔다. • 불안, 공포 등 감정을 말로 표현하도록 한다.	 • 동의는 망상을 현실로 받아들이는 것임을 환자에게 전달할 수 있다. • 망상적 사고가 제거되지 않으며 신뢰 관계의 발달도 방해한다. • 불안 증가를 중단시키는 방법을 학습할 수 있다면 망상적 사고가 방지될 수 있다.
6. 비현실적인 사고와 관련한 언어적 의사소통 장애 - 사회적으로 받아들여질 수 있는 태도로 의사소통을 한다.	• 사고연상의 해이함 • 신어조작증 있음 • 말비빔 현상 보임 • 음연상 현상 보임 • 빈향언이 나타남 • 시선을 피함 • 말을 하지 않음	• 명료화 추구 기법을 사용하여 의사소통 유형을 사정한다. • 말할 수 없거나 말하고자 하지 않을 경우 함축된 의미를 말로 표현한다.(당신은……때 매우 어려웠음에 틀림없겠군요.) • 만족스런 의사소통 유형이 확립될 때까지 환자의 요구를 예측하여 충족시켜준다.	• 공감을 전달하여 신뢰를 발달시키도록 도울 수 있고, 궁극적으로는 환자가 고통스런 문제를 표현하도록 격려할 수 있다. • 환자의 안위와 안전이 간호의 우선이다.

간호진단과 목표	간호사정과 평가	간호계획과 중재	이론적 근거
		• 환자의 행동과 언어표현이 타인에게 어떻게 보이며 타인을 소외시킬 수 있는지 비위협적인 태도로 설명한다.	
7. 퇴행과 관련한 자가간호 부족 - 스스로 일상 활동을 수행하고자 하는 의지를 보이고 실행한다.	• 몸을 씻지 않음 • 몸단장과 치장을 하지 않음 • 도움이 없으면 배변 절차를 수행하지 못함 • 음식을 제대로 먹지 못함	• 환자의 일상생활 수행능력을 사정한다. • 능력 수준에 따라 정상적인 일상생활을 수행하도록 허용하고 격려한다. • 독립적인 성취에 대해 인정하고 긍정적 강화를 하도록 돕는다. • 수행에 어려움이 있을 때는 구체적으로 설명하고 보여준다. • 음식과 수분섭취를 정확하게 사정하고 간식으로 영양가 있는 스낵과 음료를 제공한다. • 독이 들어 있다는 의심과 공포 때문에 먹을 수 없다면 통조림 음식을 제공하고 환자가 열도록 한다. • 스스로 배변 요구를 해결할 수 없다면 이를 위한 정규계획을 세운다. 한두 시간 간격으로 화장실에 가도록 격려한다.	• 독립적인 활동을 성공적으로 수행하는 것은 자존감을 증진시킨다. • 자존감을 증진시키고 바람직한 행동을 반복하도록 격려한다. • 굳어진 사고를 하므로 환자가 이해하는 구체적인 수준에서 설명이 이루어져야 한다.

참고 문헌

도복늠 외. 2006. 최신 정신건강 간호학 각론. 서울: 정담미디어.

서울대학교병원 간호부. 2007. 표준 간호진술문을 적용한 임상간호과정. 서울: 현문사.

이광자, 유숙자, 이소우, 김소야자, 김윤희, 원정숙 외. 2006. 정신간호총론. 서울: 수문사.

Mary, C. Townsend. 2001. *Nursing Diagnosis in Psychiatric Nursing: Care Plans and Psychotropic Medications* (5th Ed.). Philadelphia: F. A. Davis Company.

[2-1 기분 장애 – 우울 장애 Mood Disorders – Depressive Disorders]

간호진단과 목표	간호사정과 평가	간호계획과 중재	이론적 근거
1. 무가치감과 관련한 자해 위험 - 입원해 있는 동안 자신을 해치지 않는다.	• 자살에 대한 욕망을 직간접적으로 언급함 • 자살기도의 과거력 있음 • 자살계획과 수행방법을 가지고 있음 • 업무를 정리함 • 유언장을 작성함 • 망상적 사고 보임 • 자기파괴적인 행동을 함 • 현실상황 개선에 대한 절망감 표현함	• 자해행동과 관련한 환자의 지각 정도를 사정한다. • 환자에게 안전한 환경을 조성해준다.(날카로운 것, 끈, 유리제품 등의 제거) • 특정 기간 동안 자신을 해치지 않을 것임을 구두상 단기계약을 맺는다. • 대화를 통해 환자가 자신의 삶에서 희망적 요소를 확인하도록 돕는다. • 적절한 범위 내에서 분노를 표현하도록 허용한다. • 적대감을 발산하는 안전한 방법을 제공한다. • 필요하면 현실감을 제공한다. • 환자의 행동을 자주 관찰한다. • 환자의 소지품을 자주 점검하고 면회객의 모든 물품을 검사한다. • 환자와 함께 있어준다.	• 우울과 자살행동은 분노가 자신의 내부로 향한 것으로 볼 수 있다. • 자해행동을 예방하기 위해서다. • 안전과 안정감을 제공하고 환자가 스스로를 가치 있는 인간으로 생각하며 함께 시간 보내기를 원한다는 메시지를 전달해준다.
2. 자신에 대한 부정적인 인식과 관련한 자존감 저하 - 자신에 대한 긍정적인 면, 과거의 성취, 미래의 전망을 말로 표현한다.	• 자가간호를 안 함 • 실패에 대한 공포 있음 • 자신의 성취를 인정할 수 없음 • 비현실적인 목표를 세움으로써 자신의 실패를 계획함	• 환자의 감정 상태와 자아인식 상태를 사정한다. • 환자의 거부증을 수용한다. • 환자와 함께 있어준다. • 환자가 자신의 강점과 성취를 인정하고 그것에 초점을 두도록 돕는다.	• 수용적인 태도는 자기가치감을 증진시킨다. • 과거의 실패에 주목하지 않도록 하는 것이 중요하다.

간호진단과 목표	간호사정과 평가	간호계획과 중재	이론적 근거
	• 대인 관계의 불만족 표현함 • 부정적·비판적 견해를 보임 • 경멸이나 비판에 민감함 • 과장되게 표현함	• 동료에게 긍정적 피드백과 지지를 받을 수 있는 집단 활동에 참여하도록 격려한다. • 간단하게 성취할 수 있는 일을 제공하고 실제적인 성취에 대한 인정과 긍정적 피드백을 제공한다. • 환자가 자가간호를 수행하도록 돕고 독립적으로 수행한 것에 대해 긍정적 피드백을 제공한다. • 환자로 하여금 점차 의존하지 않도록 하고 자신의 행동에 대한 책임을 받아들이도록 한다. • 자기주장(assertiveness) 기법을 교육한다.	• 성공과 인정은 자존감을 증진시킨다. • 긍정적 피드백은 자존감을 증진시키고 바람직한 행동을 반복하도록 한다. • 자신감은 주장적인 태도 속에서 다른 사람들과 관계를 맺는 능력에 따라 강화된다.
3. 무가치감과 관련한 사회적 고립 - 병동의 집단활동에서 다른 환자·직원과 더불어 자발적으로 시간을 보낸다.	• 슬프고 둔감한 정서 상태임 • 말을 하지 않고 위축되어 있음 • 시선을 마주치지 않음 • 혼자 있고자 함 • 자신의 생각에 집착함	• 사회 활동 상태를 사정한다. • 환자와 함께 있어준다. • 짧고 잦은 접촉과 수용적인 태도는 치료적인 간호사 환자의 관계를 발달시킨다. • 환자가 일대일 관계에서 편안함을 느끼게 된 후 집단 활동에 참여하도록 격려한다. • 환자가 타인과 자발적으로 상호작용할 때 긍정적 강화를 제공한다.	• 간호사가 옆에 있어주는 것은 환자로 하여금 자신을 가치 있는 인간으로 지각하도록 돕는다. • 옆에 있어주고 수용함으로써 환자의 자기가치감을 증진시킨다. • 신뢰하는 사람이 옆에 있으면 환자는 정서적으로 안정되므로 처음 몇 번은 환자의 활동에 참여해 환자를 지지하는 것이 좋다. • 긍정적 강화는 자존감을 증진시키고 바람직한 행동을 반복하도록 한다.

간호진단과 목표	간호사정과 평가	간호계획과 중재	이론적 근거
4. 식욕상실과 관련한 영양 부족 - 영양 부족의 징후나 증상이 나타나지 않는다.	• 음식에 대한 관심 결여됨 • 근육 긴장도 저하 • 허약감 있음 • 전해질 불균형 있음 • 몸무게 감소됨	• 영양 상태를 평가한다. • 섭취량과 배설량을 관찰한다. • 체중을 매일 측정한다. • 환자가 좋아하고 싫어하는 것을 사정하여 기호음식을 제공한다. • 하루 세끼 식사 외에 간식을 소량씩 자주 먹도록 한다. • 식사하는 동안 환자 옆에 머물러 있는다.	• 체중 증가와 감소는 영양 상태의 지표가 된다. • 많은 양의 음식은 환자의 기분을 상하게 하거나 매우 부담스럽게 할 수 있다. • 필요할 때 도움을 주고 지지와 격려를 하기 위해서다.
5. 공포 · 불안과 관련한 수면장애 - 약을 먹지 않고도 매일 밤 잠자리에 든 지 30분 이내 잠이 들어 6–8시간 정도 깨지 않고 수면을 취한다.	• 침대에 누운 지 30분 후까지 잠들지 못하고 깨어 있음 • 이른 새벽 깨어 다시 잠들지 못함 • 낮 동안 지나치게 하품을 많이 하거나 낮잠을 자고 싶어함	• 수면 양상(잠드는 시간, 수면지속 시간, 일어나는 시간)에 대해 정확하게 사정한다. • 낮 동안의 수면을 금한다. • 홍차, 커피, 콜라와 같은 카페인 함유 음료의 섭취를 제한한다. • 잠자리에 들기 전 따뜻한 무자극성 음료나 가벼운 스낵 섭취, 온수욕, 등 마사지, 부드러운 음악 듣기, 이완요법 등을 권한다. • 필요하면 처방된 수면제를 투여한다.	• 밤에 더욱 평온한 수면을 취하도록 하기 위해서다. • 카페인은 중추신경계 자극제로 환자의 휴식과 수면을 방해할 수 있다. • 무자극성 음료, 가벼운 스낵, 온수욕, 등 마사지 등은 이완에 효과가 있어 수면을 촉진한다. • 취침 시 약물을 투여함으로써 낮 동안의 졸음을 방지할 수 있다.

참고 문헌

도복늠 외. 2006. 최신 정신건강 간호학 각론. 서울: 정담미디어.

서울대학교병원 간호부. 2007. 표준 간호진술문을 적용한 임상간호과정. 서울: 현문사.

이광자, 유숙자, 이소우, 김소야지, 김윤희, 원정숙 외. 2006. 정신간호총론. 서울: 수문사.

Mary, C. Townsend. 2001. *Nurising Diagnosis in Psychiatric Nursing: Care Plan and Psychotropic Medications* (5th Ed.). Philadelphia: F. A. Davis Company.

[2-2 기분 장애 - 양극성 장애 Mood Disorders - Bipolar Disorders]

간호진단과 목표	간호사정과 평가	간호계획과 중재	이론적 근거
1. 파괴적 행동과 관련한 손상 위험 - 신체적 손상을 입지 않는다.	• 화가 날 때 벽에 머리를 부딪힘 • temper tantrums • 지나친 과다행동 보임 • 파괴적인 행동을 함 • 분노 보임 • 초조 증가함 • 자제력 결여됨	• 행동 양상을 사정한다. • 환경적 자극을 감소시킨다. • 집단행동을 제한하고 한두 사람과 친밀한 관계를 형성하도록 돕는다. • 주변의 위험한 물건이나 대상을 제거한다. • 휴식 시간을 포함하여 구조화된 일일 활동계획표를 제공한다. • 목적 없는 과다행동을 대체할 수 있는 신체 활동을 제공한다. • 의사의 처방에 따라 정온제를 투여한다.	• 과다행동 상태에서는 극히 주의산만하고 최소 자극에도 과장되게 반응할 수 있다. • 타인과 상호작용하는 능력이 손상되어 있고 일대일 관계에서 더 안정감을 보인다. • 이성적 활동이 손상되어 무의식중에 자신을 해칠 수 있다. • 구체화된 계획표는 안정감을 제공한다. • 신체 운동은 억압된 긴장을 발산하는 안전한 방법이다.
2. 분노와 관련한 폭력 위험: 자해 또는 타해 - 자신이나 타인을 해치지 않는다.	• 강한 통제의도를 나타내는 신체언어(꽉 쥔 주먹, 경직된 자세, 긴장)의 사용 • 공격적 행위를 공공연히 함 • 적대적이고 위협적인 언어표현을 함 • 자기파괴적 행위를 함	• 폭력 행동과 관련한 환자의 지각 정도를 사정한다. • 자극이 적은 환경을 유지한다. • 환자의 행동을 자주 관찰한다. • 주변 환경에서 위험한 물건들을 제거한다. • 폭력적인 행동을 다른 방향으로 전환시킬 만한 신체적 출구를 찾는다. • 폭력 행동의 우려가 심한 경우 언어적인 접근을 시도하여 스스로 자제할 수 있도록 한다.	• 불안과 초조는 자극적인 환경에서 증가한다. • 안전을 보장하기 위해 세밀한 관찰이 요구된다. • 초조하거나 과다한 행동 상태에서 자신 또는 타인을 해치기 위해 이를 사용할 수 있다. • 신체 운동은 억압된 긴장을 완화시키는 안전하고 효과적인 방법이다.

간호진단과 목표	간호사정과 평가	간호계획과 중재	이론적 근거
		• 필요 시 환자를 격리하거나 억제대를 적용한다.	• 가장 우선적인 간호 중재는 환자의 안전이다.
3. 지나친 신체적 초조와 관련한 영양 부족 - 영양 부족의 징후나 증상이 나타나지 않는다.	• 음식에 대한 관심 결여됨 • 근긴장도 저하됨 • 전해질 불균형 있음 • 체중 감소됨	• 영양 상태를 사정한다. • 손에 들고 다니며 먹을 수 있는 고단백, 고열량의 음식물을 제공한다. • 섭취량과 배설량을 관찰한다. • 매일 체중을 측정한다. • 기호식품을 제공한다. • 적절한 영양의 중요성을 교육한다.	• 과다행동으로 인하여 충분히 앉아 있을 수 없으므로 돌아다니면서 섭취할 수 있게 한다. • 체중 증가와 감소는 영양 상태의 중요한 지표가 된다.
4. 충족되지 못한 의존 욕구와 관련한 사고과정 장애 - 망상적 사고를 나타내지 않는다.	• 환경에 대해 부정확하게 해석함 • 지나친 경계심 보임 • 주의집중 장애 있음 • 과대망상 있음 • 피해망상 보임 • 의심 증세 있음	• 사고과정 상태를 사정한다. • 망상에 동의하지 않음을 전달한다. • 환자의 잘못된 믿음에 대한 욕구를 수용함을 전달한다. • 잘못된 믿음에 대해 논쟁하거나 부정하지 않는다. • 현실을 강화하고 현실에 초점을 두며 현실과 비현실에 근거한 사고를 구별할 수 있을 때 긍정적 강화를 제공한다. • 피해적인 사고를 나타낼 경우 조심스럽게 접촉한다.	• 동의를 통해 간호사가 망상을 현실로 받아들인다는 것을 환자에게 전달할 수 있다. • 이러한 접근방법으로 망상적 사고를 제거하지 않으면 신뢰관계 형성에 장애가 있다. • 긍정적인 강화는 자존감을 증진시키고 바람직한 행동을 반복하도록 돕는다. • 의심환자는 접촉을 위험한 것으로 지각하여 공격적으로 반응할 수 있다.
5. 미해결된 비통감 관련한 감각 지각 장애 - 감각 지각 장애 없이 현실감을 가질 수 있다.	• 분노 관리 안됨 • 집중력 저하됨 • 지남력 장애 있음 • 환각 보임 • 빠른 기분 변화 보임 • 과장된 정서 반응 보임	• 감각 지각 장애 정도를 사정한다. • 환각 징후를 관찰한다. • 접촉(touch)을 삼간다.	• 조기중재는 환각 지시에 따른 공격적 반응을 막을 수 있다. • 접촉을 위협적인 것으로 지각하여 공격적으로 반응할 수 있다.

간호진단과 목표	간호사정과 평가	간호계획과 중재	이론적 근거
	• 혼자 말하고 웃음	• 환각을 강화하지 않는다.	• 환각이 실재하지 않는다는 것을 깨닫도록 정직하게 대한다.
	• 환각에 집중하는 자세 보임	• 잘못된 지각을 하는 시기를 불안이 증가하는 시기와 연관 시킨다. • 환자의 주의를 잘못된 지각에서 다른 곳으로 돌리도록 한다.	• 환자가 불안 상승을 방지하는 방법을 학습할 수 있다면 현실 지남력이 유지될 수 있다. • 대인 활동 참여와 실제상황에 대한 설명은 환자가 현실로 되돌아오게 한다.
6. 자존감 저하와 관련한 사회적 상호작용 장애 - 자신의 욕구 충족을 위해 타인을 조종하지 않고 적절한 상호작용 기술을 사용한다.	• 사회적 상황에서 불편감을 호소함 • 투사를 지나치게 사용함 • 언어의 조종 • 사회적 상호작용에서 실패함 • 만족을 지연시키지 못함	• 사회적 상호작용 상황을 사정한다. • 환자가 조종행동을 하는 목적은 힘과 통제감을 증진시킴으로써 불안정감을 감소시키기 위한 것임을 인식한다. • 조종행동에 대해 제한(limit)하고 일관성 있는 태도로 대한다. • 논쟁하거나 타협하지 않는다.	• 조종하는 이면의 동기의 이해는 개인과 그의 행동에 대한 이해를 돕는다. • 환자 스스로 제한설정을 하지 못하므로 도와주어야 한다. 제한 위반에 대한 규제가 일관되지 못하면 조종행동은 제거되지 않는다.
		• 비조종적인 행동에 대한 긍정적 강화를 제공한다.	• 긍정적 강화는 자존감을 증진시키고 바람직한 행동을 반복하도록 한다.
		• 자신의 행동 결과를 인식하고 그것을 타인의 탓으로 돌리지 않도록 한다. • 자신의 긍정적인 면을 확인하고 성취한 바를 인정하며 그것에 대해 기분 좋게 느끼도록 돕는다.	• 환자가 자신의 행동에 대한 책임을 받아들일 때 적응적인 변화가 일어난다. • 자존감이 증진되면 자신을 만족시키기 위해 타인을 조종할 필요를 적게 느끼게 된다.
7. 초조와 관련한 수면장애	• 밤에 수시로 깸 • 잠을 자지 않고 돌아다님	• 수면 양상을 관찰한다. • 자극이 적은 환경을 제공한다.	• 자극적인 환경은 과다행동을 증가시키고 수면과 휴식을 취하는 능력을 방해한다.

간호진단과 목표	간호사정과 평가	간호계획과 중재	이론적 근거
- 약을 먹지 않고도 6-8 시간 지속적으로 잠을 잘 수 있다.		• 활동 수준을 사정한다.	• 과다행동이 중단되지 않고 휴식을 취하지 못하면 환자는 소모되어 탈진할 수 있다.
		• 홍차, 커피, 콜라와 같이 카페인이 함유된 음료섭취를 제한한다.	• 카페인은 중추신경계 자극제로서 환자의 휴식과 수면을 방해할 수 있다.
		• 필요하면 수면제를 투여한다.	• 정상적인 수면 양상을 회복할 때까지 수면을 돕기 위해서다.

참고 문헌

도복늠 외. 2006. 최신 정신건강 간호학 각론. 서울: 정담미디어.

서울대학교병원 간호부. 2007. 표준 간호진술문을 적용한 임상간호과정. 서울: 현문사.

이광자, 유숙자, 이소우, 김소야지, 김윤희, 원정숙 외. 2006. 정신간호총론. 서울: 수문사.

Mary, C. Townsend. 2001. *Nurising Diagnosis in Psychiatric Nursing: Care Plan and Psychotropic Medications* (5th Ed.). Philadelphia: F. A. Davis Company.

[3 불안 장애 Anxiety Disorders]

간호진단과 목표	간호사정과 평가	간호계획과 중재	이론적 근거
1. 자아 개념에 대한 위협과 관련한 불안 - 불안이 발생하는 징후를 인식하고 공황 수준에 이르지 않는다.	• 호흡 곤란 있음 • 심계항진 있음 • 흉통이나 흉부 불편감 있음 • 질식 또는 숨이 답답한 느낌 있음 • 현기증 있음 • 발한 있음 • 이상 감각 보임 • 오심이나 복부의 불편감 있음 • 안절부절못함 • 불면 있음	• 불안의 정도를 사정한다. • 환자와 함께 있는 동안 조용하고 비위협적인 태도를 유지한다. • 환자를 혼자 두지 않고 함께 있어줌으로써 안전과 안정감을 갖도록 하고 안심시킨다. • 간단한 단어와 짧은 문장을 사용하여 조용하고 분명하게 이야기한다. • 자극이 적은 환경(낮은 조명, 소수의 사람, 단순한 장식)을 유지한다. • 불안이 감소되었을 때 불안의 발생 원인을 환자와 함께 탐색한다. • 이완요법, 심호흡, 신체 운동, 산책, 조깅, 투약 등 불안을 감소시키는 방법을 교육한다.	• 불안은 전염성이 있으므로 직원에게서 환자로 전달될 수 있다. 환자는 직원의 조용한 태도에서 안정감을 느낀다. • 신뢰할 수 있는 사람이 옆에 있어주는 것은 환자에게 안정감을 부여한다. • 심한 불안상황에 있는 환자는 가장 기본적인 의사소통 외에는 이해할 수 없다. • 자극적인 환경은 불안을 증가시킬 수 있다. • 불안의 촉진요인에 대한 인식은 불안 상승을 방지하는 계획을 세우는 데 있어서의 첫 단계이다.
2. 특정 대상에 대한 병적인 두려움과 관련한 공포 - 공포대상과 상황에 직면하여 공황불안을 느끼지 않는다.	• 혼자 집 떠나기를 거부함 • 대중 속에서 식사하기를 거부함 • 대중 속에서 말하거나 일하기를 거부함 • 특정상황에서 자신을 노출하기를 거부함	• 공포의 대상과 상황을 파악한다. • 안전과 안정감을 지니도록 환자를 안심시킨다. • 자아개념의 위협에 대해 환자가 지각한 것을 탐색한다. • 공포를 일으키는 자극이나 상황에 점차 노출시킨다.	• 환자는 자신의 삶을 두려워할 수 있다. • 공포자극과 상황에 대한 환자의 지각을 알아야 도울 수 있다. • 비위협적인 상태에서 공포자극에 반복적으로 노출되면 신체적·심리적 감각이 감소되어 공포가 줄어든다.

간호진단과 목표	간호사정과 평가	간호계획과 중재	이론적 근거
	• 과다하게 염려함 • 교감신경계 자극 반응(심맥관계 흥분, 표재성 혈관수축, 동공산대) 있음	• 불합리한 공포를 일으킬 수 있는 저변의 감정을 탐색하도록 격려한다.	• 비위협적인 환경에서 감정을 말로 표현하는 것은 해결되지 못한 문제에 대한 해결의 실마리를 찾도록 돕는다.
3. 충족되지 못한 의존 욕구와 관련한 비효율적인 개인대처 - 더 이상 강박행위를 보이지 않는다.	• 의식행동(ritual behavior)을 함 • 강박적 사고 있음 • 우울해함 • 기본욕구의 충족을 위해 타인에게 의존함 • 문제를 해결할 능력이 없음 • 만성적인 걱정, 정서적 긴장 보임 • 만성피로, 불면, 두통 있음	• 불안 수준을 사정한다. • 불안을 증가시키고 의식행동을 하는 상황을 파악한다. • 환자의 정서를 사정하고 자살행위에 대해 관찰한다.	• 우울기분은 자살에 선행되는 가장 흔한 상태이다.
		• 처음 환자가 청할 때에는 환자의 의존욕구를 충족시켜주며, 차츰 독립성을 격려하고 독립적 행동을 하는 데 긍정적 강화를 준다.	• 의존에 대한 욕구를 갑자기 완전히 제거하면 심한 불안을 일으킬 수 있다.
		• 의식행동을 할 충분한 시간을 허용하고 그 행동에 대해 판단하거나 비난하지 않는다.	• 의식행동을 못하게 하면 심한 불안이 촉진될 수 있다.
		• 행동의 의미와 목적을 스스로 발견하도록 지지해준다.	• 강박행동이 정서문제와 관련된 것임을 인식하는 것이 중요하다.
		• 조직화된 활동계획을 제공한다.	• 조직화된 활동은 불안한 환자에게 안정감을 준다.
		• 병동의 활동에 가능한 한 많이 참여시킴으로써 의식행동을 하는 시간을 점차 줄인다.	• 의식행동이 좀 더 바람직한 행동으로 대체되면 불안이 줄어든다.
		• 의식행동을 하지 않을 때 긍정적 강화를 한다.	• 긍정적 강화는 자존감을 증진시키고 바람직한 행동을 반복하도록 돕는다.

간호진단과 목표	간호사정과 평가	간호계획과 중재	이론적 근거
		• 강박사고와 의식행동을 일으키는 상황을 인식하도록 교육하고 이러한 사고와 행동 양상을 중단하는 방법을 알려준다.(사고중단 기법, 이완요법, 운동, 환자가 편안함을 느끼는 다른 건설적인 활동)	
4. 무력감과 관련한 자가간호 결여 - 스스로 일상 활동을 관리하고자 하는 의지를 보이고 실행한다.	• 단정치 못한 외모(목욕, 세발 등을 하지 않음) • 음식을 소량만 먹음 • 적절한 외모의 유지에 대한 관심 결여	• 자가간호 능력의 수준을 사정한다. • 환자의 능력 수준에 따라 정상적인 일상 활동을 수행하도록 격려한다. • 독립적으로 수행하도록 격려하지만 환자가 이를 수행할 수 없을 경우 도와준다. • 독립적인 성취에 대해 인정하고 긍정적 강화를 한다. • 음식과 수분의 섭취를 정확히 관찰한다. • 간식으로 영양가 있는 스낵과 음료를 제공한다.	• 환자의 안위와 안정이 가장 우선이다. • 독립적인 활동을 성공적으로 수행하는 것은 자존감을 증진으로 이어진다. • 정규 식사 시간에 제공되는 많은 양의 음식을 부담스러워 할 수 있으므로 적절한 영양 섭취를 위해 식간에 음식을 제공한다.

참고 문헌

도복늠 외, 2006, 최신 정신건강 간호학 각론, 서울: 정담미디어.

서울대학교병원 간호부, 2007, 표준 간호진술문을 적용한 임상간호과정, 서울: 현문사.

이광자, 유숙자, 이소우, 김소야지, 김윤희, 원정숙 외, 2006, 정신간호총론, 서울: 수문사.

Mary, C. Townsend, 2001, *Nurising Diagnosis in Psychiatric Nursing: Care Plan and Psychotropic Medications*(5th Ed.), Philadelphia: F. A. Davis Company.

[4 인격 장애 Personality Disorders]

간호진단과 목표	간호사정과 평가	간호계획과 중재	이론적 근거
1. 충족되지 않은 욕구와 관련한 폭력 위험 - 자신 또는 타인에게 해를 주지 않는다.	• 신체적 자해행위를 함 • 흥분, 초조 증가함 • 우울해함 • 불안 수준 상승됨 • 자극적인 행동을 함 • 논쟁적이며, 불만족스럽고 민감한 반응 보임	• 폭력 행동과 관련한 환자의 지각 정도를 사정한다. • 환자의 행동을 자주 관찰한다. • 자극이 적은 환경을 유지한다.	• 환자와 타인의 안전을 보장하기 위해 필요하면 즉각적으로 중재하도록 한다. • 불안은 자극적인 환경에서 증가한다.
		• 환경에서 해가 될 만한 물건을 모두 제거한다.	• 흥분, 혼돈상태에서 자신이나 타인을 해치는 데 사용하지 못하도록 하기 위해서다.
		• 자해 충동을 느낄 때 치료진을 찾겠다는 구두 계약을 맺는다.	• 신뢰하는 사람과 자해의 감정에 관해 상의하는 것은 어느 정도 도움이 될 수 있다.
		• 자해가 일어날 경우 동정이나 부가적인 관심을 제공함으로써 긍정적인 강화가 되지 않도록 있는 그대로 대상자의 상처를 돌본다.	• 부적응행동에 주의를 집중하지 않는 것을 통해 이 행동을 반복하지 않도록 할 수 있다.
		• 불안의 신체적인 출구로 사용하는 폭력 행동을 다른 방향으로 전환시킨다.	• 불안은 전염성이 있으므로 치료자에게서 환자로 전달될 수 있다.
		• 필요하면 정온제를 투여한다. • 폭력 행동의 우려가 심한 경우 언어적 접근을 통해 스스로 통제할 수 있도록 격려한다.	• 신체 운동은 억압된 긴장을 완화시키는 안전하고 효과적인 방법이다.
		• 필요하면 격리하고, 억제대를 적용한다. • 격리 또는 억제되어 있는 경우 15분마다 관찰한다.	• 환자의 안전을 유지하기 위해서다.
2. 자아개념에 대한 위협과 관련한 불안 - 불안이 감소된다.	• 호흡 곤란 있음 • 심계항진 있음 • 흉통이나 흉부 불편감 있음	• 불안의 정도를 사정한다. • 환자와 함께 있는 동안 조용하고 비위협적인 태도를 유지한다.	• 불안은 전염성이 있으므로 직원에게서 환자로 전달될 수 있다. 환자는 직원의 조용한 태도에서 안정감을 느낀다.

간호진단과 목표	간호사정과 평가	간호계획과 중재	이론적 근거
	• 질식, 숨이 답답한 느낌 있음 • 현기증 남 • 발한 있음 • 감각 이상 있음 • 오심이나 복부의 불편감 있음 • 안절부절못함 • 비현실감 있으며 불면함	• 환자를 혼자 두지 않고 함께 있음으로써 안전과 안정감을 갖도록 하고 안심시킨다. • 간단한 단어와 짧은 문장을 사용하여 조용하고 분명하게 이야기한다. • 자극이 적은 환경(낮은 조명, 소수의 사람, 단순한 장식)을 유지한다. • 불안이 감소되었을 때 불안의 발생 원인을 환자와 함께 탐색한다. • 이완요법, 심호흡운동, 신체 운동, 산책, 조깅, 투약 등 불안을 감소시키는 방법을 교육한다.	• 신뢰할 수 있는 사람이 옆에 있으면 환자는 안정감을 느낀다. • 심한 불안상황에 있는 환자는 가장 기본적인 의사소통 외에는 이해할 수 없다. • 자극적인 환경은 불안을 증가시킬 수 있다. • 불안의 촉진요인에 대한 인식은 불안 상승을 방지하는 계획을 세우는 데 있어서의 첫 단계이다.
3. 극심한 불안과 관련한 감각 지각 장애 - 환경을 현실적으로 해석하고 정서적으로 안정된다.	• 해체된 사고를 함 • 혼동 있음 • 의사소통 양상에 변화 보임 • 지남력 변화됨 • 환경에 대한 잘못된 해석 보임 • 투사를 지나치게 사용함 • 이인증 나타남 • 현실감 소실됨	• 감각 지각 장애 정도를 사정한다. • 환자가 자해했을 때 사무적인 태도로 상처를 치유한다. • 공황불안 동안 옆에 머물며 안심시킨다. • 환경에 대한 환자의 잘못된 해석을 수정한다. • 실제 감정을 표현하도록 격려하여 타인에게 투사하기보다는 자신의 것으로 인정하도록 돕는다.	• 불안을 경감시키기 위하여 절단 또는 자해를 하고 이를 통해 고통을 느끼거나 피를 봄으로써 인간 존재를 확인하려 한다. 이때 부정적인 행동을 반복하지 못하도록 사무적인 태도를 취한다. • 가장 우선적인 간호 중재는 환자의 안위와 안전이다. • 잘못된 해석에 직면하도록 하는 것은 현실 지남력을 제공하여 가치감을 유지시켜준다. • 신뢰하는 사람과의 감정 탐색은 환자의 현실적인 지각과 해결의 실마리를 찾도록 돕는다.

간호진단과 목표	간호사정과 평가	간호계획과 중재	이론적 근거
		• 두 사람 이상의 치료진과 치료적인 관계를 형성할 수 있도록 돕는다.	• 경계선 환자는 한 직원에게 매달려 자신의 부적응적 의존성을 그에게 전가시키려는 경향이 있다.
4. 발달단계 중 모성 박탈과 관련한 비통 반응 장애 - 분노의 실제 근원을 확인하고 자신의 것으로 받아들이며 사회적으로 수용될 수 있는 감정 표현을 말할 수 있다.	• 분노 관리 안됨 • 우울해함 • 불안정한 정서 상태임 • 혼자 있는 것에 대한 심한 공포 있음 • 자살 흉내, 분노 발작과 약물 남용 등의 행동화 행위 있음	• 비통 반응 장애 요인과 양상을 사정한다. • 수용적인 태도를 갖고 있음을 표현한다. • 이성적인 범위 내에서 분노, 좌절, 격노의 감정을 표현하도록 한다. • 신체 운동에 참여시켜 억압된 분노를 발산하도록 격려한다. • 환자와 함께 분노의 실제 근원을 탐색한다. • 분노가 치료자에게 향할 때, 역전이의 부정적인 효과가 일어나지 않도록 주의한다. • 정상적인 비통과정에서 나타날 수 있는 행동을 설명하고 자신의 위치를 알도록 돕는다. • 분노를 표현하는 적절한 방법을 알도록 돕고 이러한 행동에 대해 긍정적인 강화를 한다. • 폭력행위에 대해 제한을 설정하고 위반 시 가해지는 규제를 설명하며 간호 시 일관성과 엄격함을 유지한다.	• 환자를 가치 있는 인간으로 생각하고 있음을 전달하고 신뢰를 증진시킨다. • 비위협적인 환경에서 감정을 말로 표현하는 것은 환자가 해결되지 못한 문제의 실마리를 찾는 데 도움된다. • 신체 운동은 억압된 긴장을 발산하는 안전하고 효과적인 방법이다. • 역전이는 치료과정을 방해한다. • 정상적인 과정에서 나타난 감정이 수용됨을 아는 것은 이 반응으로 야기된 죄책감을 다소 경감시킬 수 있다. • 긍정적 강화는 자존감을 증진시키고 바람직한 행동을 반복하도록 한다. • 부정적인 행동을 제한하는 자기통제가 결여되어 있으므로 모든 치료진이 일관성을 보이지 않는다면 긍정적인 결과는 성취되지 않을 것이다.

간호진단과 목표	간호사정과 평가	간호계획과 중재	이론적 근거
5. 자아정체감 결여와 관련한 사회적 상호작용 장애 - 다른 사람과의 상호작용 시 매달리거나 멀리하는 행동이 나타나지 않는다.	• 매달렸다가 멀리하는 행동을 교대로 함 • 타인과 만족스런 관계를 형성하지 못함	• 타인과의 상호작용 양상을 사정한다. • 타인에게 매달리고 멀리하는 행동을 관찰한다.	• 타인과의 상호작용 시 매달리고 멀리하는 자신의 행동 유형을 인식하지 못할 수도 있다.
		• 의존적 행동을 강화하지 않고 간호사의 도움을 받을 수 있음을 깨닫도록 돕는다.	• 간호사가 도움을 줄 수 있는 사람이라는 것을 아는 것은 환자에게 안정감을 줄 수 있다.
		• 독립적인 행동에 대해 긍정적 강화를 한다.	• 긍정적 강화는 자존감을 증진시키고 바람직한 행동을 반복하도록 한다.
		• 지나친 방치와 간섭에 대한 공포와 관련한 감정을 환자와 함께 탐색한다.	• 해결되지 못한 문제의 실마리를 찾도록 돕는다.
		• 매달리고 멀리하는 행동이 만족스런 관계를 어떻게 방해하는지 이해하도록 돕는다. • 의존성을 조장하지 않으면서 방치에 대한 공포를 해결하고, 만족스럽고 친밀한 관계를 형성할 수 있도록 도와준다.	• 자신에 대한 타인의 지각을 인식하지 못할 수도 있고 그 행동이 타인에게 받아들여지지 않는 이유를 모를 수 있다.
6. 분리 · 개별화 과제 성취 실패와 관련한 자아개념의 혼란 - 자신의 생각과 감정을 다른 사람의 것과 구별할 수 있다.	• 투사를 과잉 사용함 • 불확실한 성정체감 보임 • 모호한 가치 체계 있음 • 장기목적이나 직업 선택이 불확실함 • 분명치 않은 자아상 갖고 있음 • 이인증과 현실감 상실됨	• 현실적으로 자신이 분리되어 있다는 것을 인식하도록 돕는다. • 사고와 감정을 말로 표현할 수 있도록 한다.	• 비위협적인 환경에서 감정을 말로 표현하도록 하는 것은 문제에 대한 해결의 실마리를 찾는 데 도움된다.
		• 성정체감과 관련한 문제일 경우 남성과 여성의 적절한 행동에 대해 환자가 지각한 바를 말하도록 한다.	• 왜곡된 사고와 잘못된 정보에 대해 환자에게 명확히 해주기 위해서다.
		• 환자를 호칭할 때 항상 이름을 부른다. • 자신의 존재를 확인할 수 있는 방법에는 자해보다 더욱 적응적인 방법이 있다는 것을 이	• 환자의 존엄성과 자기가치감을 유지하기 위해서다.

간호진단과 목표	간호사정과 평가	간호계획과 중재	이론적 근거
		해하도록 돕는다. • 환자에게 혼자 두지 않을 것이라고 말하여 안심시킨다. • 정체감을 확립하는 데 치료적인 기법이 될 수 있는 접촉을 사용한다.	• 어린 시절의 외상이 경계성 환자에게는 방치에 대한 심한 공포를 일으킬 수 있다. • 접촉 또는 신체적으로 함께 있어주는 것은 환자에게 현실감을 부여하고 모호한 경계선을 강화하도록 돕는다.
7. 반복적인 부정적 귀환과 관련한 자존감 저하 - 자신에 대한 긍정적 지각을 말할 수 있다.	• 치료에 불참함 • 긍정적 강화의 수용에 어려움 있음 • 자기파괴적인 행동을 함 • 자신의 권위를 손상시키는 말을 자주함 • 자기가치감을 증진시키기 위해 타인의 권위를 손상시킴	• 현실적인 목표를 설정한다. • 무조건의 긍정적 존중을 전달한다. • 조종행위에 대한 제한을 설정하여 위반 시 가해지는 규제를 알려주어 부정적인 귀환을 하지 않도록 한다. • 개인적 책임수행뿐 아니라 자기간호와 관련한 의사 결정을 할 때 독립성을 칭찬한다. • 감정, 태도, 행동에 대한 비평적인 검토를 통해 자기인식 수준을 증진시키도록 돕는다. • 긍정적·부정적 자신의 속성을 확인하도록 돕는다.	• 성공은 자존감을 증진시킨다. • 타인에게 수용되는 것은 자기가치감을 증진시킨다. • 부정적 귀환은 자존감이 낮은 사람을 위협할 수 있고 문제를 악화시킬 가능성이 크다. 인간이 아니라 행동을 수용할 수 없다는 것이 규제를 통해 전달되어야 한다. • 긍정적 강화는 자존감을 증진시키고 바람직한 행동을 반복하도록 한다. • 신뢰하는 사람과의 탐색은 문제 해결의 실마리를 찾는 데 도움된다. • 자존감이 낮은 사람은 긍정적인 속성을 인식하기 어렵다.
8. 충족되지 못한 의존 욕구와 관련한 비효율적인 개인대처 - 자신의 욕구 만족을 지연시킬 수 있고 다른 사람의 권리를 존중하는 태도를 보인다.	• 사회적 규범과 법을 무시함 • 죄책감 결여됨 • 만족을 지연시킬 수 없음 • 심한 충동성 보임 • 처벌을 통해 학습이 이루어지지 않음	• 병동에서 받아들여지지 않는 행동에 대해 처음부터 인식시킨다. 제한 위반 시 가해지는 규제에 대해 설명한다. 모든 직원은 일관성 있게 제한을 시행하고 환자가 중요하게 여기는 것을 규제한다. • 옳은 일을 하도록 환자를 부추기거나 납득시키지 않는다.	• 환자가 부적응적 행동에 대해 스스로 제한을 가할 수 없기 때문에 직원이 제한을 설정하고 실시해야 한다. 위반 후에 가해지는 규제는 이 행동의 반복을 감소시킨다.

참고 문헌

도복늠 외, 2006, 최신 정신건강 간호학 각론, 서울: 정담미디어.

서울대학교병원 간호부, 2007, 표준 간호진술문을 적용한 임상간호과정, 서울: 현문사.

이광자, 유숙자, 이소우, 김소야자, 김윤희, 원정숙 외, 2006, 정신간호총론, 서울: 수문사.

Mary, C. Townsend, 2001, *Nursing Diagnosis in Psychiatric Nursing: Care Plans and Psychotropic Medications* (5th Ed.), Philadelphia: F. A. Davis Company.

[5 식이 장애 Eating Disorders]

간호진단과 목표	간호사정과 평가	간호계획과 중재	이론적 근거
1. 음식 섭취 부족으로 인한 영양 부족 - 영양 부족 증상이 없고 기대체중의 85%를 회복하며 기본적인 검사에서 정상 범위를 유지한다.	• 체중이 기대체중보다 15% 감소됨 • 결막과 점막이 창백함 • 근력 감소됨 • 과도한 모발 손실 있음 • 무월경임 • 피부 탄력성 감소함 • 전해질 불균형 • 빈맥, 저혈압, 저체온, 부정맥 있음 • 부종 있음	• 환자가 적절한 식이섭취를 할 수 없거나, 하지 않으려 한다면 튜브 삽입을 통한 유동성 식이를 섭취하도록 한다.	• 튜브식이를 하는 환자의 간호는 확립된 절차에 따라 시행되어야 하며 적절한 영양공급이 이루어지지 않는다면 환자는 치명적인 상태가 될 것이다.
		• 영양사의 협조 아래 적절한 영양 공급과 현실적인 체중 증가를 위해 요구되는 칼로리 수치를 결정한다.	
		• 의사가 작성한 행동수정 프로그램을 환자에게 설명하고 시행한다. 규칙적 식이에 순응했을 경우 받는 이득과 순응하지 못했을 경우 받는 불이익에 대해 설명한다.	• 행동수정의 경우 부여받을 수 있는 혜택, 체중증가나 감소에 대한 직접적인 제한을 기본으로 한다. 특정한 음식이나 식이보다는 감정적 주제에 초점을 맞춘다.
		• 식사하는 동안 섭취량에 대해 지시해주거나 관찰을 위해 환자와 같이 앉도록 하고 식사 시간을 정해 놓는다.(일반적으로 30분)	• 시간제한이 없다면 식사 시간이 길어지게 되며 음식과 섭취에 있어 주의를 기울여 환자를 대하는 시간도 연장되게 된다.
		• 식사 후 적어도 한 시간 동안 환자를 관찰하고 자가유도 구토가 의심되면 화장실까지 환자와 동행한다.	• 식사 시간 동안 감춘 음식을 버리거나 자가유도구토를 시도할 수 있기 때문이다.
		• 섭취량과 배설량을 정확하게 기입한다.	• 환자의 안전을 증진하고 간호계획을 세우는 데 필요하다.
		• 환자는 기상 직후 체중을 측정하고 그 후 첫 소변을 본다.	• 가능하면 항상 같은 척도를 이용한다. 환자 간호와 혜택, 제한은 정확하게 그날의 체중을 근거로 이루어져야 한다.

간호진단과 목표	간호사정과 평가	간호계획과 중재	이론적 근거
		• 계획이 정해지면 환자와 음식이나 식사에 관하여 토론하지 않는다. 그러나 식이행동에서 좋아지는 모습을 보이면 지지와 함께 긍정적 강화를 제공한다. • 치료진은 환자의 음식 섭취가 잘 이루어지지 않고 영양 상태가 안 좋으므로 튜브를 통한 식이가 환자의 안전을 위해 필요하다는 것을 이해해야 한다. • 영양 상태가 좋아지고 식이 습관이 올바르게 이루어지면 환자와 함께 체중 증가에 대한 극심한 공포감에 대해 탐색한다.	• 음식에 관한 토론은 부적응적인 행동에 대해 긍정적 강화를 제공한다. • 실제로 튜브 삽입을 통해 지속적으로 음식을 투입하고 이러한 조치를 지속적이면서 흔들림 없이 시행해야 한다. • 비적응적 반응이 해결되려면 정서적인 문제가 해결되어야 한다.
2. 수액섭취 감소와 관련한 체액 부족 - 탈수 증상이 없고 적당한 수분섭취를 한다.	• 소변량 감소됨 • 주입량보다 배설량이 많음 • 혈액농축 있음 • 저혈압임 • 맥박 증가함 • 체온 상승함 • 건조한 피부와 점막 있음 • 피부 탄력성 감소됨 • 전신쇠약함	• 주입량과 배설량을 정확히 기록하고 환자에게 하루 2,000–3,000mL 수액을 공급하는 것의 중요성을 교육한다. • 환자는 기상 직후 체중을 측정하고 그 후 첫 소변을 본다. • 피부 점도와 피부 상태의 변화를 평가하고 기록한다. • 피부가 매우 건조하다면 환자가 매일 목욕하는 것을 자제시킨다. • 혈액 검사를 추적관찰하고 중요한 변화가 있으면 의사에게 보고한다.	• 환자의 안전성과 간호계획을 세우는 데 중요하다. • 항상 같은 척도를 이용하도록 하고 매일 이루어지는 정확한 체중측정은 환자의 간호계획 수립에 필요하다. • 피부 상태는 환자의 수액섭취와 관련하여 유용한 정보를 제공해준다. • 더운물에서의 비누목욕은 피부를 건조화시킨다. • 검사실 자료는 적절한 수액공급을 평가하는 객관적 자료로 제공된다.

간호진단과 목표	간호사정과 평가	간호계획과 중재	이론적 근거
		• 식사 후 적어도 한 시간 동안 환자를 관찰하고 자가유도구토가 의심된다면 화장실까지 환자와 동행한다. • 구강 내 점막의 점도와 색깔을 평가하고 기록한다. • 잦은 구강세척을 격려한다. • 진정한 자기정체성을 갖고 비적응적인 식이행동을 유발한 공포를 해소시키는 데 도움을 준다.	• 구토는 능동적인 신체 내 수액 손실의 원인이 되기에 체액 손실을 유발할 수 있다. • 건조하면서 창백한 점막은 영양 부족 또는 탈수에 적응될 수 있다. • 세균 감소로 인한 조직 감염의 위험성을 줄이고 점막건조로 인한 불편감을 감소시키기 위해서다. • 비적응적인 행동이 해소되었다면 정서적인 주제가 해결되어야 한다.
3. 음식섭취 거부와 관련한 비효율적 개인대처 - 적응적 대처방법을 이용하여 자신의 일상생활을 유지한다.	• 비만에 대해 극도의 공포감에 휩싸여 있으며 자신의 신체상을 왜곡함 • 식사 거부함 • 음식에 대해 강박적으로 이야기함 • 자가유도구토와 하제·이뇨제의 사용 후 극도의 과식을 함 • 자신감 부족함 • 만성피로 보임 • 만성불안 보임 • 만성우울 있음 • 문제해결 능력이 부족함	• 환자에게 진실되고 수용적인 태도를 보여줌으로써 환자와 서로 믿을 수 있는 관계를 형성하고 모든 약속을 지킨다. • 영양 상태가 좋아졌을 때 체중 증가와 관련한 극도의 공포감에 대한 환자의 느낌을 환자와 함께 탐색한다. • 가족역동을 탐색한다. 환자가 가족체계 내에서 자신의 역할 공헌도와 적절함을 알아보는 것을 도와주고, 가족 구조 내에서 특별히 염려하는 것을 확인하고 그것을 해결할 수 있도록 돕는다.	• 치료적인 간호사-환자 관계는 믿음을 토대로 형성된다. • 정서적 주제는 비적응적인 행동이 사라졌을 때 해결하도록 한다. • 가족체계 내에서 독립된 한 개체로서의 중요성뿐만 아니라 독립된 정서에 관하여 토론하는 것을 통해서 환자는 비적응적인 식이행동이 어떻게 정서적인 문제와 관련지어지는지 인식할 수 있다.

간호진단과 목표	간호사정과 평가	간호계획과 중재	이론적 근거
	• 역할 기대를 충족하지 못함 • 자신에게 파괴적인 행동을 함	• 신체적인 상태가 호전되면 환자가 자기 스스로 행동을 조절할 수 있는 독립된 개인으로서의 역할을 하도록 격려한다.	• 환자는 독립적으로 기능할 수 있는 방법을 습득해야 한다.
		• 독립된 행동, 문제 해결, 결정을 하는 것에 대한 긍정적 강화를 제공한다.	• 긍정적 강화는 자신감을 증대시키고 환자가 더욱 바람직한 행동을 하도록 촉진해준다.
		• 환자와 같이 비적응적인 행동을 재현하지 않고 환경 내에서 조절 능력을 느낄 수 있는 방식에 대해 탐색한다.	
4. 낮은 자존감과 관련한 불안 - 불안감을 유발할 수 있는 사건을 인지할 수 있고 불안을 줄일 수 있는 방법을 이용할 수 있다.	• 긴장감 증가됨 • 무력감 증가됨 • 걱정, 공포감 있음 • 좌불안석함 • 불충분한 눈 맞춤 보임 • 구강을 통한 영양 공급이 어려움 • 학습 부진함	• 환자와 함께하는 시간을 갖고 차분하면서 안심할 수 있도록 돕는다.	• 환자의 안녕과 안전이 간호의 최우선이다.
		• 환자가 불안감이 유발될 수 있는 상황을 인식할 수 있도록 돕는다.	• 환자는 감정적 주제가 불안 증상과 관련 있다는 것을 인지하지 못할 수도 있다.
		• 과거 유사한 상황에서의 환자의 대처방식을 다시 고찰해본다. 환자의 장점을 확인하여 환자에게 유리하게 이용되도록 돕는다.	• 변화를 추구하는 데 있어서 환자가 과거에 자신이 했던 반응이 적절한 것이었는지, 다시 그러한 방법을 이용할 수 있는지 확인하는 것은 환자에게 도움이 될 수 있다.
		• 조용한 환경을 제공한다. 자극과 조명의 밝기를 줄여주며 주변 사람의 접근도 적당하게 조절해준다.	• 불안감의 수준은 자극이 적고 조용한 환경에서 줄어들 수 있다.
		• 필요하면 항불안제를 투여하고 약물의 효과와 부작용을 관찰한다. • 증가되는 불안감을 인식하는 방법과 이를 조절하고 다룰 수 있는 방법을 교육한다.	• 항불안제는 불안감으로 인해 생기는 어쩔 수 없는 현상을 감소시켜주고 환자가 치료에 협조하도록 도와줄 수 있다.

간호진단과 목표	간호사정과 평가	간호계획과 중재	이론적 근거
5. 비현실적인 기대와 관련한 신체상 장애 -환자는 자신에 대해 긍정적인 면을 표현하고 자신의 외모에 대해 덜 집착한다.	•왜곡된 신체상, 심지어는 정상 체중이거나 말랐음에도 불구하고 자신에 대해 비만이라고 함 •낮은 체중으로 인해 생기는 문제를 부정함 •긍정적 강화를 받아들이는 데 어려움 있음	•환자가 자신에 대한 부정적 인식을 재평가하고 긍정적인 면을 바라볼 수 있게 돕는다. •환자의 인생에 영향을 끼칠 수 있는 독립적인 결정에 긍정적인 강화를 제공한다. •자율성과 의존이라는 주제와 관련한 솔직한 감정이 부적응적인 식이행동과 별개로 남아 있을 때 긍정적인 강화를 제공한다.	•환자 자신의 능력과 긍정적인 측면에 대한 정체성은 자기 가치감을 증가시킨다. •긍정적인 강화는 자신감을 증대시키고 환자가 지속적으로 독립적인 기능을 할 수 있도록 돕는다.
	•자기관리를 하는 데 있어 책임감 있게 받아들이지 못함 •자기파괴적인 행동을 함	•환자가 신체상과 음식의 관련성에 대한 현실적인 인식을 가질 수 있도록 돕는다.	•환자는 자신의 신체상에 대한 인식이 건전하지 못하고, 비적응적인 식이행동을 통한 지속적인 통제의 위험에 대해 인식할 필요가 있다.
	•눈 맞춤이 부족함 •우울감, 폭식, 하제 사용 후 자책함 •외모, 특히 타인이 자신을 어떻게 바라보는지에 대해 집착함	•참여와 독립적인 결정을 통해 환경 내에서의 자기조절 능력을 증진시킨다. •완벽함이 현실적으로 불가능한 것임을 환자가 깨닫고 이에 대한 필요성을 탐색하도록 돕는다.	•환자가 자기 자신에 대한 좋은 감정을 가지기 시작하고 자신의 속성에 대한 긍정적인 부분을 확인할 뿐만 아니라 개인적인 부족함을 받아들일 수 있는 능력을 발전시킬 때 비현실적인 성취에 대한 욕구는 사라질 것이다.
		•환자가 자신에게 분노감이 있음을 주장하고, 분노감에 대한 적절한 방식의 표현이 받아들여질 수 있음을 인식하도록 돕는다.	•표현되지 않는 분노는 흔히 자신을 향하게 되고 결과적으로 자신감을 떨어뜨린다.
6. 외모에 대한 불만족과 관련한 자존감 저하	•신체에 대한 부정적인 느낌(무력감) 있음 •체중 감소에 대한 욕구를 표현함	•비만에 대한 환자의 느낌과 태도를 사정한다. •환자가 스스로 운동을 하는 동안 사생활을 가질 수 있음을 확인시킨다.	•비만과 강박적인 식이행동은 애정이나 양육 결핍에 대한 보상이나 친밀감에 대한 방어처럼, 깊게 뿌리박힌 심리적인 의미를 지닐 수 있다.

간호진단과 목표	간호사정과 평가	간호계획과 중재	이론적 근거
-환자는 자신이 원하는 방향에 맞추어 체중 감소를 위한 새로운 방식의 식이 습관을 확립한다.	• 눈 맞춤 부족함 • 낮은 자기 가치감을 표현함 • 어머니상에 따른 적절한 양육 부재함 • 의존적 요구에 대한 불만족 있음	• 가족을 근간으로 해서 음식과 관련한 대처방식을 상기시키고, 이런 것들이 현재 상황에 어떤 영향을 미쳤는지 사정한다. • 체중 감소에 대한 환자의 동기를 확인하고 목표를 세운다.	• 비만한 사람들은 자신의 신체에 대해 예민할 수 있다. • 부모는 아동의 역할 모델이다. 부적응적인 식이행동은 가족체계 내에서 학습되고 양성강화를 통해 지지된다. 음식은 부모의 사랑과 애정에 대한 대체물일 수 있고, 먹는 것은 만족감의 표현이며 일차적인 방어 기제일 수 있다.
		• 환자가 자신의 긍정적인 측면을 보게끔 돕는다. 장점이나 외모에 관련 없이 과거에 성취했던 것에 초점을 맞춘다.	• 환자는 자아감이 부족하기 때문에 흔히 관계 형성에서 어려움을 보인다. 체중 감소의 동기가 다른 사람을 위한 것이라면 성공적인 체중 감소는 어려울 것이다. • 환자는 비만이 자아개념과 자기가치감과 관련하여 긍정적인 느낌을 방해하지 않음을 인식할 필요가 있다.
		• 환자에게 지지그룹이나 치료그룹을 제공한다.	• 지지그룹과 함께하면 유대감과 동기가 향상되고 외로움과 사회적인 소외감을 줄여주며 보편적인 문제에 대한 해결방안을 제공해준다. 그룹 치료는 근본적인 심리적 걱정을 다루는 데 도움이 된다.

참고 문헌

도복늠 외, 2006, 최신 정신건강 간호학 각론, 서울: 정담미디어.

이광자, 유숙자, 이소우, 김소야자, 김윤희, 원정숙 외, 2006, 정신간호총론, 서울: 수문사.

Marry, C. Townsend, 2001, *Nursing Diagnosis in Psychiatric Nursing: Care Plans and Psychotropic Medications* (5th Ed.), Philadelphia: F. A. Davis Company.

[6 수면 장애 Sleep Disorders]

간호진단과 목표	간호사정과 평가	간호계획과 중재	이론적 근거
1. 부적절한 수면과 관련한 수면 장애 - 대상자는 투약 없이 6~8시간 수면할 수 있다.	• 불면증 있음 • 과다수면증 있음 • 악몽 꿈 • 야경증 있음 • 몽유병 있음	• 수면을 위해 부드러운 음악, 이완운동, 온욕 등의 활동을 격려한다.	
		• 잠자리에 들기 전 1시간 이내에는 격렬한 운동을 삼가도록 한다.	• 격렬한 운동은 자극이 되어 수면을 방해한다.
		• 잠자리에 들기 전 4시간 이내에는 카페인이 함유된 음식을 먹지 않도록 한다.	• 카페인은 CNS를 자극해 수면을 방해할 수 있다.
		• 잠자리에 들기 전 고탄수화물 스낵을 제공한다.	• 탄수화물은 신경전달물질인 세로토닌(serotonin)의 전구체인 아미노산 트립토판의 양을 증가시킨다. 세로토닌은 수면을 촉진하는 역할을 하는 것으로 생각된다.
		• 이완을 위해 알코올 음료를 마시지 않도록 한다.	• 알코올은 초기에 잠드는 것을 촉진하나 술 마신 뒤 몇 시간 후에는 다시 CNS를 자극시킨다. 환자가 잠이 들지는 모르나 몇 시간 이내에 다시 깨어나게 된다.
		• 수면시간이 다가오면 흡연을 금한다.	• 흡연은 CNS를 자극하는 물질을 생성한다.
		• 낮 동안의 수면을 금한다.	• 낮 동안의 수면은 밤 동안의 수면을 방해한다.
		• 필요 시 의사의 처방에 따라 수면제를 복용하도록 한다.	
2. 수면 부족과 관련한 손상 위험 - 입원기간 동안 손상을 경험하지 않을 것이다.	• 극심한 졸음 있음 • 야경증 있음 • 몽유병 있음 • 수면 박탈됨	• 침대의 side rail을 올리도록 한다. • 몽유병의 에피소드 동안 환자가 침대 밖으로 나올 때의 손상 위험을 줄이기 위해 낮은 높이의 침대에서 자도록 한다.	• 심각한 악몽이나 야경증을 경험하는 환자는 침대에서 떨어질 수 있다.

간호진단과 목표	간호사정과 평가	간호계획과 중재	이론적 근거
		• 환자가 침대 밖으로 나올 때 작동되는 벨이나 경보기를 침대에 설치한다. • 야간 조명등을 켜 놓는다. • 의사의 처방에 따라 약물요법을 시행한다.	• 벨이나 경보기는 환자를 돌보는 치료진의 각성을 높여 즉각적인 도움을 줄 수 있다. • 불면증 시 benzodiazepine이 효과적으로 사용되어 왔으며 과다수면과 수면 발작에는 amphetamine과 같은 CNS stimulant가 사용되어 왔다.

참고 문헌

도복늠 외, 2006, 최신 정신건강 간호학 각론, 서울: 정담미디어.

서울대학교병원 간호부, 2007, 표준 간호진술문을 적용한 임상간호과정, 서울: 현문사.

이광자, 유숙자, 이소우, 김소야지, 김윤희, 원정숙 외, 2006, 정신간호총론, 서울: 수문사.

Mary, C. Townsend, 2001. *Nurising Diagnosis in Psychiatric Nursing: Care Plan and Psychotropic Medications*, Philadelphia: F. A. Davis Company.

[7 적응 장애 Adjustment Disorders]

간호진단과 목표	간호사정과 평가	간호계획과 중재	이론적 근거
1. 충족되지 못한 의존욕구와 관련한 폭력위험: 본인 혹은 타인 - 입원기간 동안 자신이나 타인에 대한 환자의 폭력적인 행동이 감소하거나 없다.	• 경직된 표정이나 자세를 보임 • 공격적 행동을 공공연히 함 • 자기파괴적인 행동을 함 • 적대적이고 위협적인 언어표현 있음 • 흥분, 초조해함 • 분노함 • 불안 증가됨	• 병실 활동과 상호작용을 통해 환자의 행동을 관찰한다. • 감시하고 의심하는 태도는 피한다.	• 환자나 타인의 안전을 위한 중재를 위해 집중 관찰이 필요하다.
		• 자살 행위를 관찰한다.	• 자살을 생각하는 환자는 그들의 잠재적 행위에 대한 단서를 준다. 즉 언어적 행동으로 '자살할 것이다'라고 하거나 비언어적 행동으로 소중한 물건을 준다거나 심한 기분변동을 보인다.
		• 자살의도와 이용 가능한 수단을 사정한다.	• 환자가 계획을 세웠고 특히 계획을 수행할 수단이 있을 경우 자살의 위험성이 크게 증가한다.
		• 분노가 어느 때 발생하는지 인식하고 그러한 감정을 자신의 것으로 받아들일 수 있도록 돕는다.	• 분노의 원인, 행동 반응, 그 상황에 대한 환자의 인식을 돕기 위해서다.
		• 경험한 분노를 일일단위로 기록하게 하고 환자와 함께 기록한 것을 논의하며, 부적응적인 것에 대해서는 대안적인 행동반응을 제시해준다. • 분노를 적절하게 표현하는 역할 모델로 행동하고 환자가 따르려고 시도할 때 긍정적 강화를 준다. • 환자 주변에 있는 모든 위험한 물건을 제거한다.	• 분노가 자신의 내부로 향한 결과, 자살이나 자기파괴적인 행동을 하는 것으로 간주되므로 분노감을 표출하는 것은 중요하다.
		• 불안의 출구로써 사용하는 폭력 행동을 다른 방향으로 전환	• 신체 운동은 억압된 긴장을 경감시키는 안전하고 효과적

간호진단과 목표	간호사정과 평가	간호계획과 중재	이론적 근거
		시킨다.(예: 권투, 조깅)	인 방법이다.
		• 불안과 긴장이 증가하기 시작할 때 환자 곁에 있어준다.	• 신뢰하는 사람이 옆에 있을 때에 안정감이 생기고 불안이 급상승하는 것을 막을 수 있다.
		• 환자를 대할 때 조용한 태도를 유지한다.	• 불안은 전염성이 있으므로 직원에게서 환자로 전달될 수 있다.
		• 필요하면 힘을 과시할 수 있는 충분한 수의 직원을 확보한다. • 필요하면 처방된 약물을 투여하고 투약의 효과와 부작용을 관찰한다. • 필요하면 환자를 격리하거나, 억제대를 적용한다.	• 환자에게 환자가 아니라 상황에 대해 통제를 가한다는 증거를 보여주며 직원의 신체적 안전을 보장해준다.
2. 상황위기와 관련한 비효율적 대응 - 사회적으로 수용 가능한 대처 기술을 확인하고 개발시켜 활용한다.	• 역할 기대를 충족시킬 수 없음 • 사회참여 변화됨 • 문제 해결을 할 수 없음 • 우울감, 불안감 있음 • 언어적·신체적인 적대감 있음 • 의존성 증가함 • 자신의 욕구를 충족시키기 위해 환경 내의 타인을 조종함 • 병동규칙 따르기를 거부함	• 환자의 행동 양상과 문제 해결 능력을 사정한다. • 병동의 규칙과 불이행의 결과에 관해 환자와 이야기하여 규칙을 위반할 경우 일관된 제한을 한다.	• 부정적 결과는 조종행동을 감소시키는 데 효과가 있을 수 있다.
		• 조종행동에 대한 제한설정에 관하여 환자와 토론 또는 논쟁하거나 타협하지 않는다.	• 환자의 그러한 시도를 무시할 때 조종행동을 감소시킬 수 있다.
		• 분노감을 표현하도록 격려하고, 적대감의 실제 대상을 확인하도록 돕는다.	• 신뢰하는 사람에게 감정을 말로 표현하는 것은 미해결된 문제의 해결에 도움될 수 있다.
		• 적대감을 건전하게 발산하도록 돕는다.(예: 권투, 조깅)	• 신체 운동은 억압된 긴장을 완화시키는 안전하고 효과적인 방법이다.
		• 의존행동을 강화하지 않으며 가능한 한 독립적인 수행을 격려하고 독립적으로 수행할 때	• 독립적 성취와 긍정적 강화는 자존감을 증진시키고 바람직한 행동을 반복하도록 한다.

간호진단과 목표	간호사정과 평가	간호계획과 중재	이론적 근거
		긍정적 강화를 한다. • 자신의 생활에서 적절한 통제가 이루어지는 측면을 인식하도록 돕는다. • 부적응적인 대처를 촉진하는 스트레스 요인을 확인한다. • 생활에 중요한 변화가 일어났을 경우 그와 관련한 두려움과 감정을 표현하도록 격려한다. • 적응적 대처 기술의 적용과 성공적인 적응에 대해 긍정적 강화를 한다.	• 최소한도라 할지라도 통제력을 가졌음을 인식하는 것은 무력감을 감소시키고 타인을 조종하고자 하는 욕구를 경감시킨다.
3. 특정 가치대상에 대한 실제적 또는 지각된 상실과 관련한 슬픔 반응 장애 - 상실의 정상적인 단계에서 나타날 수 있는 행동을 말할 수 있고 자신이 어느 단계에 있는지 알 수 있다. - 환자는 지나치지 않고 장기화되지 않은 정서적 반응을 나타낸다.	• 상실대상을 이상화함 • 과잉분노를 부적절하게 표현함 • 퇴행함 • 과제의 집중과 추구가 변화됨 • 상실을 표현하기 어려워함 • 정서 불안정함	• 현재의 상실의 수용단계를 사정한다. • 상실의 수용단계 중 어느 단계에 고착되어 있으며 그 단계에 수반되는 행위는 어떤 것인지 규명한다.	• 정확한 기초 사정지료는 효과적인 간호를 계획하는 데 필요하다.
		• 환자와의 신뢰 관계를 발달시킨다.	• 신뢰는 치료적 관계의 토대이다.
		• 감정 이입과 돌봄의 태도를 보인다. • 정직하게 대하고 모든 약속을 지킨다.	• 수용적인 태도는 간호사가 환자를 가치 있는 인간이라고 믿는 것을 전달하며, 신뢰를 증진시킨다.
		• 수용적인 태도로 대하여 환자가 감정 표현을 개방적으로 하도록 돕는다.	• 비위협적인 환경에서 감정을 말로 표현하는 것은 미해결된 문제 해결의 실마리를 찾도록 해준다.
		• 환자로 하여금 분노를 표현하게 하며 분노의 최초표현이 치료자에게 대치되더라도 방어적인 태도를 취하지 않는다.	
		• 신체 운동(산책, 조깅, 배구, 권투, 자전거 타기 등)을 통해 억압	• 신체 운동은 억압된 긴장을 발산시키는 안전하고 효과적

간호진단과 목표	간호사정과 평가	간호계획과 중재	이론적 근거
		된 분노를 발산하도록 돕는다. • 상실 수용의 정상적인 단계와 이에 수반되는 행동을 교육하며 상실의 수용과정에서 상실에 대한 분노, 죄책감이 생길 수 있음을 이해시킨다. • 상실대상과의 관계를 검토하도록 격려하고 잘못 인식된 상황에 대해서는 현실을 바르게 알려준다. • 적절한 신체 접촉을 사용한다. • 울고 싶을 때 울 수 있도록 하는 수용적 태도를 보여준다.	인 방법이다. • 정상적인 상실의 수용단계에서 나타나는 감정은 수용됨을 아는 것은 이 반응으로 야기된 죄책감을 다소 경감시킬 수 있다. • 환자는 이상화된 지각을 버리고 상실의 수용단계에서 상실에 대한 긍정적·부정적 측면을 모두 수용할 수 있어야 한다.
4. 긍정적 강화의 부족과 관련한 만성 자긍심 저하 - 긍정적인 자아를 가지고 있음을 표현한다. - 우울 증상이 없다.	• 긍정적인 강화를 수용하기 어려움 • 치료에 불참함 • 자기파괴적인 행동을 함 • 자신의 권위를 손상시키는 비판적인 말을 자주함 • 실패에 대한 공포로 인해 새 과제를 맡는 것을 주저함 • 시선을 마주치지 않음 • 특권을 얻기 위하여 다른 직원과 대조를 이루는 어떤 한 직원을 조종하려 시도함 • 친밀한 개인적 관계를 형성할 수 없음 • 사회적으로 고립됨	• 성공하기 쉬운 현실적인 활동을 계획한다. • 환자를 가치 있는 한 인간으로 수용하고 존중함을 알려준다. • 1:1 관계나 집단 활동에서 환자와 함께 시간을 보낸다. • 자신의 긍정적인 면을 확인하고 부정적인 특성을 변화시키기 위한 계획을 세우도록 돕는다. • 치료 활동에 참여하고 새 과제를 맡음으로써 실패에 대한 공포에 직면하도록 격려하고 지지한다. • 시도한 것 자체에 대해 긍정적 강화를 하고 성공적으로 시도한 것을 인정해준다.	• 성공은 자존감을 증진시킨다. • 환자를 가치 있는 존재로 여기고 있음을 전달해준다. • 자존감이 낮은 사람은 보통 자신의 긍정적인 속성을 인식하기 어렵다. • 인정과 긍정적 강화는 자존감을 증진시킨다.

간호진단과 목표	간호사정과 평가	간호계획과 중재	이론적 근거
	• self-esteem을 증가시키려는 시도로 타인의 권위를 손상시킴	• 과거의 실패를 계속 되새기지 않도록 관심을 다른 곳으로 돌리게 한다. • 부정적 반응(negative feedback)을 가능한 한 삼간다. • 자기간호뿐 아니라 개인적 책임을 수행하도록 격려하며 성취에 대해 인정하고 칭찬한다. • 자신의 감정, 태도, 행동에 대해 비평적 검토를 함으로써 자신에 대해 올바르게 인식하도록 돕는다. • 환자의 태도와 행동이 다른 사람과 다른 경우, 타인에게 해가 되지 않는다면 전적으로 수용한다.	• 관심을 주지 않음으로써 그것을 반복하지 못하도록 한다. • 부정적 반응은 자존감이 낮은 사람을 위협할 수 있다. • 스스로 자기간호 활동을 수행하는 능력은 자존감을 증진시킨다. • 환자가 자신을 인식하고 수용함으로써 자존감이 증진될 때, 타인의 행동을 판단하려는 욕구가 감소될 것이다.
5. 지연된 자아발달과 관련한 사회적응 장애 - 병동의 직원·동료와 불편감 없이 상호작용을 할 수 있다. - 나이에 맞도록 수용 가능한 행동을 보이며 그룹활동에서 타인과 자발적으로 시간을 보낼 수 있다.	• 사회적 상황에서 불편감을 말로 표현함 • 소속, 돌봄, 관심 또는 공동 체험에 대한 만족감을 수용하거나 의사소통할 수 없음 • 성공적이지 못한 사회적 상호작용 행동을 하는 것이 관찰됨 • 동료, 가족, 타인과의 역기능적 상호작용을 함	• 사회적 상호작용 상태를 사정한다. • 환자와 신뢰 관계를 형성한다. • 정직하게 대하고 모든 약속을 꼭 지킨다. • 수용될 수 없는 행동과는 별개로 환자 자신이 한 인간으로서 수용된다는 신뢰를 준다. • 병동 내의 타인과 상호작용을 하는 초기에 함께 있어준다. • 노력에 대해 건설적인 비평과 긍정적 강화를 한다. • 타인과의 상호작용에서 남을 이용하거나 조종할 때 관심을 주지 않는다.	• 환자를 수용하는 것은 환자의 자존감을 증진시킨다. • 신뢰하는 사람과 함께 있으면 안정감을 느낀다. • 긍정적 강화는 자존감을 증진시키고 바람직한 행동을 촉진한다. • 용납할 수 없는 행동에 관심을 주면 오히려 그것을 강화할 수 있다.

간호진단과 목표	간호사정과 평가	간호계획과 중재	이론적 근거
	• 해당 연령층에서 받아들여질 수 없는 행동을 보임	• 환자·직원의 적절한 상호작용을 통해 환자의 역할 모델로서 행동한다. • 환자에게 집단 상황을 제공한다.	• 집단 상호작용과 동료에게 받는 긍정적, 부정적 feedback을 통해 사회적으로 수용될 수 있는 행동을 배우게 된다.

참고 문헌

도복늠 외, 2006, 최신 정신건강 간호학 각론, 서울: 정담미디어.

서울대학교병원 간호부, 2007, 표준 간호진술문을 적용한 임상간호과정, 서울: 현문사.

이광자, 유숙자, 이소우, 김소야자, 김윤희, 원정숙 외, 2006, 정신간호총론, 서울: 수문사.

Marry, C. Townsend, 2001, *Nursing Diagnosis in Psychiatric Nursing: Care Plans and Psychotropic Medications* (5th Ed.), Philadelphia: F. A. Davis Company

[8 인지 장애 Cognitive Disorders]

간호진단과 목표	간호사정과 평가	간호계획과 중재	이론적 근거
1. 지남력 장애: 혼돈과 관련한 외상 위험 - 환자는 손상을 입지 않으면서 환경 내에서 일상생활을 수행할 수 있다.	• 허약함 • 경련 있음 • 시력 저하됨 • 정신 운동성 초조 • 자주 발을 끌거나 비틀거리며 걸음 • 가구에 부딪힘 • 옷을 충분히 입지 않고 추운 상태에 노출시킴 • 날카로운 기구를 사용할 때 자신에게 상처를 입힘 • 담배를 피우고 여러 장소에 불 붙인 담배를 둠 • 목적 없이 손발을 휘두르는 행동을 함	• 안전에 대한 특수 요구를 파악하기 위하여 환자의 지남력 장애, 혼동의 수준을 사정한다. • 다음과 같은 안전수단을 마련한다. - 방에 있는 가구를 장애 있는 환자의 편의를 도모하는 쪽으로 배치한다. - 환자의 행동을 자주 관찰한다. 필요하면 일대일로 직원을 배정하고 보행 시 환자와 동행하여 돕는다. 장거리 이동 시 휠체어를 사용한다. - 환자가 자주 사용하는 필수 용품은 손 닿기 쉬운 곳에 둔다. - 환자의 방에서 해가 될 만한 물건을 제거한다. - 담배를 피우는 동안 환자와 함께 있도록 한다. - 경련 장애가 있는 환자의 침대 옆 난간과 머리맡에 패드를 대어준다.	• 환자의 기능 수준에 대해 아는 것은 적절한 간호계획을 수립하는 데 필요하다. • 가장 중요한 것은 환자의 안전이다.
		• 환자에게 현실과 주위 환경에 대해 자주 알려준다.	• 지남력 장애로 인하여 환자가 안전한 환경으로부터 자신도 모르게 벗어날 경우 안전에 위협을 받을 수 있다.
		• 과다행동이 일어나는 동안 환자를 보호하기 위하여 정온제를 처방된 대로 투여하고 필요하면 가볍게 억제한다.	• 억제는 초조를 증가시킬 수 있으므로 억제할 때 신중을 기한다. 그러나 안전 보장을 위해 억제가 필요할 수 있다.

간호진단과 목표	간호사정과 평가	간호계획과 중재	이론적 근거
		• 보호자에게 환자의 손상을 방지하는 효과적인 방법을 교육한다.	• 보호자는 퇴원 후 환자의 안전을 책임질 것이므로 효과적인 중재방법을 이야기하는 것은 보호자들에게 도움이 될 것이다.
2. 부적절한 인식과 관련한 타해 위험 - 자신과 타인에게 폭력을 행하려는 충동을 조절할 수 있다.	• 망상적 사고를 함 • 타인을 의심함 • 환각, 착각 있음 • 충동조절 장애 있음 • 지남력 장애 있음 • 혼동함 • 경직된 자세임 • 공격적인 행동이나 위협적인 자세를 보임 • 인지기능 손상됨 • 주먹을 꽉 쥠 • 활동 과다함 • 자살 사고 있음 • 우울한 기분임	• 환자의 불안 수준과 불안 증가를 나타내는 행동을 사정한다. • 자극이 적은 환경을 유지한다.(낮은 조명, 소수의 사람, 단순한 장식, 낮은 소음 수준) • 환자의 환경에서 모든 위험한 물건을 제거한다. • 필요하면 물리적 대응에 도움이 되는 직원 수를 확보한다. • 환자에게 조용한 태도를 유지하여 환자가 불필요한 두려움을 느끼지 않도록 한다. 지속적으로 안심시켜주고 지지해준다. • 비현실에 처해 있는 시간을 줄여 다시 지남력을 갖게 한다. • 불안이 상승되는 기간 동안 환자와 타인을 보호하기 위하여 처방된 정온제를 투여하고 필요하면 가볍게 억제한다.	• 행동을 인지하면 치료진이 폭력 발생 전에 중재할 수 있다. • 불안은 자극적인 환경에서 증가한다. • 지남력 장애가 있는 환자가 혼동된 상태에 처하면 자신이나 타인을 해치는 데 사용할 수 있다. • 환자와 치료진의 신체적 안전을 위해서 다른 사람의 도움이 필요할 수 있다. • 억제는 초조를 증가시킬 수 있으므로 억제할 때는 신중을 기한다. 그러나 때로 안전 보장을 위한 억제가 필요할 수 있다.

간호진단과 목표	간호사정과 평가	간호계획과 중재	이론적 근거
		• 환자와 함께 있어주고 적극적으로 자살하고자 하는 것이 사정된다면 일대일 관찰을 행한다. • 불안이 증가하는 시기에 이를 중재할 수 있도록 이완요법을 교육한다. • 보호자에게 불안 증가를 나타내는 환자의 행동과 폭력이 일어나기 전에 이를 중재하는 방법을 교육한다.	• 불안은 전염성이 있으므로 직원에게서 환자에게 전달될 수 있다. • 환자의 안전은 지남력 장애가 있는 동안 위협을 받는다. 현실에 대한 잘못된 해석을 교정하는 것은 환자의 자존감과 존엄성을 증진시킨다.
3. 뇌 조직의 구조, 기능의 변화와 관련한 사고과정 장애 - 보호자의 도움으로 현실에 근거한 사고와 비현실에 근거를 둔 사고를 구별한다.	• 고령임 • 혈관계 질환 있음 • 고혈압임 • 뇌의 저산소증 있음 • 환경 독성 물질에 노출돼 있음 • 망상적 사고를 함 • 환경을 부적절하게 이해함 • 기억력 장애 보임 • 작화증 있음 • 주의집중 장애 있음 • 지남력 장애 있음 • 부적절하거나 비현실적인 사고를 함 • 의사 결정, 문제해결능력, 추론, 추상화 또는 개념화, 계	• 환자에게 현실과 주위 환경에 대해 자주 알려준다. - 환자가 자신의 주변에 익숙한 물건을 놓아 두도록 한다. - 지남력을 유지하는 데 도움을 주는 시계, 달력, 일일 계획표와 같은 것을 활용한다. • 필요하면 보호자에게 시간, 사람, 장소와 상황에 대해 환자에게 알려주는 방법을 교육한다. • 환자가 사고와 행동이 적절할 때, 자신이 표현한 어떤 생각이 현실에 근거를 두고 있지 않다고 말할 때 긍정적 강화를 준다. • 환자와 의사소통할 때 얼굴을 마주보고 단단히 설명한다. 환자의 귀에 대고 메시지를 지나치게 큰소리로 말하지 않도록 한다.	• 지남력 장애가 있는 동안 환자는 안전 위협을 받는다. 현실 지남력을 유지하는 것은 환자의 자기가치감과 존엄감을 증진시킨다. • 퇴원 후 환자의 안전에 대해 함께 대화하는 것은 보호자에게 도움이 될 수 있다. • 긍정적 강화는 자존감을 증진시키고 적절한 행동을 반복하도록 돕는다. • 청각이 상실된 노인과 의사소통할 때 마주보는 위치에서 천천히 말하는 것이 효과적이다. 시각적 단서는 이해를 촉진한다. 지나치게 큰 소리로 말하는 것은 높고 날카로운 소

간호진단과 목표	간호사정과 평가	간호계획과 중재	이론적 근거
	산력의 장애 있음		리로 왜곡되게 들릴 수 있으며 경우에 따라 환자에게 불편감을 일으킨다.
		• 대상자가 망상적 사고에 대한 반응으로 비적응적인 신념을 가지게 되었다면 논리적으로 의심스러움을 표현하도록 한다.	• 환자와 논쟁하거나 환자 개인의 믿음을 부정하는 것은 신뢰 관계 발달을 방해하고 망상적 사고도 제거하지 못한다.
		• 잘못된 생각은 반추하지 않도록 한다.	• 현실 지남력은 환자의 자기가치감과 존엄성을 증진시킨다.
		• 망상적 사고에 폭력의도가 숨어 있는지 확인할 수 있도록 환자의 행동을 세밀히 관찰한다.	• 가장 우선적인 간호 중재는 환자의 안전이다.
4. 지남력 장애: 혼돈과 관련한 자가간호 부족 - 환자는 할 수 있는 최상의 능력으로 ADL을 수행한다.	• 기억력 상실 • ADL을 적절히 수행하지 못함	• 자가간호 결여와 필요한 도움의 제공 내용을 구체화한다. • 해야 할 일을 수행할 수 있도록 환자와 많은 시간을 함께 보내도록 한다. • 환자가 한 번에 한 단계씩 목적을 수행하게 함으로써 독립적인 행동을 도와주고 지지해 준다. • 구조화된 활동계획을 매일 바꾸지 않도록 한다. • ADL은 집에서의 일상적인 것과 같도록 해준다. • 환자의 일상생활을 도와주는 시간을 일관되게 한다. • 퇴원 시 투약계획을 따르고 개인의 안전을 보장하고 영양적 요구를 충족시킬 수 있는지, 환자의 능력을 계속 사정한다.	• 혼동스러움을 최소하기 위해 환경을 간단히 조성하도록 한다.
		• 환자의 충족되지 않은 욕구에 대해 알아차리고 보호자의 수	• 책임을 가진 보호자를 돕기 위해 여러 정보를 제공하도록

간호진단과 목표	간호사정과 평가	간호계획과 중재	이론적 근거
		행 능력을 사정한다. • 퇴원 시 국가적인 지지기반을 둔 조직들의 여러 정보를 제공하도록 한다.	한다.
5. 뇌 조직의 구조, 기능의 변화와 관련한 감각 지각 변화 - 환자는 보호자의 도움을 받아 시간, 장소, 환경에 대한 지남력을 유지할 수 있다.	• 고령임 • 혈관계 질환 있음 • 고혈압임 • 뇌의 저산소증 있음 • 환경 독성 물질에 노출됨 • 뇌에 이상을 일으키는 기타 여러 신체질환 있음 • 시각적, 청각적 왜곡 있음 • 부적절한 반응 보임 • 혼잣말하고 웃음 • 주의집중 장애 있음 • 지남력 장애 있음 • 의심함	• 환자의 환경 내 자극을 감소시킨다.(낮은 소음 수준, 소수의 사람, 단순한 장식) • 환각을 강화하지 않고 그 지각이 공유되지 않는 것임을 환자에게 알린다. 다시 지남력을 갖도록 실제 상황과 사물에 초점을 두어 현실을 강조한다. • 환자가 부정확한 감각 지각에 대해 공포 반응을 나타낼 경우 안전하다고 안심시킨다. • 환자로 하여금 부정확하게 지각한 것에 대한 표현을 삼가도록 하고 현실 그대로의 상황을 정확히 설명한다. • 동일한 사람이 환자를 돌보게 하는 규칙을 가능하게 함으로써 안전과 안정감을 느끼는 환경을 조성한다. • 보호자에게 환자의 부정확한 감각 지각의 징후와 증상을 인식하는 방법을 교육한다. 또한 환자의 상황을 현실로 복귀시키기 위해 사용할 수 있는 기법도 설명한다.	• 감각 지각을 부정확하게 할 가능성이 준다. • 현실 지남력은 잘못된 감각 지각을 감소시켜주고 환자의 자기가치감과 존엄성을 증진시킨다. • 가장 우선적인 간호 중재는 환자의 안전이다. • 실제 활동을 설명해주고 이에 참여하도록 하면 환각에 반응하지 못하게 된다.

간호진단과 목표	간호사정과 평가	간호계획과 중재	이론적 근거
6. 독립적 기능의 손실과 관련한 자존감 저하 - 환자는 언어적 의사소통의 어려움에 대해 최소의 불안 수준을 유지하면서 집단활동에서 타인과 상호작용한다.	• 기억력 장애 있음 • 의사소통 능력이 손실됨 • 사회적으로 고립되어 위축됨 • 시선을 마주치지 않음 • 분노의 표현과 지나친 울음이 교대로 일어남 • 치료 참가를 거부함 • 일상생활을 수행하는 데 타인에게 더욱 의존적임	• 이전의 기능 수준을 상실한 것과 관련한 느낌을 솔직하게 표현하도록 격려한다. 상실의 고통을 인식하고 비통해하는 과정을 겪는 환자를 지지한다.	• 환자는 비통과정의 분노단계에 고착될 수 있는데 이 분노가 자신의 내부로 향하게 되어 자존감을 저하시킨다.
		• 기억력 장애를 가진 환자를 돕기 위한 방법을 고안한다. - 방문 앞에 환자의 방임을 알리는 표시, 식당 문 밖에 식당임을 알리는 표시를 함 - 커다란 숫자와 바늘이 있는 큰 시계, 날짜가 굵게 표시된 큰 달력을 제공함 - 구조화된 일일계획표를 작성함	• 보조수단은 환자로 하여금 더욱 독립적으로 기능하도록 도울 수 있으며, 그럼으로써 자존감을 증진시킨다.
		• 환자가 대화를 시도하도록 격려한다. 만약 말하는 것을 이해할 수 없다면 대상자가 말하고자 하는 것이라 생각되는 것을 대상자에게 표현한다.	• 다른 사람과 효과적으로 대화하는 능력은 자존감을 강화시킨다.
		• 회상이나 생의 회고에 대해 격려하고, 현재의 사건에 대해서는 대화한다.	• 회상과 생의 회고는 환자가 실망스러운 생활사건과 관련한 비통과정을 정상적으로 거치도록 돕고, 삶에서 성공했던 일을 기억할 때 자존감이 증진된다.
		• 집단 활동에 참여하도록 격려한다. • 환자가 사람, 사건, 장소를 기억할 수 없어 당황해할 때 지지해주고 공감해준다.	• 집단 구성에서의 긍정적 강화는 자존감을 증진시킨다.
		• 가능한 한 환자가 독립적으로 자가간호 활동을 하도록 한다. 수행해야 할 과제에 대한 계획표를 제공하고 환자가 도움을	• 자존감 증진을 위해 성취에 초점을 둔다. • 독립적으로 수행하는 능력은 자존감을 유발한다.

간호진단과 목표	간호사정과 평가	간호계획과 중재	이론적 근거
		요구하는 부분을 중재한다.	
7. 환자의 질병·투병 기간과 관련한 보호자 역할 부담감 위험 - 보호자는 문제를 효과적으로 해결하는 기술을 설명할 수 있고 평형 상태를 회복하기 위한 적응적 대처 기전을 발달시킬 것이다.	• 보호자의 휴식 기간이 부족함 • 간호하는 보호자의 능력과 환자의 건강과 관련해서 미래에 대해 걱정함 • 요구되는 활동을 수행하는 데 어려움 있음 • 보호자가 아프거나 사망했을 때 환자 간호를 누가 할 것인지 걱정함	• 환자의 충족되지 않은 욕구를 알아차리고 충족시킬 수 있는 능력을 사정한다. 이런 책임을 가진 보호자에게 도움되는 정보를 제공한다. • 보호자가 필요할 때 도움을 찾을 수 있는 유용한 지역사회 지지에 대해 교육한다. • 보호자가 감정, 특히 분노를 표현하도록 한다. • 비슷한 상황에 있는 사람들로 구성된 시시그룹에 참여하도록 한다.	• 보호자는 환자가 현실적으로 성취할 수 있는 것이나 질환이 진행되어 가는 상태에 대해 잘 알지 못한다. • 보호자는 24시간 동안 간호하는 어려움과 스트레스에서 벗어나 쉬기를 원한다. • 정서적 표현을 하면 우울 또는 정신심리학적 질환과 같은 정신 병리적 상태를 예방할 수 있다.

참고 문헌

도복늠 외, 2006, 최신 정신건강 간호학 각론, 서울: 정담미디어.

서울대학교병원 간호부, 2007, 표준 간호진술문을 적용한 임상간호과정, 서울: 현문사.

이광자, 유숙자, 이소우, 김소야자, 김윤희, 원정숙 외, 2006, 정신간호총론, 서울: 수문사.

Marry, C. Townsend, 2001, *Nursing Diagnosis in Psychiatric Nursing: Care Plans and Psychotropic Medications* (5th Ed.), Philadelphia: F. A. Davis Company.

[9 물질관련 장애 Substance Use Disorders]

간호진단과 목표	간호사정과 평가	간호계획과 중재	이론적 근거
1. 물질중독과 관련한 신체 손상 위험 - 신체적 손상을 입지 않는다.	• 지남력 장애 있음 • 경련 있음 • 환각 있음 • 정신 운동성 초조 • 섬망 있음 • 공황수준의 불안 보임 • 불안정한 활력 징후 보임	• 지남력 장애 수준을 사정한다. • 약물에 대한 환자의 과거력을 수집한다.(사용물질 유형, 마지막 복용시기와 양, 하루 소모량) • 자극이 적은 조용한 환경을 제공한다. • 해가 될 만한 물건을 제거하고 안전한 환경을 제공한다. • 침대에 있을 때 다치지 않도록 보조난간을 올리거나 소파를 대준다. • 환자의 행동을 자주 관찰한다. • 필요하면 보호목적으로 억제를 해준다. • 현실과 주위환경에 대해 자주 알려준다. • 활력 징후를 자주 확인한다. • 필요하면 처방에 따라 약물을 투여한다.	• 환자의 기능 수준에 대해 아는 것은 적절한 간호계획을 수립하는 데 필요하다. • 주관적인 개인력은 종종 정확하지 않다. 물질 복용 사실을 아는 것은 환자 상태의 정확한 사정을 위해 중요하다. • 과도한 자극은 환자를 초조하게 만든다. • 가장 우선적인 중재는 환자의 안전이다. • 지남력 장애로 인하여 안전한 환경에서 벗어나게 되면 안전이 위협받을 수 있다. • 활력징후는 환자의 상태와 급성 해독 기간 동안의 투약 요구에 대해 가장 신뢰할 수 있는 정보를 제공한다.
2. 물질중독과 관련한 자살 위험 - 자신을 해치지 않는다.	• 자살의도를 말로 표현함 • 자살에 대한 과거력 있음 • 절망감 보임 • 환각, 망상 보임	• 환자의 지각 정도를 사정한다. • 자살에 대한 생각을 알아본다. • 해가 될 만한 물건을 제거하고 안전한 환경을 조성해준다.	• 환자의 기능 수준에 대해 아는 것은 적절한 간호계획을 수립하는 데 필요하다. • 자살에 대한 계획을 세웠다면 위험이 더욱 증가하기 때문이다.

간호진단과 목표	간호사정과 평가	간호계획과 중재	이론적 근거
		• 솔직한 감정을 말로 표현하도록 격려한다. • 적절한 방법으로 분노를 표현하도록 환자를 돕고, 분노의 실제 근원을 확인하여 적응적 대처 기술을 습득하도록 돕는다.	• 우울이나 자살행동은 분노가 자신의 내부로 향하여 생긴 것이므로 비위협적인 환경에서 이를 표현하면 분노감정을 해결할 수 있다.
		• 자살이 생각날 때 치료자를 찾겠다는 약속을 받는다.	• 자살 환자는 양가감정을 가지므로 신뢰하는 사람과 대화하면 위기상황에서 도움을 받을 수 있다.
		• 지지체계로 활용할 수 있고 도움을 요청할 수 있는 지역사회 자원을 확인한다. • 필요하면 현실에 대해 알린다.	• 위기상황에서 도움을 구할 수 있는 자원의 확보는 자기파괴적인 행동을 방지해준다.
		• 환자와 함께 시간을 보낸다.	• 안전과 안정감을 제공하며, 가치 있는 인간으로 수용함을 알게 한다.
3. 소화 · 흡수불량과 관련한 영양 불균형: 영양 부족 - 더 이상 체중이 감소되지 않는다.	• 체중 감소됨 • 결막과 점막이 창백함 • 근육 긴장도 불량함 • 전해질 불균형 있음 • 빈혈임 • 만성 알코올 중독임	• 영양 상태를 사정한다. • 영양사와 상담하여 적절한 영양을 공급한다. • 섭취량·배설량을 기록한다.	• 정확한 영양사정 정보가 유용하다.
		• 매일 체중을 측정한다.	• 체중 증가와 감소는 중요한 사정 정보이다.
		• 환자의 식습관을 사정하고 기호식품을 제공한다.	• 환자는 자신이 특별히 즐기는 음식을 먹는 것을 좋아한다.
		• 하루 세끼 식사를 고집하지 말고 야간간식을 포함하여 소량씩 자주 먹도록 한다.	• 많은 양의 음식은 환자의 기분을 상하게 하거나 매우 부담스럽게 할 수 있다.
		• 처방에 따라 비타민과 무기질을 투여한다. • 임상검사 결과를 확인한다.	• 영양 상태를 증진시키기 위해서다.
		• 환자에게 적절한 영양의 중요성에 대해 교육한다.	• 부적절한 지식을 가지고 있을 수 있기 때문이다.

간호진단과 목표	간호사정과 평가	간호계획과 중재	이론적 근거
4. 부적절한 지지체계와 관련한 비효율적 대응 - 스트레스 반응으로 물질을 남용하는 대신 사용 가능한 적응적 대처 방법을 말한다.	• 자존감 저하됨 • 만성불안 있음 • 만성우울 있음 • 사회참여 변화됨 • 물질남용 있음 • 좌절, 인내력 저하됨 • 즉각적인 만족을 구함 • 조종행동을 함 • 문제를 부정함	• 지지체계를 사정한다.	
		• 환자와 신뢰 관계를 형성한다.	• 치료적인 관계는 신뢰 위에서 형성된다.
		• 조종행동에 대해 제한을 설정하고 일관성을 유지한다.	• 스스로 제한을 설정할 수 없기 때문이며, 일관성이 없는 한 조종행동은 제거되지 않는다.
		• 감정, 공포, 불안을 말로 표현하도록 격려한다.	• 비위협적인 환경에서 감정을 말로 표현하는 것은 미해결 문제에 대해 해결의 실마리를 찾도록 도와준다.
		• 환자에게 물질남용이 인체에 미치는 영향에 대해 교육한다.	• 대부분의 환자의 경우 물질남용이 인체에 미치는 해로운 영향에 대해 실제적인 지식이 결여되어 있다.
		• 물질남용이 자신의 삶에 문제를 일으킨다는 것을 인식하도록 돕는다.	• 재활이 시작되기 전 물질남용과 개인적인 문제의 관계를 인식해야 한다.
		• 조심스럽게 직면(confrntation) 기법을 사용한다.	• 직면은 환자가 부정을 사용하지 못하게 한다. 조심스러운 태도는 자존감을 유지시키고 환자가 방어적으로 되지 않게 하기 위해서다.
		• 스트레스 상황 대처에 도움이 될 수 있는 방법을 환자와 함께 탐색한다.(금주동맹, 마약동맹에 참여, 신체 운동, 이완요법, 명상 등)	• 스트레스에 대한 적응반응에 관한 지식이 없어서 물질남용에 계속 의존할 수 있기 때문이다.
		• 만족을 적절히 지연시킬 경우 긍정적 강화를 한다. • 자기간호를 가능한 한 독립적으로 하도록 한다. • 독립적으로 의사를 결정하도록 하고 문제 해결 기술을 효과적으로 사용할 때 긍정적 피드백(feedback)을 준다.	• 긍정적인 강화는 자존감을 증진시키고 수용적인 행동을 반복하도록 한다.

간호진단과 목표	간호사정과 평가	간호계획과 중재	이론적 근거
5. 긍정적 강화의 부족과 관련한 만성 자긍심 저하 - 자신의 긍정적인 면, 과거의 성취, 미래의 전망을 말로 표현한다.	• 자기파괴적 행동을 함 • 사회적 고립으로 인하여 위축됨 • 무가치감 있음 • 실패에 대한 공포 있음 • 대인 관계가 불만스러움 • 자기성취를 인정하지 않음	• 환자의 거부증을 수용한다. • 자신의 강점과 성취를 인정하고 그것에 초점을 두도록 하며, 가능한 한 과거의 실패에 주의 집중을 하지 않도록 한다. • 집단 활동에 참여하도록 격려한다. • 변화하기 원하는 영역을 확인하고 변화를 위해 문제를 해결하고자 원할 때 돕는다. • 점차 의존하지 않도록 하고 자신의 행동에 대한 책임을 받아들이도록 한다. • 환자에게 간단히 성취할 수 있는 일을 제공한다. • 자기주장 기법을 교육한다. • '나'라는 말을 사용하도록 하고 판단적인 말을 하지 않도록 강조하는 효과적인 의사소통 기법을 교육한다.	• 수용적인 태도는 자기가치감을 증진시킨다. • 과거의 실패에 주의집중을 하지 않으면 부정적인 반추가 줄어들고 자존감은 증진된다. • 집단 활동을 통해 동료에게 긍정적 피드백(feedback)과 지지를 받을 수 있다. • 자기가치감이 저하된 경우 문제 해결 능력을 왜곡되게 지각할 수 있으므로 도움이 필요할 수 있다. • 덜 조직화된 지역사회 환경에서 성공하면 독립적으로 기능할 수 있다. • 성공과 인정은 자존감을 증진시킨다. • 자존감은 주장적인 태도로서, 타인과 상호작용하는 능력에 의해 증진된다.
6. 물질남용이 인체에 미치는 영향에 대한 관심 결여와 관련한 지식 부족 - 남용물질이 인체에 미치는 영향에 대해 말할 수 있다.	• 물질남용 있음 • 지식 부족을 표현함 • 정보를 요청함 • 잘못된 지식을 말함	• 환자의 지식 수준을 사정한다. • 환자의 불안 수준과 학습준비 상태를 사정한다. • 환자에게 가장 적절한 학습방법을 사정한다. • 측정 가능한 목표를 설정한다. • 가능하다면 학습 활동에 의미	• 기초 사정은 환자를 위한 적절한 교육의 수립에 필요하다. • 중증도 이상의 불안 수준에서는 학습이 일어나지 않는다. • 효과적인 학습방법은 교육정도와 발달수준에 따라 다르다. • 측정 가능한 목표는 평가의 기준을 제공한다. • 생활 방식의 변화는 모든 가

간호진단과 목표	간호사정과 평가	간호계획과 중재	이론적 근거
		있는 사람을 포함시킨다.	족 구성원에게 영향을 미친다.
		• 효과적인 학습이 이루어질 수 있는 시간과 장소에서 교육을 수행한다.	• 주의가 산만해지지 않는 환경에서 학습이 증진된다.
		• 단순한 개념에서 점차 복잡한 것으로 학습을 진행한다.	• 처음에 제시되는 내용이 이해하기 쉽다면 오래 기억된다.
		• 환자와 의미 있는 사람에게 물질남용이 인체에 미치는 영향에 관해 습득한 지식을 설명하도록 요청한다.	• 지식을 말하는 것은 교육에 대한 측정이 가능한 평가 방법이다.
		• 참여뿐 아니라 습득한 지식을 정확히 설명하면 긍정적 피드백(feedback)을 준다.	• 긍정적 피드백은 자존감을 증진시키고 바람직한 행동을 반복하는 데 일조한다.
		• 교육계획을 평가한다.	

참고 문헌

도복늠 외, 2006, 최신 정신건강 간호학 각론, 서울: 정담미디어.

이광자, 유숙자, 이소우, 김소야자, 김윤희, 원정숙 외, 2006, 정신간호총론, 서울: 수문사.

Marry, C. Townsend, 2001, *Nursing Diagnosis in Psychiatric Nursing: Care Plans and Psychotropic Medications* (5th Ed.), Philadelphia: F. A. Davis Company.

[10 신체형 장애 Somatoform Disorders]

간호진단과 목표	간호사정과 평가	간호계획과 중재	이론적 근거
1. 억압된 심한 불안과 관련한 통증 - 통증이 현저히 감소되었다고 말한다.	• 병태생리적 증거가 없음에도 통증 호소함 • 자신에게만 초점을 둠 • 요구적인 행동을 함 • 많은 건강전문가에게 도움을 구한 기왕력 있음 • 신체 증상과 정신적 문제의 관계를 부정함	• 의사의 진찰, 임상검사 소견등을 계속 관찰한다.	• 기질적 병리가 없다는 것을 확인하기 위해서다.
		• 통증을 인정하고 수용한다.	• 환자의 감정을 부정하는 것은 비치료적이며 신뢰 관계의 발달을 방해한다.
		• 통증의 기간과 강도를 관찰하고 통증 유발 요인을 사정한다.	• 스트레스 촉진 요인을 확인하여 환자가 더욱 적응적으로 대처할 수 있도록 돕기 위해서다.
		• 필요하면 진통제를 투여한다.	• 우선적인 간호 중재는 안위와 안전이다.
		• 통증에 초점을 두지 않을 때 관심을 표한다.	• 긍정적 강화는 적응행동을 반복하도록 한다.
		• 감정을 말로 표현하도록 한다.	• 비위협적인 환경에서 감정을 말로 표현하는 것은 정서 장애 문제의 해결을 촉진한다.
		• 스트레스에 대처하는 대인적 방법을 확인하도록 격려한다.	• 스트레스에 대한 부적응 반응으로 인해 신체적 통증이 발생하는 것을 방지한다.
		• 환자의 주의를 자신과 통증에서 벗어나 다른 곳으로 돌릴 수 있는 활동을 제공한다.	• 환자의 초점을 자신과 신체 증상에서 미해결된 심리적 문제로 이동시키는 방법으로써 치료적으로 사용된다.
2. 충족되지 못한 의존 욕구와 관련한 비효율적 개인대처 - 신체적 증상에 집착하지 않고 다른 방법으로 스트레스에 대처하는 능력을 가진다.	• 병태생리적 증거가 없음에도 신체적 증상을 말로 표현함 • 자신과 신체적 증상에 대해 관심을 집중함 • 요구적인 행동을 함	• 기질적 병리가 없음을 확인하기 위해 의사의 진찰, 임상검사 소견 등을 관찰한다.	
		• 신체적 증상의 호소를 인정하고 받아들인다.	• 환자의 감정을 부정하는 것은 비치료적이며 신뢰 관계 형성을 방해한다.
		• 신체적 증상을 통해 얻게 되는 이차적 이득을 확인한다.	• 환자가 문제를 해결하도록 돕는 데 중요한 사정자료가 된다.
		• 초기에는 가장 절박한 의존 요구를 충족시켜준다.	

간호진단과 목표	간호사정과 평가	간호계획과 중재	이론적 근거
		• 점차로 신체적 증상에 대한 주의를 철회한다.	
		• 공포와 불안을 말로 표현하도록 격려한다.	• 부적응적 행동이 증가되면서 심하게 불안해질 수 있다.
		• 신체 증상이 특정 스트레스 요인으로 발생되거나 악화되는지 관찰하도록 돕는다.	
		• 적응적 대처 전략에 대해 긍정적 강화를 한다.	• 긍정적 반응을 하지 않는 것은 바람직한 행동을 반복하지 못하게 한다.
		• 자기애적 행동이 대인 관계에 미치는 영향에 대해 대화한다.	• 환자는 타인이 자신을 어떻게 지각하는지 모를 수 있다.
		• 신체적 증상에 의존하지 않고 타인에게 인정받는 방법도 찾도록 돕는다.	• 자존감은 증진되고 부적응적 행동을 통한 주의집중 요구는 감소된다.
		• 이완요법과 자기주장 기술을 교육한다.	• 불안을 감소시키고 자존심은 증진시켜 스트레스 상황에 적응 반응을 촉진한다.
3. 억압된 심한 불안과 관련한 신체상 장애 - 자신의 실제적인 신체 구조와 기능에 대해 현실적으로 지각한다.	• 신체 구조와 기능의 실제적 또는 상상적 변화에 집착함 • 신체에 대한 부정적 감정 있음 • 타인의 거절이나 반응에 대한 공포 있음	• 신체상 왜곡의 정도를 사정한다.	
		• 신뢰 관계를 형성한다.	• 치료적 상호작용을 증진시킨다.
		• 고조와 기능상 실제적인 변화가 있다면 비통단계를 정상적으로 거치도록 격려한다.	• 비통과 관련하여 수용 가능한 감정에 대해 아는 것은 비통과정을 잘 넘기는 데 도움된다.
		• 사무적이고 비위협적인 태도로 환자의 부정확한 지각을 교정한다.	
		• 독립적인 자가간호 활동을 격려하고 필요할 때 돕는다.	• 자존감을 증진시키며 신체 상태를 현실적으로 직면하도록 하기 위해서다.
		• 신체에 대한 지각을 현실적으로 표현할 때 긍정적 강화를 한다.	• 긍정적 강화는 자존감을 증진시키고 바람직한 행동을 반복하도록 한다.

간호진단과 목표	간호사정과 평가	간호계획과 중재	이론적 근거
4. 심리적 스트레스와 관련한 감각 지각 장애 - 상실한 기능을 회복하고 원인이 되는 정서적 문제를 이해한다고 말한다.	• 기질적 병리가 없는 신체 기능 상실 또는 변화(마비, 난청, 실명, 실성증) 있음	• 감각 지각 장애 정도를 사정한다. • 의사의 진찰, 임상검사 소견 등을 계속 관찰한다. • 의존성의 증가나 타인에 대한 주의집중, 문제로부터 벗어나려는 것 등을 확인한다. • 신체 증상으로 장애가 초래된 일상 활동과 관련한 욕구를 충족시켜준다. • 도움을 요청할 때 중재하며 가능한 한 독립적으로 되게 한다. • 치료적 활동에 참여하도록 격려한다. • 공포와 불안을 말로 표현하도록 한다. • 신체장애를 통한 현실 도피보다 스트레스 상황에 직면할 때 사용할 수 있는 대처방법을 확인하고 알게 해준다. • 자기주장 기법, 역할극을 통해 연습한다. • 필요하면 도움을 구할 수 있는 사회적 지지체계를 확인한다.	• 기질적 병리 증상을 확인할 수 있도록 의사의 진찰, 임상 검사 소견을 계속 관찰한다. • 문제 해결을 돕는 데 사용되는 중요한 사정자료이다. • 우선적인 간호 중재는 안위와 안전이다. • 의존성과 같은 이차적 이득을 얻기 위한 부적응 반응을 하지 않기 위해서다. • 자존감을 증진시키고 대인관계의 불안을 감소시킨다.
5. 신체 기능 장애와 관련한 자가간호 부족 - 스스로 일상 활동을 관리하고자 하는 의지를 보이고 수행한다.	• 식사를 하지 못함 • 위생관리를 할 수 없음 • 옷을 갈아입지 못함	• 자가간호 능력 결여의 정도를 사정한다. • 능력 정도에 따라 정상적인 일상 활동을 수행하도록 허용하고 격려한다. • 독립성을 격려하지만 이를 수행할 수 없을 때에는 중재한다. • 비판적인 태도로 자가간호를	• 독립적인 활동을 성공적으로 수행하면 자존감이 증진된다.

간호진단과 목표	간호사정과 평가	간호계획과 중재	이론적 근거
		돕는다. • 장애와 그것을 초래한 의존 욕구에 대한 감정을 토로하도록 격려한다.	• 신뢰할 수 있는 사람과 함께 감정을 탐색하고 자기노출을 하는 것은 욕구를 충족시키고 미해결된 문제에 직면하는 데 도움이 된다.

참고 문헌

도복늠 외, 2006, 최신 정신건강 간호학 각론, 서울: 정담미디어.

서울대학교병원 간호부, 2007, 표준 간호진술문을 적용한 임상간호과정, 서울: 현문사.

이광자, 유숙자, 이소우, 김소야지, 김윤희, 원정숙 외, 2006, 정신간호총론, 서울: 수문사.

Mary, C. Townsend, 2001, *Nurising Diagnosis in Psychiatric Nursing: Care Plan and Psychotropic Medications* (5th Ed.), Philadelphia: F. A. Davis Company.

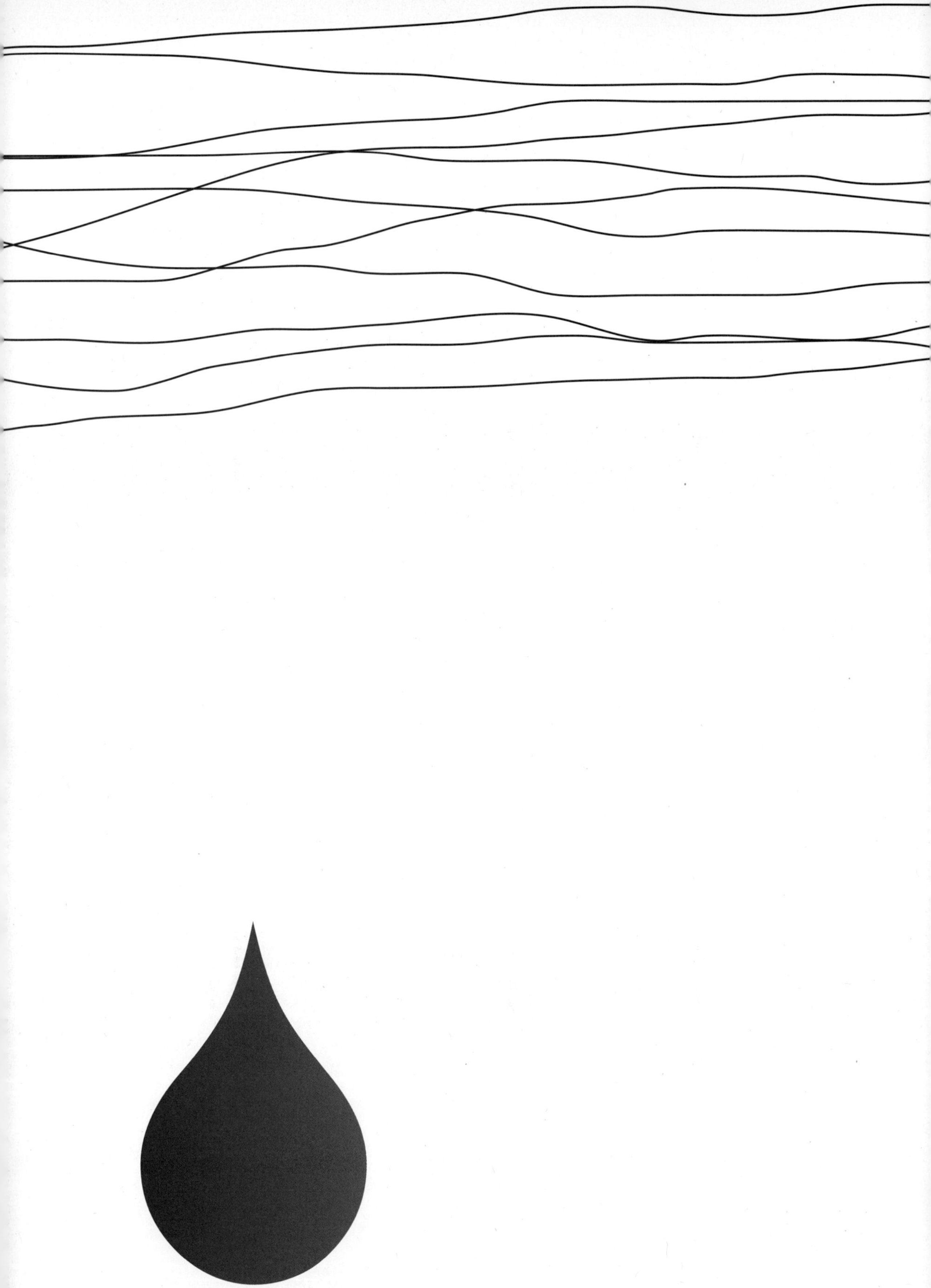

부록

I. 질환 · 증세에 따른 간략한 식이요법

1. 알코올성 간질환

충분한 단백질과 비타민의 섭취(특히 비타민B 복합체)가 필요하며 음주는 금한다. 음식 섭취가 부실하여 영양 불량이 되면 지방간이나 알코올성 간염이 생긴다.

2. 간염

고에너지, 충분한 단백질의 섭취, 고당질과 적당한 지방섭취가 필요하다. 식이요법의 목적은 간 조직의 재생과 더 이상의 간 손상을 예방하는 데 있다. 고에너지식은 체중 감소를 막고 충분한 단백질 섭취는 간 조직의 유지와 재생을 충분하게 해준다. 1일 300~400g의 당질 섭취는 간손상을 막고 글리코겐의 저장을 용이하게 해준다.

급성기에는 유동식이나 반유동식을 주고, 환자의 상태가 양호해지면 연식을 주며, 자주 조금씩 먹는 것이 좋다.

3. 간성혼수

식이요법의 기본원리는 조직 단백질의 이화를 피하고 암모니아 생산을 줄이는 것이다. 따라서 항상 단백질 섭취를 줄여야 하는 것은 아니다.

초기 치료는 장 내 세균에 의한 암모니아 생산을 줄이고, 단백질의 양을 줄인다.

4. 복수

나트륨 제한이 절대적으로 필요하다.

5. 간경변증

고에너지, 고당질식과 적절한 단백질, 중등도의 지방과 비타민B를 포함한 미네랄이 풍부한 식이를 제공한다. 간성혼수에 빠지면 단백질의 양을 줄이고, 복수나 부종이 생기면 나트륨을 제한한다.

6. 담낭절제술

수술 직후에는 저지방식을 하다가 회복에 맞춰 차츰 지방의 양을 늘린다. 한 번에 양이 많고 기름진 음식을 과식하지 않도록 한다.

7. 담낭염

저지방·저자극성 연식을 먹도록 한다. 급성일 때는 24시간 동안 아무것도 주지 않으며, 2~3일간은 맑은 유동식을 주고, 그 이후에는 저지방·저섬유질 식사를 준다. 만성 담낭염일 때에는 무지방보다 적절한 지방(1일 40~50g) 섭취를 유지하여 담즙의 흐름을 촉진시켜서 담도가 막히지 않도록 한다.

8. 담석증

담도가 폐쇄되고 담낭이 화농되면 담낭수축을 줄이기 위해 저지방식이를 준다.

9. 위절제술

소화가 잘되는 음식을 조금씩 자주 주도록 한다. 수술 후 식사가 가능해지면 미음부터 시작하며 부드러운 저섬유식을 조금씩 하루에 여섯 번 정도 나누어 섭취한다.

10. 덤핑 증후군

소량의 마른 음식을 자주 주고 식사 직후 과량의 수분 섭취는 피한다. 고단백질, 약간의 지방과 소량의 당질로 된 식사를 주고 삼투압을 높이는 설탕이나 젤리 대신 인공감미료를 쓰도록 한다. 우유나 유가공 식품은 피하고 식사 전에는 충분히 쉬고 천천히 먹으며 잘 씹고 식후에도 쉬도록 한다.

11. 위염

급성인 경우 초기 1~2일은 위가 쉴 수 있도록 음식을 먹지 않는다. 갈증을 해결하기 위해 물이나 부순 얼음을 준다. 그 이후의 음식은 환자가 유동식을 먹을 수 있을 때까지 점차 다르게 준다. 만성 위염일 때는 점차로 비자극성 음식을 조금씩 자주 준다. 과량의 지방섭취는 삼가고 알코올도 좋지 않다.

12. 이질

급성기에는 맑은 고기국물이나 차, 죽을 주고 상태가 좋아지면 자극성이 없는 저섬유식이를 주도록 한다.

13. 장염

고에너지, 충분한 단백질, 저섬유식에 비타민과 무기질을 보충한다. 흡수장애성 지방변이 있는 국한성 장염일 경우 지방섭취를 제한한다.

14. 변비

무긴장성 변비 시 고섬유식을 섭취하면 장운동을 돕고 분변의 양을 늘린다. 또한 수분량을 늘려 배변을 촉진하고 곡류나 과일, 채소를 많이 먹도록 한다. 연축성 변비에는 저섬유식을 섭취해 필요 없는 장의 팽창이나 자극을 피한다.

15. 치질

대량의 수분섭취는 변비를 막고 분변 중의 찌꺼기로 인한 환부의 자극을 줄일 수 있다. 향신료를 많이 사용한 자극성 음식과 강한 완화제 등은 피한다. 치핵질제술 후에는 유동식에서 시작하여 저잔사식, 연식으로 옮겨간다.

16. 회장염

급성기에는 무기질과 비타민이 보강된 성분 영양식이나 잔사가 적은 식이를 준다. 호전되면 저섬유, 고단백식을 준다.

17. 소화성 궤양

위 또는 십이지장 궤양의 치료에서 식사제한의 치료효과는 미미하다. 단백질이 풍부하고 자극성이 적은 음식을 섭취하도록 한다. 알코올, 카페인, 후추, 고추를 제외한 대부분의 음식을 먹을 수 있다.

18. 악성 구토

심한 경우 24~48시간 동안 경구적으로 아무것도 주지 않는다. 글루코스 용액을 대개 정맥으로 투여한다. 구토가 덜 심해지면 토스트, 크래커, 젤리 같은 가벼운 당질식품부터 환자가 먹을 수 있는 만큼 준다. 수분은 식사 사이사이에 주고, 과다한 지방섭취는 제한한다.

19. 궤양성 대장염

비타민과 무기질이 보강된 단백질과 에너지가 풍부한 식이를 준다. 급성기에는 대장에 대한 지나친 자극을 피할 수 있도록 성분 영양식 또는 저잔사식을 사용한다. 환자가 견딜 수 있게 되면 단백질이 많은 저자극성 식이를 소량씩 하루에 여섯 번 정도 주는 것이 좋다.

20. 철 결핍성 빈혈

철이 풍부하고 철 흡수에 필요한 아스코르브산이 많고, 고단위 단백질로 구성된 음식을 준다. 철이 많은 식품에는 간, 난황, 콩팥, 육류, 마른 과일, 전립곡류, 당밀 등이 있다.

21. 엽산 결핍성 빈혈

엽산이나 아스코르브산이 함유된 고단위의 단백질이 풍부한 음식을 준다. 엽산이 많은 식품에는 간, 내장류, 콩, 녹황색 채소, 오렌지 주스 등이 있다.

22. 악성 빈혈

치료 용량의 비타민B_{12} 외에 생물가가 좋은 단백질을 많이 주고 철과 비타민을 보충한다. 구강 내 동통이나 위장관 자극이 있을 시에는 연식이나 유동식을 사용할 수 있다.

23. 관절염

영양 상태가 양호한 경우 특수한 식이요법은 필요 없다. 골관절의 경우 하중이 걸리는 관절의 부하를 덜기 위해 체중을 줄인다. 부신피질 자극 호르몬 치료의 경우 나트륨의 제한이 필요하다.

24. 동맥경화증

혈청지질 농도를 낮추는 음식을 준다. 콜레스테롤은 하루 300mg 이하로 주며, 과체중이라면 체중감량을 해야 한다.

25. 화상

고에너지, 고단백질 식이, 비타민, 특히 아스코브르산이 많은 유동식을 준다. 수액과 전해질 공급으로 쇼크를 방지하고, 먹거나 마실 수 없으면 튜브 영양을 한다.

26. 결석

요석은 한 가지 성분으로 된 것은 드물고 요산, 시스틴, 옥살산, 칼슘, 탄산칼슘, 인산칼슘과 같은 몇 가지 성분이 섞여 있다. 일단 생긴 결석은 식이로 용해시킬 수 없다. 그러나 식이관리로 재발이나 발병을 막거나 지연시킬 수 있다. 각 결석의 성분에 따라 해당 성분의 섭취를 제한한다. 충분한 수분섭취는 모든 종류의 결석배출에 도움이 된다.

27. 암

부적절한 식사로 영양 불량이 생기지 않도록 한다. 식욕을 돋우는 식사를 하며 항암치료 중에는 사용 항암제에 적합한 감염 예방을 위한 식사가 필요하다.

28. 심장질환

에너지 섭취의 조절로 체중을 조절함으로써 심장에 걸리는 부하를 줄여준다. 심부전이나 관상동맥 폐쇄 시에는 수액 조절이 필요하며, 상태가 나아지면 소화가 잘되는 부드러운 음식을 주고, 부종이 있으면 나트륨 제한을 한다. 고콜레스테롤 혈증이나 동맥경화인 경우 허혈성 심장질환인 경우 콜레스테롤이나 포화지방산은 제한한다.

29. 결장조루술

맑은 유동식에서 시작하여 점차 잔사가 적은 음식으로 늘려간다. 연식을 견딜 수 있으면 섬유소가 들어 있는 것으로 변경한다. 고에너지와 고단백질식을 하면 회복을 돕고 체중 감소를 막을 수 있다.

30. 당뇨병

체중·총에너지와 당질 섭취량을 조절한다. 섭취량은 개인의 필요량에 따라 결정하는 것이 중요하다. 당질은 가급적 복합당질을 섭취하고 단순당은 총열량의 10%를 넘지 않도록 한다. 포화지방이나 콜레스테롤은 동맥경화 예방을 위해 삼가며, 식사 시 저혈당증, 특히 인슐린 치료를 받는 경우 저혈당 방지를 위해 식사 간격 조절과 적절한 간식 배분이 중요하다.

31. 당뇨병성 혼수가 있는 경우

인슐린, 전해질과 수액 공급은 응급치료에 꼭 필요하다. 심한 케톤산증에서는 정맥을 통해 수액과 전해질을 공급한다.

32. 폐기종

부드러운 고에너지식을 소량씩 자주 주고, 섬유질이 많은 과일은 피하며 채소, 질긴 고기는 잘 씹어 먹도록 한다.

33. 결핵

풍부한 단백질과 무기질, 비타민을 공급해야 한다. 적당한 체중의 유지가 중요하다. 칼슘은 결핵병변의 석회화에 필요하고, 폐에서 출혈이 있으면 철분도 필요하다. 아스코르브산은 창상 치유를 위해서, 비타민D는 칼슘의 이용을 위해서, 비타민B 복합체는 식욕 촉진을 위해서 중요하고, 비타민B_6는 INH요법에 따른 다발성 신경염을 치료하는 데 중요하다.

34. 고혈

기초대사율이 항진되므로 열량을 충분히 공급하고, 고열로 인한 조직의 파괴와 질소 손실을 대체하기 위한 고단백식을 제공한다. 저장 글리코겐 보충과 단백질의 절약 효과를 위해 300–350g의 당질을 주고, 2–3L의 수분을 공급한다.

35. 골절

고에너지, 무기질과 비타민을 보충한 단백질 식사를 충분히 준다. 세포간질을 구성하는 단백질, 그리고 뼈를 구성하는 칼슘과 인, 비타민D, 아스코르브산이 필요하다.

36. 통풍

비만인 경우 체중감량을 하고, 식이는 요산배설을 증가시킬 수 있도록 수분을 충분히 공급하고, 퓨린 제한식을 제공한다. 음주는 금하고, 약물요법으로 심한 퓨린 제한을 대신할 수 있다.

37. 사구체 신염

충분한 에너지를 당질과 지방질을 통해 공급하면 단백질 절약 효과가 있고, 체 단백질과 내인성 단백질의 분해가 감소된다. 부종이나 고혈압이 있는 경우 염분 섭취를 제한하고, 요량의 감소가 있을 때는 수분을 500–700mL로 줄인다. 질소정체가 있으면 단백질 섭취량 조절도 필요하다.

38. 신염

식이요법의 목적은 노폐물, 특히 요소와 염분의 배설을 낮추어 신장의 부담을 덜어주는 데 있다. 또한 수분과 염분저류에 의한 부종을 막고, 질소저류에 의한 요독증을 방지하고, 체내 전해질을 맞추어주는 것을 목적으로 한다. 수분섭취 시에는 배설량에 불감손실량 600mL를 더하여 준다. 부종 형성이나 고혈압이 있는 동안에는 염분을 제한한다.

39. 신 증후군

혈장에서 소변으로 손실되는 단백질을 보충하되 고단백질 식사는 주의한다. 생물가가 높은 단백질 식품을 공급한다. 단백질의 효율적 이용을 돕기 위해 당질과 에너지를 충분히 섭취한다. 부종이 있는 경우 나트륨을 하루에 1,000–2,000mg으로 제한한다.

40. 고콜레스테롤 혈증

비만인 경우 체중을 감소하고 콜레스테롤 섭취를 300mg 이하로 하고, 지방섭취를 알맞게 제한한다.

41. 고혈압

과체중인 경우 체중감량이 바람직하다. 나트륨 제한이 가장 좋은 식이요법이다. 항고혈압제와 가벼운 저염식의 병행이 치료의 기초가 된다.

42. 심근경색증

염분 섭취를 제한하고, 초기에는 유동식을 준다.

43. 갑상선 기능항진증

고에너지식과 단백질, 당질을 자유롭게 섭취하고 칼슘, 인, 비타민D와 B 복합체를 보충해준다. 이를 통해 증가된 기초대사율과 질소대사를 보상해준다. 당질을 다량 섭취하면 고갈된 간의 글리코겐을 보충해준다. 비타민D는 칼슘과 인의 이용에 필수적이고, 비타민B 복합체는 증가된 에너지 섭취와 기초대사율의 상승에 필요하다.

44. 갑상선기능 저하증

기초대사율이 떨어졌기 때문에 에너지 섭취를 개인의 활동량에 맞추어 재조정한다.

45. 파킨슨병

양질의 단백질을 소량 섭취하면 L-Dopa의 치료효과가 강화하고 안정된다. 고단백질식은 L-Dopa의 치료효과를 상쇄하고 효능을 저하시킨다. 비타민B_6도 L-Dopa의 치료 효과를 저하시킨다.

46. 윌슨병

구리 섭취를 하루에 1mg 이하로 제한한다.

47. 편도선 적출술

자극성이 적은 셔벗(sherbet) 등 찬 음료를 준다. 우유나 아이스크림은 점액이 생기므로 좋지 않다. 2-3일째에는 연하고 부드럽게 조리된 달걀, 푸딩, 걸러 낸 곡류 등을 준다.

48. 류머티스열

급성기에는 완전 유동식이 적합하다. 식사로 연식을 제공하고, 아스코르브산, 단백질, 에너지가 많은 보통식 과일주스를 주며, 수분저류가 있으면 나트륨을 제한한다.

Ⅱ. 식이별 수분 함량표

식사명(수분 함량)	식품별 수분 함량(식품 무게)	비 고
상식(1일 약 1,965cc) 저염식 간염식(저염) 고단백식(저염)	밥 1그릇(320g) 208cc 국 1그릇(200cc) 195cc 반찬(택1) 고기, 생선, 달걀, 두부: 45cc(60g 정도) 야채: 50cc 우유 또는 두유 1개 175cc(두유 178cc)	1일 3회 1일 3회 1끼 4찬(1일 12찬) 1일 1회
죽(1일 약 2,510cc) 저염-죽 저염-간염식-죽 저염-고단백식-죽	죽 1그릇(300g) 255cc 국 1그릇(200cc) 195cc 반찬(택1) 고기, 생선, 달걀, 두부: 45cc(60g 정도) 야채: 50cc 우유 또는 두유 1개 175cc(두유 178cc) 미음 1컵(250cc) 230cc	1일 3회 1일 3회 1끼 4찬(1일 12찬) 1일 2회(오전7시, 오후3시) 1일 1회(오후 3시)
미음 (1일 약 1,910cc)	미음 1컵(250cc) 230cc 우유 또는 두유 1개 175cc(두유 178cc) 주스 1개 174cc	1일 5회 아침(오전 10시), 점심(오후 3시) 각 1컵, 저녁 2컵·1일 총 6컵 1일 2회(오전 7시, 저녁) 1일 1회(오후 3시)
산모식 (1일 약 2,490cc)	밥 1그릇(320g) 208cc 국 1그릇(230cc) 220cc 반찬: 죽식반찬 참조 우유 1개 175cc	1일 4회(야식 포함) 1일 4회(야식 포함) 1끼 3찬(1일 9찬) 1일 2회(오후 3시)
위절제식 (1일 약 1,700cc)	죽 1그릇(300g) 255cc 반찬: 죽식반찬 참조 410cc 그린비아 1개(200cc) 170cc 빵, 크래커(65-150g) 40cc 달걀, 연두부(150g) 135cc	1일 3회(아침, 점심, 저녁) 1끼 2가지(육류, 야채) 1일 2회(오전 10시, 저녁) 1일 1회(오후 3시) 1일 1회(저녁)

식사명(수분 함량)	식품별 수분 함량(식품 무게)	비 고
저단백식 (1일 약 1,020–1,050cc)	밥 1공기(185g) 120cc 반찬(택1) 어·육류: 30cc(약 40–50g) 달걀, 두부: 40cc 야채: 35–40cc 우유 또는 두유 1개 175cc 통조림 과일(150g) 120cc 젤러드 1컵(100g) 85cc	1일 3회 1끼 2–3찬(1일 8가지) 1일 1회(오전 7시) 1일 1회(점심) 1일 1회(오후 3시)
저단백-죽 (1일 약 1,440cc)	죽 1그릇(300g) 255cc 그 외 저단백식과 동일	1일 3회
투석식 (1일 약 1,105cc)	밥 1공기(200g) 130cc 저단백식 + 반찬 1가지 그 외 저단백식과 동일	1일 3회 반찬 1일 9찬
투석-죽 (1일 약 1,510cc)	죽 1그릇(300cc) 255cc 그 외 투석식과 동일	1일 3회

Ⅲ. 진단검사 일람표

1. 일반혈액검사

검 사 명	성 별	참 고 치	검체 종류와 양	주의사항
WBC*	M, F	4.0–10.0($\times 10^3$/mm^3)	EDTA B,	
RBC*	M	4.2–6.3($\times 10^6$/mm^3)	개별항목 check 시:	
	F	4.0–5.4	1mL 이상	
Hb*	M	13.0–17.0g/dL	(ESR: 2mL)	
	F	12.0–16.0	Routine CBC 의뢰 시:	
Hct*	M	39.0–52.0%	2mL 이상	
	F	36.0–48.0	CBC+ESR 의뢰 시:	
MCV*	M	81.0–96.0fL	3mL 이상	
	F	79.0–95.0		
MCH*	M	27.0–33.0pg		
	F	26.0–32.0		
MCHC*	M, F	32.0–36.0g/dL		
RDW*	M, F	11.5–14.5%		
Platelet*	M, F	130–400($\times 10^3$/mm^3)		
PCT*	M, F	0.15–0.32%		
MPV*	M, F	7.4–10.4fL		
PDW*	M, F	15.5–17.5%		
Eosinophil count		50–500/mm^3	B 1mL(EDTA)	
Reticulocyte		0.5–2.0%	B 1mL(EDTA)	
		0.5–2.0%	B 1mL(EDTA)	
Diffferential count*			B 2mL(EDTA)	채혈 후 2시간 이내
ESR	M	0–9mm/hr 이하		검사
	F	0-20mm/hr 이하		

* Routine CBC 항목: 검체 B 1–2mL(EDTA), B=Blood

2. 일반화학검사 I

검 사 명	참 고 치	검체 종류와 양	주의사항
ADMISSION PANEL (12종목: Ca-SGPT)		S 1mL	공복채혈, 용혈방지, 채혈 후 곧 혈청분리
LIVER PANEL (7종목: chol-SGPT)		S 1mL	
KIDNEY PANEL (12종목: BUN 등)		S 1mL	
DIALYSIS PANEL (11종목: Creatinine 등)		S 1mL	
PARARHYROID PANEL (8종목: Ca 등)		S 1mL	
Calcium	8.8–10.5mg/dL	S 1mL	
Phosphorus	2.5–4.5mg/dL	S 1mL	
Glucose	70–110mg/dL	S 1mL	
BUN	10–26mg/dL	S 1mL	
Uric acid	3–7mg/dL	S 1mL	
Cholesterol	<240mg/dL	S 1mL	
Protein, Total	6.0–8.0g/dL	S 1mL	광선노출 시 감소
Albumin	3.3–5.2g/dL	S 1mL	
Bilirubin, total	0.2–1.2mg/dL	S 1mL	용혈 시 증가
Alkaline phosphatase	30–115IU/L	S 1mL	용혈 시 증가
AST(SGOT)	<40IU/L	S 1mL	
ALT(SGPT)	<40IU/L	S 1mL	
γ-GT	M: 11–63IU/L F: 8–35IU/L	S 1mL	
Bilirubin, direct	0–0.5mg/dL	S 1mL	광선노출 시 감소
TTT	0–5.0units (Maclagan unit)	S 1mL	
Acid phosphatase	1.0–4.0 K. AU/dL	S 1mL	채혈 즉시 검사
Amylase	60–180U/dL	S 1mL	
Lipase	0–1.0U/mL	S 1mL	
CK	20–270IU/L	S 1mL	
LDH	100–225IU/L	S 1mL	용혈 시 증가

3. 일반화학검사 Ⅱ

검 사 명	참 고 치	검체 종류와 양	주의사항
URINE*		Random U __시간U	
Sodium	40–220mmol/d		
Potassium	25–120mmol/d		
Chloride	110–250mmol/d		
Calcium	70–180mg/d		
Magnesium	6–8.5mEq/d		
Phosphorus	0.4–1.3g/d		
Uric acid	250–750mg/d		
Glucose, quan Protein, quan	0.5–1.5g/d		
	1–114mg/d		
Creatine	M: 0.17–0.5mg/dl		
	F: 0.35–0.93mg/dl		
Creatinine	M: 1.0–2.0g/d		
	F: 0.8–1.8g/d		
Creatinine clearance(Ccr)	75–125mL/분	S 1mL & 24시간 소변	
Urea nitrogen	12–20g/d		
Amylase	80–5,000IU/d		
Amylase clearance(ACR)	__mL/분	S 1mL & 24시간 소변	
BODY FLUID**			
Glucose	__mg/dL	BF 0.5mL	
Chloride	__mmol/L	BF 0.5mL	
Protein	__mg/dL	BF 0.5mL	
Amylase	__U/dL	BF 0.5mL	
LDH	__IU/L	BF 1mL	

* 결과단위=__ 시간소변, d=day
** Pleural, ascitic fluid chemistry: plain tube

4. 혈액응고검사

검 사 명	참 고 치	검체 종류와 양	주의사항
Bleeding time	1–4min		환자를 보냄
Prothrombin	0.8–1.2INR	B 2.7mL(Na cirate)	
time	80–120%		
Activated PTT	29–45초		
Thrombo test	70–100%	B 2.7mL(Na cirate)	
Fibrinogen	170–350mg/dL	B 2.7mL(Na cirate)	
Factor Assay(Ⅷ)	60–140%	B 2.7mL(Na cirate)	
Factor Assay(Ⅸ)	60–140%	B 2.7mL(Na cirate)	
Factor Assay(Ⅱ)	60–140%	B 2.7mL(Na cirate)	
Factor Assay(Ⅴ)	60–140%	B 2.7mL(Na cirate)	
Factor Assay(Ⅺ)	60–140%	B 2.7mL(Na cirate)	
Factor Assay(Ⅹ)	60–140%	B 2.7mL(Na cirate)	
Factor Assay(Ⅶ)	60–140%	B 2.7mL(Na cirate)	
Factor Ab(Ⅷ)	Negative	B 2.7mL(Na cirate)	
Factor Ab(Ⅸ)	Negative	B 2.7mL(Na cirate)	
Thrombin time	(control±2초)	B 3mL(Na cirate)	
Eugloblin lysis time	2–6시간	B 3mL(Na cirate)	채혈 후 즉시 운반
Clot lysis time	72시간 이상	B 6mL	
FDP test	Negative: <10μg/mL	B 2mL	FDP 튜브에 채혈 (B 2mL)
D-dimer	Negative: (0.25μg/mL 2.7mL)	B 3mL(Na cirate)	

검 사 명	참 고 치	검체 종류와 양	주의사항
Paracoagulation test	Negative	P 1mL(Na cirate)	
Antithrombin Ⅲ	80–120%	B 2.7mL(Na cirate)	
Lupus anticoagulant	Negative	B 3mL(Na cirate)	
Other coagulant		B 3mL(Na cirate)	
inhibitors			
Factor assay(Ⅷ)	60–140%	B 3mL(Na cirate)	
Factor-Ⅷ: Ag	60–140%		
Factor-Ⅷ: RCO	55–170%	B 3mL	
Clot retraction time	48–64%	B 5mL	환자를 보냄
Platelet factor 3		B 3mL(Na cirate)	환자 + 정상인
PIVKA test	Negative(<1<μg/mL)	B 3mL(Na cirate)	
Platelet adhesiveness test	24–52%	B 2mL	환자를 보냄
Platelet aggregation test			
Antiphospholipid antibody	>60%		환자 + 정상인
Protein C			Aspirin 등 금기
Protein S	Negative	B 2.7mL	
Plasminogen			
	70–140%	B 2.7mL	
	70–140%	B 2.7mL	
	70–140%	B 2.7mL	

※ 검체로 P(plasma)를 사용하는 모든 응고검사는 헤마토크릿이 45%로, 정상인의 경우 sodium citrate 용액과 혈액의 비율을 1 : 9로 채혈한다. 즉 PTT 튜브에는 Nacitrate 항응고제가 0.3mL 들어 있으므로 혈액 2.7mL를 첨가하여 3mL 눈금까지 맞추어야 하며, 헤마토크릿이 정상이 아닌 경우에는 헤마토크릿에 따른 anticoagulant와 혈액의 비율을 다음과 같이 조정하여 채혈해야 한다.(이때 의뢰서 소견란에 헤마토크릿 수치와 첨가한 혈액량을 반드시 기록한다.)

헤마토크릿	6%	20%	30%	45%	55%	63%	70%
항응고제 . 혈액	1 : 5	1 : 6	1 : 6	1 : 9	1 : 11	1 : 13	1 : 13

* 응급을 요하는 검체는 의뢰서 소견란에 '응급'이라고 표기한다.

5. 요검사

검 사 명	참 고 치	검체 종류와 양	주의사항
ROUTINE			아침 첫뇨가 좋음
URINALYSIS*			채뇨 후 2시간 내 검사
Turbidity	맑음		
Color	담황		
Specific gravity	1.005–1.030		
pH			
Albumin	5.0–8.5	Routine UA	
Glucose		fresh 소변 5–10mL	비타민C 복용금지
Ketones	(–)		비타민C 복용금지
Bilirubin	(–)		광선노출 시 감소
Blood	(–)		비타민C 복용금지
Urobilinogen	(–)		광선차단, 실온방치를
	(–)		피함
Nitrite	(±)		아침 첫뇨가 좋음
WBC(stick test)	(–)		아침 첫뇨가 좋음
MICROSCOPY**	(–)	방광 내에 4시간 이상	아침 첫뇨가 좋음
RBC		잔류된 소변 5mL	채뇨 후 1시간 내 검사
WBC		fresh 소변 5–10mL	
Epithelial cell	0–4/HPF(–Gr2)		
Small round cell	0–4/HPF(–Gr2)	fresh 소변 10mL	
Squamous cell			
Transitional cell			
Casts & crystals	0–4/HPF(–Gr2)		
Dysmorphic RBC	0–4/HPF(–Gr2)		
	0–80%		비중 1.010 이하,
			Gr2 이하면 검사불가

Nitrite: Positive 시 Bacteriuria 10^5/mL 이상 의미

* Routine UA 결과 해석

	±	+	++	+++
Albumin	15mg%	30mg%	100mg%	300mg%
Glucose	100mg%	250mg%	500mg%	1,000mg%
Bilirubin		0.2mg%	0.5mg%	1mg%
Urobilinogen(Ehrlich unit/dL)	0.1–1.0U	4U	4U	8U
Ketones: Acetoacetic acid				
Blood(Sangur-Test)	5mg%	15mg%	40mg%	80mg%
WBC(Cytur-Test)		약 5–10RBC/μL	약 50RBC/μL	약 250RBC/μL
		>10개/μL	>25개/μL	

** Microscopy 결과 해석

Grade	세포수/HPF	Cast/LPF	Grade	Crystal/LPF
1	<1	<1	few	<1
2	1–4	1–2	a few	2–3개–1/4시야 미만
3	5–9	3–5	moderate	1/4시야 이상–1/2시야 미만
4	10–29	6–10	many	1/2시야 이상
5	≥30	11–20		
	시야 1/2 이하 점유			
6	Grade 5 이상	>20		

6. 당부하검사

검 사 명	참 고 치	검체 종류와 양	주의사항
BLOOD GLUCOSE (quantitation)			
Fasting	70–110mg/dL	S 0.5mL	
PP 30분		S 0.5mL	
PP 1시간	120–170mg/dL	S 0.5mL	
PP 90분	100–140mg/dL	S 0.5mL	
PP 2시간	70–110mg/dL	S 0.5mL	
PP 3시간		S 0.5mL	
PP( )시간			
URINE GLUCOSE (stick)*			
Fasting	(-)	U 5mL	
PP 30분		U 5mL	
PP 1시간		U 5mL	
PP 2시간		U 5mL	
PP 3시간		U 5mL	
PP( )시간		U 5mL	

* Urine glucose 정량검사는 일반화학검사 II를 이용함

7. 기생충검사

검 사 명	참 고 치	검체 종류와 양	주의사항
Helminth	Negative	F 2g(stool box 1/2)	X선 검사 시(Barium) 1주 후 검사
Protozoa, cyst	Negative	F 2g	
Protozoa, trophozoite	Negative	F 1g	혈액, 농, 점액 주위는 채취 후 30분 내 검사 (37℃ 유지)
Occult blood	Negative	F 1g	3일간 고기, 순대 금식
분변잠혈검사	Negative	F 1g	음식 제한 불필요
Helminth, larva	Negative		
Helminth, adult	Negative		
Egg count, EPG	Negative	F 4g(stool box 1/2 이상)	
Egg count, EPD	Negative	F 4g	
Skin test for P.w.	60mm^2 이상 양성	환자 보냄	
Skin test for C.s.	60mm^2 이상 양성	환자 보냄	
Malaria	Negative	B 5mL(EDTA)	3일간(6–18시간 간격) 반복검사
Filaria	Negative	B 5mL(EDTA)	야간채혈 (21:00–02:00)
Fat, qual. test	Negative	F 1g	
Fatty acid	0–9/μm		
Neutral fat	0–9/μm		
Sputum for P.w.ova	Negative	Sputum 3mL	아침식사 전, 양치 전

F: Feces

8. 혈청검사

검 사 명	참 고 치	검체 종류와 양	주의사항
ASO	Negative	S 0.2mL	
CRP	Negative	S 0.2mL	
RA factor(정성)	Negative	S 0.2mL	
RA factor(정량)	Negative	S 0.5mL	
VDRL(정성)	Nonreactive	S 0.5mL CSF 0.5mL	
VDSL(정량) (S, CSF)	Nonreactive	S 1.0mL CSF 0.5mL	정성검사 동시 시행 (정성검사의 별도 의뢰 불필요)
TPHA	Nonreactive	S 0.5mL	
FTA-ABS	Nonreactive	S 0.5mL	Borderline 시 재검하여 다음 주에 보고함
Widal test	≦1 : 80	S 0.5mL	
HBsAg	<0.05IU/mL	S 0.2mL	
Anti-HBs	≧10mIU/mL	S 0.2mL	
Anti-HIV	Negative	S 0.2mL	
Anti-HCV	<1.0S/CO	S 0.2mL	
Heterophile Ab Presumptive test	≦1 : 56	S 0.5mL	
Heterophile Ab differential test	Negative	S 0.2mL	시약상의 문제로 검사 가능 여부 문의 후 의뢰 요망
Cold agglutinin	1 : 16	S 0.1mL	
Cryoglobulin	Negative	S 1.0mL	채혈 후 즉시 보냄(냉장 보관하지 말 것)
Macroglobulin	Negative	S 0.2mL	채혈 후 즉시 보냄(냉장 보관하지 말 것)
Pyroglobulin	Negative	S 0.5mL	
Antinuclear Ab	Negative	S 0.2mL	
Antimycoplasma Ab	Negative	S 0.5mL	환자 보냄, 공복채혈
Ameba Ab	≦1 : 16	S 0.5mL	
Toxoplasma Ab	1 : 32	S 0.5mL	
Antiplatelet Ab	Negative	S 0.5mL	
Platelet Associated Ab	Negative	B5–10mL(EDTA)	
H. pylori IgG Ab	Negative	S 0.5mL	

9. 면역화학검사

검 사 명	참 고 치	검체 종류와 양	주의사항
Protein EP	보고서 참조	S 1mL, U 10mL, CSF 5mL 이상	protein 양 기록 요망
Lipoprotein EP	보고서 참조	S 0.5mL	12–14시간, 공복채혈, Chol, TG 동시 check
Hemoglonbin EP	보고서 참조	B 3mL(EDTA)	혈액학 소견 기록 요망 환자정보 자세한 기록 요망
Alk. phosphatase isozyme	보고서 참조	S 2mL	
LDH isozyme	보고서 참조	S 1mL, U 10mL, CSF 5mL 이상	LDH level 기록 요망, 실온보관
CK isozyme	보고서 참조	S 1mL	채혈시간 기록요망, Total CK 동시 check
CK-MB(정량)	<5μg/L	S 0.1mL	
Haptoglobin	30–180mg/dL	S 1mL	
Ceruloplasmin	15.0–40.0mg/dL	S 0.5mL	
α1-antitrypsin	90–200mg/dL	S 0.2mL	
Transferrin	190–300mg/dL	S 0.2mL	
Selectivity index	0–0.2(CIgGCTf)	U(spot) 10mL와 S 0.2mL	채혈과 동시에 채취한 신선뇨를 즉시 보냄
Immunoelectrophoresis	보고서 참조	S 0.5mL, U 10mL, CSF 5mL 이상	정성검사임 Protein EP 동시검사 요망
Immunoglobulin G	700–1,700mg/dL	S 0.1mL	
Immunoglobulin A	90–400mg/dL	S 0.1mL	
Immunoglobulin M	45–230mg/dL	S 0.1mL	
Immunoglobulin D	1.6–10.0mg/dL	S 0.1mL	
Immunoglobulin E	0–200IU/mL	S 0.3mL	
C3	70–150mg/dL	S 0.3mL	채혈 후 즉시 운송, 혈청 분리(-40℃ 이하에서 보관)
C4	10–35mg/dL	S 0.3mL	용혈 시 증가
Complement hemolytic activity, CH50	101–300unit/mL	S 0.1mL	공복채혈
	10–30(4세이상)	CSF 0.5mL	Traumatic tap 주의할 것
CSF, Albumin		CSF 0.5mL	
CSF, IgG	Negative	CSF 0.5mL	
Oligoclonal fraction	<0.5mg/dL	S 0.5mL	
CRP quantitation		S 0.3mL	
Lp(a)			

10. 혈액과 성분제제 일람표

액제제명	용량/unit	공급원	보존온도, 유효기간	참고사항
Packed RBC(RBC)	200–500mL	혈액은행	1–6℃, 35일	CPDA-1 bag에서 보존한 경우 35일간 유효 (ACD-B bag인 경우는 21일간 유효)
Fresh frozen	160–200mL	혈액은행	-18℃ 이하, 1년	채혈 후 6시간 이내 분리동결, 융해 후 3시간 이내 사용
Whole blood	400–450mL	혈액은행	1–6℃, 35일	CPDA-1 bag에서 보존한 경우 35일간 유효
Platelet concentrate(PC)	50mL	보호자 헌혈 혈액은행	20–24℃, 6시간	채혈 후 6시간 이내 20–24℃에서 분리, 20–24℃의 PLT agitator 내 보존
Platelet-rich plasma	200mL	보호자 헌혈	20–24℃, 6시간	채혈 후 6시간 이내에 분리
Leukocyte-depleted RBC	250mL	혈액은행	1–6℃, 24시간	제조 후 24시간 이내에 사용
Washed RBC	250mL	혈액은행	1–6℃, 24시간	채혈 후 10일 이내의 혈액으로 제조, 오염 가능성을 배제할 수 없다.(꼭 필요한 경우에만 의뢰)
Cryoprecipitate(CRYO)	30mL	혈액은행	-18℃ 이하, 1년	채혈 후 4시간 이내 분리동결, 융해 후 실온에서 보관, 1시간 내 사용 VIII AHF 50–80unit/bag (50mL)
Leukocyte-depleted platelet		혈액은행	20–24℃, 24시간	20–24℃ PLT agritator에서 보존여과기 재료대를 함께 조정한다.

액제제명	용량/unit	공급원	보존온도, 유효기간	참고사항
Frozen-thawed deglycerolized RBC	200mL	혈액은행 (현재 시행 안 함)	-80℃, 3년	채혈 후 6일 이내 분리동결, 용해 후 24시간 내에 사용
	400mL	보호자 헌혈	4℃, 48시간	ABO, Rh, 교차시험만 실시하고 혈청검사를 실시하지 못한 혈액(응급수혈 요청서 제출 요망)
Emergent fresh blood				
	200mL	혈액은행	-18℃ 이하, 3년	
Frozen plasma	50mL	보호자 헌혈	4℃, 24시간	
Buffy coat	200–300mL	보호자 헌혈	20–24℃, 24시간	예약, FLT agitator 내에서 보존
Plateletpheresis	200–300mL	보호자 헌혈	20–24℃, 24시간	예약
Leukapheresis	200–300mL	보호자 헌혈	20–24℃, 24시간	예약, FLT agitator 내에서 보존
Platelet-leukapheresis	2–4L	환자 치료 목적		Replacement solution 준비(알부민 또는 FFP)
Plasmapheresis	200–300mL	보호자 헌혈	20–24℃, 4일	예약, FLT agitator 내에서 보존
Plateletpheresis(ESP)	50–200mL	치료 목적		예약
림프구 분반술				

11. 특수혈액검사

검 사 명	참 고 치	검체 종류와 양	주의사항
Osmotic test	Begin: 0.50%	B 5mL	환자 + 정상인
Osmotic fragility after incubation	Complete: 0.35%	(Heparin)	
	0.40	B 5mL	환자 + 정상인
	0.70		
Autohemolysis test	Saline: 3.5% 이하	B 15mL	환자 + 정상인
	Glucose: 0.6% 이하		1일 전 예약
Ham's test	Negative	B 8mL	환자 + 환자와 동일 혈액형인 정상인
Sucrose hemolysis test	5% 이하	B 8mL	환자 + 환자와 동일 혈액형인 정상인
Fetal Hb	2% 이하	B 10mL	환자 + 정상인
L. E. cell test	Negative	B 8–10mL	환자를 보냄
LAP score	30–130	PBS 2장	환자를 보내거나 PBS 2장
NBT(Activated)	95% 이상	B1mL	환자 + 정상인
Heinz body	Negative	B 0.5mL(EDTA)	
Blood cell morphology		Blood smear 2장	환자를 보내거나 신선혈액도말 2장
Eosinophil count		Nasal secretin, Urine (객담통 또는 도말한 슬라이드)	

12. 응급혈액가스검사

검 사 명	참 고 치	검체 종류와 양	주의사항
BLOOD GAS		B(Heparin) 3mL:	1) 즉시 공기차단,
ANALYSIS			얼음에 채워 운반
pH	7.38–7.46	arterial blood	2) 환자체온, Hb,
PCO_2	32–46mmHg		Insp. O_2 기록 요망
PO_2	74–108mmHg		3) 응고되지 않게
Bicarbonate	21–29mmol/L		
Base excess	-2–2mmol/L		
O_2 content	18–22mL/dL		
O_2 saturation	92–96%		
CO-OXIMETER		B(Heparin) 3mL:	
Total Hemoglobin	M: 13–17g/100mL	arterial or	1) 즉시 공기차단,
	F: 12–16g/100mL	venous blood	얼음에 채워 운반
%O_2 Hemoglobin			2) 응고되지 않게
%CO Hemoglobin	94–100%		(채혈 시 미리 전화
	non smoker<1.0%		요망: 기기점검할 시
Methemoglobin	smoker 2–15%		간이 필요함)
volume%O_2	0.4–1.5%		
	15–23vol.%		